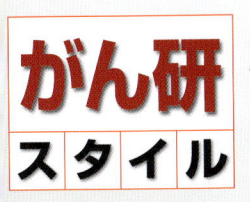

がん研スタイル 癌の標準手術
Cancer Surgery Standards;
Operative Style of Cancer Institute Hospital, Japan

膵癌・胆道癌

監修 山口俊晴
がん研有明病院副院長・消化器センター長

編集 齋浦明夫
がん研有明病院消化器センター肝・胆・膵外科部長

MEDICAL VIEW

本書では，厳密な指示・副作用・投薬スケジュール等について記載されていますが，これらは変更される可能性があります。本書で言及されている薬品については，製品に添付されている製造者による情報を十分にご参照ください。

Pancreatic and Biliary Cancer
Cancer Surgery Standards; Operative Style of Cancer Institute Hospital, Japan
(ISBN 978-4-7583-1509-8　C3347)
Chief Editor: Toshiharu Yamaguchi
Editor:　　 Akio Saiura

2015. 8. 1　1st ed

©MEDICAL VIEW, 2015
Printed and Bound in Japan

Medical View Co., Ltd.
2-30 Ichigaya-hommuracho, Shinjuku-ku, Tokyo, 162-0845, Japan
E-mail: ed @ medicalview.co.jp

がん研スタイル　癌の標準手術
刊行に当たって

　標準手術は不変ではなく，医学の進歩に伴って変化してゆくものである。一方で，手術にはその基本あるいはprincipleというべき部分が存在し，これは短期間で大きく変わることはない。

　わが国における癌手術のprincipleは1960年代から，癌研外科の梶谷　鐶先生をはじめとした多くの先達の努力により確立されてきた。単に病巣を切除することから，系統的なリンパ節郭清を伴う「根治切除」という概念が普及したことが，手術成績の向上に大きく寄与した。その後は，拡大郭清，拡大切除へと，さらに挑戦が続けられてきたが，大きな成果を得るには至らなかった。外科手術という局所治療の限界が示されたといえよう。癌がある程度進行するとこれはもはや局所の疾患ではなく，全身疾患として取り扱うべきであるという認識が確立してきた。そして，乳癌温存手術に代表されるように，術後の整容性や機能などを温存する手術も広がりをみせてきた。これに，抗癌剤などの薬物治療や放射線治療の進歩が加わり，癌治療のprincipleは少しずつ変わってきている。

　癌治療のprincipleは「癌治療ガイドライン」という形で，2000年頃から学会や研究会が中心となり取りまとめられるようになった。その嚆矢とも言うべきものは日本胃癌学会が刊行した「胃癌治療ガイドライン」であり，その後多くの癌腫についてガイドラインが公表されている。本書における外科手術のprincipleは，基本的にこれらガイドラインに沿ったものである。

　手術に際しては局所解剖と癌病巣の広がりを，正確に知ることが必須である。X線CT，MRI，超音波などの画像診断機器の性能は飛躍的に高まり，術前に脈管の走行や癌の広がりがより精緻に理解されるようになった結果，局所解剖の理解は大いに深まった。また，腹腔鏡下手術により新しい視野が得られ，しかも拡大視が可能になった結果，鏡視下の局所解剖とでもいうべき新しい分野が発展してきた。つまり，鏡視下手術において展開される精緻な局所解剖は，通常の直視下で展開されてきた視野で得られるものとは全く異なっており，直視下手術で理解していた知識だけでは不十分であることが明らかになってきたのである。

　本書の図譜は直視下と鏡視下の解剖を理解した外科医がイラストレーターとともに，協同作業を行うことで作り上げたものである。したがって，ここには単に形態だけでなく，

癌手術のprincipleに基づいた新たな局所解剖がそこに再現されている．執筆担当者とイラストレーターの努力に，心から敬意を表したい．

　がん研が2005年に有明に移転したときに，1960年代の梶谷先生の手術フィルムが倉庫から発見された．そこに展開されていた梶谷先生の癌根治手術は，電気メスや縫合材料は古いものの，そのprincipleにおいて現在われわれの行っている手術と何ら変わらないであったことに驚愕した．

　「がん研スタイル　癌の標準手術」は簡単には変わらない癌外科手術のprincipleに則った，標準的手術を示したものである．癌手術を学ぶ者にとって，本シリーズが少なくとも10年は座右の書となることを確信している．

2014年1月

がん研有明病院

山口俊晴

序文

　『がん研スタイル　癌の標準手術　肝癌』を発刊して1年半を経て，『がん研スタイル　癌の標準手術　膵癌・胆道癌』を発刊することができました。胆道癌，膵臓癌を網羅することから，肝癌編を大幅に越える分量となりました。よく"手術は手でするものではなく，頭でするものだ"といわれます。「がん研スタイル」シリーズでは，目の前に見えるものではなく，外科医の頭で見ているものを表現しました。そのため，写真ではなくイラストで手術のコツを伝えるように工夫しています。胆膵癌手術は他の手術に比べ工程が複雑であり，結果として多くのイラストを収載しております。どれも重要で，削除し難いものばかりです。胆膵癌手術のような難手術もそれぞれの工程を確実にマスターすることが手術の成功につながります。また，本書では手術手技だけではなくあえて術前術後の項目を含めました。胆膵癌の手術は合併症が多くリスクも高いものばかりです。メスを持つものの責任として，患者さんを最低でも元気に退院させることが求められます。術前術後管理ができて初めてメスを持つ資格を得るのだと思います。本書では最低限知っておかなければならない術前術後管理をまとめています。

　既刊の肝癌と同様に胆膵癌の手術も腹腔鏡やロボット手術といった低侵襲手術の大きな流れの中にあり，近い将来，肝胆膵外科手術の多くがロボット手術などの低侵襲手術に置き換わるでしょう。ただ，最終的に使いこなすのは外科医であり人間です。私は，人間自身が変わることがない以上，癌外科において将来においても変わらない普遍的な考え方はあると思います。癌外科では臓器を切除するのが目的ではなく癌を治すことが目的です。これから次世代の先端手術を目指す若い先生にこそ，本書の中の多くのイラストを通じて癌外科における普遍的な考え方を感じてもらいたいと思っております。

　日常診療であまり遭遇することの少ない胆膵癌ですが，手術日の前夜に各章を読めばリハーサルができるように書いてあります。本書が専門医のみならず若手外科医や胆膵癌手術の機会の少ない外科医の道標となることを祈念しております。最後に胆膵癌の複雑な手術のイラスト化に携わっていただきましたメジカルビュー社の編集者およびイラストレーターの方々に厚く御礼申し上げます。

2014年5月

齋浦明夫

目次

がん研スタイル　癌の標準手術
膵癌・胆道癌

刊行に当たって　　　　　　　　　　　　　　　　　　　　山口俊晴　3
序文　　　　　　　　　　　　　　　　　　　　　　　　　齋浦明夫　5

Ⅰ．総論

1. 術前管理　　　　　　　　　　　　　　　　　　　　　松村　優　10
2. 胆道ドレナージ　　　　　　　　　　　　　　　　　　笹平直樹　15
3. 門脈塞栓術　　　　　　　　　　　　　　　　　　　　岸　庸二　20
4. 術前シミュレーション　　　　　　　　　　　　　　　武田良祝　22

Ⅱ．手術手技

1. 膵頭十二指腸切除術（PD）　　　　　　　　　　　　　井上陽介　28
2. 膵尾側切除術
   1. 後腹膜一括郭清を伴った膵体尾部切除　　　　　　　齋浦明夫　80
   2. 腹腔動脈合併膵体尾部切除術（DP-CAR）　佐藤崇文,齋浦明夫　93
   3. 腹腔鏡下膵体尾部切除術（Lap-DP）　　　　石沢武彰,佐藤崇文　105
3. 膵全摘術　　　　　　　　　　　　　　　　有田淳一,齋浦明夫　117
4. 膵中央切除術　　　　　　　　　　　　　　有田淳一,齋浦明夫　128
5. 膵核出術　　　　　　　　　　　　　　　　　　　　　野呂拓史　135
6. 右肝切除・尾状葉切除,肝外胆管切除　　　　　　　　　髙橋　祐　142
7. 右3区域切除・尾状葉切除,肝外胆管切除　　　　　　　髙橋　祐　162
8. 左肝切除・尾状葉切除,肝外胆管切除
   左3区域切除・尾状葉切除,肝外胆管切除　　　　　　　髙橋　祐　168
9. 肝膵同時切除　　　　　　　　　　　　　　　　　　　髙橋　祐　187

10. 肝外胆管切除　　　　　　　　　　　　　　　　　　髙橋　祐 193

　11. 胆嚢床切除術と全層胆嚢摘出術　　　　　　　　有田淳一, 齋浦明夫 198

　12. 乳頭部切除術　　　　　　　　　　　　　　　　　　齋浦明夫 214

III. 術後合併症の処置

　1. 膵液瘻に対する管理　　　　　　　　　　　　　　　　高橋道郎 222

　2. 胆汁瘻に対する管理　　　　　　　　　　　　　　　　田中真之 224

　3. 胃内容排泄遅延（DGE）　　　　　　　　　　　　　　松木亮太 226

　4. 神経性下痢に対して　　　　　　　　　　　　　　　　市田洋文 228

　5. 術後出血に対する処置　　　　　　　　　　　　　　　松村　優 230

　6. 膵内分泌・外分泌機能不全に対する処置
　　　（糖尿病,脂肪肝に対して）　　　　　　　　　　　　竹村信行 232

IV. ワンポイント

　1. 血管再建の適応と方法：門脈　　　　　　　　　　　古賀倫太郎 238

　2. 血管再建の適応と方法：動脈　　　　　　　　　　　井上陽介 242

　3. 膵体尾部切除術における膵断端処理法　　　　　　吉岡龍二 246

　4. ICG蛍光法　　　　　　　　　　　　　　　　　　　　石沢武彰 249

　5. 左側門脈圧亢進症－脾静脈再建は必要か？　　　　小野嘉大 251

　6. 腹腔鏡下膵頭十二指腸切除術（Lap-PD）　　　　　井上陽介 254

　　　梶谷　鐶先生と胆膵外科　　　　　　　　　　　　　寺澤無我 258

索引　　　　　　　　　　　　　　　　　　　　　　　　　　　　　260

がん研スタイル 癌の標準手術 膵癌・胆道癌
執筆者一覧

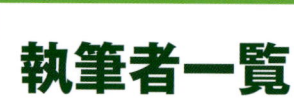

■ 監修

山口俊晴	がん研有明病院副院長・消化器センター長

■ 編集

齋浦明夫	がん研有明病院消化器センター肝・胆・膵外科部長

■ 執筆者（執筆順）

松村　優	がん研有明病院消化器センター肝・胆・膵外科
笹平直樹	がん研有明病院消化器センター肝・胆・膵内科部長
岸　庸二	国立がん研究センター中央病院肝胆膵外科
武田良祝	がん研有明病院消化器センター肝・胆・膵外科
井上陽介	がん研有明病院消化器センター肝・胆・膵外科副医長
齋浦明夫	がん研有明病院消化器センター肝・胆・膵外科部長
佐藤崇文	名古屋市立大学大学院医学研究科消化器外科学
石沢武彰	がん研有明病院消化器センター肝・胆・膵外科副医長
有田淳一	東京大学大学院医学系研究科外科学肝胆膵外科講師
野呂拓史	防衛医科大学校肝・胆・膵外科
髙橋　祐	がん研有明病院消化器センター肝・胆・膵外科医長
高橋道郎	静岡県立総合病院外科医長
田中真之	がん研有明病院消化器センター肝・胆・膵外科
松木亮太	がん研有明病院消化器センター肝・胆・膵外科
市田洋文	がん研有明病院消化器センター肝・胆・膵外科
竹村信行	JR東京総合病院消化器外科主任医長
古賀倫太郎	社会医療法人同心会古賀総合病院消化器外科
吉岡龍二	青梅市立総合病院外科医長
小野嘉大	慶應義塾大学医学部一般・消化器外科
寺澤無我	がん研有明病院消化器センター肝・胆・膵外科

I. 総論

1. 術前管理
2. 胆道ドレナージ
3. 門脈塞栓術
4. 術前シミュレーション

総論

1 術前管理

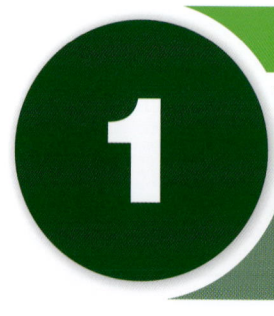

がん研有明病院消化器センター肝・胆・膵外科　**松村　優**

　胆道および膵臓疾患は病変の進展範囲の評価に多角的な検査が必要である。組織学的確定診断が術前に得られない症例も多く，画像診断はより重要となる。疾患により肝障害や代謝障害を発症している症例が大多数であり，感染を伴っている症例も多く経験する。
　本項ではがん研有明病院で行っている胆膵手術において必要とされる術前の検査および管理について記載する。

術前検査

■血液検査
- ■血算
- ■生化学
- ■凝固系

  PT，APTT
  閉塞性黄疸症例ではPTの延長に注意が必要である。

- ■糖尿病関連

  血糖，HbA1c，尿糖

- ■腫瘍マーカー

  CEA，CA19-9，CA125，DUPAN2，SPAN1
  CA19-9は胆道の閉塞や炎症により上昇するため，注意が必要である。

- ■肝炎ウイルスマーカー
- ■その他

  BNP，IgG4，TSH，FT3，FT4，ほか

■CT
手術を検討するにあたって最も重要な検査となる。ダイナミック撮影を行う。
- ■病変の評価
- ■遠隔転移の評価
- ■脈管走行の評価

  減黄前のCTは病変の進展範囲の評価や脈管の位置関係の評価に有用である。

■MRI(MRCP)
- ■腫瘍の質的評価
- ■胆管の評価(破格の有無など)
- ■腫瘍と主膵管との連続性の評価(特に膵嚢胞性疾患において)
- ■肝転移の除外

  Gd-EOB-DPTA(EOB・プリモビスト®)を使用する[1]。

■超音波検査
- ■腫瘍の評価(原発巣と脈管との関係，肝転移検索など)
- ■減黄の評価(チューブの逸脱，ドレナージ不良域の確認，経皮的ドレナージなど)
- ■門脈塞栓後の評価(門脈血流，血栓の進展，腹腔内血腫など)

■選択的に施行しているもの

■超音波内視鏡(EUS, IDUS)
適応：CTにて腫瘤の存在が不明瞭な膵癌を疑う症例，膵嚢胞性疾患（結節成分の有無を評価）
- 腫瘍の存在診断に有用や周囲浸潤の評価に有用である。
- 周囲脈管への浸潤が疑われる胆道癌などはIDUSを追加する。

■ERCP
適応：術前ドレナージが必要な症例，胆管癌症例
- 減黄や胆管の進展範囲の評価に有用である。

■術前組織診断
適応：胆管癌疑いの症例（ステップバイオプシーを含めて評価）
- 膵癌が疑われる症例に関しては，組織診断は必ずしも施行していない。画像診断で診断がつかない症例に限ってEUS-FNAを施行している。
- 減黄症例では胆汁細胞診を繰り返し採取し提出する。

■PET/CT
適応：腫瘍マーカー高値症例，腫瘍の進展が著しい症例
- 遠隔転移の評価。良悪性の鑑別を目的としてPET/CTを用いることがあるが，有用な情報が得られないことも多い。

■ICG負荷試験(3点法)
適応：肝切除を伴う症例
- 門脈塞栓症例では門脈塞栓施行前と施行後の両方で評価する。
- 閉塞性黄疸症例では参考値となることに注意する。

■アシアロシンチグラム
適応：肝切除を伴う症例
- LHL15とHH15を指標とし，index of convexityも肝機能評価の参考としている[2]。

■術前胆汁培養
適応：減黄症例
- 感受性に合わせて周術期に使用する抗菌薬を選択している[3]。

■その他
- 上下部消化管内視鏡検査
- 負荷心電図
- 呼吸機能検査（ENBD症例，PTCD症例では動脈血ガス分析で代用）

術前管理

1 感染のコントロール（特に発黄・減黄症例における胆道感染）
- 閉塞性黄疸を伴う症例では，減黄処置に伴う造影やチューブトラブルにより胆管炎を発症することが多い。
- 急性化膿性閉塞性胆管炎を発症すると重篤な敗血症を引き起こすため，迅速な対応（適切な抗菌薬やドレナージ，循環管理）が要求される。
- ENBDを減黄の第一選択とする（術前の逆行性感染を減らすため）。
- 切除側の胆管への造影や処置は極力行わない。
- 造影を行う場合には抗菌薬を事前に投与する。

2 呼吸訓練
- 入院後より呼吸運動訓練装置（コーチⅡ®）を使用する。
- 呼吸器リスクのある患者は外来時より開始する。
- PTCD症例では施行していない。

3 プロトンポンプ阻害薬

適応：門脈塞栓術を施行した症例など
- 門脈圧の上昇は，粘膜障害や新規静脈瘤を形成する可能性がある。

4 減黄／胆汁還元[4]

適応：胆汁の外瘻を行った症例（図1）
- ドレナージ翌々日より経口で胆汁還元を施行する。
- 胆汁を濾した後にフレーバーをつけて内服する。
- 内服できない症例では同量の経口補水液で補完している。

5 シンバイオティクス

適応：すべての術前患者
- 腸内細菌叢を整えることで人体によい影響を与えるビフィズス菌などの微生物（プロバイオティクス）と，それらの微生物の栄養素となるオリゴ糖や食物繊維（プレバイオティクス）の2つを合わせたもの（図2）。
- 免疫機能の改善や腸内細菌叢の是正が期待でき，術後感染性合併症の減少につながる[5]。
- 手術2週間前よりビオスリー®とGFO®を内服する。

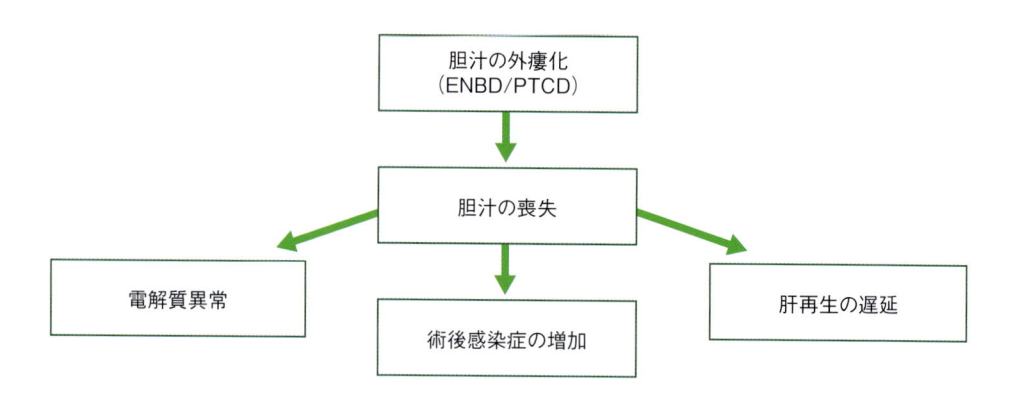

図1 胆汁外瘻の影響

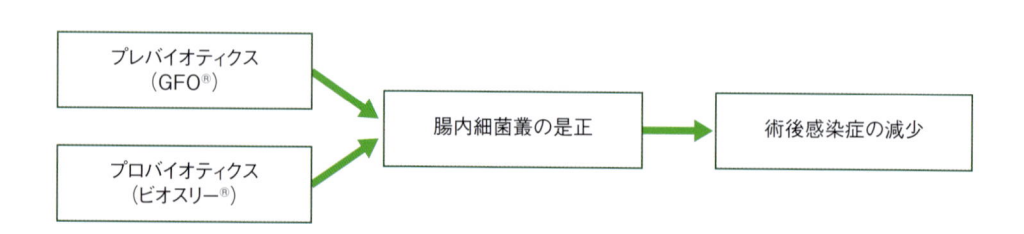

図2 シンバイオティクス

6 血糖管理

- 膵癌症例ではインスリンの分泌不全から耐糖能異常を発症しやすい。
- 糖尿病内科と連携して血糖管理を施行している(**表1**)。
- HbA1c 8.0%以上の症例は手術1週間前入院とし，超速効型インスリンと持続型インスリンの併用を導入する。

7 術前カリウム保持性利尿薬の内服

適応：肝切除症例
- 術後二次性高アルドステロン血症により水分貯留傾向となる。
- 手術3日前よりカリウム保持性利尿薬を投与する(**表2**)。
- 術前の肝機能に応じて投与量を変更する。

8 門脈塞栓術

適応：大量肝切除を伴う症例(**図3**)
- 経皮的門脈塞栓術を第一選択としている。
- 発黄症例では血清ビリルビン値5.0mg/dl以下となってから施行する。
- 門脈塞栓施行後は超音波にて塞栓の成否および刺入部直下の血腫の有無を確認する。

表1 術前血糖の目標値

1日尿糖	5g以下
早朝空腹時血糖	150mg/dl以下
随時血糖	200mg/dl以下
HbA1c	7%以下
尿中ケトン体	(−)

表2 カリウム保持性利尿薬の投与量

ICG-R15	スピロノラクトン投与量（1日あたり）
10%以下	25mg
10%〜	50mg
20%〜	50mg
30%〜	75mg
40%〜	100mg

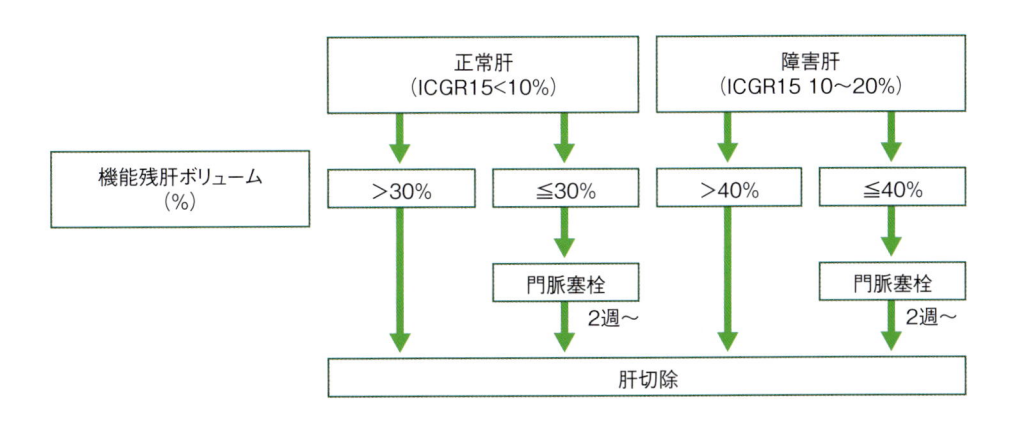

図3 門脈塞栓術の適応

9 肺炎球菌ワクチン

適応：脾臓摘出を伴う手術（膵癌に対する膵体尾部切除など）
- 脾臓摘出後は肺炎球菌などに起因する重篤な感染症（overwhelming postsplenectomy infection）を発症する恐れがある。
- 手術2週間以上前に肺炎球菌ワクチンを接種する。
- 術前投与できなかった場合は術後速やかに接種する。

以上，がん研有明病院における胆道・膵臓手術の術前管理について述べた。胆道・膵臓手術の合併症発生率は高いが，術前管理を徹底することで術後の合併症を軽減することは可能である。患者一人一人に合わせたマネジメントが重要である。

文献

1) Motosugi U, et al. Detection of pancreatic carcinoma and liver metastases with gadoxetic acid-enhanced MR imaging: comparison with contrast-enhanced multi-detector row CT. Radiology 2011; 260: 446-53.
2) Miki K, et al. Index of convexity: a novel liver function index using Tc-GSA scintigraphy. World J Gastroenterol 2013; 19: 92-6.
3) Sudo T, et al. Specific antibiotic prophylaxis based on bile cultures is required to prevent postoperative infectious complications in pancreatoduodenectomy patients who have undergone preoperative biliary drainage. World J Surg 2007; 31: 2230-5.
4) Kamiya S, et al. The value of bile replacement during external biliary drainage: an analysis of intestinal permeability, integrity, and microflora. Ann Surg 2004; 239: 510-7.
5) Sugawara G, et al. Perioperative synbiotic treatment to prevent postoperative infectious complications in biliary cancer surgery: a randomized controlled trial. Ann Surg 2006; 244: 706-14.

2 総論

胆道ドレナージ

がん研有明病院消化器センター肝・胆・膵内科　笹平直樹

閉塞性黄疸に対する初診時対応

　膵頭部癌や胆管癌の多くは閉塞性黄疸で発症する。従って，閉塞性黄疸へのアプローチは，これらの癌に対する治療の第一歩として非常に重要である。すなわち，初診時のダイナミックCTで手術適応と術式を検討し，それに合わせた胆道ドレナージの戦略を練る必要がある。

　胆道ドレナージには，内視鏡的胆道ドレナージ（EBD；endoscopic biliary drainage）と経皮経肝胆道ドレナージ（PTBD；percutaneous transhepatic biliary drainage）の2つのアプローチルートがあるが，近年，EBDの技術の向上とPTBDに伴う播種のリスクから，ほとんどの術前症例に対しては，EBDが優先されるようになっている[1]。

　EBDには，外瘻法である内視鏡的経鼻胆道ドレナージ術（ENBD；endoscopic naso-biliary drainage）と，プラスチックステント（PS；plastic stent）や金属ステント（MS；metallic stent）を用いた内瘻法である，内視鏡的胆管ステント留置術（EBS；endoscopic biliary stenting）がある。後に述べる一部の症例を除いては，MSは切除不能例に用いられることが多く，一般には，術前ドレナージとしては，ENBDか，PSを用いたEBSかの選択になる。ENBDは，患者に鼻腔から咽頭の苦痛を強い，特に待術期間が長い場合には，対面的にも通常の社会生活を妨げるうえ，腸肝循環を保つためには排液胆汁を再飲用しないといけないが，EBSには胆管炎の問題があり，特にPSを用いた場合，1カ月で40％にも上ることが報告されている[2]。がん研有明病院では，胆管炎対策を最優先し，ENBDを第一選択としている。

病変部位による胆道ドレナージの実際

1 膵頭部癌に対する術前胆道ドレナージ

　膵頭部癌に伴う閉塞性黄疸の特徴は，①病変は腫瘤を形成し，胆管長軸への進展はほとんどみられない，②頭部主膵管狭窄をきたしていることが多い，③十二指腸浸潤を合併することがある，ことである。これを前提に内視鏡的逆行性胆道膵管撮影（ERCP；endoscopic retrograde cholangiopancreatography）およびEBDの戦略を立てる。

● 頭部主膵管閉塞例ではERCP後膵炎のリスクは低く，EBDに際して内視鏡的乳頭括約筋切開術（EST；endoscopic sphincterotomy）は必ずしも必要ではない。また，管腔内超音波検査法（IDUS；intraductal ultrasonography）等での胆管長軸の進展度診断もほぼ不要である。

● 典型例では術前の病理学的確診は必須ではないが，診断が得られるに越したことはないので，EBD時に胆管擦過細胞診を行うようにする。

● 非典型例で擦過細胞診が陰性の場合には，後日，超音波内視鏡下穿刺吸引細胞診（EUS-FNA；endoscopic ultrasound guided fine needle aspiration）を追加すること

総論

もある．また，非典型例で特に自己免疫性膵炎との鑑別を要する場合には，膵管造影や膵液細胞診も行うようにしている．
- ENBDには5Frもしくは7Frショートα型カテーテルを用い，原則，手術まで外瘻とする．
- 一方，近年注目されている術前補助化学療法を行う症例[3)]に対しては，手術まで2カ月以上の期間があるため，ENBDではなくEBSが必要である．
- 術前補助化学療法時のステントとしてのcovered MS（CMS）の位置づけは今後明らかになると思われるが，いずれのステントを用いる場合にも，特にFOLFIRINOX療法のような強いレジメンでの化学療法を行う場合には，胆管炎の合併には十分な注意が必要である．

2 中下部胆管癌に対する術前胆道ドレナージ（図1）

中下部胆管癌に伴う閉塞性黄疸の特徴は，①主病巣部がダイナミックCTで濃染効果を呈する，②胆管長軸方向，特に肝門側への水平進展が問題となる，③主膵管に病変が及ばないことが多い，ことである．従って，ERCP時には，ERCP後膵炎の高危険群であることを十分念頭におきつつ，正確な水平診断を行う必要がある．
- ERCP後膵炎の予防のために心がけることとして，事前のEUSによりなるべく多くの情報を得ておくこと，ERCP時には膵管誤挿入を避け，ESTを行うこと，を原則としている．
- 胆管造影およびESTに引き続き，IDUSで水平進展の診断を行い，主病巣部に加え，肝門部胆管からの生検を行ったうえで，ENBDを行うようにしている．
- 乳頭発育型病変の場合，その進展度診断に，経口胆道鏡検査（POCS；peroral cholangioscopy）も有用である．

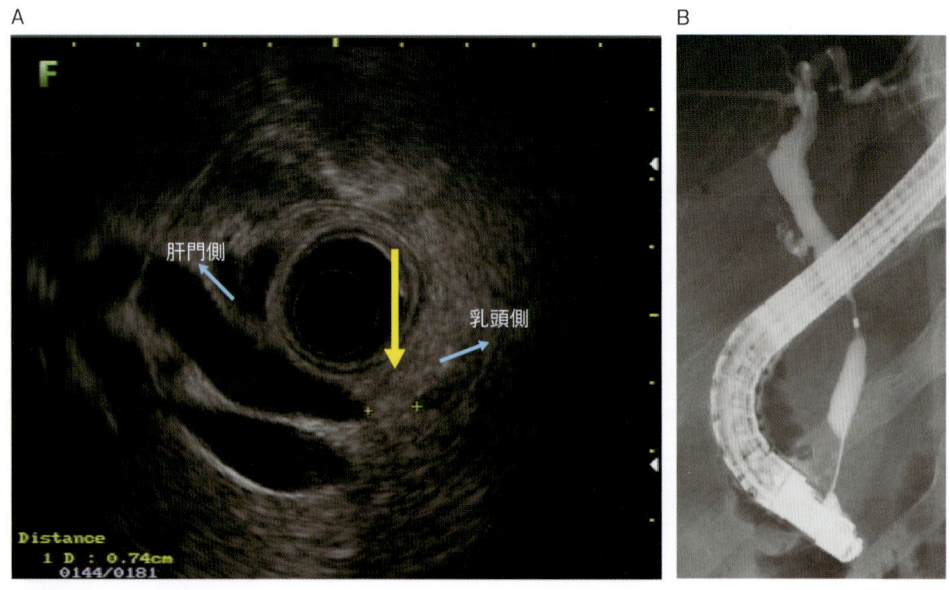

図1 中下部胆管癌例

A：EUSで，中部胆管に8mm長の途絶がみられ（黄矢印），主病巣の膵浸潤がみられる．上流胆管の壁不整はみられない．
B：ERC像でも中部胆管に限局した狭窄であり，ESTのうえ，ENBDを行った．

3 肝門部胆管癌に対する術前胆道ドレナージ(図2)

　肝門部胆管癌，とりわけ，左右胆管が分断されている症例においては，手術適応および術式を想定したうえで，予定残肝を確実にドレナージすることが非常に重要である[4]。安易なドレナージの結果，胆管炎のコントロールに難渋して切除不能となったり，より複雑なドレナージをやり直したりすることもしばしばある。従って，悩ましい場合には，手をつけずに経験豊富な施設に送ることを考えた方がよい。ダイナミッ

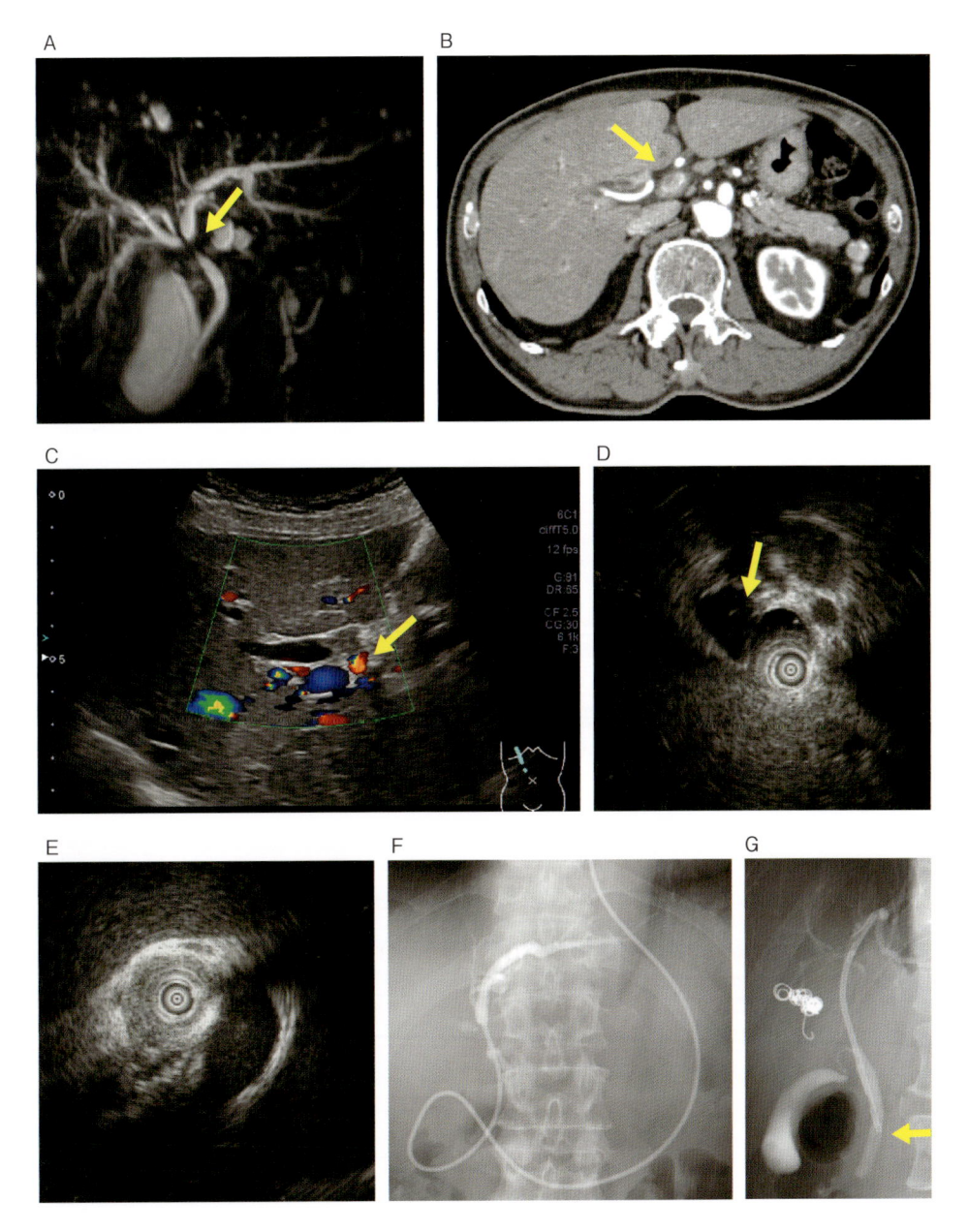

図2　肝門部胆管癌例

A：MRCPで肝門部に限局した短い狭窄を認める(矢印)。
B：造影CTで胆管壁の肥厚と濃染を認め(矢印)，すぐ背側を右肝動脈が走行している。
C：体外超音波検査でも同様に腫瘍のすぐ背側に接するように右肝動脈が走行している(矢印)。以上より，右門脈塞栓術のうえ，拡大肝右葉切除の予定とした。
D：IDUSではB2/3とB4の合流部(矢印)に壁肥厚は認めず。
E：右肝動脈とは接していると判断した。IDUSでは画像をinverse modeにし，CTと対比できるようにしている。
F：胆管左枝にENBDを施行。
G：門脈塞栓術後にENBDをinside stentの形で内瘻化し(矢印)，いったん退院とした。

総論

クCTで，手術適応・予定術式について十分に検討し，MRCPにより胆管枝の分岐様式やその走行を確認したうえでERCPに臨むことが重要である。

- ERCPでは，膵管誤挿管をしないように胆管挿管を行った後，中下部胆管を軽く造影する。引き続き，親水性ガイドワイヤーで肝門部を探り，MRCPを参考にしながら，予定残肝の肝内胆管枝を非造影下に選択する。
- 胆管枝の選択に成功したら，軽い胆管造影により，胆管枝を確認する。ドレナージを行わない切除肝の枝は絶対に造影してはならない。また，胆汁うっ滞が強い場合は，きれいな胆管像が得られにくいうえ，造影すればするほど胆管炎のリスクとなることから，造影は最低限でよい。
- ドレナージ目的の胆管枝が同定されたら，次にIDUSを行う。胆汁うっ滞が強く，胆管が拡張している初回ERCPは，IDUSの絶好のチャンスである反面，2回目以降のERCP時には，ドレナージチューブの接触による人工的な壁肥厚が出現するため，IDUSでの壁肥厚評価は困難となる。
- IDUSでは切離限界線以深から引き抜きながら，各肝内胆管枝の分岐部への進展を評価する。
- 主病巣部位では，特に右肝動脈との関係に注意し，乳頭側では，膵内胆管への進展について評価を行う。この際，後でCTと対比できるような画像を残すことも重要である。すなわち，オリンパス社製のプローブを用いてIDUSを行う場合，inverse modeにし，左側から合流する胆管が画面3時方向に，腹側を走行する血管が画面12時方向に来るように画面を調整する。
- IDUSにより肝側および膵内胆管への進展度を行ったら，壁肥厚のみられた部位を中心に，術式を念頭に生検を行う。右肝切除を予定している場合，B2/3の分岐部，B4分岐部の生検が望ましく，左肝切除を予定している場合は，右前後枝分岐部，さらにB5/8あるいはB6/7分岐部の生検が求められることもある。
- 多箇所の生検を必要とする場合や，生検鉗子による胆管挿管が困難な場合には，ERCP後膵炎予防のために，EST（小切開）を付加するようにしている。また，肝内胆管への選択的挿入においては，ガイドワイヤー式の生検鉗子も有用である。
- 最終的なドレナージは，予定残肝へのENBDであり，状況により複数本のドレナージカテーテルを留置することもある。オリンパス社製のTJF型スコープであれば，5Frのカテーテルを同時に3本まで挿入できる。
- 肝門部胆管癌の場合，術前に残肝容積の増大を目的とした門脈塞栓術を行うことがある。この場合，残肝容積が増大するのに3～4週間を要するため，PSによる内瘻化も考慮する必要がある。この際，少しでも経乳頭的な逆流性胆管炎を予防する方法として，ステント下端を乳頭内に入れる"inside stent"も有用である[5]。

おわりに

　本項では，術前ドレナージの方法について概説したが，それ以前に，胆道ドレナージが必要かどうかという問題がある。近年の無作為化比較試験[2]や以前のメタ解析[6]では，術前胆道ドレナージの有用性は証明されておらず，閉塞性黄疸＝胆道ドレナージという考えは見直されなければならない。しかしながら，特にわが国では，外科医・麻酔科医の間では，肝酵素高値のままの全身麻酔は敬遠され，胆道ドレナージの必要性は高いままである。この原因のひとつとして，胆道ドレナージに対する過度の信頼があり，前向き研究[2]で指摘されているような，PSによるEBS後に術前胆管炎が40％超に合併しているというデータが"悪すぎる"と思われていることである。欧米では許容されがたいENBDが比較的広く受け入れられているわが国での術前EBDのデータも必要であろう。

文献

1) Takahashi Y, et al: Percutaneous transhepatic biliary drainage catheter tract recurrence in cholangiocarcinoma. Br J Surg 2010; 97(12): 1860-6.
2) van der Gaag NA, et al: Preoperative biliary drainage for cancer of the head of the pancreas. N Engl J Med 2010; 362(2): 129-37.
3) Andriulli A, et al: Neoadjuvant/preoperative gemcitabine for patients with localized pancreatic cancer: a meta-analysis of prospective studies. Ann Surg Oncol 2012; 19(5): 1644-62.
4) Kawashima H, et al: Preoperative endoscopic nasobiliary drainage in 164 consecutive patients with suspected perihilar cholangiocarcinoma: a retrospective study of efficacy and risk factors related to complications. Ann Surg 2013; 257(1): 121-7.
5) Liu Q, et al: Feasibility of stent placement above the sphincter of Oddi ('inside-stent') for patients with malignant biliary obstruction. Endoscopy 1998; 30: 687-90.
6) Sewnathe ME, et al: A meta-analysis on the efficacy of preoperative biliary drainage for tumors causing obstructive jaundice. Ann Surg 2002; 236(1): 17-27.

総論

3 門脈塞栓術

国立がん研究センター中央病院肝胆膵外科　岸　庸二

経回結腸静脈（TIPE；transileocolic portal vein embolization），経皮経肝（PTPE；percutaneous transhepatic portal vein embolization）アプローチがある[1]。前者は全身麻酔下での開腹術で手術室を利用する必要があり，通常はIVRとして後者で行っている。

適応

CTでのvolumetryにおいて，予想残肝容積が全肝容積の40％未満となる場合を適応としている。欧米の多くの施設では20〜30％を基準としている報告が多いが，そのほとんどは大腸癌肝転移の症例に基づいており，特に胆道再建を必要とする胆道癌症例においては，術後胆道感染症を契機とした肝不全のリスクもあり，安全域を十分にとるべきと考える。

また，胆道ドレナージ施行例においては，血清ビリルビン値が5mg/dl以下となってから行っている。

胆道外瘻ドレナージ中は，原則胆汁還元を行うことで，脂質，脂溶性ビタミン欠乏の抑制，腸管免疫機能の維持，肝再生の促進をはかる[2]。

手技 −外科医として最低限知っておくべきこと−

詳細は成書を参照されたい[3]。IVRに依頼するにしても，外科医として最低限知っておくべきことを以下にまとめた。

1 アプローチ

- 塞栓側の肝を穿刺するipsilateral approachと，残肝側を穿刺するcontralateral approachがある。通常は，残肝の損傷を避けるためにipsilatetal approachで行うが，塞栓にあたって，脾静脈にカテーテルをひっかけるなどして反転させる必要があり，熟練を要する。巨大胆管細胞癌など，腫瘍の条件によりcontralateral approachを余儀なくされる場合もある。
- 右3区域切除症例でS4門脈も塞栓することでS2,3の肥大効果を高めるという報告もあるが[4,5]，P4枝は通常複数本あること，P2,3への塞栓物質迷入のリスクなども踏まえ，症例ごとに適応を判断すべきと考える。

2 塞栓物質

- 施設により使用されるものもさまざまで，金属コイル，ゼラチンスポンジ，無水エタノール，シアノアクリレート系薬剤（NBCA；N-butyl-2-Cyanoacrylate）などがある。種類により，塞栓効果に違いがあるという報告もあるが[6]，臨床的（予定残肝の肥大）効果にどこまで影響するかは明らかでない。
- 塞栓物質により門脈周囲の炎症の程度が異なり，肝門操作に難渋することもあるため，塞栓物質の種類，また，門脈枝のどのレベルで塞栓を行うか（図1）を，CTおよび塞栓前の門脈造影所見をもとにあらかじめ決めることが重要である。

塞栓術後の管理

手技に伴う合併症としては，肝被膜下ないし腹腔内出血，胆道出血，予定残肝側への塞栓物質逸脱などがあり，穿刺手技および，塞栓中のバルーンカテーテルの操作には慎重を要する。

動脈閉塞がない限り，門脈塞栓後に肝酵素の上昇は通常みられないが，エタノールを使用した場合には，肝細胞レベル障害が起こるため，一過性の肝酵素上昇を認める。ときにDIC傾向を呈することがあるため，注意が必要である。

塞栓の効果は，肝障害の程度によって当然異なるものの，通常2〜4週間ほどで非塞栓肝の急速な肥大が起こり，プラトーに達するとされている[7]。開腹時に肉眼的に塞栓肝の萎縮を確認できることもある（図2）。がん研有明病院では塞栓術後2〜3週間を目安にCT撮影を行い，効果判定を行っている。

図1 門脈右枝のPTPE
P8から穿刺し，カテーテルを反転。後区域枝本幹が短かったため，P7枝（A），P6枝（B），前区域枝（C）と別々に塞栓を行った。

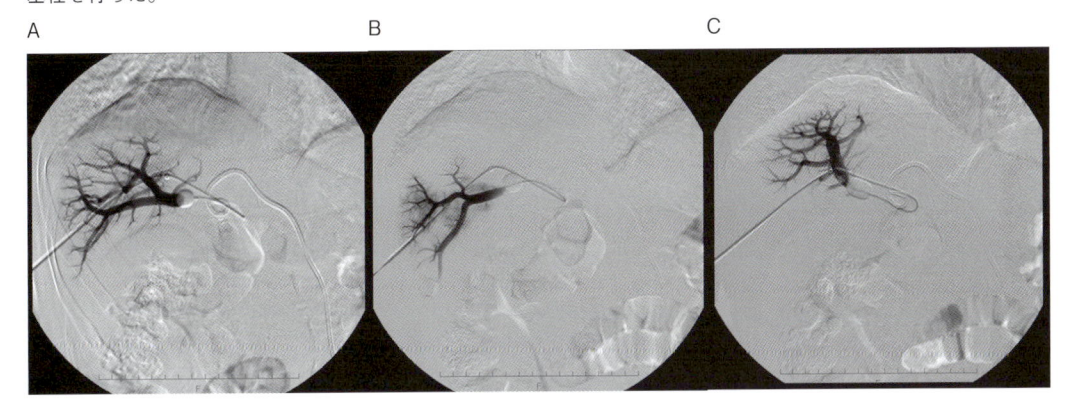

A　　　　　　　　B　　　　　　　　C

図2 門脈右枝塞栓術後の拡大右肝切除症例
塞栓肝の萎縮，左肝の肥大によって，開腹時に主門脈裂に沿った段差を認め，良好な塞栓効果が確認された。

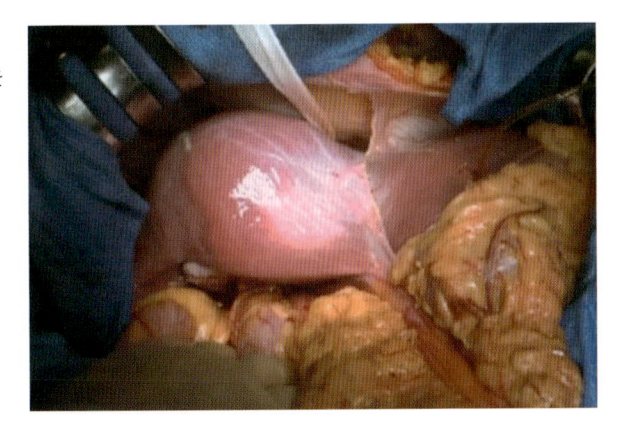

文献

1) Makuuchi M, et al: Preoperative transcatheter embolization of the portal venous branch for patients receiving extended lobectomy due to the bile duct carcinoma. J Jpn Pract Surg Soc 1984; 45: 1558-64.
2) 清水宏明ほか：胆汁内瘻・外瘻．上西紀夫ほか編，消化器癌の外科治療　2.肝胆膵．中外医学社，2008, p82-4.
3) Madoff DC, et al. ed: Venous embolization of the liver radiologic and surgical practice. Springer, 2011.
4) Nagino M, et al: Right trisegment portal vein embolization for biliary tract carcinoma: technique and clinical utility. Surgery 2000; 127(2): 155-60.
5) Kishi Y, et al: Is embolization of segment 4 portal veins before extended right hepatectomy justified? Surgery 2008; 144(5): 744-51.
6) Madoff DC, et al: Transhepatic ipsilateral right portal vein embolization extended to segment IV: improving hypertrophy and resection outcomes with spherical particles and coils. J Vasc Interv Radiol 2005; 16 (2 Pt 1): 215-25.
7) Ribero D, et al: Portal vein embolization before major hepatectomy and its effects on regeneration, resectability and outcome. Br J Surg 2007; 94(11): 1386-94.

総論

4 術前シミュレーション

がん研有明病院消化器センター肝・胆・膵外科　**武田良祝**

術前シミュレーションのポイントは①病変の詳細な把握，②手術に関連する血管走行，破格の理解，③肝切除の場合は残肝容積の評価，である（**表1**）。

胆

肝門部領域胆管癌では，CTや胆管造影を詳細に検討し胆管浸潤や動門脈浸潤を含めて病変の局在を詳細に把握することが重要である。がん研有明病院では術式を検討するうえで，全例でSYNAPSE VINCENT®（富士フイルム　3次元画像解析システムボリュームアナライザー）を用いたvolumetryを行っており（**図1A, B**），残肝容積の評価を行っている。残肝容積不足の場合は経皮経肝的門脈塞栓術（PTPE；percutaneous transhepatic portal embolization）を行う。

解剖の把握も重要である。全例において術前スケッチを行い，術中の解剖把握の基本とする（**図1C, 2A**）。肝切除を伴う胆管癌の場合，残肝の胆管についての想定が重要であり，吻合すべき胆管がいくつ出てくるはずなのかイメージをもって手術に臨む必要がある。また，胆管には変異が多く，術前の把握は必須である。後区域枝のいわゆる南回りを把握しておくことは，腫瘍からのマージン把握や胆管損傷を避けることにつながる。頻度は低いものの左系胆管でも南回りは存在し，特にB3南回りは門脈臍部尾側の肝実質を走行することが多いため，認識せずに手術に臨むと思わぬ胆管損傷を起こす可能性がある。下部胆管癌で膵頭十二指腸切除を行う場合については，膵切除にならい解剖の把握を行う。

表1　術前シミュレーションのポイント

1. 病変の広がり
2. 血管走行や破格の把握
3. 残肝容積の評価

※必ず絵を描く癖をつけよう！

4 術前シミュレーション

A：中部胆管癌に対して，拡大右肝切除，肝外胆管切除を施行した症例。
Vincent®による残肝容積の評価。

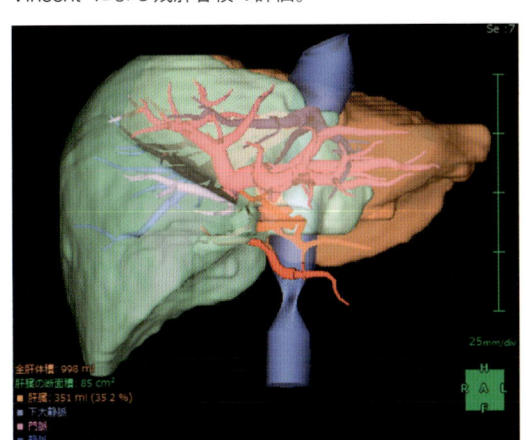

B：Aと同じ症例（やや頭側から見下ろし）

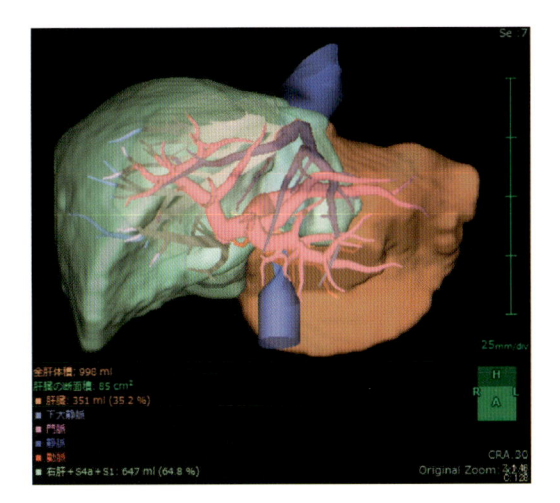

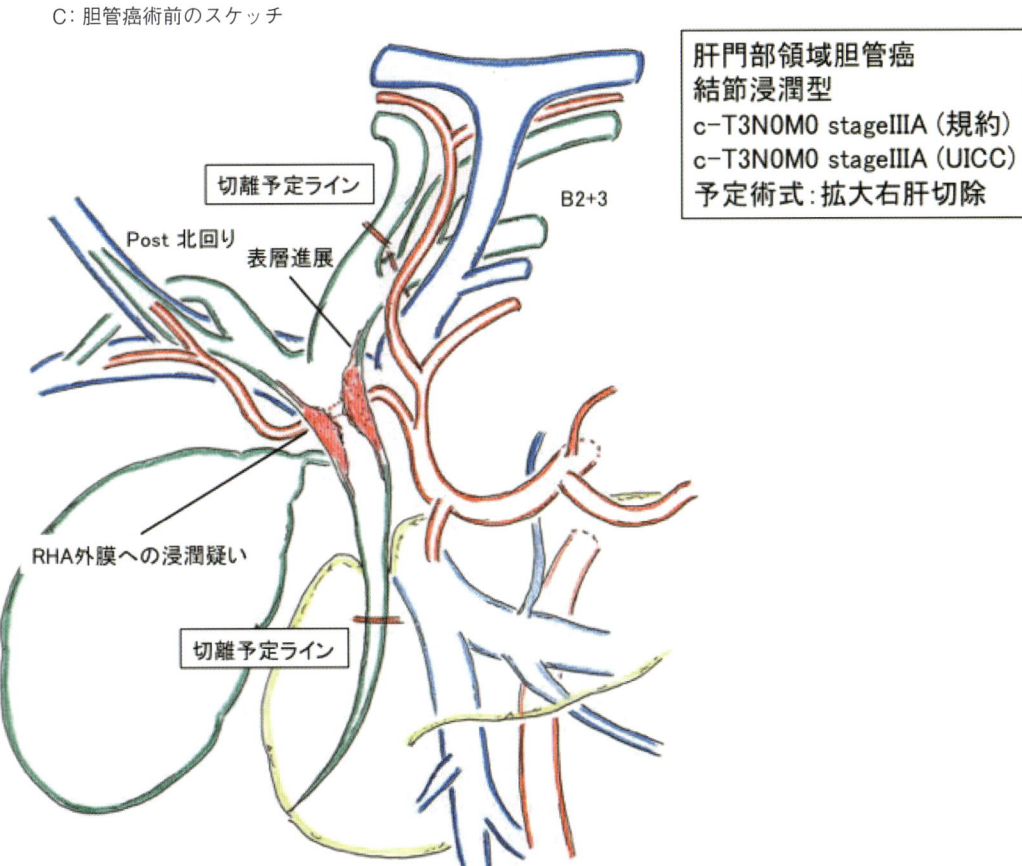

C：胆管癌術前のスケッチ

切離予定ライン
Post 北回り
表層進展
B2+3
RHA外膜への浸潤疑い
切離予定ライン

肝門部領域胆管癌
結節浸潤型
c-T3N0M0 stageIIIA（規約）
c-T3N0M0 stageIIIA（UICC）
予定術式：拡大右肝切除

図1 胆管癌の術前シミュレーション

23

総論

膵

　膵癌の術前シミュレーションとしても，同じく重要なのは病変の把握であり，周囲脈管や臓器との関係を把握する。膵頭部癌では門脈や上腸間膜動脈との関係が重要である。病理学的な浸潤の有無を画像から診断するのは困難であるが，病変の各脈管に対するabutment（接している）の有無と部位を判定する。門脈に関しては変形や閉塞の有無と部位も把握する。また上腸間膜動脈周囲神経叢にabutmentを認めるボーダーライン症例では，abutmentを認める部位を含めて十分に切除することが必要であり，術前CT画像で切除範囲のシミュレーションを行う（図2B, C）。膵体部癌では腹腔動脈との関係を注意深く観察し，合併切除の必要性について検討する。血管浸潤が疑われる症例に関しては，DP-CARや左胃動脈を温存したmodified DP-CARの適応を積極的に検討している（図3）[1]。膵頭十二指腸切除の際，下膵十二指腸動脈先行処理を目的とし

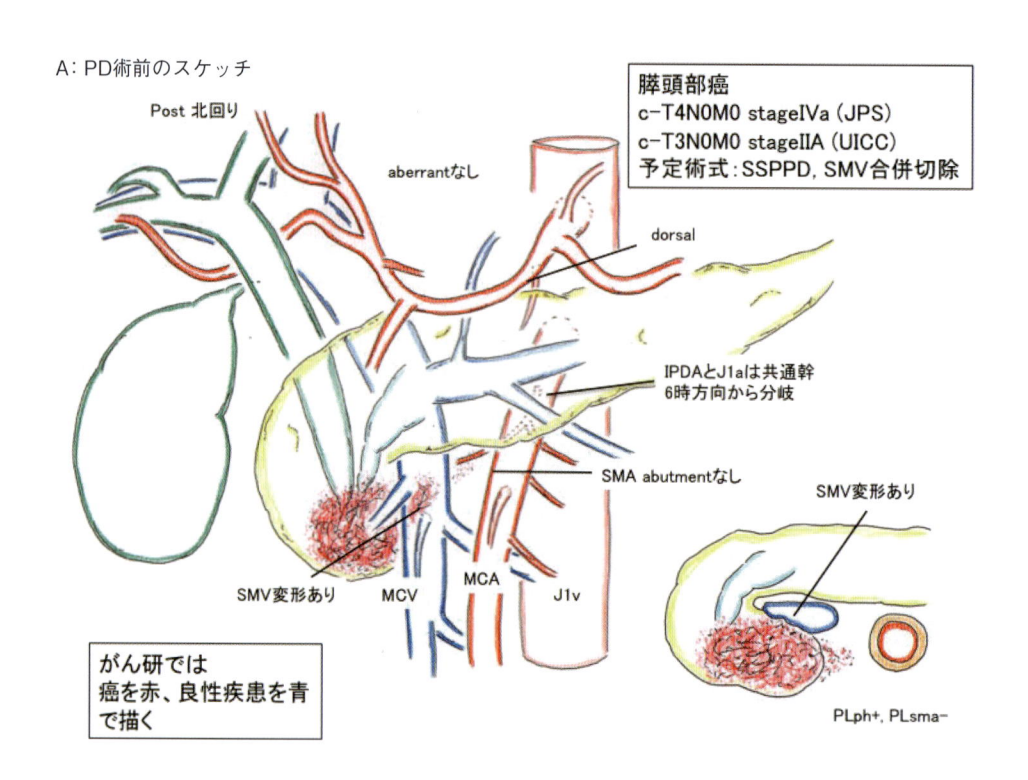

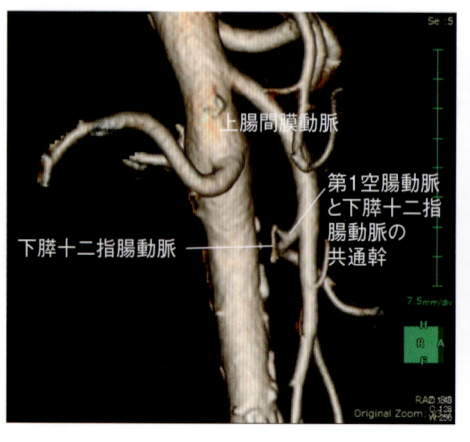

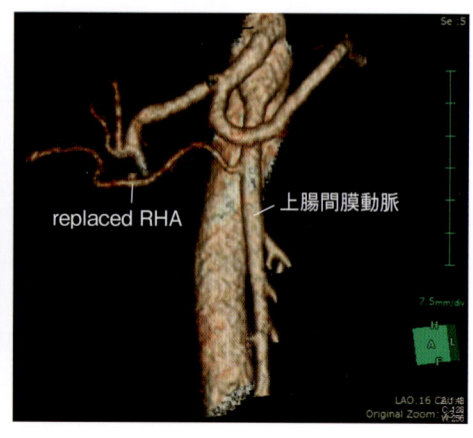

図2 膵癌の術前シミュレーション

たanterior approachを行っており，術前に血管の走行について把握することで術中に備える。また，下膵十二指腸動脈がとても明瞭な場合に正中弓状靱帯圧迫症候群を疑うことやreplaced RHAの存在，胆管の後区域先行分岐について把握しておくことは，術中トラブルを避けるため重要である。その他，背膵動脈の走行や左胃静脈や下腸間膜静脈の流入部位を確認しておくことも，不要な出血を避けることにつながる。

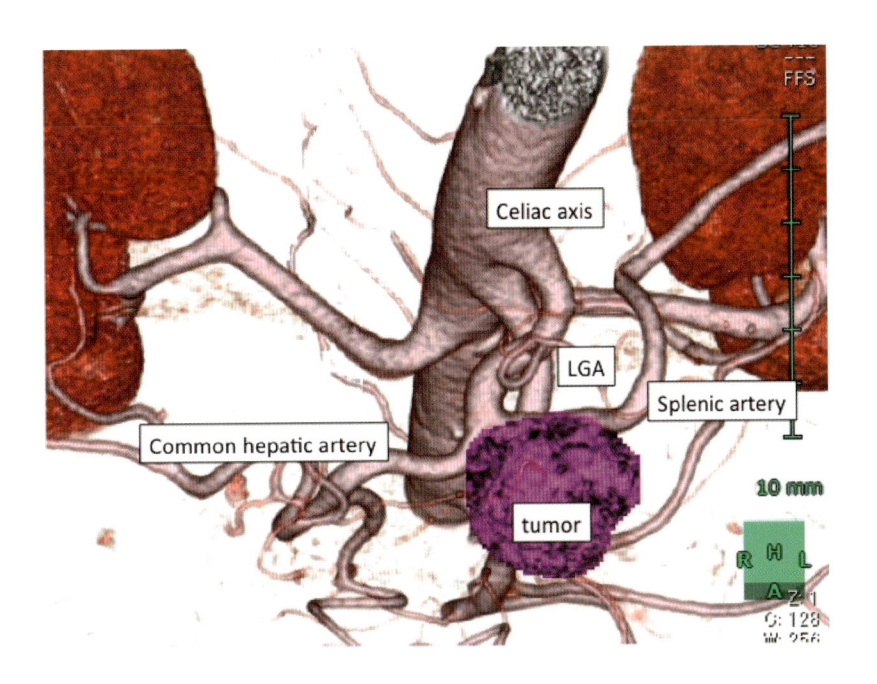

図3 modified DP-CAR適応症例（頭側から見下ろし）（文献1より引用）
腹腔動脈に腫瘍の浸潤を認める。

文献

1) 竹村信行，ほか：膵体部癌に対する左胃動脈を温存し腹腔動脈を切離する膵体尾部切除術（Modified DP-CAR）．手術 2012; 66(10): 1467-71.

Ⅱ．手術手技

1. 膵頭十二指腸切除術（PD）
2. 膵尾側切除術
   1. 後腹膜一括郭清を伴った膵体尾部切除
   2. 腹腔動脈合併膵体尾部切除術（DP-CAR）
   3. 腹腔鏡下膵体尾部切除術（Lap-DP）
3. 膵全摘術
4. 膵中央切除術
5. 膵核出術
6. 右肝切除・尾状葉切除，肝外胆管切除
7. 右3区域切除・尾状葉切除，肝外胆管切除
8. 左肝切除・尾状葉切除，肝外胆管切除
   左3区域切除・尾状葉切除，肝外胆管切除
9. 肝膵同時切除
10. 肝外胆管切除
11. 胆嚢床切除術と全層胆嚢摘出術
12. 乳頭部切除術

手術手技

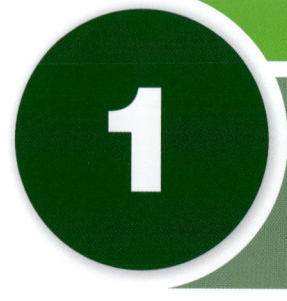

1 膵頭十二指腸切除術(PD)

がん研有明病院消化器センター肝・胆・膵外科　**井上陽介**

術式変遷の歴史

膵頭十二指腸切除（PD；pancreatoduodenectomy）は，Whippleらの初回報告以降，膵頭部癌をはじめとする膵頭部領域腫瘍の根治術式として長く位置づけられてきている[1]。約80年の歴史を有するこの術式にも，ここ20年ほどで新しい進歩，展開がみられ始めている。

1つ目は消化管，膵胆道の再建方式である。通常の胃切除と同等の範囲を切除するのが通例であったPDが，1993年のTraversoの幽門輪温存膵頭十二指腸切除（PPPD；pyrolus-preserving PD）の提唱[2]以降，胃をなるべく温存する方向で洗練されている。現在までに，幽門または幽門周囲のわずかな胃領域を切除する，pylorus resecting PD（PRPD）[3]，subtotal-stomach preserving PD（SSPPD）[4]が提唱されている。がん研有明病院消化器外科では，SSPPDを採用している。

2つ目の進歩は，上腸間膜動脈（SMA；superior mesenteric artery）と膵頭部の剥離行程の変化である。従来，膵切離や肝門処理，胃，空腸の切離を経て，膵頭部と上腸間膜動脈間の剥離は，切除の最終行程であった。2000年代に入り，この行程を切除の初期に行う，"artery-first"，もしくは"SMA-first"とよばれる手法が数多く報告された。このartery-first法は，膵頭部と上腸間膜動脈の剥離を，膵切離や胆管切離，消化管切離などのいわゆるpoint-of-no-returnの行程前に済ませておく方法であり，現在までに，切除領域へのinflowの早期遮断に伴う出血量の軽減[5-10]，replaced right hepatic artery（Rep-RHA）の確実な確保と温存[11-14]，浸潤癌における上腸間膜動脈側マージンの確保[6, 8, 10, 12, 13, 15, 16]，borderline resectable cancerにおける切除可否の早期判定等に有用[9, 11-13, 15]とされている。がん研有明病院では，結腸間膜頭側かつ上腸間膜動脈腹側からアプローチし，上腸間膜動脈周囲を剥離する，supracolic anterior approachによるartery-first法を定型化している[10]。

3つ目の進歩は，mesopancreasという概念の定着である[10, 17-20]。mesopancreasとは読んで字のごとく，膵間膜と訳すことができ，膵頭部から上腸間膜動脈に向けて左方に延びる，血管，リンパ管およびリンパ節，神経，結合組織からなる束状の構造物であるが，その範囲については明確な定義は確立されていない。実際のところわが国では，以前よりこの領域は膵頭神経叢第Ⅰ部，第Ⅱ部，上腸間膜動脈周囲神経叢として規約にも表記されてきたが[21]，海外ではこの構造に関する認識は乏しかった。昨今世界的にはmesopancreasと称するのが主流であるため，本項でも当領域はmesopancreasとよぶこととするが，mesopancreasの定義に関しては引き続きの議論の継続とコンセンサスの確立が必要である。がん研有明病院のPDでは，このいわゆるmesopancreas領域の切除を，解剖学に基づいて系統的に行うことを主眼としている。

がん研有明病院における3段階のPDと，その適応疾患

現在各方面で行われているPDのうち，mesopancreasをしっかり認識して切除しているものがどれほどあるだろうか。特に，artery-first法が提唱される前の時代のPD

は，この領域の切離は切除の最終工程であり，うっ血した標本からの出血もかさみ，余裕をもってじっくりと剥離できる状況とはいえなかった。しかし，mesopancreasの切除こそが，この手術の最大のポイントであり，膵癌・胆道癌等の悪性度の高い腫瘍に対する根治性にダイレクトにかかわる部分であるといえる。がん研有明病院では，このmesopancreas resectionをPDの最大の山場ととらえ，この工程に最も時間をかけ，かつあらゆるpoint-of-no-returnの工程より先に行う方式をとっている（SAAA：supracolic anterior artery-first approach）。また，疾患によって求められるmesopancreas郭清の深さが異なるのも事実であり，われわれはmesopancreas郭清の度合いを疾患別に3段階（Level 1～3）に分け，systematic mesopancreas dissection（SMD）として提唱している[10]。表1に，各郭清レベルの狙い，および対象となる疾患をまとめた。

SMDの概念

　mesopancreasは，上腸間膜動脈と膵鉤部の間に存在する，神経線維，血管，リンパ管，脂肪を含んだ領域である。腸間膜のように明確な膜構造ではないが，発生学的に検討すると，胎生期の腸回転以前は膜様構造であり，内部に膵および近位空腸への動静脈を含んだ平面であったことがわかる（図1）。例えば，第1空腸動脈は，下膵十二指腸動脈と共通幹を形成することが多く，リンパ流を考慮すれば，膵頭部領域腫瘍からのリンパ節転移に対する郭清は，この共通幹の根部で行うべきであり，系統的な*en bloc*切除という理念からすると，第1空腸動脈領域も含めて切除することは妥当である。がん研有明病院では，リンパ節郭清を要する腫瘍に対する切除では一律下膵十二指腸動脈および共通幹を有する第1空腸動脈（ときに第2空腸動脈）も根部で処理し，その流域の空腸間膜，空腸を一括切除する。実際に空腸間膜内リンパ節に転移を指摘されるケースも少なからずみられており，文献的にもこれを推奨する報告がみられている[22]。mesopancreasの境界は，立体的かつ狭い領域であるため表現が難しいが，左右は，上腸間膜動脈右壁，膵鉤部実質であり，頭尾は，右のceliac ganglionと十二指腸水平脚レベルと考えている。

　本項では，浸潤性膵管癌に対するLevel 3 SMDを中心に，Level 2，Level 1についても詳述する。

表1　mesopancreas郭清レベルの目的と適応疾患

郭清レベル	Level 1	Level 2	Level 3
目的			
1. 膵頭部流入血の早期遮断	○	○	○
2. mesopancreas領域の*en bloc*な切除		○	○
3. 癌浸潤からのマージン確保，上腸間膜動脈に対する浸潤判定			○
適応疾患			
1. 上皮内癌，IPMN，転移性膵癌，境界型悪性腫瘍	○		
2. Vater乳頭部癌，胆管癌，十二指腸癌		○	△*
3. 浸潤性膵管癌		△**	○

＊：上腸間膜動脈周囲神経叢への神経周囲浸潤所見のみられる一部胆管癌
＊＊：groove領域等に存在し，上腸間膜静脈，上腸間膜動脈方向への進展に乏しい膵癌や，全身リスクの高い症例

手術手技

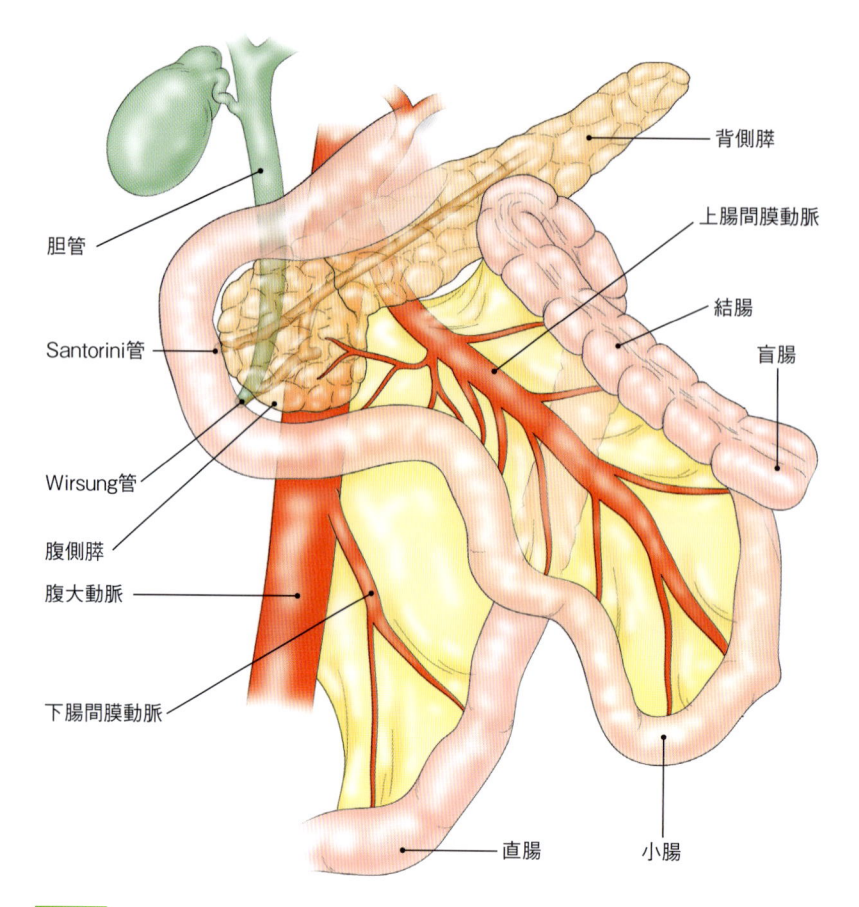

図1 mesopancreasの発生（胎生期）
（篠原　尚，ほか：イラストレイテッド外科手術．第3版．医学書院，2010；p8．を参考に作画）

術前準備

　PDは大侵襲手術であり，全身麻酔のみでなく，術後に合併症が生じた際の回復力まで考慮したリスク評価が必要である．術前はまず全身麻酔のリスク評価を行い，心疾患の既往や，動脈硬化系リスク（糖尿病，高血圧，喫煙歴，負荷心電図陽性など）を有する患者に関しては，負荷心筋シンチや最大冠動脈造影検査まで行い，大侵襲手術に対する耐術能を評価する．また，高齢者であれば，術後の誤嚥のリスクや呼吸器系の予備力も把握しておく．

　膵癌は特に進行が速く，癌の確定診断にこだわって切除が遅れるデメリットのほうがはるかに多いと考えている．5％ほど術後診断が異なる可能性も十分に説明のうえ，可及的速やかな切除を目指す．がん研有明病院肝胆膵外科での膵頭部癌（疑いも含む）の初診から切除までのインターバルは中央値で16.4日である（2014年6月時点）．しかし，いわゆるボーダーライン膵癌に対しては，R0切除を行ったつもりでも早期に局所再発や遠隔転移をきたす例も多いため，近年術前補助化学（放射線）療法を行う，という報告が増えてきている．がん研有明病院でもこれらに倣い，臨床試験レベルとして，ボーダーライン膵癌に対する術前化学療法を実践し，遠隔転移リスクを除外し，可能であれば局所進展も制御したうえで切除に臨む方針に転換している．

術前精査

①CT

　主病変の位置，進展，および脈管との関係を把握するのに，dynamic CTは必須である。これをさらに冠状断，矢状断等で再構成し，術前予想シェーマを作成する。もちろんシミュレーションソフトでの3D構築像も有用であるが，動脈，門脈，胆管，膵管と複雑に絡み合う膵頭部の構造を確実に把握するには，自身で詳細なシェーマを描くに勝る評価は存在しない(22頁〜参照)。ヨード造影剤禁忌の場合は，MRIで代用する。

②EOB-MRI

　膵頭部悪性腫瘍はいずれも肝転移のリスクを要する。特に膵癌の肝転移は通常の造影CTでは描出しづらいため，感度の高いEOB-dynamic-MRIによるスクリーニングは重要である。

③EUS(FNA)

　CTで腫瘍の境界，性状が不明瞭な場合など，EUSは有用である。がん研有明病院では，穿刺吸引生検法(FNA；fine needle aspiration)はその合併症や癌細胞散布のリスクを考慮してルーチンには行っていない。

④ERCP(診断，減黄)

　他のモダリティで，腫瘍の局在がはっきりしない場合など，膵胆道系の直接造影が有用となることがある。また，胆汁，膵液細胞診，胆管，膵管ブラシ細胞診，胆管生検等が併施できる点も有力である。しかし，急性膵炎等のリスクも存在するためその適応は限定的であり，むしろ減黄を主目的に行われることが多い。近年，減黄なしでPDを行っても術後合併症のリスクが変わらないとする報告も増えているが，黄疸のみならずトランスアミナーゼの上昇が伴っている症例も多いため，内視鏡的経鼻胆管ドレナージ(ENBD；endoscopic nasobiliary drainage)による体外ドレナージを原則としている。

手術手順(Level 3 SMD-PD)

1. 開腹
2. 術中診断
3. Kocher授動
4. 大網・胃結腸間膜剥離〜膵頭部前面剥離
5. SAAAによるmesopancreas郭清にあたって
6. Level 3 mesopancreas 郭清
7. 上腸間膜動脈左側の郭清
8. 再び上腸間膜動脈右側の剥離
9. 胃大彎，小彎処理〜胃の切離
10. 膵上縁剥離〜肝門剥離
11. 胆嚢剥離〜総胆管処理
12. 門脈周囲の郭清
13. 膵上縁剥離
14. 膵切離
15. 残るmesopancreasの郭清，No.8pリンパ節の郭清
16. 上腸間膜静脈合併切除
17. 再建順序
18. 閉腹

手術手技

Level 3 SMD-PD　手術手技

1 開腹

- 上腹部正中約8cmで開腹。視触診にて播種や肝転移などの禁忌がないことを確認したのち，皮切を上下に延長し，頭側は剣状突起切除のレベル，尾側は臍下まで開腹している。3弁式開創器と頭側左右のケント鉤を用いて術野を展開する(図2)。
- 右側よりサージカルアーム2本を用いて，適宜鉤引き展開を加えている。

2 術中診断

- 改めて術中診断を行う。まず視触診にて膵頭部病変の首座，サイズ，漿膜浸潤の有無(S＋／－)，後方組織浸潤(Rp＋／－)の有無を判断し，さらに術中超音波(IOUS；intraoperative ultrasonography)により腫瘍の進展範囲を評価する。同時に主膵管の径を記録し，その位置も把握しておく。腫瘍が横行結腸間膜に固着・浸潤しているかも術式に影響するため，結腸間膜を尾側からもよく観察しておく。
- 腫瘍が結腸間膜に顔を出しているような場合は，結腸動静脈の合併切除を伴うことが多く，場合によっては右結腸切除の併施や，infracolicに上腸間膜動脈，上腸間膜静脈を露出してから中枢に向かって郭清を進める，いわゆるmesenteric approachを取る場合もある[22]。
- 可能であれば，ソナゾイド®による造影術中超音波(CE-IOUS)のKupfer phaseで，肝転移の評価を行う。術前指摘されなかった肝内結節が指摘された場合は，肝転移かどうかの判定のために，肝部分切除生検や針生検まで行い，切除適応を判定する。

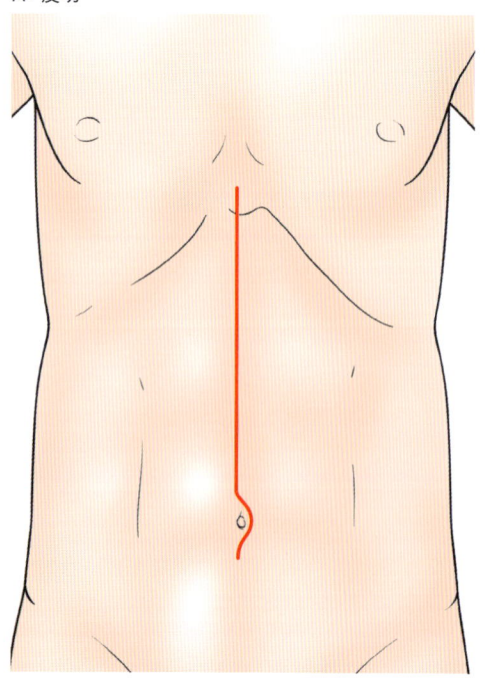

A：皮切　　　　　　　　　　　　　　B：開創器による術野の展開

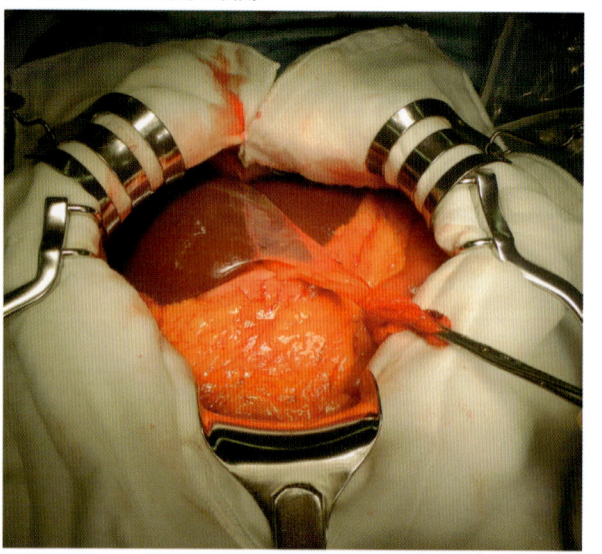

図2　開腹

3 Kocher授動

- 続いて十二指腸から右結腸の外側の癒合筋膜の剥離に入る。いわゆるKocher授動であるが，がん研有明病院では右の結腸の授動も加えることで良好な視野を得ている（図3）。
- 上腸間膜静脈—門脈合併切除がやや長きにわたる（4〜6cm）ことが予想されるような進行癌では，右結腸から小腸間膜すべてを後腹膜から授動してしまう（Cattel-Braasch maneuver）と，非常に視野がよいうえ，上腸間膜静脈—門脈再建時に腸間膜全体を寄せることができ，欠損長が長くとも直接端々吻合が可能である。

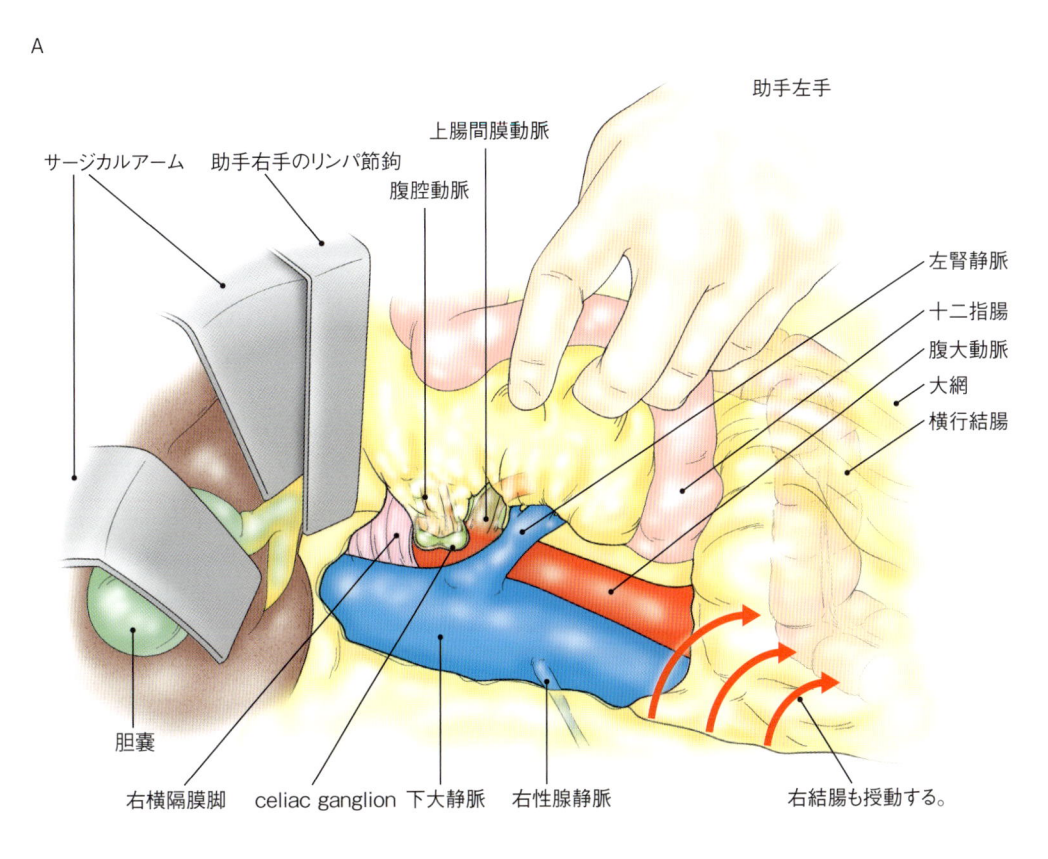

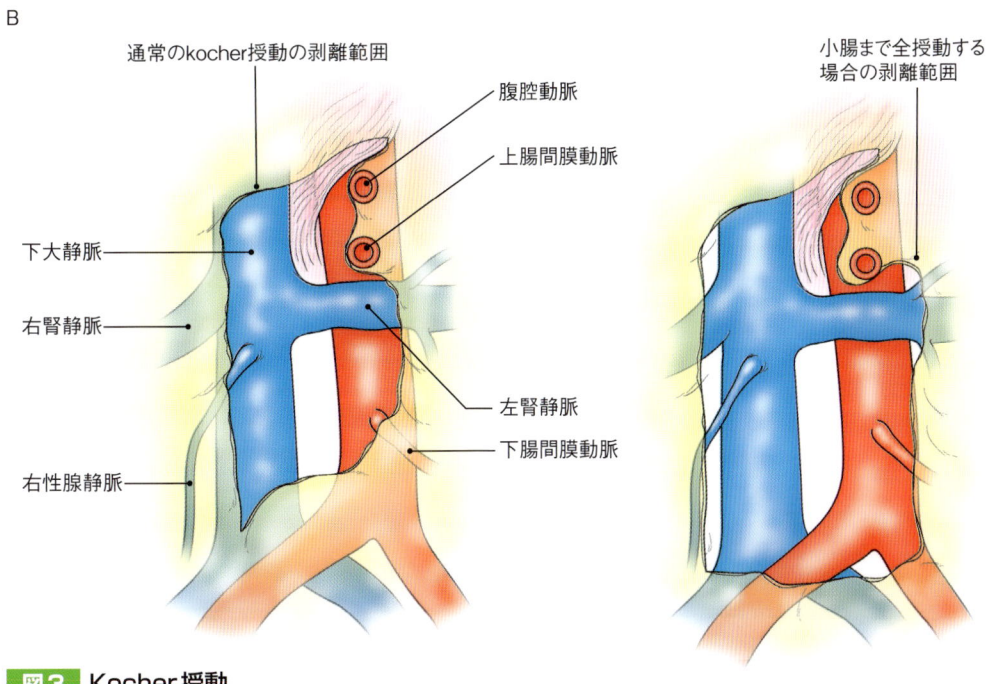

図3 Kocher授動

手術手技

- Treitzの膵後筋膜を破壊しないように，癒合筋膜を膵頭側に付ける形で剥離を行う。この層では，傍大動脈リンパ節は下に落ちる。しかし膵頭部浸潤癌で特にRpが強く疑われるような症例では，Gerota筋膜ごと膵頭部に付ける層で剥離を進め，下大静脈前面を経てNo.16b1 inter〜preのリンパ節も一塊にして切除することもある（図4）。
- その際大動脈壁を露出することになるが，傍大動脈リンパ節に向かって縦に流入するリンパ管はできるだけ結紮処理をして，術中術後のリンパ漏の予防に努める。また，ここの行程中は下腸間膜動脈の存在に注意し，リンパ管と誤認して下腸間膜動脈をすくって結紮することのないようにする。右の尿管，性腺動静脈も同様である。
- No.16b1リンパ節の一部を迅速病理診断に提出する。傍大動脈リンパ節が1つ2つ陽性である場合も，切除禁忌とはしていないが，転移が傍大動脈リンパ節に板状に分布していて，郭清したとしても断端が陽性になるような状況では，切除適応外と判定せざるをえない。
- 傍大動脈リンパ節の剥離に伴って大動脈壁が露わになる。左腎静脈は長く露出剥離しておく。
- 左腎静脈を尾側に牽引しながら，No.16a2 intリンパ節も切除側に含める層で大動脈壁から剥離していく。

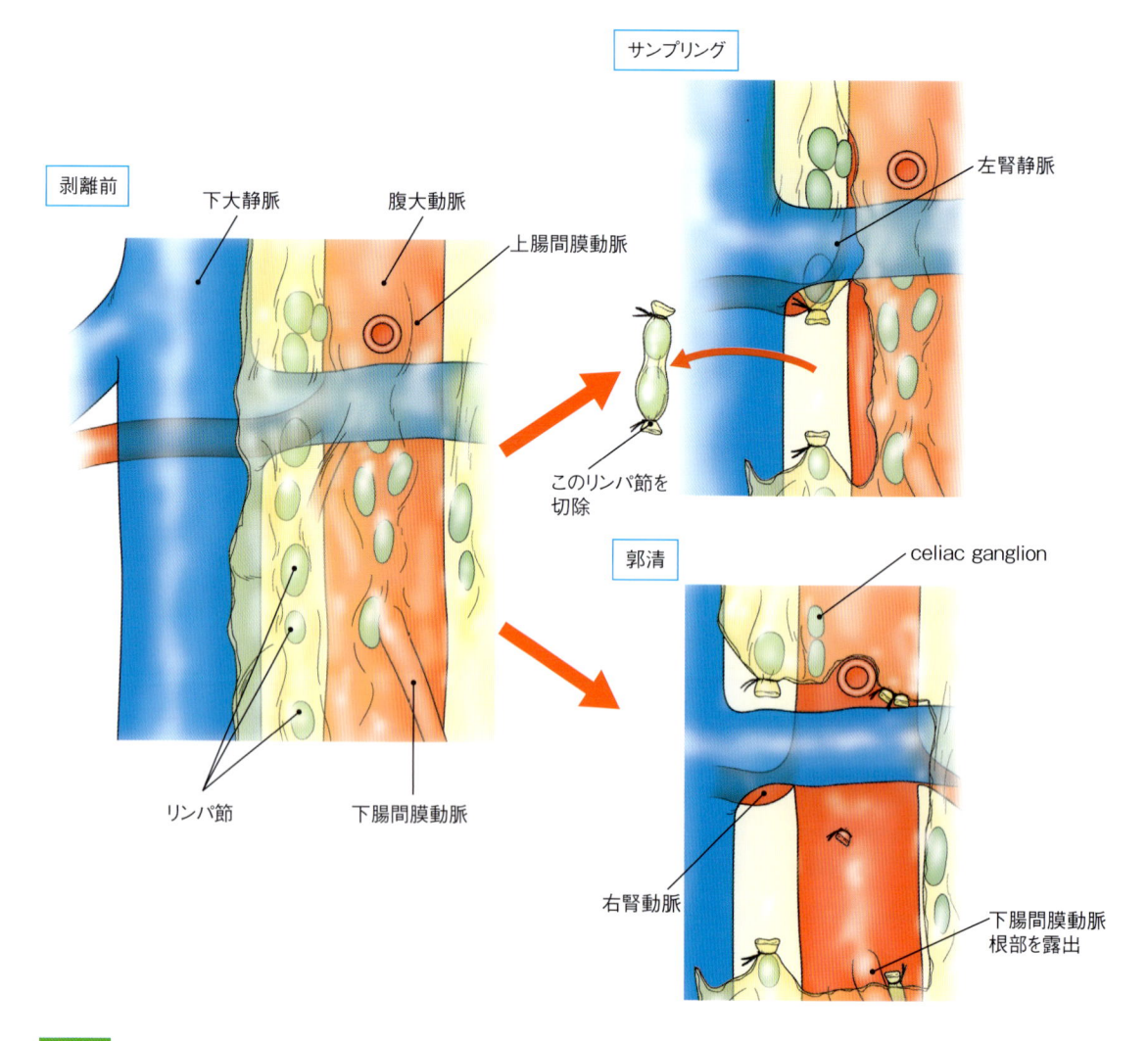

図4 傍大動脈リンパ節（No.16b1）の切除

1 膵頭十二指腸切除術(PD)

手術の ポイント	腹腔動脈根部周囲レベルでは大動脈壁に張り付くように，celiac ganglionが存在している。通常はこのganglionまでは切除しないが，病変から上腸間膜動脈周囲神経叢，PL-ph-Iへの神経周囲浸潤が疑われるような症例では，このganglionまで切除側にして，大動脈の外膜をみながら上腸間膜動脈や腹腔動脈の根部を露出することもある。

手術の コツ	上腸間膜動脈の根部は右側尾側から上腸間膜動脈周囲神経叢を剥離して上腸間膜動脈の右壁を露出しておくと，後のSAAAの際の，上腸間膜動脈半周郭清のゴールの目印として有用である。また上腸間膜動脈周囲への進展が強く上腸間膜動脈周囲の剥離が厳しいことが予想されるような症例では，不測の出血に対処できるように上腸間膜動脈根部をテーピングしておいてもよい。

● ここまでの行程が完了した時点では，図5のような状態である。

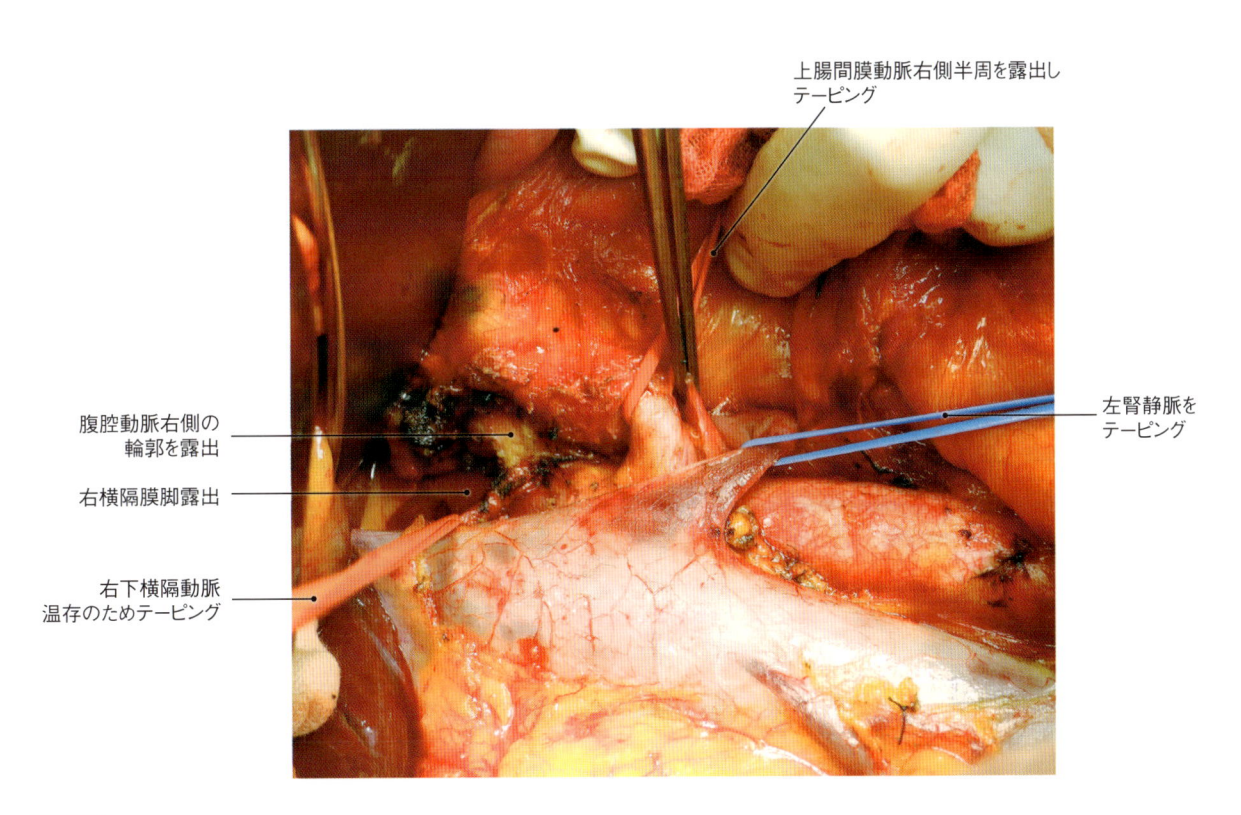

図5 Kocher授動終了

手術手技

4 大網・胃結腸間膜剝離〜膵頭部前面剝離

- 続いて，胃結腸間膜の剝離を行う。がん研有明病院では，いわゆるbursectomyの操作をここで行い，横行結腸間膜前葉は大網と一緒にして剝離をしている（中結腸動静脈右側のみ）。
- 膵頭部を含めて en bloc で切除するという意味合いもあるが，それよりもこの層で剝離を行うほうが安定して結腸静脈を露出でき，安全に根部に近づくことができる，という意味合いが強いかもしれない。

> **手術のコツ**
>
> ここで，中結腸動脈の少なくとも左枝を温存し，これをガイドに中枢に剝離を進めると，上腸間膜動脈に容易に到達することができる。

- Bursectomyの層を深めていくと，先のKocher授動での十二指腸と結腸間膜の剝離層につながる。そのまま十二指腸水平脚・膵頭部を結腸間膜と剝離していくと，必ず上腸間膜静脈の右壁に突き当たる。ここで上腸間膜静脈を露出するのが最も安全かつ確実である（図6）。
- これらの過程のなかで，上右結腸静脈（副右結腸静脈ともいう）は結紮切離しておくと，展開中の牽引でその根部が抜けて出血することを予防できる。しかしここで注意すべきは，上右結腸静脈の処理が末梢になりすぎて，結腸肝彎曲の静脈アーケードをつぶさないようにすることである（251頁〜参照）。

> **手術のコツ**
>
> 十二指腸の壁をみながら十二指腸が上腸間膜動静脈の茎の裏を通るところをよく剝離しておき，十二指腸と水平のレベルで上腸間膜動静脈の茎の漿膜に電気メスでラインを入れておくと，左側の剝離に移った場合の腸間膜切離のゴール目印として有用である。

- 上腸間膜静脈前面の剝離を広げ，十二指腸水平脚直上のレベルで上腸間膜静脈をテーピングしておく。中結腸静脈は結紮切離する。
- 上腸間膜静脈への浸潤があるような症例は上腸間膜静脈周囲はこれ以上頭側に剝離せず，腫瘍からのマージンを確保する（図9参照）。
- 逆に，上腸間膜静脈を合併切除しない場合は，このまま上腸間膜静脈周囲の剝離を頭側に進め，Henle's gastrocolic trunk（HGCT），下膵十二指腸静脈，第1空腸静脈を結紮切離して上腸間膜静脈を膵頭部から完全に浮かせてしまうとよい。

5 SAAAによるmesopancreas郭清にあたって

- 続いて，PDの最重要行程に入る。いわゆるmesopancreasの切除を含む，上腸間膜動脈周囲郭清である。
- 概念としては，上腸間膜動脈に対して，右から順に，膵頭部，十二指腸，近位空腸を en bloc に外すことで上腸間膜動脈周囲のリンパ節郭清，浸潤癌からのマージン確保を達成する。中結腸動脈に関しては別のリンパ系統と考えており，近傍まで腫瘍の直接浸潤が及んでいたり，この領域に肉眼的に腫大したリンパ節がなければルーチンに処理することはない。
- 逆に浸潤が及んでいれば，結腸間膜および中結腸動静脈系も合併切除することになる。この場合は，初めから横行結腸間膜を頭側に展開して，infracolicの視野から上

1 膵頭十二指腸切除術（PD）

腸間膜動静脈を露出，テーピングのうえ，この領域をen blocに切除していく，mesenteric approachを取る[23]。

手術の ポイント	SAAAによるmesopancreas郭清の準備のポイントは，上記の上腸間膜静脈の末梢でのテーピング，中結腸動脈左枝の温存とガイドとしての利用，十二指腸・膵頭部と結腸間膜〜上腸間膜動静脈の茎の剥離，膵下縁の十分な剥離をしておくことである。

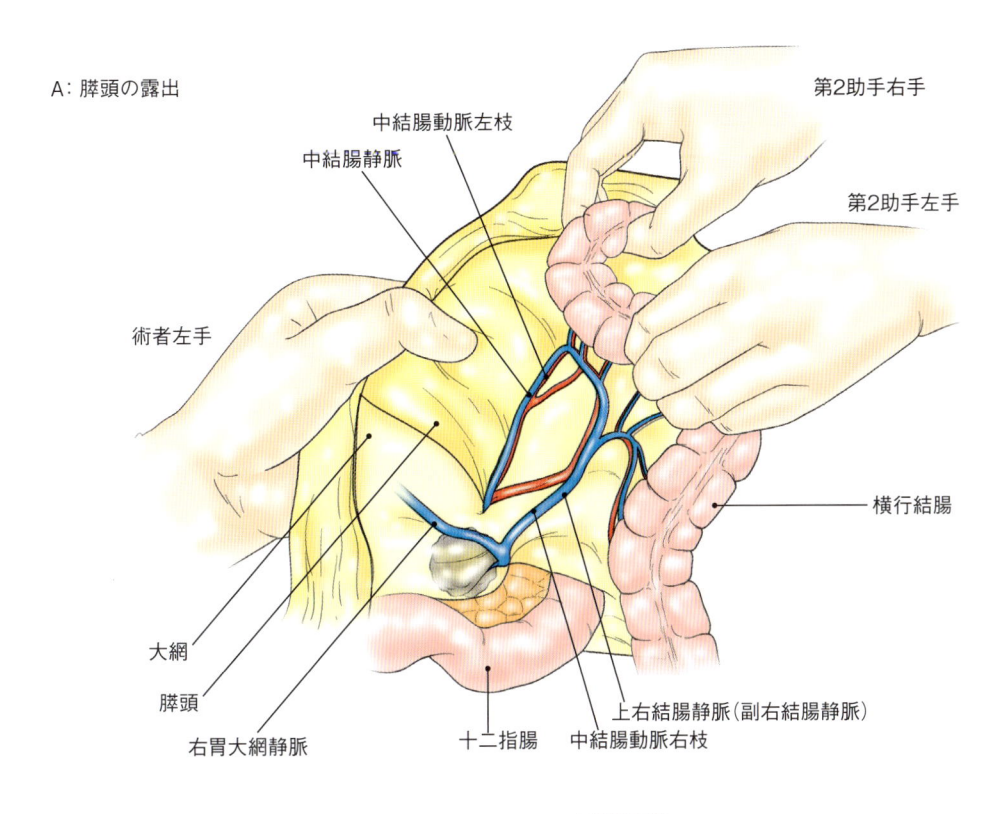

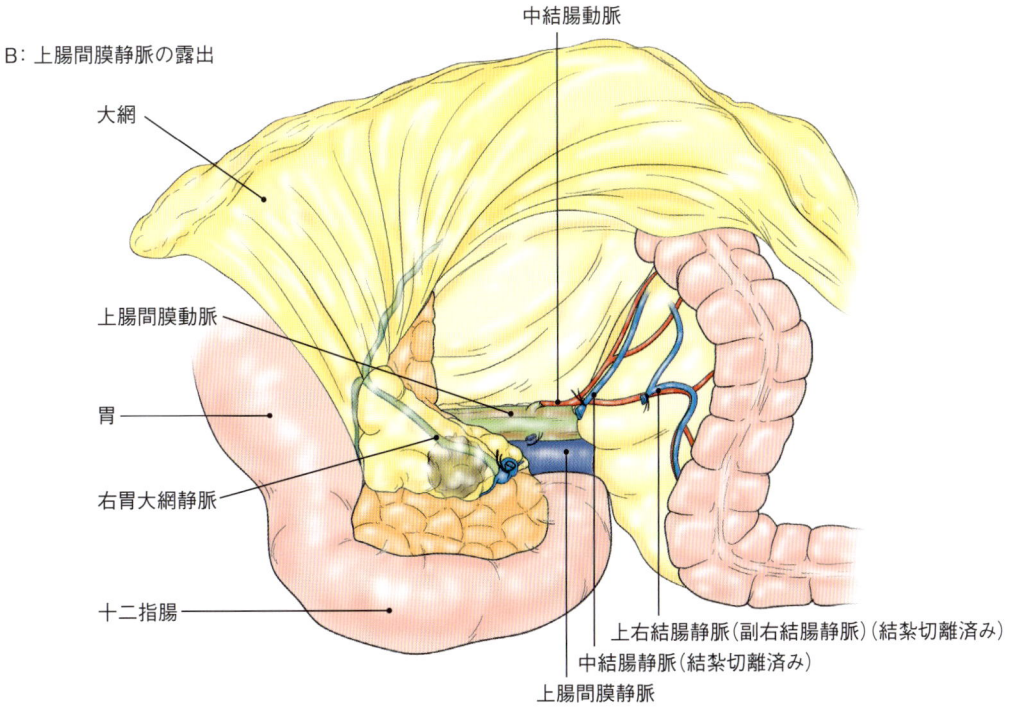

A：膵頭の露出
- 中結腸動脈左枝
- 中結腸静脈
- 第2助手右手
- 第2助手左手
- 術者左手
- 横行結腸
- 大網
- 膵頭
- 右胃大網静脈
- 十二指腸
- 上右結腸静脈（副右結腸静脈）
- 中結腸動脈右枝

B：上腸間膜静脈の露出
- 中結腸動脈
- 大網
- 上腸間膜動脈
- 胃
- 右胃大網静脈
- 十二指腸
- 上右結腸静脈（副右結腸静脈）（結紮切離済み）
- 中結腸静脈（結紮切離済み）
- 上腸間膜静脈

図6 bursectomyの層での剥離と膵頭，上腸間膜静脈の露出

37

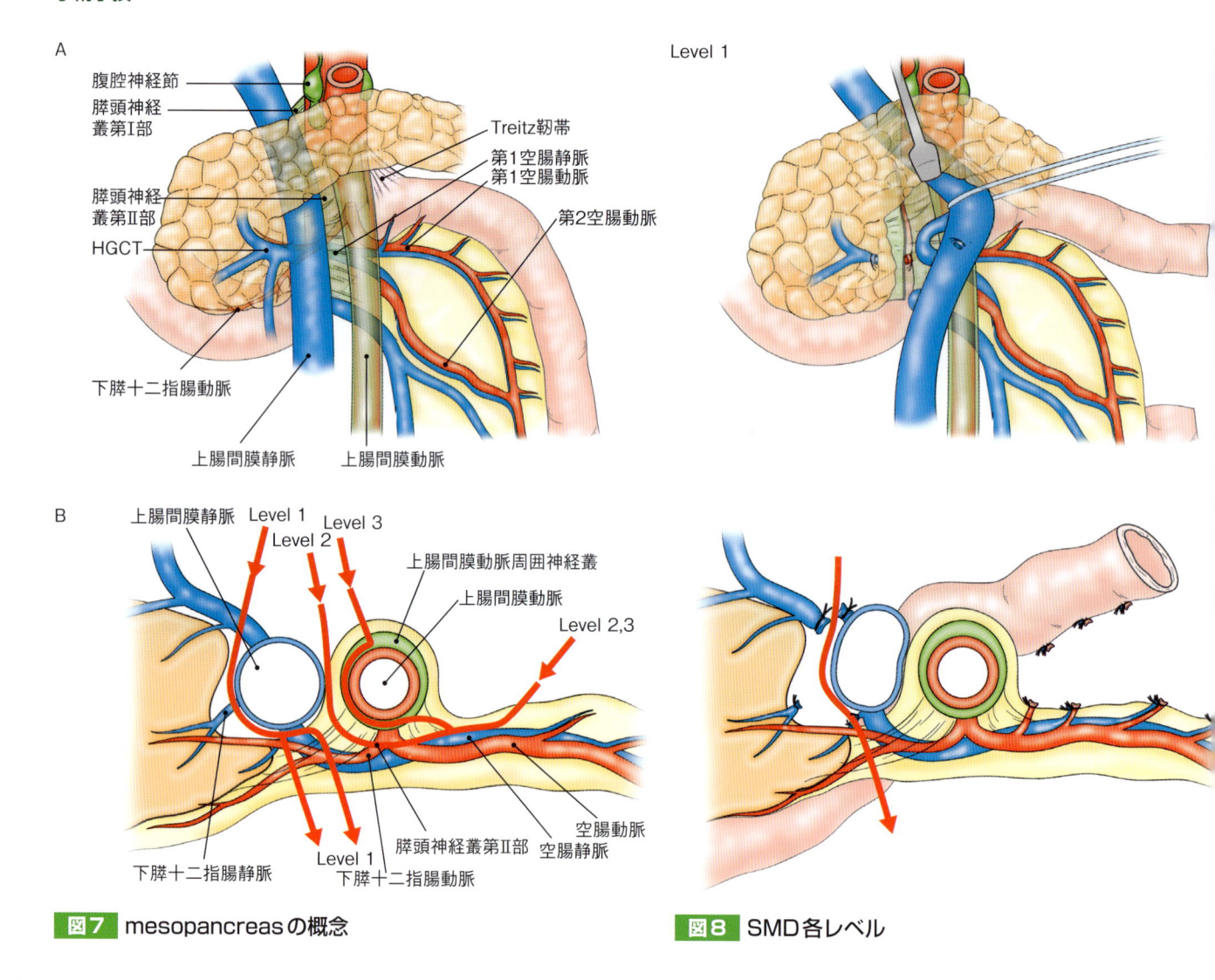

手術手技

図7 mesopancreasの概念

図8 SMD各レベル

systematic mesopancreas dissection

- がん研有明病院では，mesopancreas郭清の程度を3段階に調節する，systematic mesopancreas dissectionを提唱・実践している。"systematic"には「系統的」，「順序立てた」という意味がある。①「動脈支配に沿って系統的に（*en bloc*）」，②「郭清必要度に応じて段階的に」の2つの意味を含んでいる。その概念を理解するためには，膵頭部周囲と上腸間膜動脈の解剖学的関係をよく理解する必要がある。

- 図7は，mesopancreasの概念図である。ここでいうmesopancreasとは，膵頭部と右のceliac ganglion（膵頭神経叢第Ⅰ部），膵頭部と上腸間膜動脈（膵頭神経叢第Ⅱ部）をつなぐ神経，血管の豊富な"膜"である。上腸間膜動脈からの枝振りでいえば，腸間膜が圧縮されたような構造であるが，非常に狭い領域かつ回転も伴っているため，膜としては認識しづらいかもしれない。

- 通常のPDでは，mesopancreasの切除は行程の一番最後に行われる。膵頭部および切離した空腸を一塊にして右側に牽引し，上腸間膜動脈，上腸間膜静脈に左側の牽引をかけて間を割っていく作業であるが，標本がうっ血していることも多く，余裕をもって精緻な切離ラインを調整するのは困難である。

- また，局所で進行した膵癌の根治切除の可否の多くは上腸間膜動脈方向の浸潤で決まるが，通常のPDでは，その成否が切除の最終段階で判明することも多く，最後の最後でR0切除ができない症例であったと気づいても戻ることはできない。

- SAAAによるSMDでは，切除の早い段階で上腸間膜動脈周囲の剝離，郭清が可能である。また，SAAAの行程の間は一貫して周囲の臓器が *in situ* と同様の配置であり，

Level 2　　　　　　　　　　　　　　　　Level 3

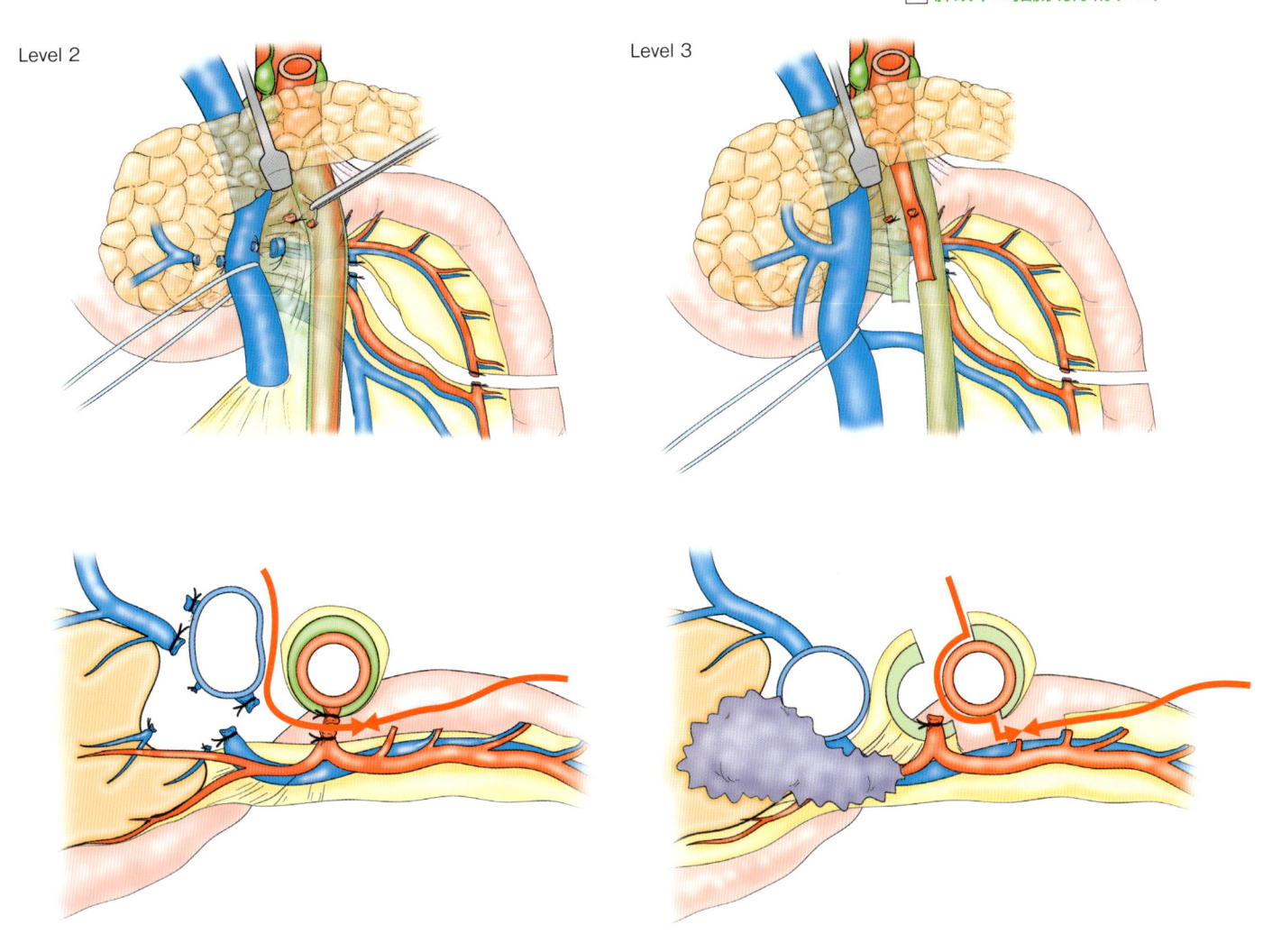

術前CTなどでシミュレートした解剖予想そのままに上腸間膜動脈周囲の剥離を行うことができる点でも有用である。

SMD各レベルの解説（図8）

- SMD Level 1：対象　境界域悪性腫瘍，carcinoma in situ，転移性膵腫瘍，良性腫瘍

　　Level 1はもっとも郭清深度が浅く，en blocなリンパ節郭清を目的としていない。従って，最小の侵襲で過不足なく膵頭部を切除することに主眼が置かれている。mesopancreasに対しても切除というより離断するラインであり，mesojejunumもすべて温存される。

- SMD Level 2：対象　Vater乳頭部癌，十二指腸癌，胆管癌

　　Level 2はD2リンパ節郭清を行ううえでの基本となる郭清度である。No.14リンパ節領域の郭清を要するあらゆる膵頭部腫瘍が対象であり，これにより上腸間膜動脈周囲のリンパ節は系統的に郭清される。

- SMD Level 3：対象　浸潤性膵管癌，

　　Level 3はLevel 2に加えて，腫瘍からの直接浸潤，神経周囲浸潤を伴う腫瘍に対するsurgical marginを確保するための郭清深度である。腫瘍の局在にもよるが，上腸間膜動脈周囲神経を半周（例：4〜10時）合併切除し，上腸間膜動脈長軸方向に関しては，中枢は上腸間膜動脈根部〜右のceliac ganglion，No.16a2 intリンパ節，末梢は第2，3空腸動脈のレベルまで切除範囲に含めることもある。

6 Level 3 mesopancreas 郭清

　Level 3 郭清では，mesopancreas の *en bloc* 切除に加えて，上腸間膜動脈周囲神経叢の半周郭清も伴う。上腸間膜動脈方向に浸潤傾向のある膵頭部癌に行われることがほとんどであり，上腸間膜静脈の合併切除も高率に伴う。

■上腸間膜動脈周囲神経叢の剥離

- まず，上腸間膜静脈をテープ牽引で右に展開し，上腸間膜動脈を視触診で確認する。中結腸動脈がよいランドマークであり，これを中枢に追っていくと上腸間膜動脈の位置・走行する方向を把握しやすい（図9）。
- 上腸間膜動脈の輪郭が把握できたら，術前画像による予想解剖に基づいて（図10），大体11時の方向から上腸間膜動脈に向かって周囲神経を切り分けていく。1点で深く

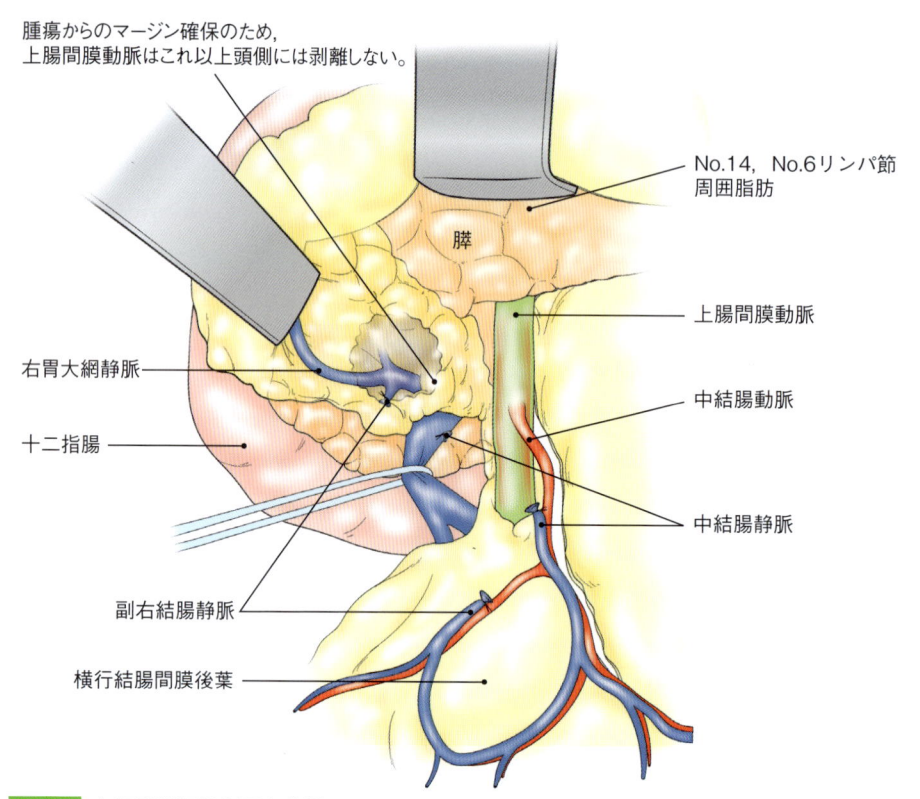

図9 上腸間膜動脈郭清準備

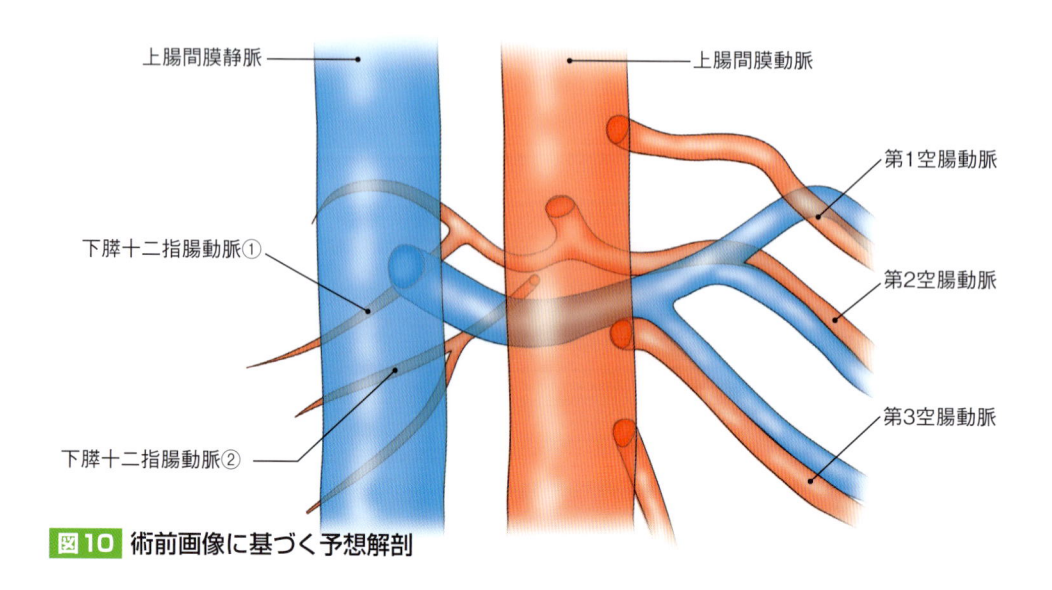

図10 術前画像に基づく予想解剖

1 膵頭十二指腸切除術(PD)

切り込まず，なるべく浅く長く神経を縦に裂いていき，白い上腸間膜動脈の外膜を露出する（図11）。ここを手掛かりに，上腸間膜動脈周囲神経叢を反時計回りに剥いていく。

● 神経と上腸間膜動脈外膜の間には疎な層があり，剥離は容易であることが多い。剥かれた上腸間膜動脈周囲神経叢が板状に上腸間膜動脈から外れていくのをイメージするとよい（図12）。この際も，尾側から頭側に向けて広く剥離を進めていく（図13）。上腸間膜動脈の外膜にはわずかな結合織が残るのみとなる。

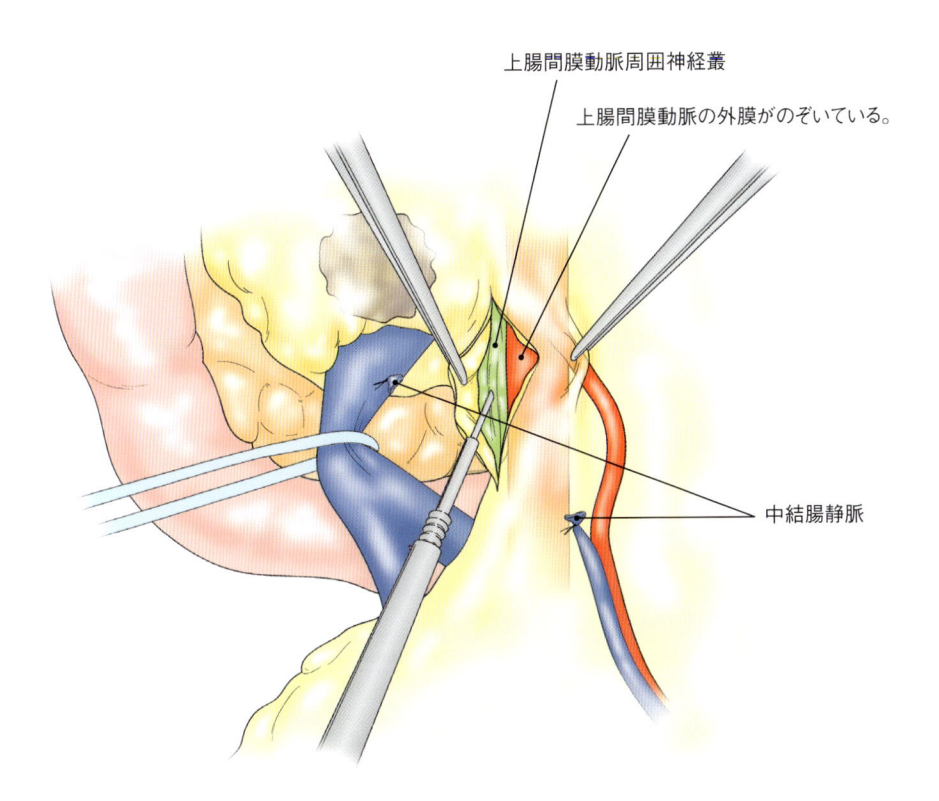

図11 **上腸間膜動脈外膜の露出（11時の角度から剥離開始）**

上腸間膜動脈周囲神経叢
上腸間膜動脈の外膜がのぞいている。
中結腸静脈

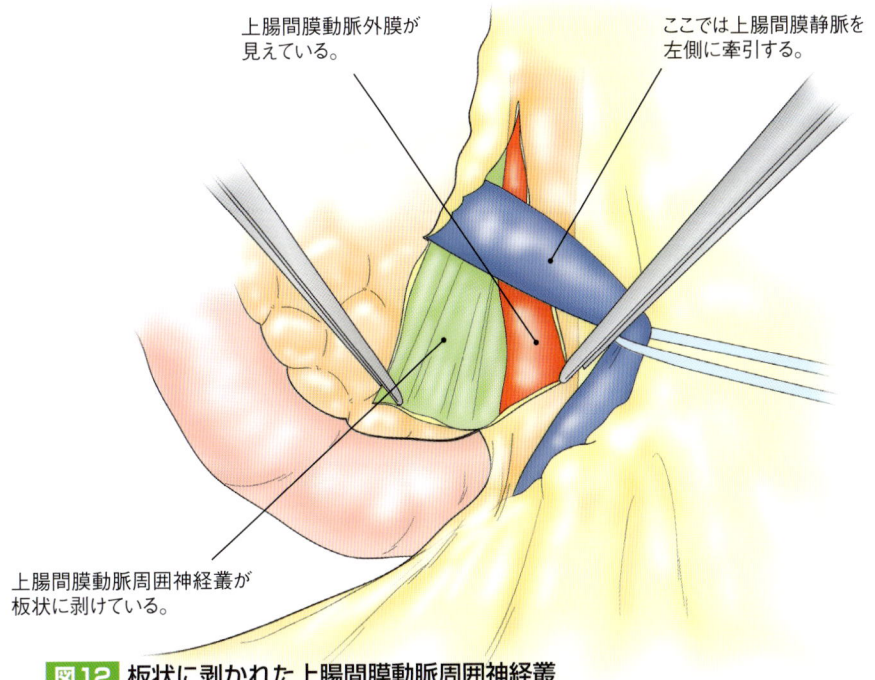

図12 **板状に剥かれた上腸間膜動脈周囲神経叢**

上腸間膜動脈外膜が見えている。
ここでは上腸間膜静脈を左側に牽引する。
上腸間膜動脈周囲神経叢が板状に剥けている。

41

手術手技

■上腸間膜動脈，膵頭部の牽引と展開

- 第1助手は適宜ドベイキー鑷子で上腸間膜動脈周囲神経叢の断端もしくは上腸間膜動脈の周囲結合織をソフトに把持し，上腸間膜動脈にカウンタートラクションをかける。上腸間膜動脈をピンポイントでローテーションさせるイメージをもち，術者が剥離しているポイントがめくれてみえるように牽引をかける。
- 剥離が頭側に進み膵下縁レベルより頭側のレベルになると，助手は細い鈍角の筋鈎か，長いクーパー鉗子の先を膵背側・脾静脈の裏に挿入して膵頸部を腹・頭側に牽引する（図14）。

> **手術のコツ**　前方から上腸間膜動脈根部に迫る郭清は膵離断後でないとできないと考えられがちであるが，上記の展開によってほぼ全例で，上腸間膜動脈根部まで半周郭清を進めることも可能である。

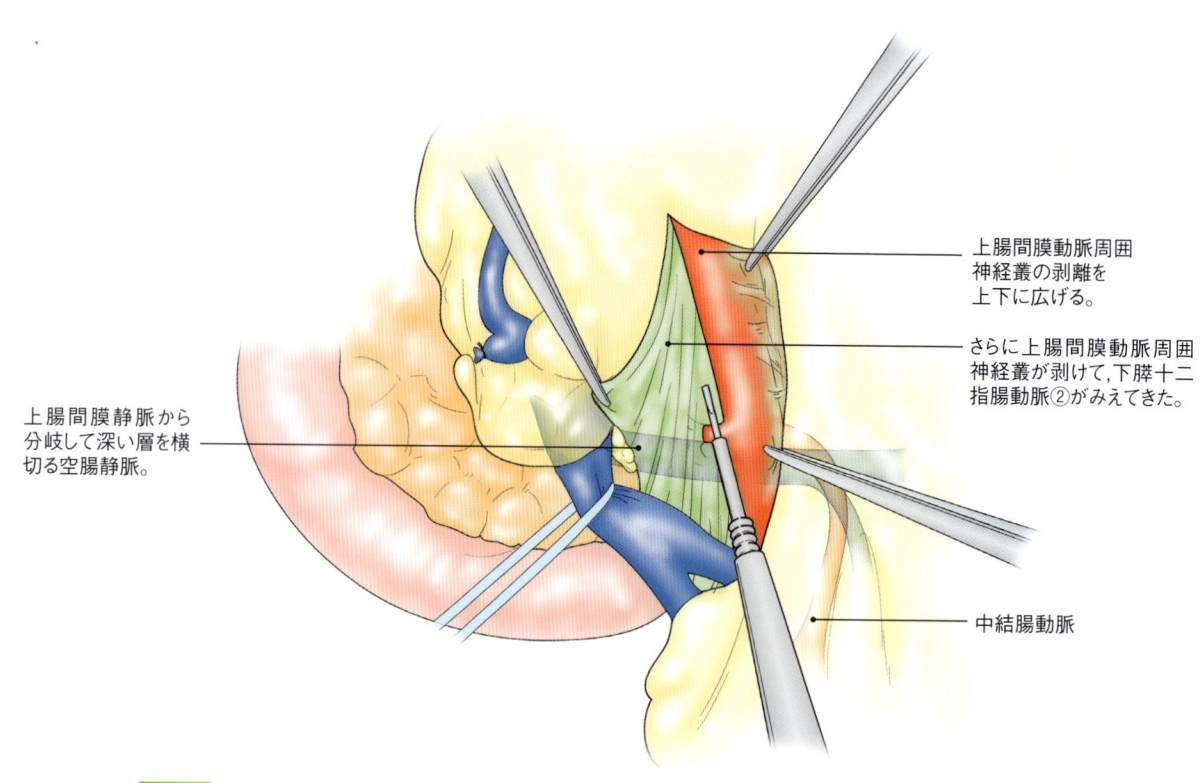

図13 上腸間膜動脈右側の郭清

- 上腸間膜静脈から分岐して深い層を横切る空腸静脈。
- 上腸間膜動脈周囲神経叢の剥離を上下に広げる。
- さらに上腸間膜動脈周囲神経叢が剥けて，下膵十二指腸動脈②がみえてきた。
- 中結腸動脈

1 膵頭十二指腸切除術(PD)

- 剥離の途中で上腸間膜動脈の枝の根部が露出されてくるが，この行程で下膵十二指腸動脈を根部処理する．その多くは第1空腸動脈と共通幹をなし，左寄りから出ていることもあるが，上腸間膜動脈をピンポイントローテーションさせることで，ほとんどがこの右側の視野から処理できる．太さに応じて，吸収糸撚糸による単結紮＋非吸収モノフィラメントによる刺通結紮で二重結紮処理を行っている(図15)．
- 残り側は細い長谷川鉗子で把持しておき，血管切離後にモノフィラメント糸で刺通縫合結紮を加えている．ここまで丁寧に処理するのは，この先の過程で切除側領域を把持・牽引した際に標本から出血しないようにするためである．

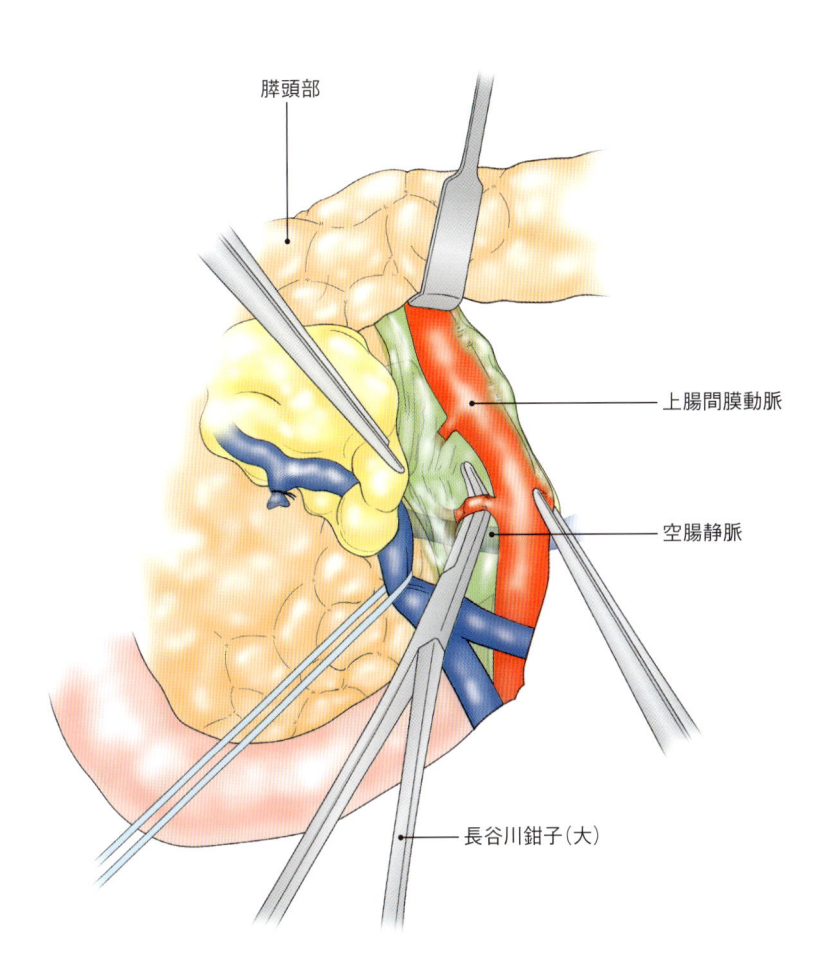

図14 膵頭部の牽引

手術手技

A

頭側の別の下膵十二指腸動脈①と
第2空腸動脈の共通幹を処理する。

長谷川鉗子（大）

B

上腸間膜動脈　　より糸（バイクリル®など）

上腸間膜動脈周囲神経叢

プロリーン®
（モノフィラメント）

下膵十二指腸動脈①　第2空腸動脈

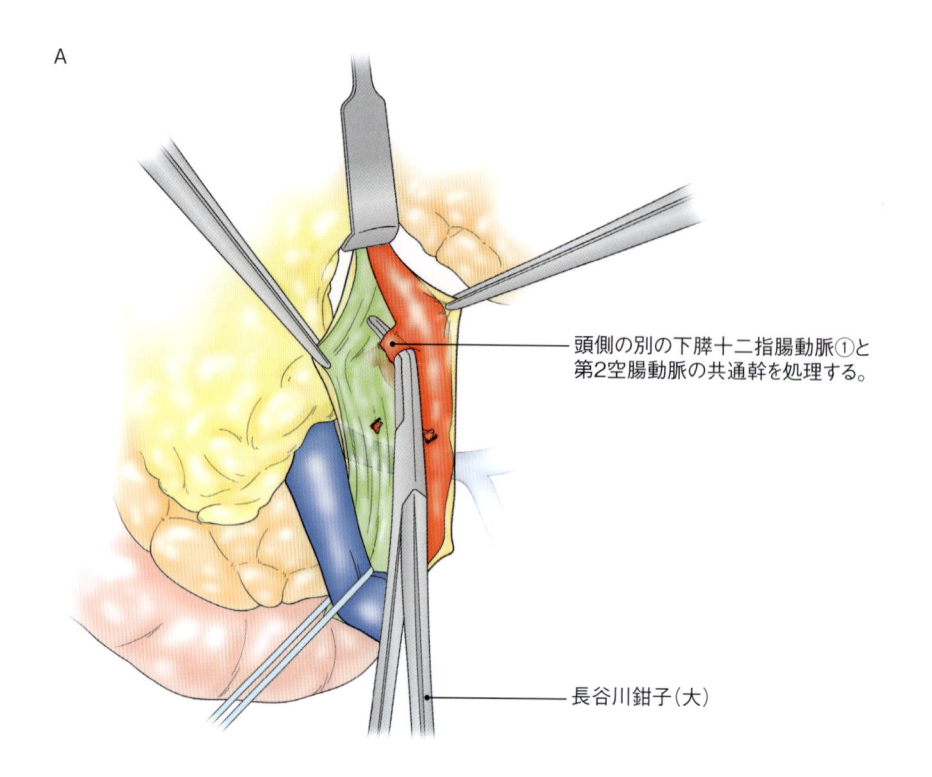

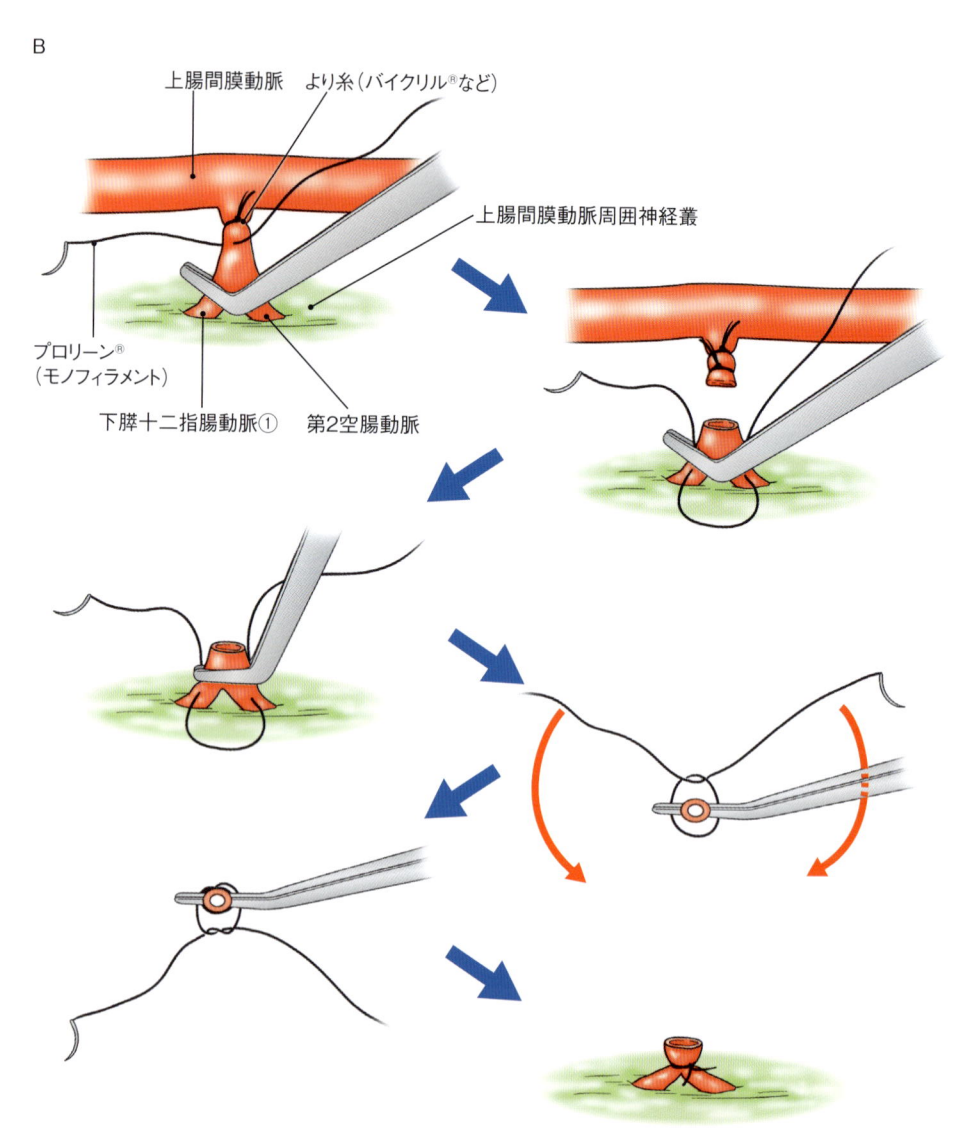

図15　下膵十二指腸動脈根部の処理

1 膵頭十二指腸切除術(PD)

- 上腸間膜動脈とmesopancreasの剥離が反時計に5時方向まで進み，頭側も膵下縁を超えるレベルまで達するころには，下膵十二指腸動脈の処理は通常完了しており，上腸間膜動脈に関する切除可能性も判明する(図16)。

上腸間膜動脈周囲神経叢の剥離は上記の展開のまま上腸間膜動脈根部まで進めることももちろん可能であるが，やや視野が深くなるため，不測の出血などに対応しにくくなる。下膵十二指腸動脈の処理と切除可能性の判定ができていれば，ここから上腸間膜動脈左側，近位空腸の処理に移る。

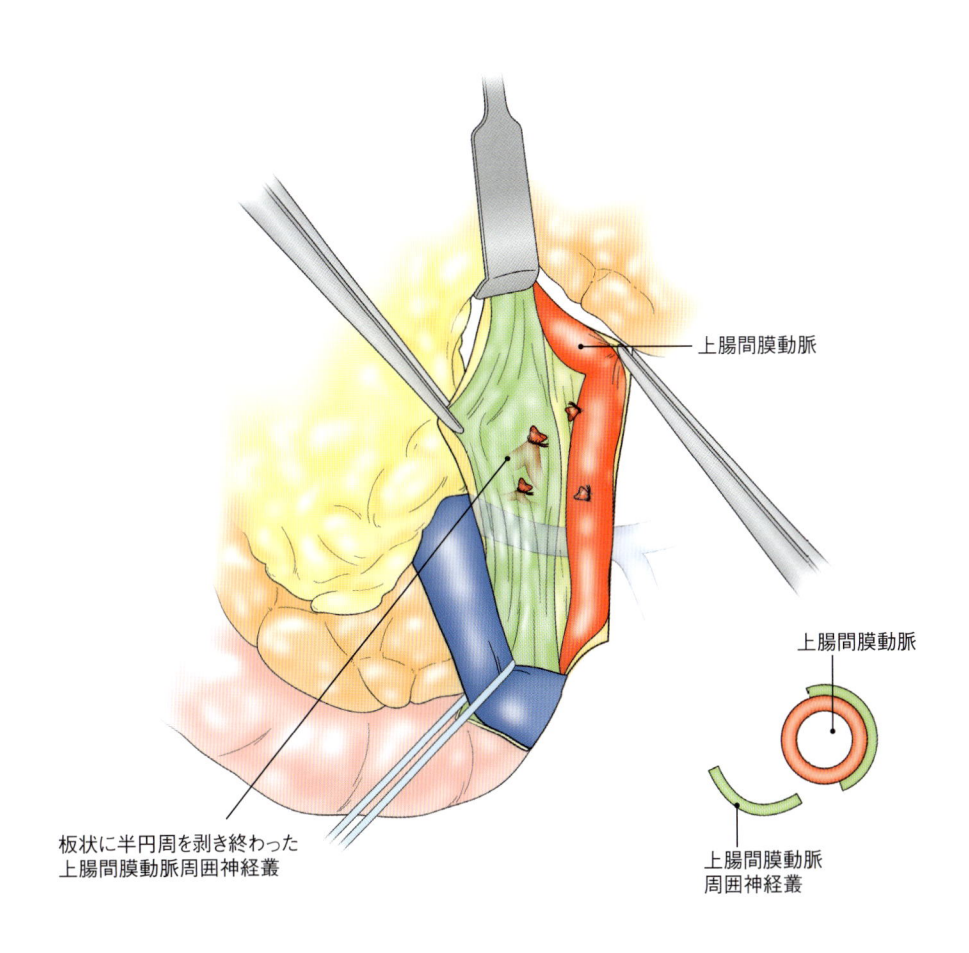

図16 上腸間膜動脈右側の郭清終了

手術手技

Level 2 SMD（図17）

　ここでは，上腸間膜動脈周囲神経叢郭清を伴わない上腸間膜動脈周囲郭清について述べる。主な目的は上腸間膜動脈周囲のNo.14p, dリンパ節（『胆道癌取扱い規約』第5版でのNo.14a, b, dリンパ節）の完全郭清である。適応となるのは，上腸間膜静脈，上腸間膜動脈や膵頭神経叢への浸潤を伴わない下部胆管癌，Vater乳頭部癌，十二指腸癌，および一部の膵頭部癌である。

■ 上腸間膜静脈周囲の剥離
- Kocher授動から上腸間膜静脈のテーピングまでは基本的にLevel 3と同様である。Level 2では，ほとんどが上腸間膜静脈周囲の剥離と分離が可能な症例が対象であるため，まずこれを先行する。
- 上腸間膜静脈から分岐する結腸系の静脈枝，下膵十二指腸静脈，第1空腸静脈，HGCTをすべて根部で処理する。もし上腸間膜動脈腹側を走行する空腸静脈がある場合はこれも根部で処理しておく。下腸間膜静脈が門脈から分岐する場合もあるが，Level 2では処理は不要であることが多い。
- 以上の操作により上腸間膜静脈が長く分離されることが，Level 2-SAAAの視野展開の鍵である。膵下縁と横行結腸間膜の間を，広めに剥離し露出しておく。
- 視触診で上腸間膜動脈の位置，深さを同定する。中結腸動脈を中枢にたどることがよいガイドになるが，肥満症例ではIOUSまで行い，ここでdisorientationをしないよう注意する。
- 肉眼的によく観察すると，上腸間膜動脈周囲のリンパ，脂肪，膵頭神経叢第Ⅱ部のいわゆるmesopancreasと上腸間膜動脈周囲神経叢の間には，疎な間隙がわずかに存在するため，上腸間膜動脈の輪郭を出すように周囲を剥離すると，自ずと上腸間膜動脈周囲神経叢が温存されることになる。そのまま剥離は上腸間膜動脈の背側にもぐっていく形になるが，上腸間膜動脈背側の剥離層のランドマークとして，空腸静脈が有用である。
- 先だって上腸間膜静脈から切り離した第1空腸静脈の断端から，mesopancreasを横走する第1空腸静脈の壁を出す層で上腸間膜動脈の背側に入っていけば，上腸間膜動脈周囲神経叢は間違いなく温存される（図8 Level 2）。
- この上腸間膜動脈背側を走る空腸静脈は9割の症例で存在するため[10]，ほとんどの症例でこれを利用することが可能である。
- 剥離が上腸間膜動脈の背側まで及び，頭尾方向も長くなってくると下膵十二指腸動脈と空腸動脈の共通幹や単独で分岐する下膵十二指腸動脈がみえてくる。これも上腸間膜動脈周囲神経叢のすぐ外側で二重結紮処理を行う。
- 上腸間膜動脈壁からダイレクトに枝が露出されるLevel 3と比較すると，血管であることの認識と根部の同定がやや困難であるため，十分にその周囲を剥離して視野を広くしてからの処理が望ましい。
- 術前に同定された5時方向より右側の上腸間膜動脈の枝を処理し終わった（術前にみえなかった細い枝も含めて）段階で，一旦近位空腸処理に戻る。

■ 近位空腸の処理
- 上腸間膜動脈左側の処理はLevel 3に準じる。近位空腸領域は下膵十二指腸動脈と共通幹を有する空腸動脈（大半が第1空腸動脈であるが，第2空腸動脈のこともある）領域までの一括切除がen blocとして過不足なく，最もシンプルである。
- 腸間膜の切離が上腸間膜動脈に左側から近づいたら，空腸静脈を露出するようにすると，上腸間膜動脈周囲神経叢を温存しながら上腸間膜動脈の裏にもぐることができ，右側からの剥離層と容易につなげることが可能である。
- 上腸間膜動脈左側を頭側に剥離していき，Level 3と同様に扇平面状にTreitz靱帯を剥離，結紮切離したら，ここでの処理は終了である。

■ 膵頭神経叢第Ⅱ部の切離
- 近位空腸を上腸間膜動脈の右側に脱転し，膵頭部を9時，上腸間膜静脈をテープで1時，上腸間膜動脈をピンポイントで3時に牽引するとmesopancreasが平面化され，さらに視野がよくなる。
- この先は膵頭神経叢第Ⅱ部から第Ⅰ部に移行する領域であり，左腎静脈を背側にみながら膵頭神経叢第Ⅱ部を切離していく。ときに細い動脈枝が残っていることがあるため，慎重に剥離する。また上腸間膜動脈からの置換右肝動脈もこの視野であれば非常に容易に確保が可能である。
- 上腸間膜動脈の根部までmesopancreasが切離できたらLevel 2 SMDは完了である。No.16a2リンパ節，celiac ganglionは下に落とし温存する。

[1] 膵頭十二指腸切除術（PD）

Level 1 SMD

　ここでは，Level 1 SMDにつき概説する。対象となるのはリンパ節郭清を要さない，膵管内乳頭粘液性腫瘍（IPMN；intraductal papillary mucinous neoplasm）などの境界型悪性腫瘍，他臓器癌の膵転移，主膵管近傍の神経内分泌腫瘍（NET；neuroendocrine tumor）などである。ただし，NETに関しては，サイズが大きければリンパ節転移の頻度が高くなるため，症例に応じてLevel 2を選択する。

■ 上腸間膜静脈周囲の処理
- 手術開始から上腸間膜静脈テーピングまでは同様であるが，傍大動脈リンパ節のサンプリングなどは行わない。
- 上腸間膜静脈を膵頭部下縁でテーピングし，HGCT，下膵十二指腸静脈，結腸枝を処理する。Level 2，3との大きな違いは，mesopancreasを「切除」ではなくほぼ真ん中で「離断」すること，空腸間膜をすべて温存することである。従って，空腸動脈，空腸静脈も処理する必要がない。
- 上腸間膜静脈の背側から出る太い空腸静脈を同定したら，その頭側でも上腸間膜静脈をテーピングし牽引に用いる。
- 上腸間膜静脈を左側に展開し，空腸静脈の壁をみながら末梢に向けて露出をしていくと，膵頭部へ向かう1～2mmほどの枝が2～3本出てくるため，これらを慎重に結紮またはシーリングデバイスで処理する。すると，空腸静脈の首は非常に長くなり，膵頭部から離れて上腸間膜動脈の背側に入っていくのがみえる。
- 尾側より，mesopancreasの離断を行う。空腸静脈のすぐ右側を目安として浅く長くmesopancreasを離断していくと，mesopancreas内を横切る下膵十二指腸動脈が露出される。空腸静脈より右側のラインでの離断であれば，ここで出てくる動脈は下膵十二指腸動脈単独であることがほとんどであり，根部で共通幹を有する空腸動脈も温存される。ここでも空腸静脈はランドマークとして活用される。
- 下膵十二指腸動脈が術前通り同定，処理された段階で，空腸処理に移る。

■ 空腸の処理
- Level 1では，空腸間膜はすべて温存し，空腸も10～15cmほどの犠牲腸管として直動脈レベルで処理していくことになる。空腸が間膜から外れ，Treitz靱帯も空腸際で結紮処理できたら，切離側空腸を上腸間膜動脈の右側に脱転する（図8 Level 1）。
- 空腸を9時方向に牽引し，上腸間膜静脈の2本のテープを2時方向に牽引するとmesopancreasがさらに広がって切離が容易になる。そのまま上腸間膜静脈，上腸間膜動脈の右側で切離していく。他レベルと同様，細い動脈枝が残っているかもしれないと常に意識する。
- 左腎静脈を越えて頭側まで切離したら，行程完了である。

*en bloc*に剥離・離断された mesopancreas + mesojejunum

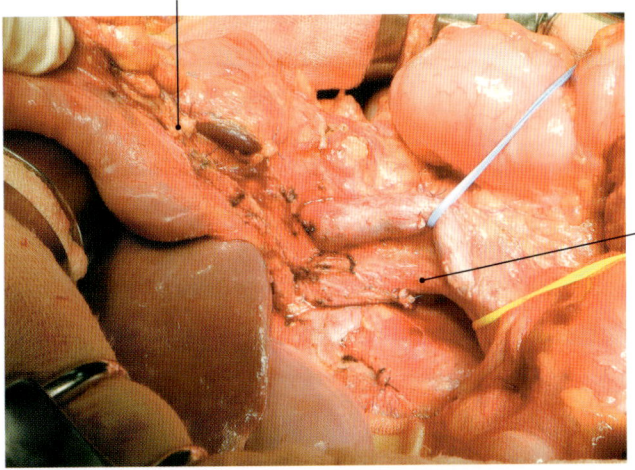

上腸間膜動脈周囲神経叢は全周温存

図17 Level 2 SMDによる上腸間膜動脈周囲郭清完了時

手術手技

コラム

空腸および空腸間膜の切除

　がん研有明病院のPD（Level 2, 3）では，近位空腸間膜（下膵十二指腸動脈と共通幹を形成する空腸動脈（通常第1空腸動脈）のレベルまで）のリンパ節も郭清範囲に含めている。PDにおけるこの領域の切除に関しては，現在まで議論になったことはほとんどない。しかし，上腸間膜動脈周囲のリンパ節郭清を右側左側ともに完全に行うにあたり，近位空腸間膜を切除しないで行うことは困難であると考えている。さらに，右半周は上腸間膜動脈周囲神経叢を切除し，左半周は温存するといった，ミリ単位の調節を行うにあたり，やはり上腸間膜動脈周囲は広く剥離展開されているべきであろう。

　また，日本において消化器癌のリンパ郭清は，癌腫の支配動脈を可及的高位で結紮処理することとイコールであった。胃癌でいうD2郭清，大腸癌でいうところのD3郭清であり，近年 complete mesocolic resection with central vascular ligation という概念で世界的にも認知されている[24,25]。この概念をPDにも適用するならば，膵頭部の支配血管である下膵十二指腸動脈は根部で処理されるべきである。そして下膵十二指腸動脈は7割の症例で第1空腸動脈と共通幹を有しており，その領域境界は同定困難であるため[10]，第1空腸動脈は自ずと切除範囲になる。

　また，第1空腸動脈の支配領域にリンパ節転移を認めることも珍しくなく[26,27]，第1空腸動脈領域もしくは下膵十二指腸動脈と同レベルの空腸動脈領域はルーチンで切除範囲に含めることは妥当である。

　第3の理由として，手技のシンプルさがあげられる。上腸間膜動脈周囲の郭清を，空腸間膜を温存しながら行うことは逆に難しく，下膵十二指腸動脈＋第1空腸動脈の共通幹を根部で処理することで切離ラインはシンプルになり，二度切りなども生じず，慣れてしまえば最もシンプルな処理法であることがわかるはずである。逆に，リンパ節切除を必要としないLevel 1郭清では，上腸間膜動脈の右側でmesopancreasを離断すればよく，下膵十二指腸動脈も共通幹から分岐した末梢で処理されるため，第1空腸動脈および空腸間膜は全長に温存される。

1 上腸間膜動脈左側の郭清

- 横行結腸間膜を，サージカルアームの鉤で頭側に圧排して視野を展開する。
- 小腸全体をタオルに包んで一塊とし，もう1つのサージカルアーム鉤または助手の手によって尾側右側，または創外に圧排しておく。近位空腸は扇状にみえるようにしておく。
- duodeno-jejunal junctionからの空腸を左側に扇状に広げた展開でよく観察すると，肥満症例でなければ，上腸間膜動脈の走行が視触診で把握できる。
- 上腸間膜動脈直上やや左から腸間膜を切開し，薄く長く上腸間膜動脈に向かって結合織を剥離し，上腸間膜動脈の周囲神経叢を温存しながら，左側の剥離を行う。先のSAAAとは逆のピンポイントローテーションによって，上腸間膜動脈背側まで剥離することが可能であり，右側の剥離層につなげることも容易である。この際，上腸間膜動脈脇を横切る空腸静脈の分枝には常に注意し，不要に切り込んで出血を起こさないように気を付けなければならない。
- 肥満の症例や腸間膜が厚い症例では，上腸間膜動脈にダイレクトに向かうよりも，第1空腸動脈の分布にある程度のあたりを付けて，第1空腸動脈領域を想定して空腸間膜および空腸を切離し，近位側を左側に，遠位側を尾側に展開することで上腸間膜動脈への視野が開ける（図18）。
- しかしこの場合は，右側で想定していた血管処理範囲と，左側から進めていった腸間膜の処理ラインがずれる可能性もあり，①右側と一致したライン，②左側からの剥離が不空腸動脈1本分遠位だった場合，③左側からの剥離が空腸動脈1本分近位

1 膵頭十二指腸切除術（PD）

A：空腸の先行切離

上腸間膜動脈
第1空腸動脈
第2空腸動脈
第3空腸動脈

空腸をリニアカッターで切離する。

ペアン鉗子で空腸両端を把持して上下に展開する。

Treiz靱帯

空腸側から上腸間膜動脈に向かって剥離する。

B：空腸先行切離の場合の切離ライン設定

上腸間膜動脈

①正しいライン
②1本末梢の空腸動脈領域に入って修正
③1本中枢の空腸動脈領域に入って修正

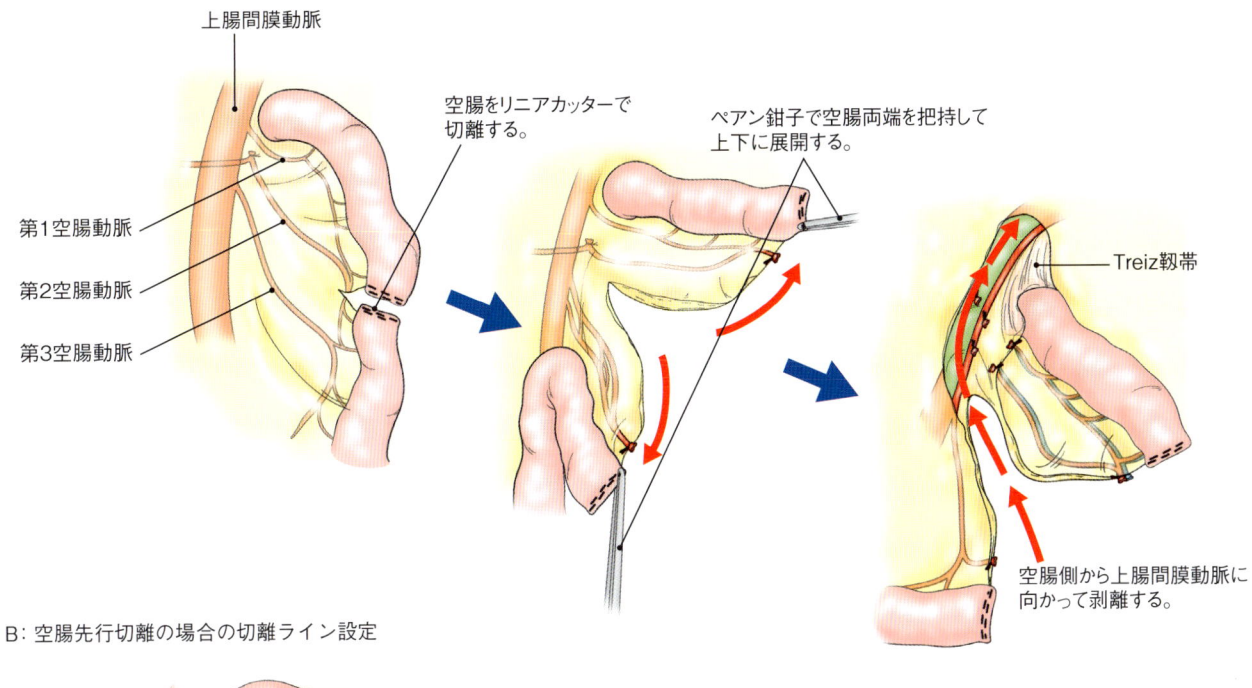

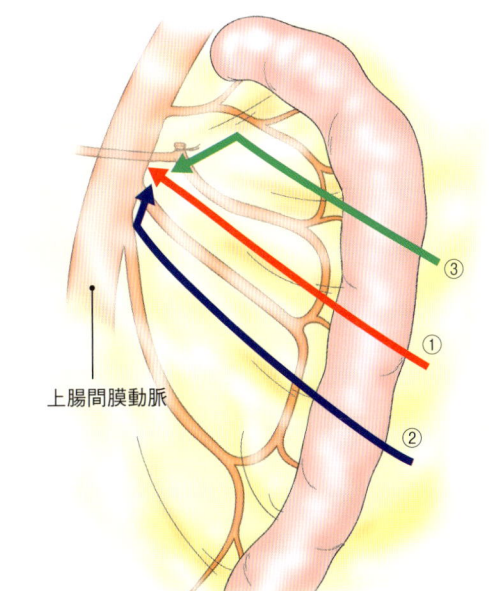

図18 上腸間膜動脈左側の剥離

だった場合，それぞれ層がつながった段階での微調整が必要となることもある（図18B）。左側からの腸間膜の離断の際に，上腸間膜動脈近くではあえて空腸静脈を露出する層で剥離を進めると，ほとんどの症例で空腸静脈が上腸間膜動脈の背側にもぐるため，上腸間膜動脈周囲の神経を確実に温存することができる。

● この空腸静脈はこの領域の処理の際に，ランドマークとして有用となることが多い[10]。
● 上腸間膜動脈右側の剥離層は左よりも一段上腸間膜動脈寄りであったため，層が互い違いになりがちである。左右の層が一点で通じたら，そこを手掛かりに長軸方向に上腸間膜動脈左側を剥離することで，上腸間膜動脈の半周郭清が完成する。
● 上腸間膜動脈左右の剥離層をつなげるもう1つの手段として，右側からのSAAAで下膵十二指腸動脈の処理が終わった段階で，右側の剥離層から，上腸間膜動脈の背側を通して上腸間膜動脈左側の空腸間膜根部付近に鉗子を通してテーピングをして

49

手術手技

おくのもよい(図19)。ただしこのためには，上腸間膜静脈から分枝する空腸静脈が十分に上腸間膜動脈から剥離されている必要があり，不用意に鉗子を通すと静脈性の出血を起こすため注意が必要である(図19)。上腸間膜動脈をテーピングしてから，横行結腸間膜を頭側に展開して，テープ孔を上腸間膜動脈に沿って広げるようにして，上腸間膜動脈左側の郭清を行う(図20)。

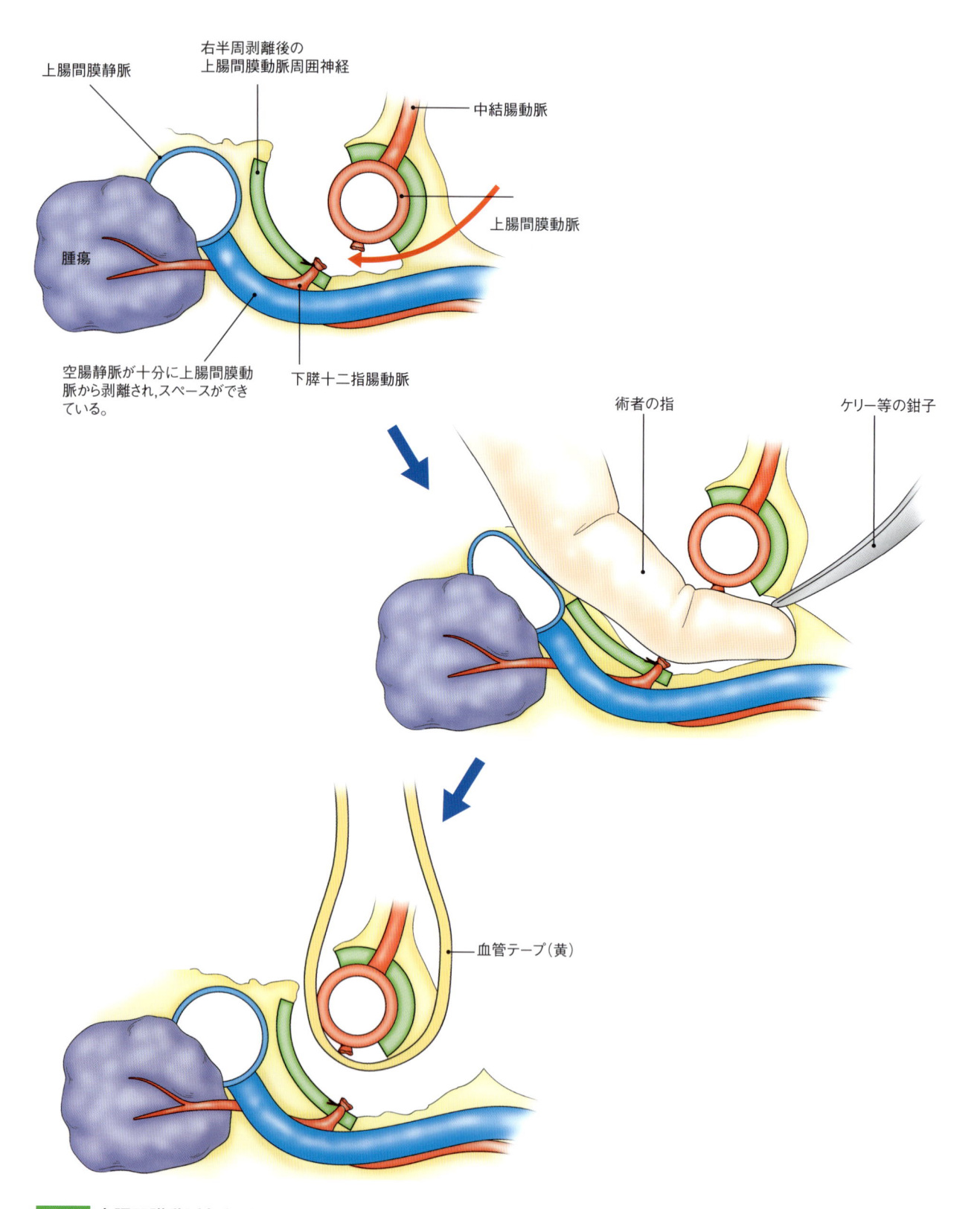

図19 上腸間膜動脈左右剥離層のつなぎ

1 膵頭十二指腸切除術(PD)

- 上腸間膜動脈左側の剝離を頭側に進めると十二指腸—空腸の上縁を通過する。そのまま十二指腸の壁に沿って剝離して背側へ進むと，やや薄い筋線維の膜が小腸壁から連続している(**図21**)。これがTreitz靱帯であり，その実態は，扇形の筋線維膜がduodeno-jejunal junctionの腸壁を吊り上げ，そのまま収束して上腸間膜動脈根部背側左側に固定され，その先で右横隔膜脚につながるものである。従って，その構造を意識しながらTreitz靱帯の膜を上腸間膜動脈から剝離すると，神経叢をかぶった上腸間膜動脈の左側壁が容易にみえてくる(**図22**)。
- Treitz靱帯も十二指腸側に付けて切除することで，Kocherで進めておいた，No.16b1-preリンパ節のための切離ラインがここにつながってくる。

8 再び上腸間膜動脈右側の剝離

- 切除範囲の空腸および空腸間膜が上腸間膜動脈から外れ，Treitz靱帯根部も切離されたら，再び横行結腸を尾側に下ろして上腸間膜動脈右側の視野を戻し，近位空腸のpedicleを上腸間膜動脈の右側に引き出す。するとさらに膵頭部と上腸間膜動脈の間が広がり，広い視野で剝離が可能である。
- 上腸間膜静脈を合併切除するような症例でも，上腸間膜静脈の左側背側で上腸間膜動脈右側の剝離を進めることができる。

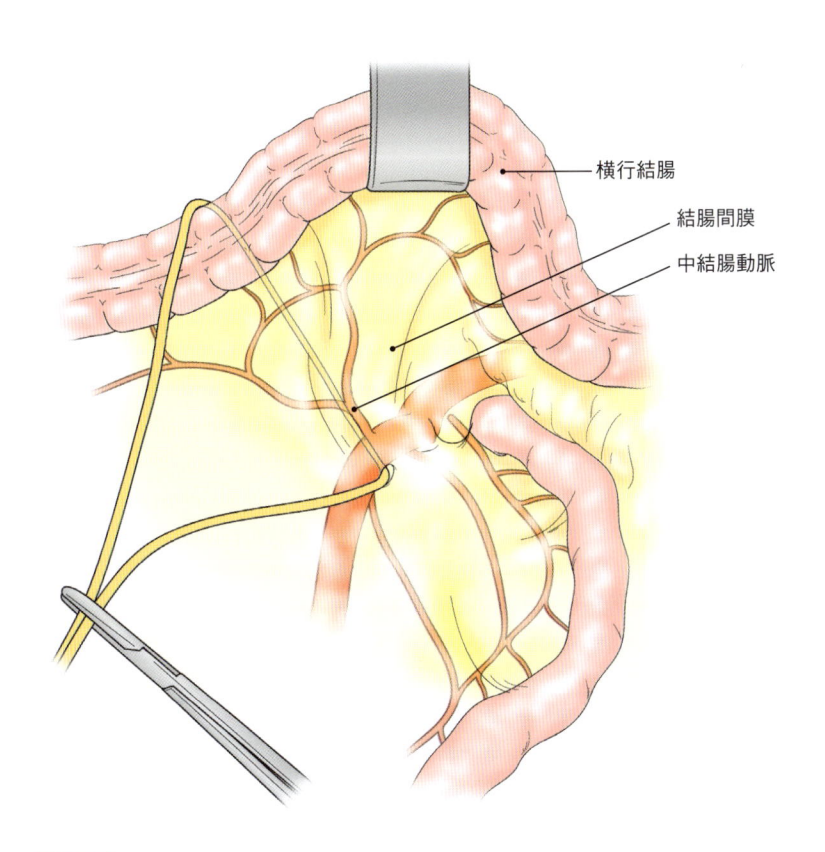

図20 結腸間膜の展開

横行結腸
結腸間膜
中結腸動脈

手術手技

- 引き続き丁寧に上腸間膜動脈周囲神経叢を剥離していく．術前CTでみえていない細い上腸間膜動脈の枝が出てくることも多く，下膵十二指腸動脈と同様に二重結紮で処理する．
- **図23A**のような状況まで剥離が進むと，膵頭部浸潤癌に対するSAAAによるLevel 3郭清は完了である．
- この段階で，膵頭部に固定された上腸間膜静脈が前面にかぶって視野がとりにくい場合は，腸間膜全体を頭側に展開，圧排してしまってもよい（**図23B**）．すると，上腸間膜動脈が大動脈から垂直に立ち上がり，上腸間膜動脈の郭清ラインがより明確になる．
- SMDの過程が終了したのちは，残りの各臓器離断の行程に入っていく．

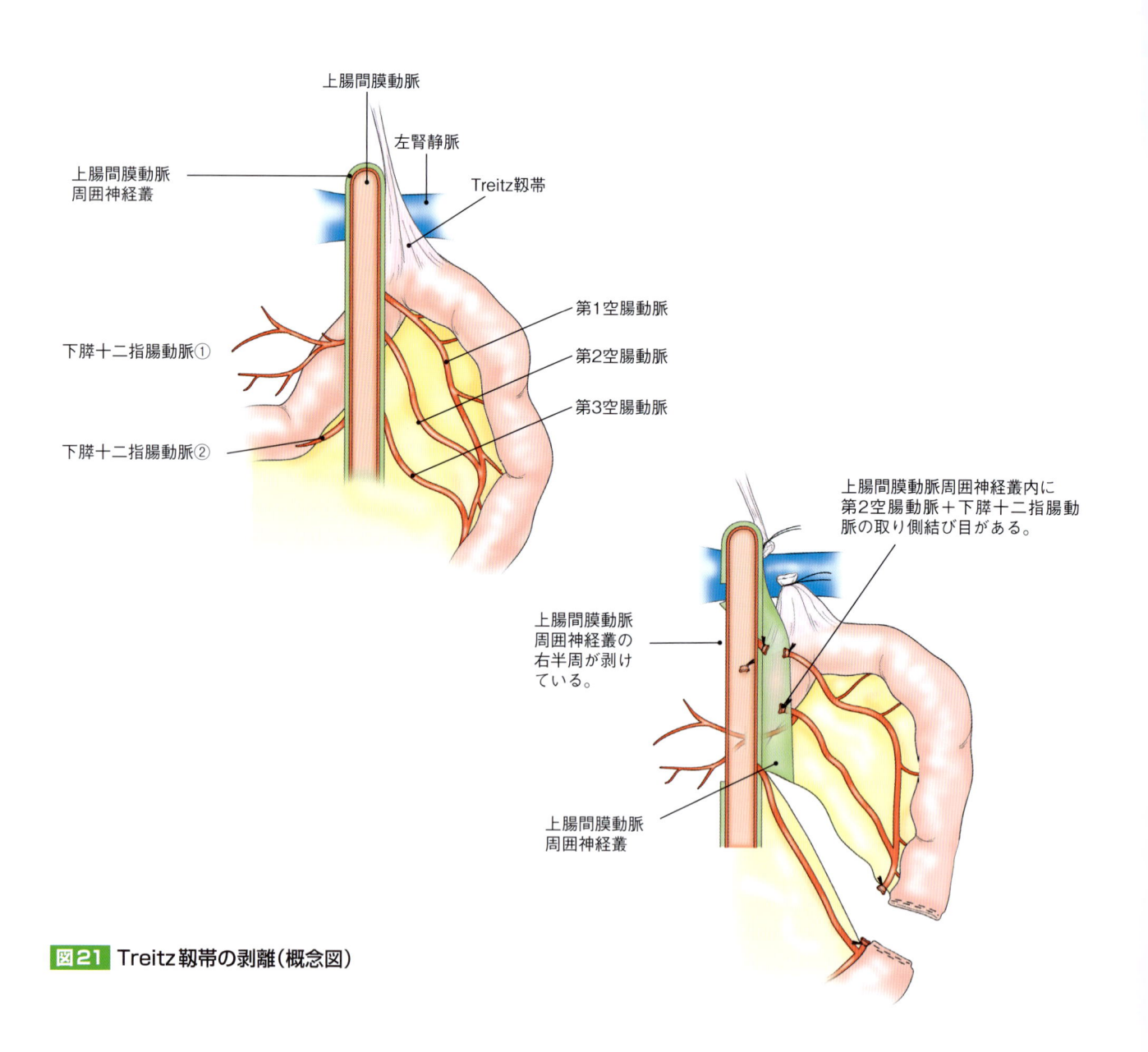

図21 Treitz靱帯の剥離（概念図）

52

1 膵頭十二指腸切除術（PD）

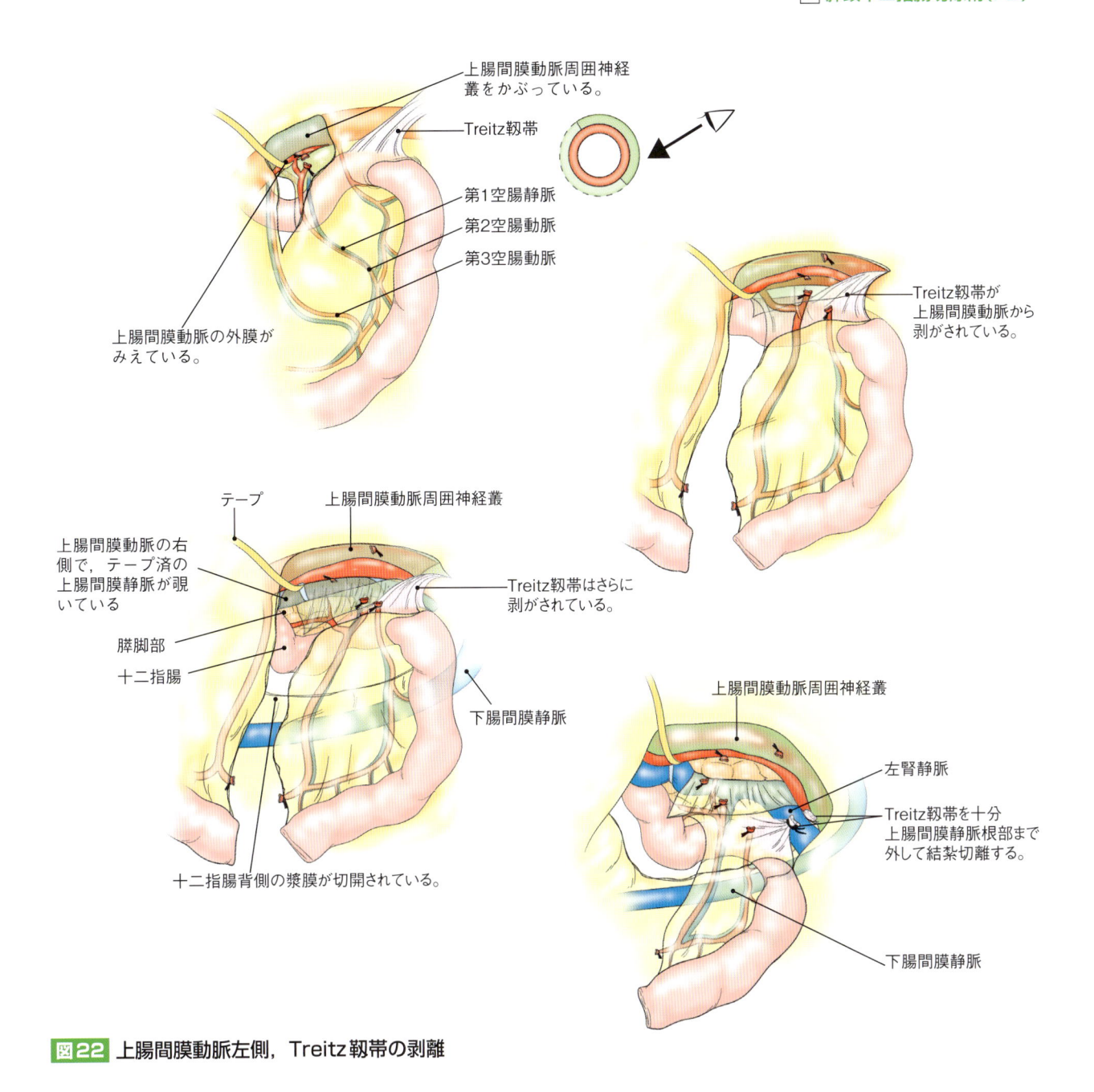

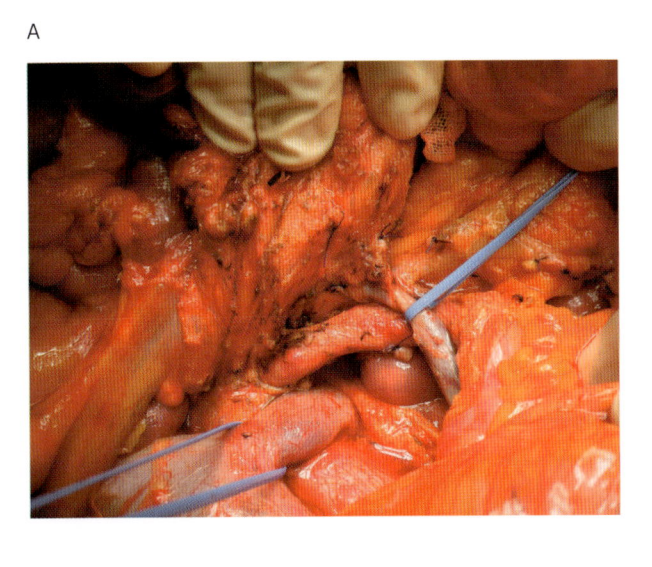

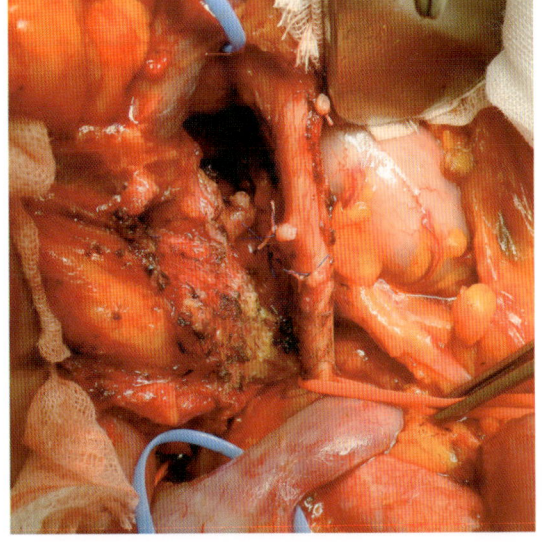

図22 上腸間膜動脈左側，Treitz靱帯の剥離

A B

図23 上腸間膜動脈の剥離後

53

手術手技

コラム

安全かつ確実な動脈周囲郭清のために

　以上，上腸間膜動脈周囲の郭清について解説したが，やはり動脈の外膜までを完全に露出しながらの剥離はときに危険が伴う手技である。安全かつ確実に上腸間膜動脈周囲の郭清を行うためのポイントは，主に以下の通りである。

①ルーペによる拡大視

　神経線維の1本1本を認識しながらの剥離，切離，神経の奥に浮かび上がる下膵十二指腸動脈の輪郭など，精緻な構造の認識のためには，ルーペによる拡大視が非常に有用かつ必須といってよい。上腸間膜動脈周囲神経叢とその外周のリンパ組織の間の層や，板状に剥離された上腸間膜動脈周囲神経叢の認識などもルーペ下ならではの世界かもしれない。ルーペが不調で裸眼で行うこともあるが，フルハイビジョンとアナログ放送ほどの視覚情報の差がある。

②通電は最小限に

　電気メスで動脈の外膜を直接焼くことのないように，動脈と神経の間の剥離の際は通電を行わず，剥離後浮いた神経のみを切離するようにする。メッツェンバウム剪刀の先などの細い剥離子で動脈外膜と神経を剥離してもよい。電気メスによる動脈外膜の熱障害は術後遅発性の瘤形成の原因となりうる。電気メスの出力を下げるのも一手である。

③こまめな視野づくり

　上腸間膜動脈，上腸間膜静脈を互いに反対方向に牽引し，膵頸部も頭側に牽引することでひし形の視野を常に作成する。この領域をルーペの拡大視でみてみると，意外に開けた視野での剥離であることに気が付く。剥離のポイントの移動に伴って，助手がすばやく展開位置やピンポイントローテーションの深さを調節することができれば，のぞき込むような視野になることはほとんどない。

④ランドマークを上手く利用

　上腸間膜動脈の位置の把握には，中結腸動脈を中枢に追いかければよく，上腸間膜動脈左側の神経叢の温存のためには空腸静脈をみながら剥離を進めればよい。

⑤不意の出血を防ぐ，備える

　腫瘍が上腸間膜動脈にかなり近接しているような症例では，下膵十二指腸動脈の首が取れずに処理の最中に出血を生じるかもしれない。最悪の場合，上腸間膜動脈壁に裂傷が入って制御不能な出血をきたすリスクもある。前述のごとく，常に良好な視野を得るための展開に加え，下膵十二指腸動脈を無理に結紮切離せずに，結紮だけ行って次の行程に進んでもよい。また，上腸間膜動脈根部をテーピングまたはクランプできる程度まで剥離しておけば，不意の出血に備えやすい。

9 胃大彎，小彎処理～胃の切離

- 幽門から4cm中枢側を切離ラインとして，大彎側の右胃大網動静脈を結紮切離し，胃大彎壁を露出する。同様に，小彎側の右胃動静脈も同レベルで処理し，胃の小彎壁を露出する。
- 経鼻胃管の位置が十分に口側にあることを確認し，ENBDが挿入されている場合は，この時点で麻酔医に抜去してもらう。
- 胃の切離はリニアカッター青を用いて行う。残り側の胃の断端は4-0バイクリル®で結節埋没縫合する（図24）。

10 膵上縁剥離〜肝門剥離（図25）

- 切離した胃断端を左右によけ，膵体部を第2助手により尾側に展開して，膵上縁の剥離を開始する．膵上縁とNo.8aリンパ節の間を分けていき，No.8aの背側に総肝動脈を露出する．
- そのまま，総肝動脈の周囲神経を剥離し，総肝動脈外膜を露出のうえ，テーピングする．この層を手掛かりに，総肝動脈の前面の神経を観音開きに切開し，総肝動脈本体を剥き出すような形で総肝動脈周囲を郭清する．
- 総肝動脈の剥離を末梢に進めると胃十二指腸動脈根部が露出される．ここで胃十二指腸動脈もテーピングしておく．
- 今度は固有肝動脈を末梢にskeltonizeすると，右胃動脈の根部が露出される．先の末梢での処理断端とつながることも確認のうえ，右胃動脈は根部で二重結紮処理する．
- さらに末梢に動脈を追いかけ，左肝動脈，右肝動脈を同定テーピングした段階で次の行程に移る．
- 逆行性に胆嚢を胆嚢床から剥離する．そのまま胆嚢管の肝門側をみながら，総胆管

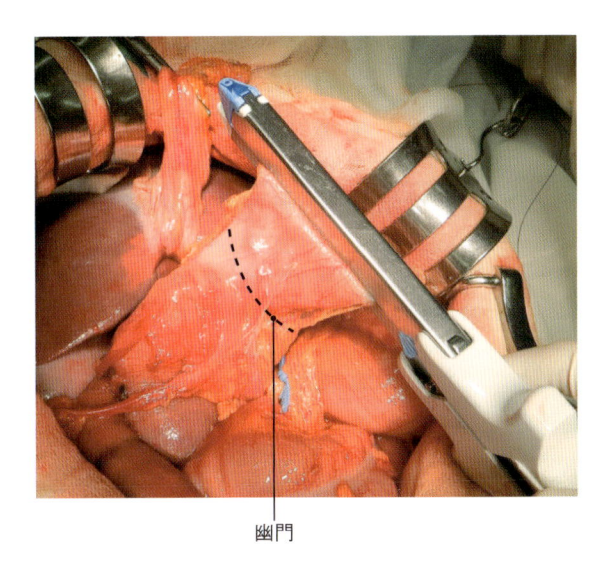

図24 胃の切離

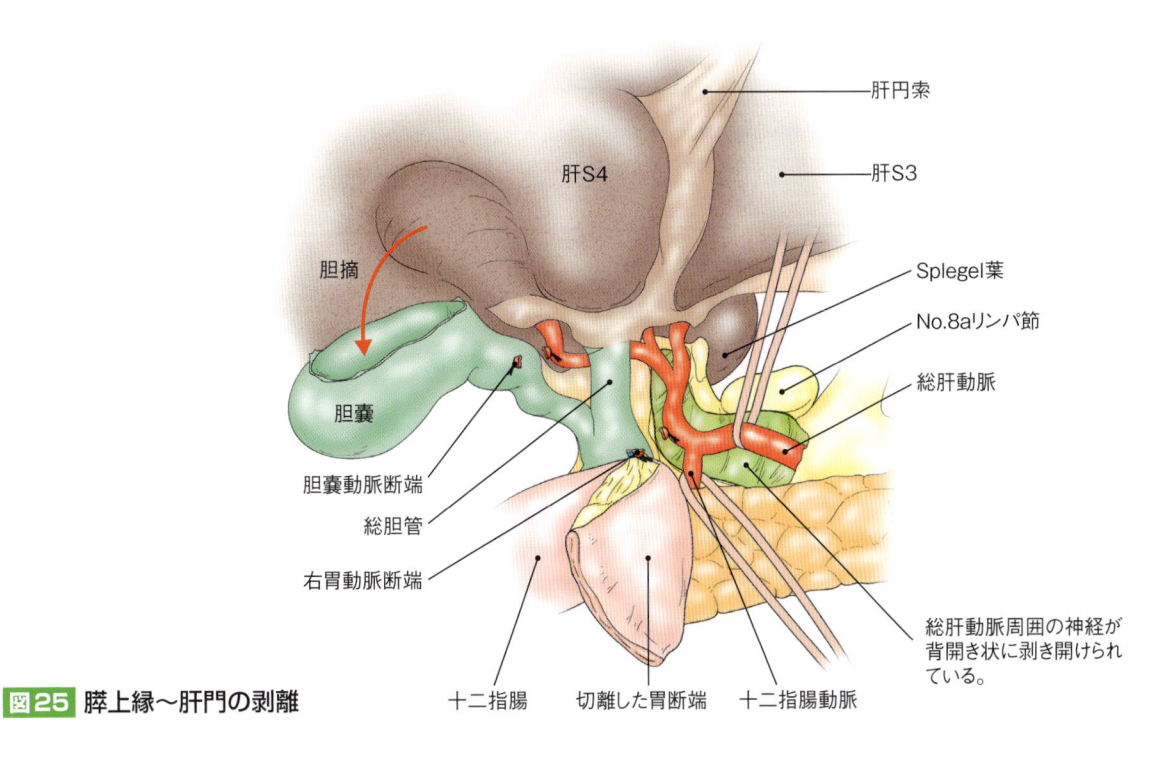

幽門

図25 膵上縁〜肝門の剥離

肝円索
肝S4
肝S3
Splegel葉
No.8aリンパ節
総肝動脈
胆摘
胆嚢
胆嚢動脈断端
総胆管
右胃動脈断端
十二指腸
切離した胃断端
十二指腸動脈
総肝動脈周囲の神経が背開き状に剥き開けられている．

手術手技

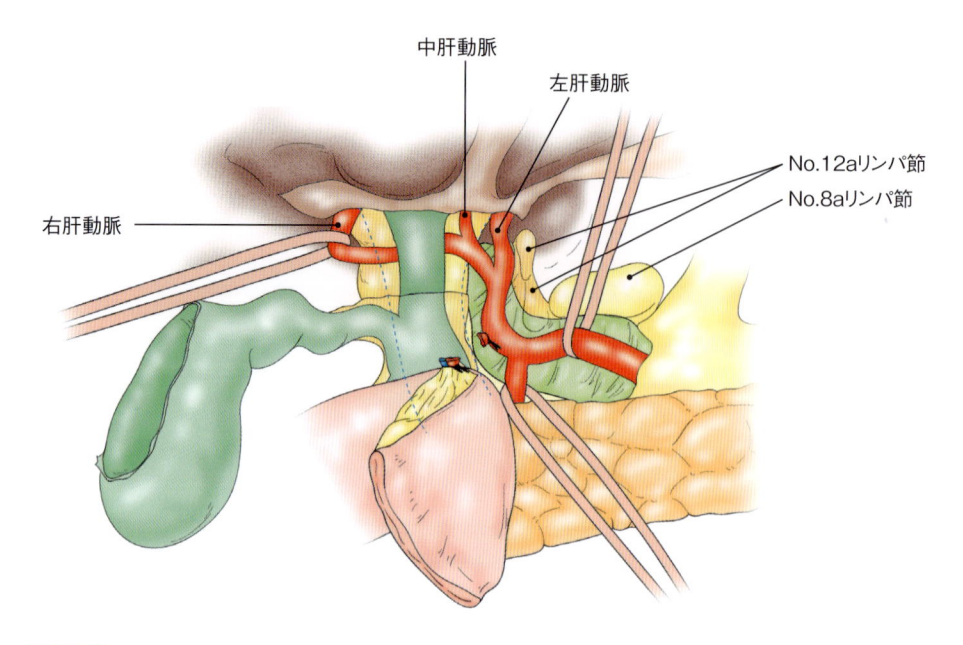

図26 胆嚢剥離〜総胆管の処理

右壁を同定する。Calot三角の奥に右肝動脈の末梢を確認し，可能であればテーピングしておく。

11 胆嚢剥離〜総胆管処理（図26）

- 右肝動脈の裏にはNo.12b，pリンパ節が存在するため，肝臓側は結紮切離してリンパ節を郭清する。
- 先の総胆管左側での右肝動脈の剥離を末梢に追いかけて，総胆管の輪郭を出し，右肝動脈の前面で総胆管を確保してテーピングする。右肝動脈が十分に剥離されて下に落ちた段階で，総胆管の切離に移る。
- 総胆管肝臓側はブルドッグ鉗子，十二指腸側は長さに余裕があれば単結紮，余裕がなければ血管鉗子で把持のうえ総胆管を切離する（図27）。断端を迅速病理に提出し評価する。
- 血管鉗子ごと連続縫合し，往路が終わったら血管鉗子を抜いて，復路を縫合する。切除側なのでラフでよい。

12 門脈周囲の郭清

- 総胆管が切離されると背側の右肝動脈の輪郭が全長にみえてくるので，この前面の結合織神経を観音開きにするように右肝動脈に沿って剥離する。
- 右肝動脈→総肝動脈の方向で中枢に向かって剥離を進め，先ほど露出した胃十二指腸動脈根部に右側から到達する。
- 胃十二指腸動脈はテストクランプで肝動脈血流が落ちないことを確認のうえ，3-0撚糸＋4-0モノフィラメント糸で刺通二重結紮後，残り側は長谷川鉗子でクランプのうえ切離する。残り側断端は先の下膵十二指腸動脈の残り側処理と同様に，4-0モノフィラメントで縫合結紮して処理しておく。

1 膵頭十二指腸切除術（PD）

- 総胆管の裏には門脈が斜めに走行している．門脈前面も観音開きにして門脈をテーピングし，門脈周囲はすべて郭清対象のリンパ組織である，という認識でよい（図28）．
- 門脈背側でNo.12pリンパ節を2～3回に分けて肝臓側で結紮切離し，そのまま門脈に沿って十二指腸側に剥き下ろしてくる．途中右胃静脈，左胃静脈の根部が出てくるので，適宜結紮処理する．
- 門脈が脾静脈に移行するあたりで，その背側にNo.8pリンパ節がみえてくる．肝門での門脈左側のNo.12aから一続きでやや大きいリンパ節である．No.8a～9リンパ節の

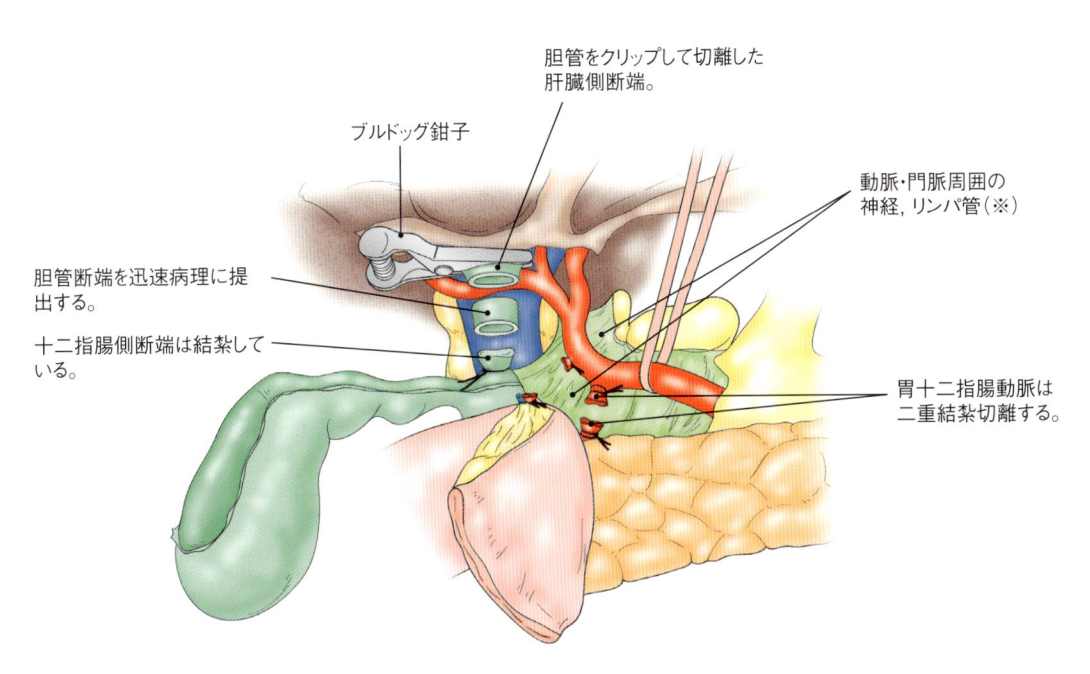

図27 総胆管の切離

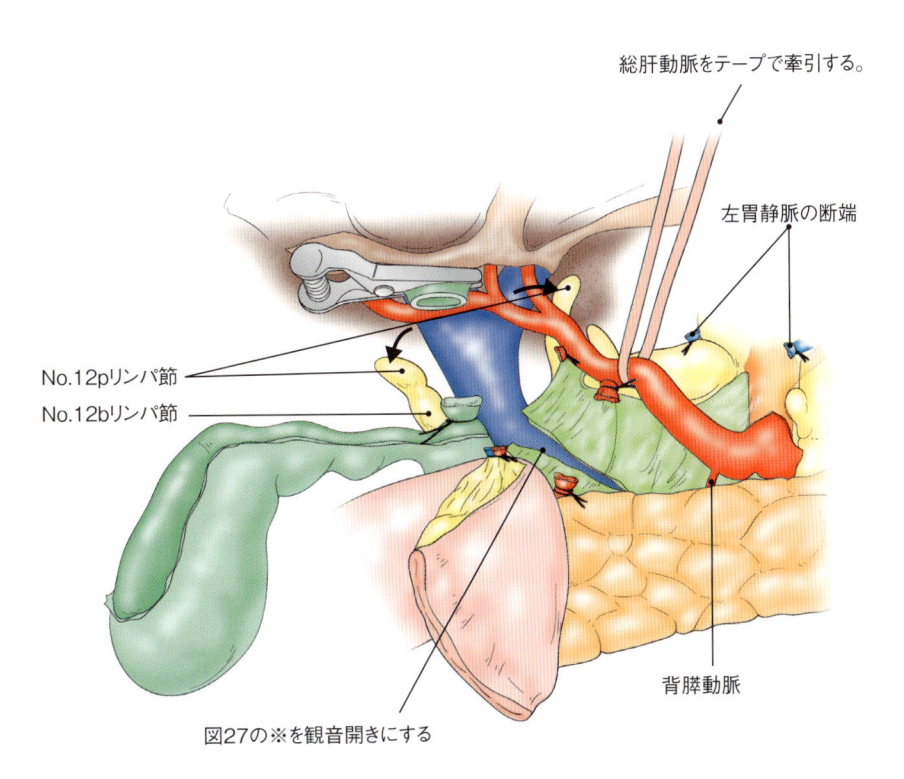

図28 No.12pリンパ節の郭清

57

手術手技

郭清と一塊に切除すればよいが，No.8pはNo.14pとも膵背側でつながっており，膵切離前にNo.8pを完全に剥離する必要はない。

13 膵上縁剥離

- 門脈—脾静脈前面に沿って神経，リンパ管を切離していき膵上縁に向かう。
- 進行膵癌の場合は，総肝動脈から剥き下ろした神経がマージン確保のために必要と考えており，これを切り込んで膵上縁を露出することはない。
- 総肝動脈外膜の層での剥離を中枢に進めると，途中で背膵動脈が出てくるので二重結紮処理する。脾動脈根部まで露出したら，今度は，腹腔動脈の右壁を露出するが，通常の膵頭部癌で腹腔動脈の神経叢に浸潤があるケースはまれであり，通常は上腸間膜動脈ほどに周囲神経叢を剥離することはなく，牽引して浮き上がってくるリンパ節を切除するイメージでよい。
- 先のSAAAでの上腸間膜動脈に沿った郭清と，腹腔動脈の輪郭が露出される程度の剥離が完了すると，上腸間膜動脈の直上レベルで膵をテーピングすることが可能である（図29）。

> **手術のコツ**
>
> この際のコツは，左手で膵体部を把持し，左手の中指の腹で尾側から入れたケリー鉗子の先を感じながら最も薄く抵抗の少ないポイントで鉗子を通すことである。この時点では，脾静脈ごと膵をテーピングしているため，可能であれば膵上縁または下縁の近いほうで脾静脈は膵体部から剥離，テーピングして，膵のみのテーピングに切り替えておくとよい（図30）。

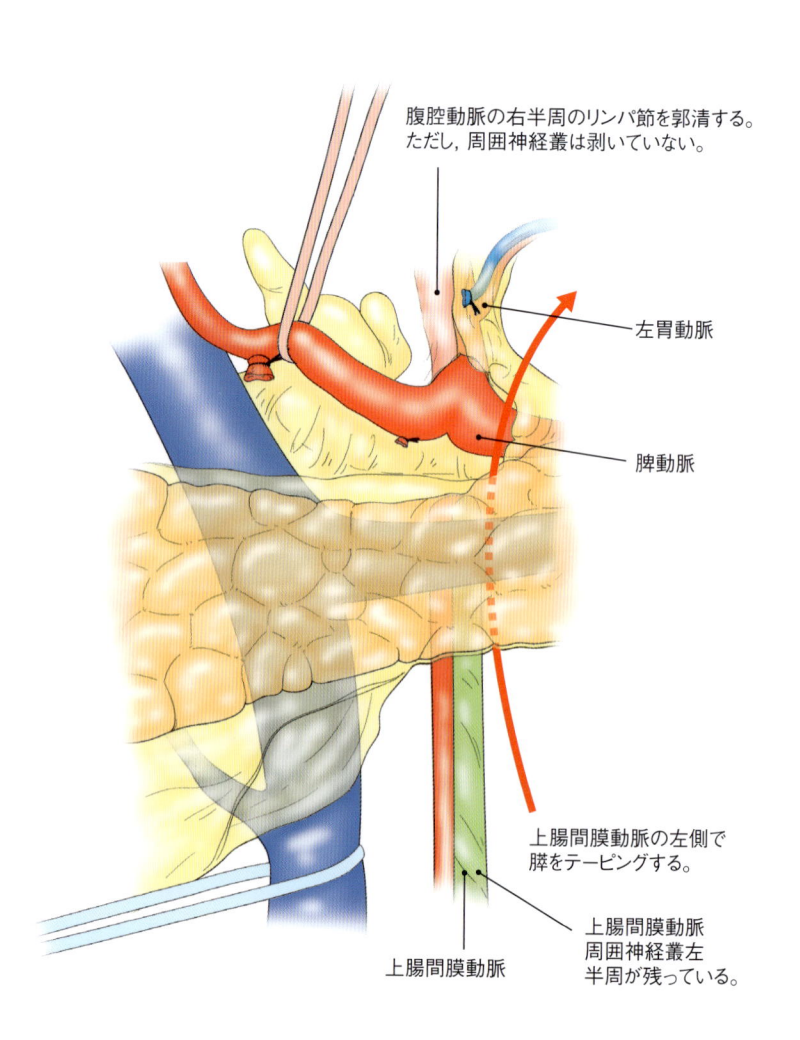

図29 膵上縁の剥離

腹腔動脈の右半周のリンパ節を郭清する。ただし，周囲神経叢は剥いていない。
左胃動脈
脾動脈
上腸間膜動脈の左側で膵をテーピングする。
上腸間膜動脈周囲神経叢左半周が残っている。
上腸間膜動脈

1 膵頭十二指腸切除術（PD）

- ●随伴性膵炎等で脾静脈の剥離が困難であれば無理せず，膵離断しながら脾静脈を確保する。

14 膵切離

- ●IOUSで改めて膵を観察し，主膵管の位置，腫瘍からの距離を再確認する。
- ●膵切離の準備として，膵上縁下縁に4-0モノフィラメント非吸収糸でステイを置く。やや大きめのバイトをとり，上縁下縁を横走する動脈（上縁：背膵動脈の末梢，下縁：横走膵動脈）を縫合止血し，膵切離中の出血を減らす意味合いもある。
- ●膵頭側膵実質を2-0バイクリル®で結紮し，膵尾側は小児用曲り腸鉗子でソフトに圧迫をしておく。
- ●膵切離はsoft pancreasであれば，clamp crushing法[28]，超音波凝固切開装置で切離することが多い。膵断端からの出血は小さいものは電気メスやバイポーラの凝固，動脈性のものはピンポイントで5-0モノフィラメントなどで縫合止血する。hard pancreasの場合は，電気メスで切離する。残膵断端の主膵管開口部に膵管チューブを仮留置しておく。

脾静脈の前面で
テープに切り替える。

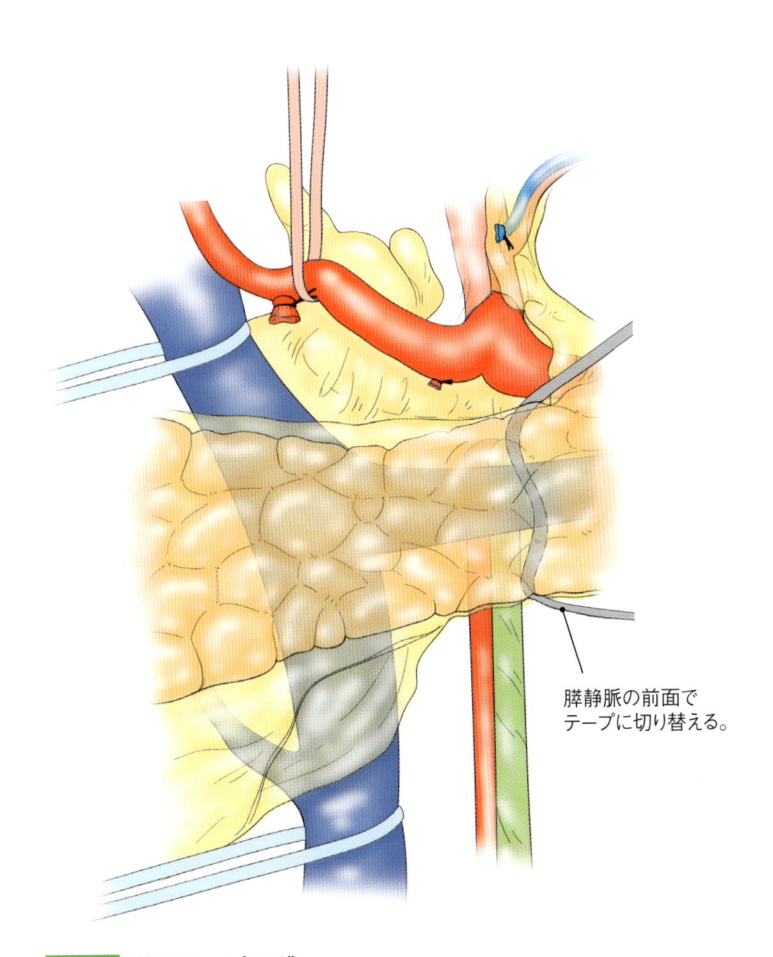

図30 膵のテーピング

手術手技

- 上腸間膜静脈を広範に合併切除する際は，この時点で脾静脈を結紮切離しておく。

15 残るmesopancreasの郭清，No.8pリンパ節の郭清

- 膵離断でさらに上腸間膜動脈，総肝動脈根部の視野が開ける。ここまでくると，標本摘出まであとわずかである（図31）。
- すでに，上腸間膜動脈根部付近までは膵頭部と剥離されており，残るはほぼ膵頭神経叢第Ⅰ部，腹腔動脈周囲の神経叢，No.8p，No.14pリンパ節の郭清であるが，Kocher授動で上腸間膜動脈根部，celiac根部もほぼ露出しており，膵頭神経叢第Ⅰ部は幅2cmほどしか残っていない。しかしこのなかにも膵頭部に向かう細い動脈枝が出て

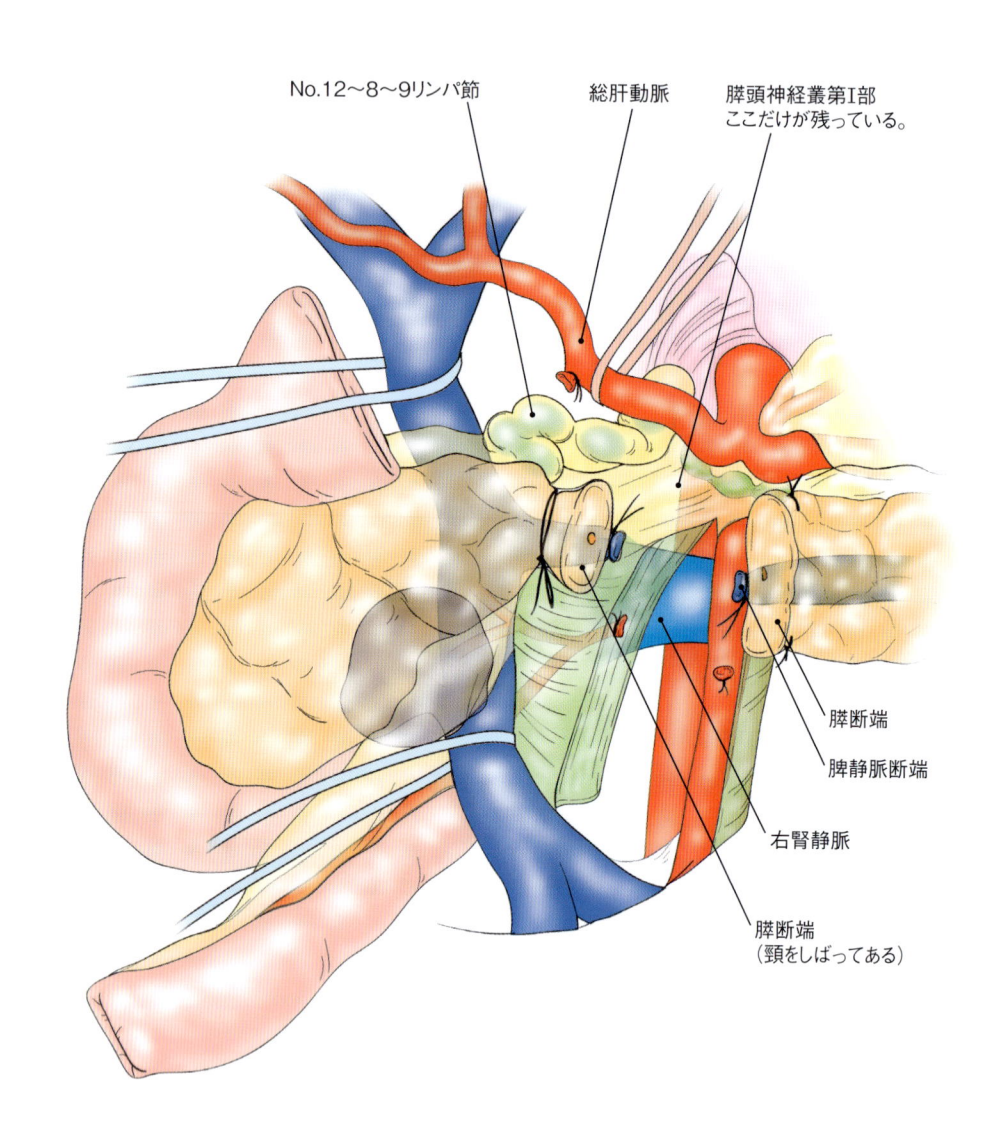

図31 膵切離後

1 膵頭十二指腸切除術（PD）

くることがあり，拡大視で神経線維の1本1本を視認しながら剥離切離し，脈管と思しきものは適宜結紮処理をして進めていく。
- 上腸間膜静脈を合併切除する場合は，この時点で，標本は尾側上腸間膜静脈，頭側は門脈のみでつながっている状態となる（図32）。
- 腫瘍に向かって門脈，上腸間膜静脈を剥離することで，上腸間膜静脈切除長を短くすることは可能であるが，5cm程度であれば直接吻合再建が可能であるため，腫瘍

膵頭神経叢第Ⅰ部が外れた。

腹腔神経節

膵頭部が上腸間膜静脈，門脈のみでつながっている。

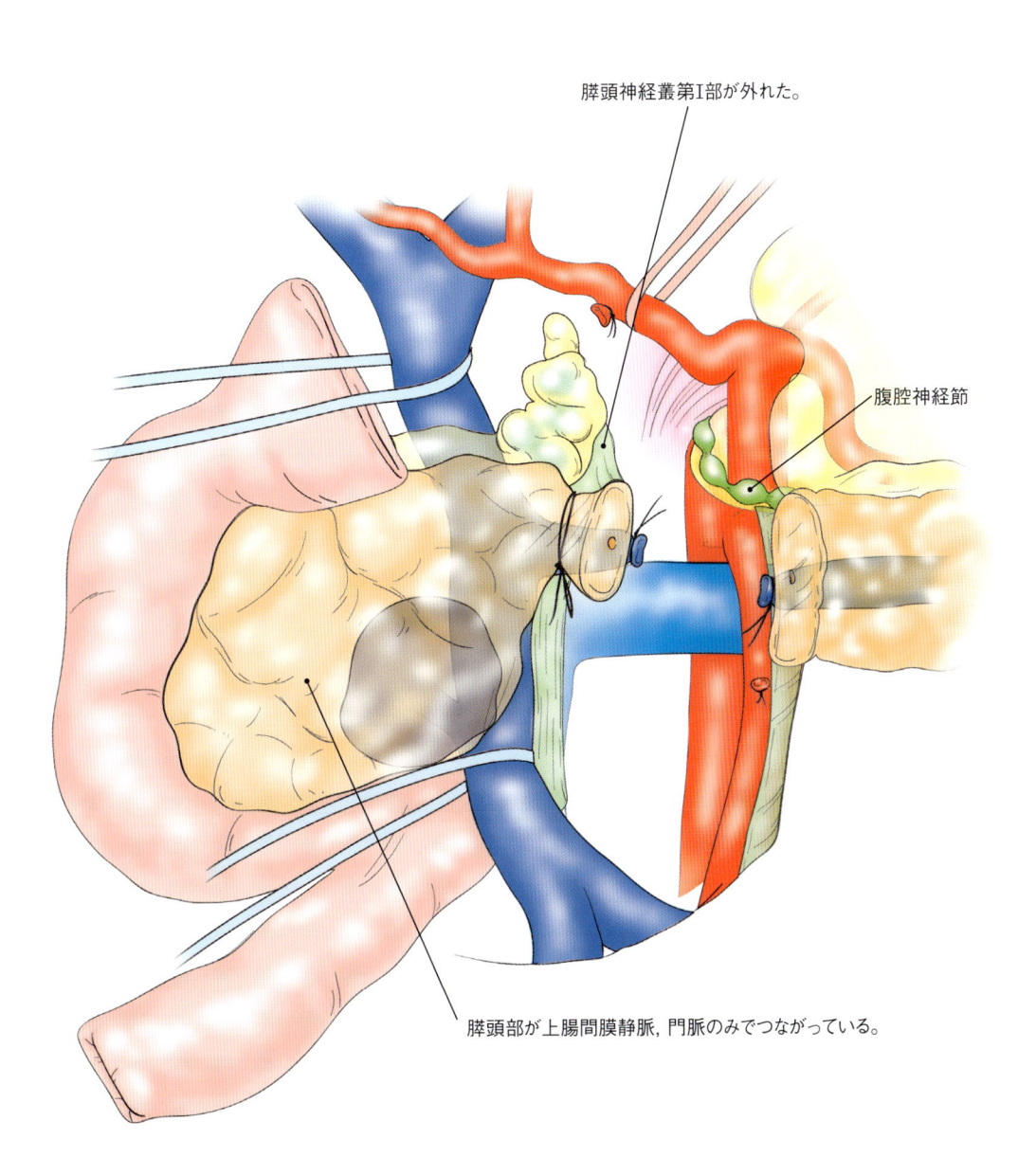

図32 残るmesopancreasの郭清

手術手技

16 上腸間膜静脈合併切除

■ 標本摘出

- 上腸間膜静脈合併切除の準備に入る。吻合用の糸は5-0プロリーン®の両端針，持針器はマイクロ用持針器（18cm）と鑷子（20cm）を使用する。サーフローシリンジにヘパリン加生食も準備しておく。
- 腫瘍の尾側頭側でそれぞれ前壁中央のラインをピオクタニンでマークしておく（図33A）。
- 上腸間膜動脈を根部付近でクランプしたのち（図33B①），上腸間膜静脈，門脈を血管鉗子で把持する（図33B②③）。この際，切離予定部から十分離れたところで把持するとそのあとの吻合操作がしやすい。
- 門脈，上腸間膜静脈と切離し，標本が摘出される（図33B ④⑤，C）。

■ 門脈再建

- 手術の初期段階で右半結腸および小腸間膜は授動されているため，これら全体を肝臓に向けて少し挙上することで，欠損5cm程度まではno tensionで直接端々吻合が可能である。

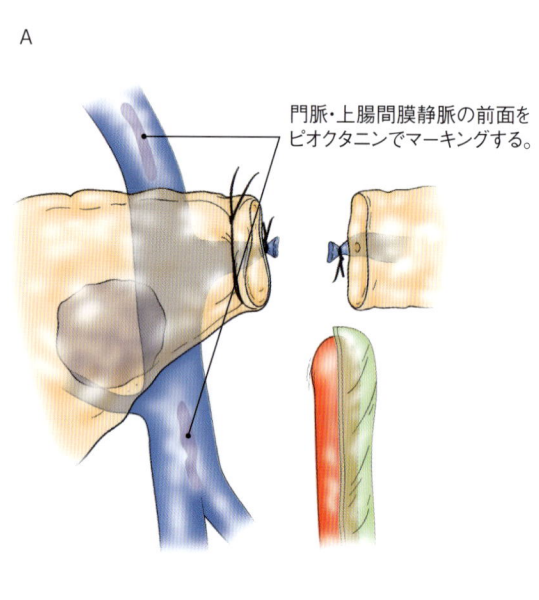

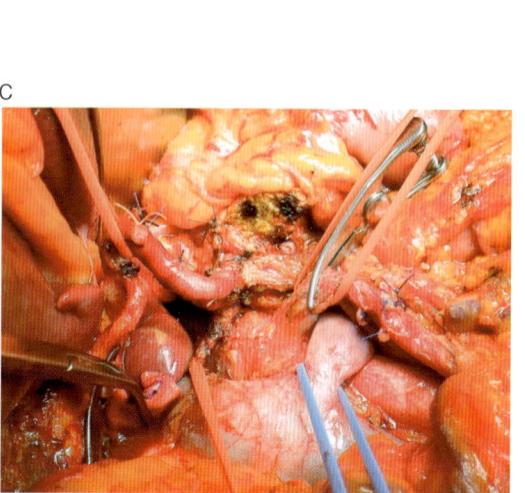

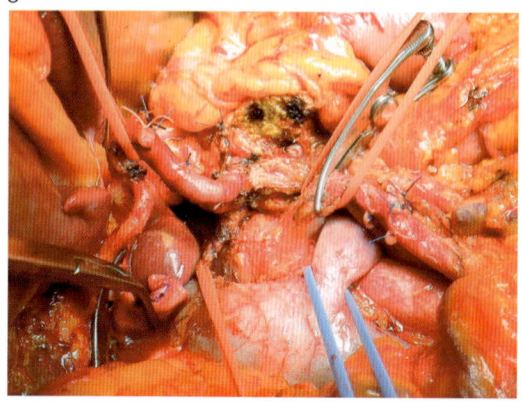

図33 標本の摘出（上腸間膜静脈合併切除）

1 膵頭十二指腸切除術（PD）

- 吻合は2点支持の下，後壁はintraluminal法，前壁は通常の連続縫合で行う（図34）。
- まず吻合線両端に外内→内外でステイを置く（図34A）。続いて，吻合部左側のステイを結紮。糸の長さは均等にしておく。うち1本を内糸とし，後壁の縫合が始まる。intraluminal法であるが，実際に外翻を意識するのは初めの3針ほどでよく，その後は自然と外翻した状態で運針が可能である（図34B）。

手術の注意点　助手は縫合中の糸を把持してサポートするが，糸を引きすぎないように適度な張力を保つことが肝要である。

- 右側のステイを超えたところで外糸として後壁縫合を終える。
- 続いて左側から前壁縫合を連続で行う。通常の門脈であれば，バイト1〜1.5mm，ピッチ2mm程度でよい（図34C）。
- 前壁縫合が残り1/5程度になったところで，ヘパリン生食を門脈腔内に注入し，airを追い出しておく。
- 前壁縫合が先の後壁縫合糸および，右側のステイを超えたところで，後壁縫合糸と結紮する。growth factorを門脈幅と同じ程度とっておく（図34D）。
- 縫合完了後，上腸間膜静脈→門脈の順にクランプを外し，縫合線からの出血があれば，追加で縫合止血を行う。上腸間膜動脈のクランプも外し，再建完了である（図34E）。ここまでで切除行程は完了である。

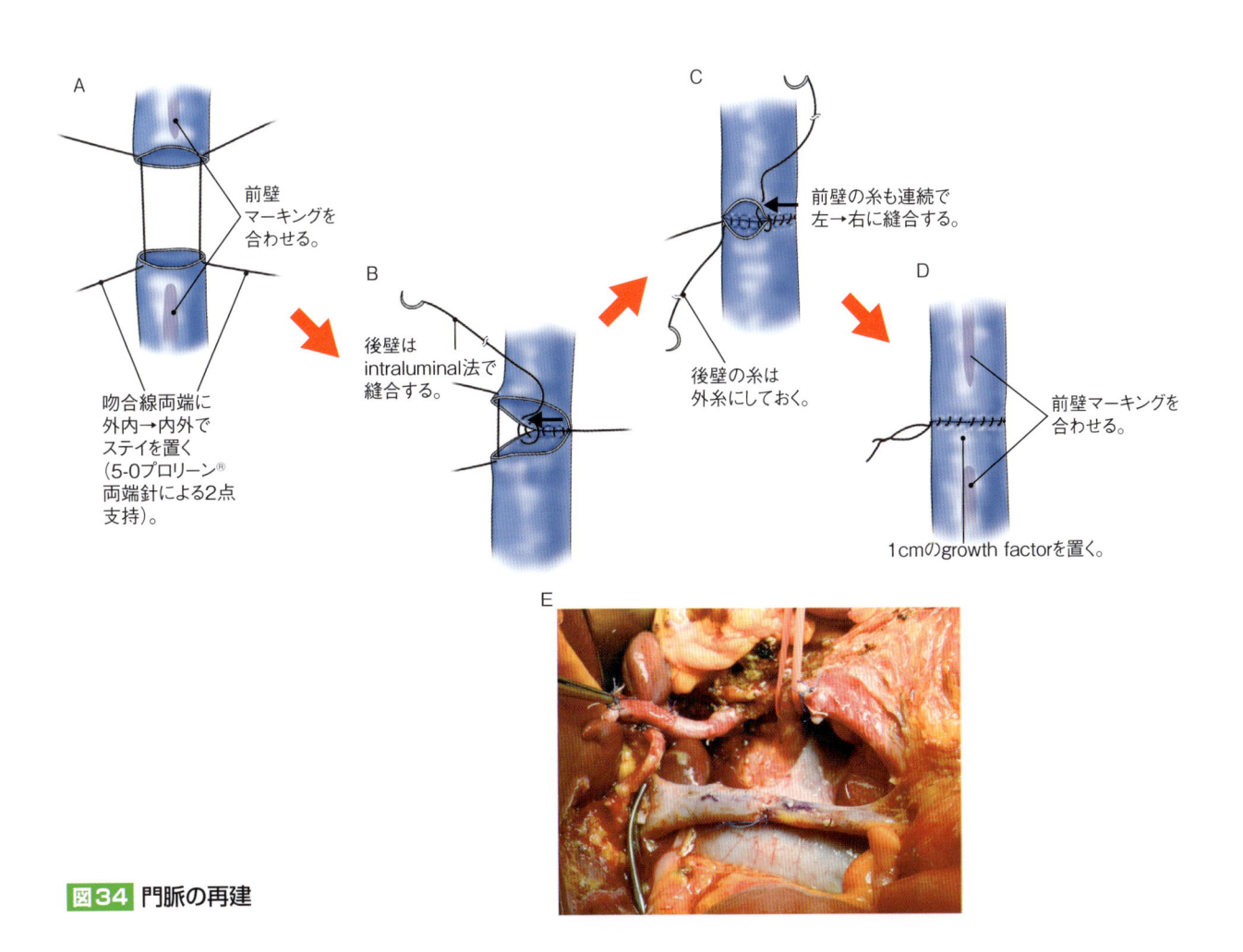

図34 門脈の再建

手術手技

- mesenteric approachで結腸間膜の血流に不安がある場合は，肉眼的，もしくはICG蛍光法で結腸壁の血流を確認し，不安があれば右半結腸切除を追加している。
- 標本から膵断端を迅速病理に提出し，断端陽性であれば，膵の追加切除を行うが，膵頭部癌で膵全摘まで至ることは通常ない。
- 断端陰性を確認できたら，再建行程に入る。

17 再建順序

がん研有明病院では，SSPPDに対しては，Child変法（Braun吻合付加）による再建を第一選択としている（図35）。

通常は膵空腸吻合→胆管空腸吻合→胃空腸吻合→Braun吻合→洗浄・止血確認・閉腹の順であるが，胆管が非常に細い症例，肝門部視野が深い症例などでは先に胆管空腸吻合を行うこともある。

また，再建に先立ち，8mm径のソフトプリーツドレーン®（一条20cmほど裂いたもの）を，いわゆるWinslow経路に初めに留置しておくとよい。

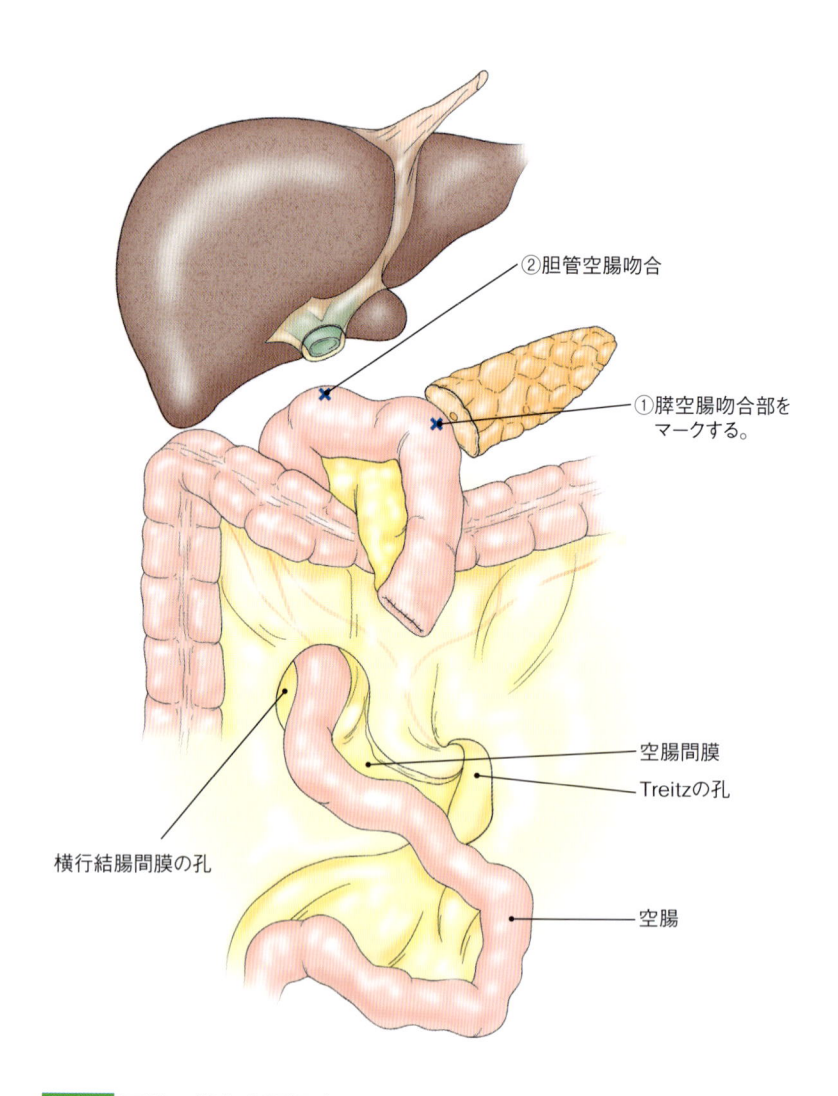

図35 再建・挙上空腸経路

64

■膵空腸吻合

　がん研有明病院では膵空腸吻合を，膵管空腸粘膜結節吻合に加え，膵実質・空腸漿膜筋層結節縫合をいわゆる「柿田変法」[29]か，「Blumgart変法」[30, 31]にて行っている。本項では柿田変法を例に記述する。手順は以下の通りである。

■吻合の前準備

- まず，挙上空腸を横行結腸間膜右側に開けた孔より，retrocolicに頭側に挙上する。
- 前腹壁にいずれ固定することを想定して，盲端から膵空腸吻合部の距離をシミュレートし，膵空腸吻合部をマークする。これより膵の幅分だけ間をあけて，前後を腸鉗子で把持し，これを目印に，4-0バイクリル®にて4点に支持糸をかける（図36）。

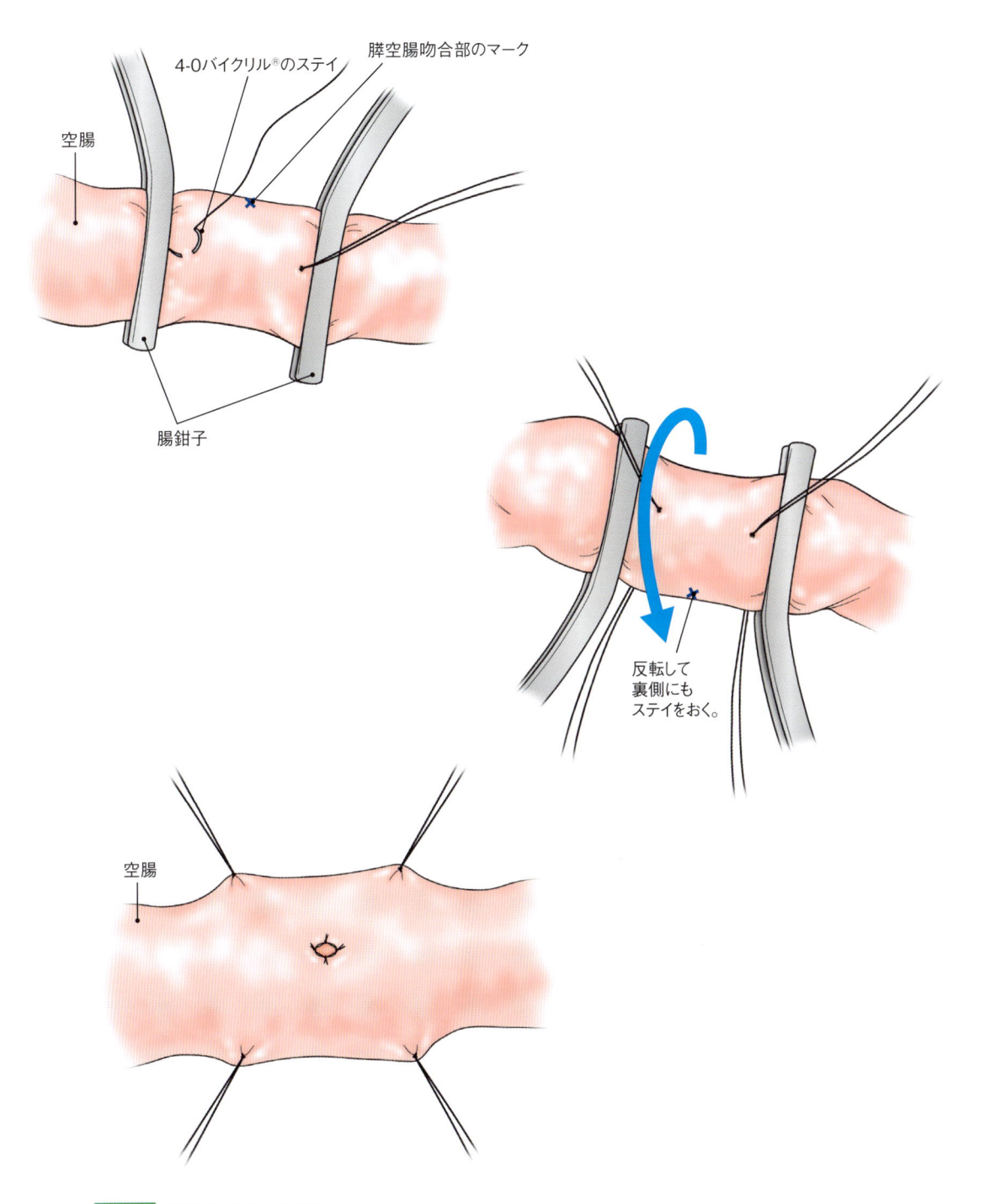

図36 膵空腸吻合の準備

手術手技

●腸鉗子を外し，左手で腸壁をやや強めに把持しながら，腸壁に小孔（膵管径にもよるが，3mmほどでよい）を電気メスにて作成する（図37）。

> **手術のコツ**　ここでのコツは，いきなり全層を開けるのではなく，漿膜筋層のみを開け，助手にモスキートケリー鉗子でその奥の粘膜を把持，外翻してもらったうえで（図38），粘膜を切開，腸内腔を解放することである。

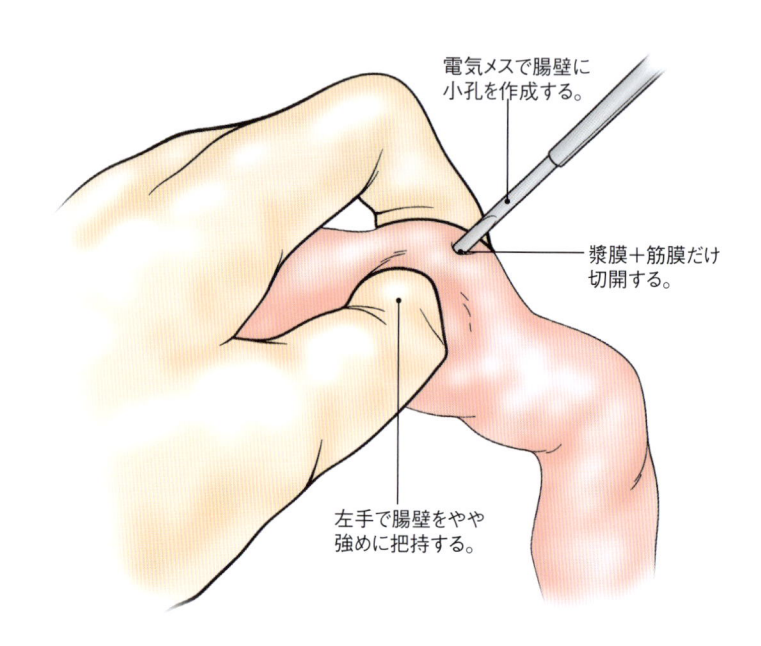

図37 空腸吻合孔の作成

電気メスで腸壁に小孔を作成する。
漿膜＋筋膜だけ切開する。
左手で腸壁をやや強めに把持する。

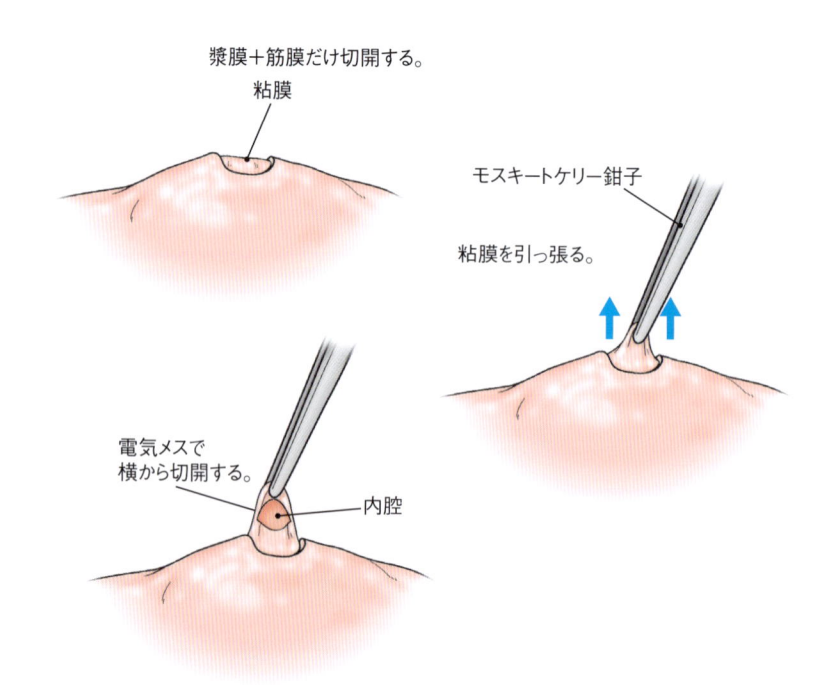

図38 小孔作成のコツ

漿膜＋筋膜だけ切開する。
粘膜
モスキートケリー鉗子
粘膜を引っ張る。
電気メスで横から切開する。
内腔

● さらにここで，6-0PDS®で4点に仕付け糸をかけておく（図39）。こうすることで，たとえ3mm程度の小腸孔でも，その内腔を確実にとらえる吻合運針が可能になる。
● これで吻合の前準備が完了である。

■ 柿田変法の糸かけ

● まず膵実質，空腸漿膜筋層の柿田式吻合の糸をかける。両端型の3-0プロリーン®を，針の彎曲を浅く戻した状態で用い，膵実質全層を背→腹側に，空腸壁も反対の針で背→腹側に漿膜筋層の運針を行う（図40A）。
● 膵実質をかける際は，膵断端から主膵管内に長谷川式鉗子の先端を挿入して膵を挙上するとともに，膵管に針糸がかからないためのガイドとする。
● 腸壁に浅く長く漿膜筋層の運針をする際は，先に設置しておいた4本のバイクリル®の支持糸を，術者，前立，第2助手それぞれで分担して牽引し，腸壁を平面化するとやりやすい（図40B）。
● 柿田の縫合は小さな硬化膵であれば，主膵管を挟んで2針のみ，断面の大きなsoft pancreasでも最大4針ほどと，比較的疎である。
● 柿田運針が終了したら，それぞれのプロリーン®を創縁近くに，やや張力をかけた状態でモスキートペアン鉗子にて固定する。これにより，膵を刺通した際の針孔からの出血はいずれ止血される。
● この段階で，4本の4-0バイクリル®による空腸支持糸は切っておく。

3点に仕付け糸をかけて，粘膜を切離する。

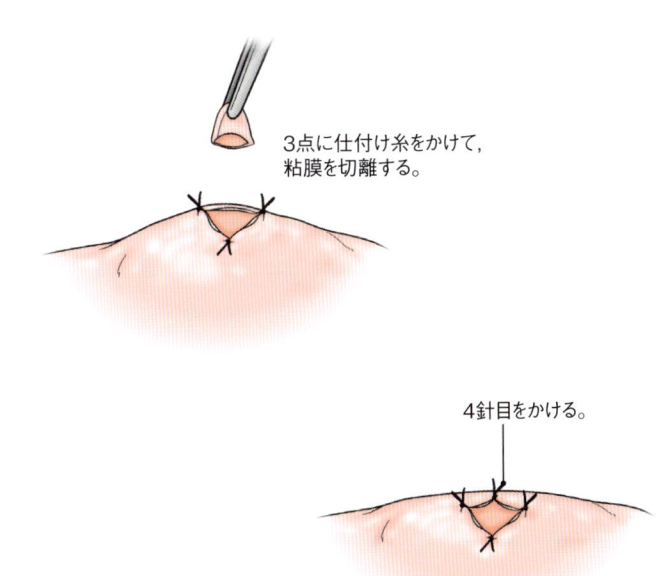

4針目をかける。

図39 小孔への仕付け糸かけ

手術手技

■膵管空腸粘膜吻合
- 続いて，膵管空腸粘膜吻合である．膵断端と空腸孔が柿田の糸のレールによって並び，7〜10cmほど離れている状況がやりやすい．糸は6-0 PDS®片端40cmを用いている．
- まず膵管12時に外内で運針し，これはブルドッグ鉗子で把持して膵管を開く支持糸にしておく．続いて，膵管3時，9時を外内→内外，6時を内外→外内で運針する．

> **手術のポイント**
>
> すべての運針にいえることであるが，膵側は，外内であれば膵実質遠目から深くとらえて膵管粘膜を最後に拾うイメージをもつ（図41）．内外運針でも同様である．膵管のみをかけても強度に不安が残るうえ，針孔からの漏れの懸念もあるためである．膵実質ごとmassで寄せて吻合することで，一定の強度が得られると考えている．

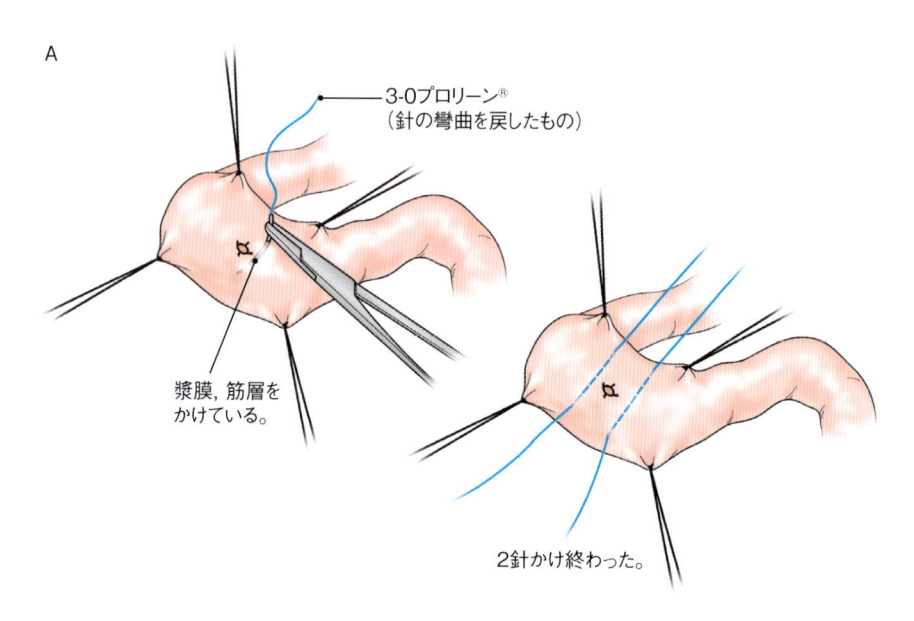

A

3-0プロリーン®
（針の彎曲を戻したもの）

漿膜，筋層をかけている．

2針かけ終わった．

B

腸壁は漿膜筋層を通っている．

3-0プロリーン®

ケント鉤

膵

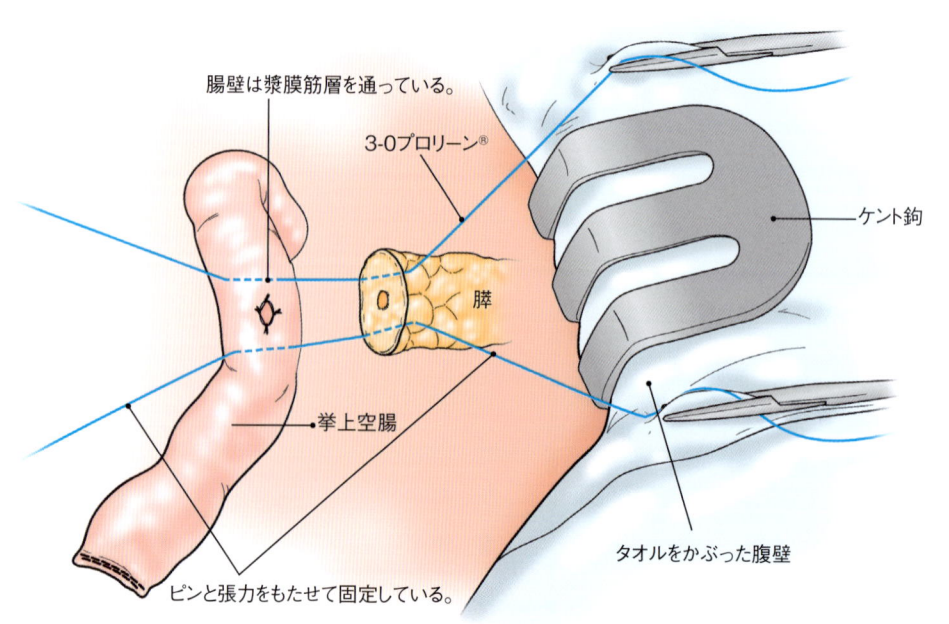

挙上空腸

タオルをかぶった腹壁

ピンと張力をもたせて固定している．

図40 柿田変法の糸かけ

1 膵頭十二指腸切除術（PD）

- 6時までかけ終わったら，4時半，7時半も内外外内で運針するが，4時半の際は術者が6時，9時の裏糸を膵に向かって左によけ，助手が3時の糸を右によけるとよい。次の7時半の際は，術者が9時を左に，助手は3〜6時の3本をまとめて右によけると視野がよい（図41）。
- すべての糸は運針後にカスタネダ鉗子で把持する。よほど膵管径が太くない限りは間に追加することはなく，これで膵管空腸吻合後壁の運針は終了である。
- 結紮に移る前に，リスター鉗子に5本のカスタネダ鉗子を3時方向から順に通していき，膵断端直上で助手が確保してから，術者は空腸壁を，先の柿田の糸のレールを滑らせるようにして膵に寄せていく。
- 空腸吻合孔と膵管が密着したら，5本のカスタネダ鉗子を再び順番に並べ，4時半→6時→7時半の順に結紮していく。6-0と非常に細い糸に対する結紮であり，結紮点に余計なテンションをかけず，なおかつ2回目のノットをスリップさせて絞める必要があり，十分な修練を要する。
- 後壁の3針が結紮完了したら，6時の糸だけは残してあとは切ってしまう。
- 4〜6Frの膵管チューブを膵管内に挿入留置し，6時のPDS®で固定する。その後，挙上空腸の盲端手前4cmより，細長い鉗子を挿入し，膵空腸吻合部の空腸孔まで，膵管チューブ先端を迎えに行く。
- 空腸盲端側からチューブを導出したら，4-0ラピッドバイクリル®で，タバコ縫合かつチューブ固定を行う。
- 残るは前壁側の3針（10時半，12時（膵側は運針済み），1時半）である。先に12時の腸の運針を行ってもよいが，著者は個人的には12時の支持糸は最後まで視野展開牽引に用い，1時半，10時半の運針を先に行うほうを好んでいる。
- 前壁の縫合が終わったら，3時から順に結紮を行って膵管空腸粘膜吻合は終了である。

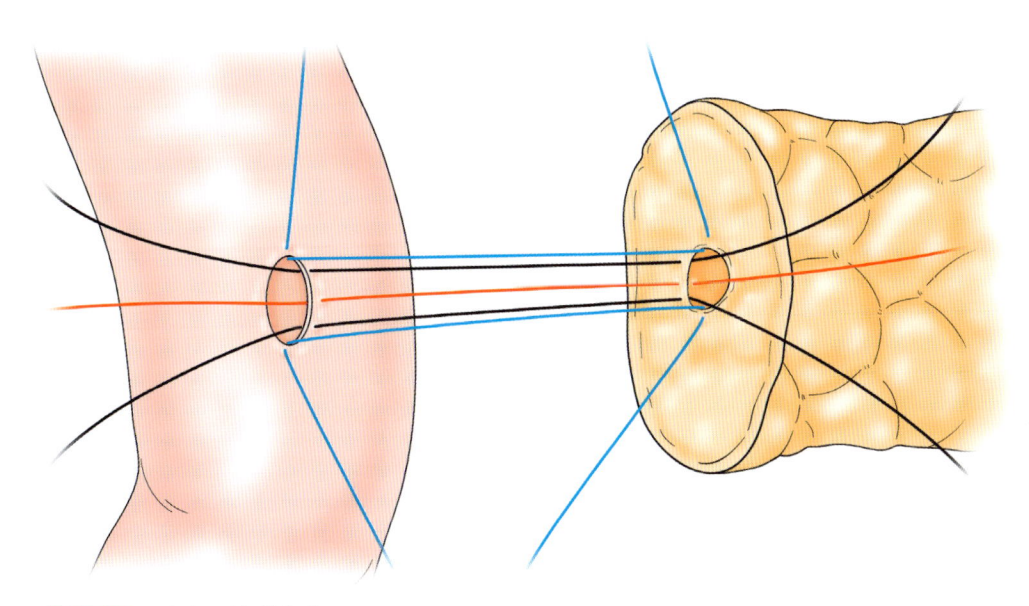

図41 膵管空腸粘膜吻合

手術手技

■ 柿田変法の結紮
● 最後に，初めにかけておいた柿田の糸を結紮する（図42）。

手術のポイント　ここでのポイントは"締めすぎないこと"である。糸が腸壁に食い込まなくてもよい程度の締め具合である。

● 締めすぎると膵が裂けることにつながり，ここからの膵液瘻が起こる。また，術後にいったん挙上空腸がむくんでくることも想定しており，あくまでも膵管空腸吻合の減張・保護のための縫合である。

以上で膵空腸再建は終了であり，続いて，胆管空腸吻合に移る。

■ 胆管空腸吻合

膵頭部癌であれば閉塞性黄疸症例が多く，胆管も拡張，壁肥厚して吻合はしやすい部類に入るため，針糸は5-0モノフィラメント吸収糸を用いている。ただし胆管径が5mm程度まで細く，壁も薄い場合は6-0を用いている。

空腸予定吻合口と，胆管断端の間が8〜12cmほどの距離になるように，腸鉗子で空腸壁遠位を把持し，固定しておく（図43）。胆管径より小さめに吻合予定部の空腸に孔を開ける。先の膵管と同様に，まず漿膜筋層を切開して，その奥の粘膜を引き出す手法をとる。4点の6-0糸によるしつけも同様である。

がん研有明病院では，胆管空腸吻合後壁は結節，前壁は連続で行っている。胆管径の大小に応じて，前後壁とも連続にしたり，結節にしたりと，多少のmodifyはあってよいだろう。

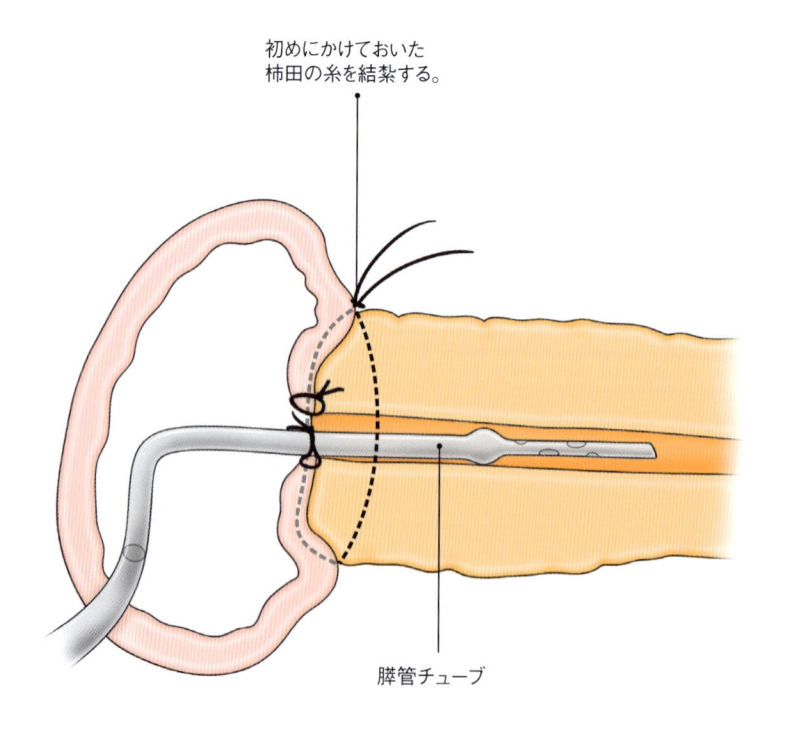

図42 柿田変法の結紮

70

1 膵頭十二指腸切除術（PD）

■後壁の吻合
- まず，両端を外内内外で運針し，結紮はせず両サイドで支持糸とする。
- 続いて，後壁中央を内外外内でかけ，把持しておく。後壁は，患者左側から開始する。
- まず4分位点に1針かけ，その間にさらに何針追加するかを考える（図44）。2針ずつであれば，後壁は11針（両端入れて13針），1針ずつであれば後壁は7針（両端入れて9針）である（図45）。
- だいたいこの2種類で対応できるが，適宜追加，間引きをすればよい。

胆管断端

タオル

腸鉗子で空腸遠位を把持し固定させる。

図43 胆管空腸吻合のセッティング

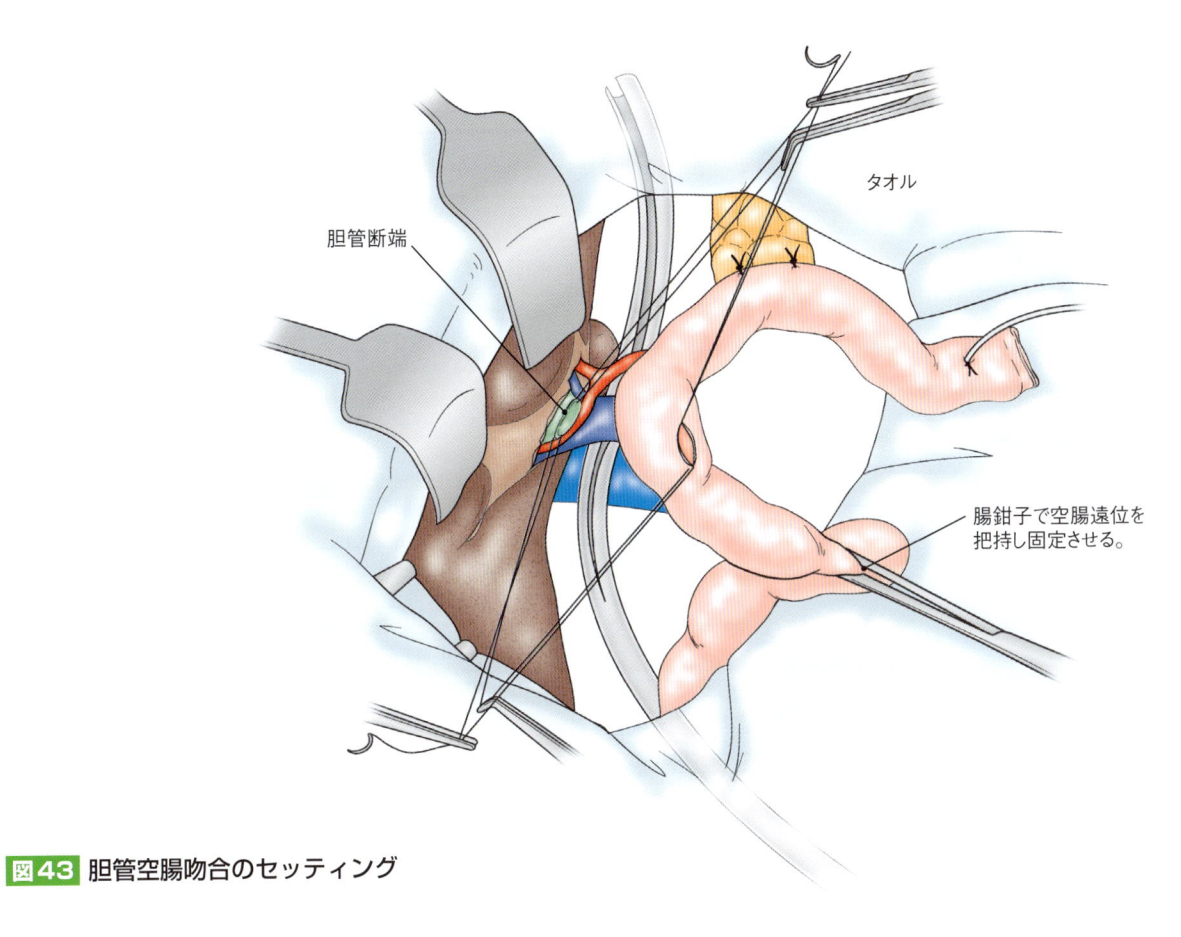

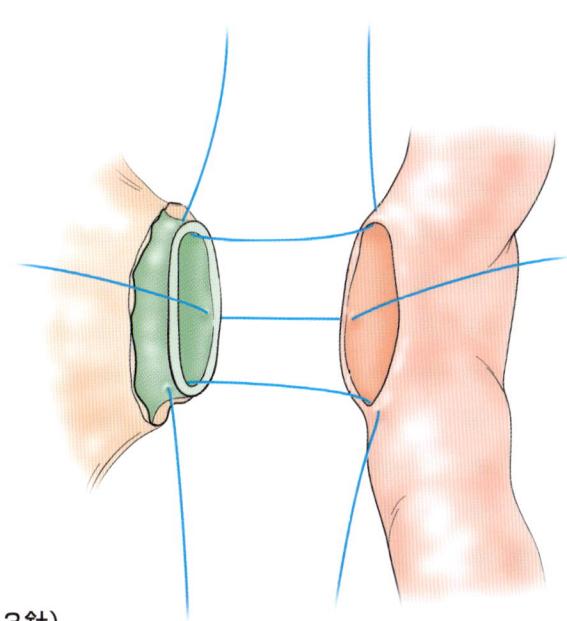

図44 後壁の吻合（後壁はじめの3針）

71

手術手技

| 2分位点, 4分位点を先にかけた場合 | 2分位点のみ先にかけた場合 |

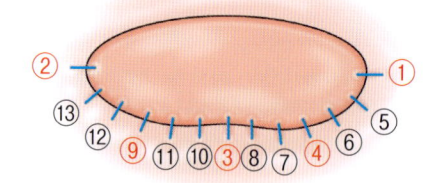

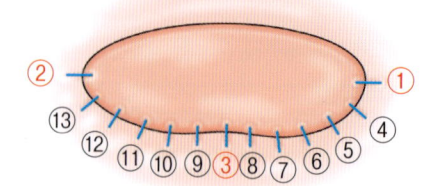

図45 後壁の運針パターン（2通り）

> **手術のコツ**
>
> 上記のように2分位点，4分位点を先にかけておくことで，両者の吻合長に差が出にくくバランスのよい結節吻合が可能である。もちろん慣れてくれば，4分位点は省略して，左側から順次かけていってもよい。

- 左側の端脇から，順次カスタネダ鉗子で把持してケリー鉗子に通していく。
- 後壁中央の糸を越えたら，また前半と同様に4分位点を先にかけて，その間を左から順に埋めていく（**図46**）。後壁中央の糸はやや溶解の早いものを用いて，外瘻チューブの固定に用いる。

■後壁の結紮
- 後壁がかけ終わったら，ケリー鉗子に通したすべての後壁糸のカスタネダ鉗子の束を，逆サイドからリスター鉗子で通し直し，膵空腸と同じ要領で助手が胆管口直上で把持し，術者が空腸を胆管口に近づけ，密着させる（**図47**）。モノフィラメントの糸を十分に濡らしておくとやりやすい。
- その後，カスタネダ鉗子の束をリスター鉗子に通したまま患者右サイド創外に置き，後壁の結紮作業に入る。
- 術者は患者左側から順次結紮をしていく。結紮した糸はまた把持して，後でまとめて切ってもよいし，その場で切ってもよい。

1 膵頭十二指腸切除術（PD）

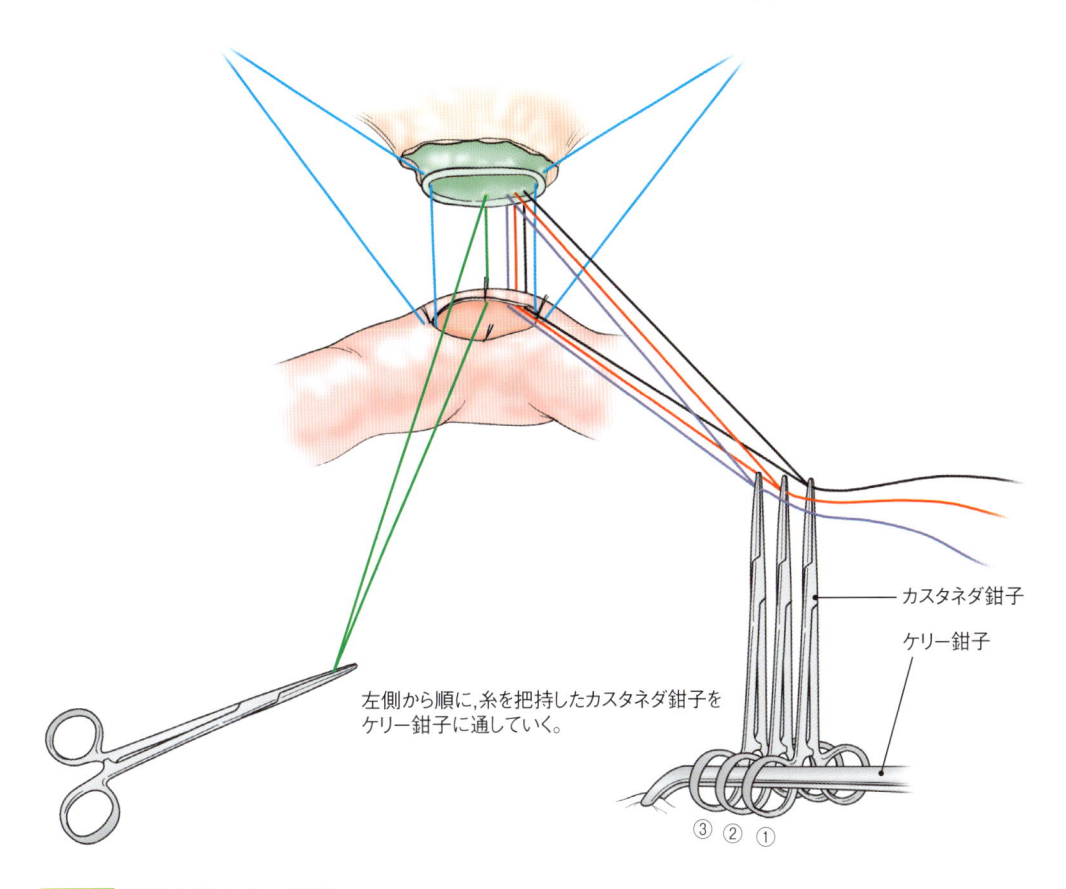

図46 胆管空腸吻合の運針

左側から順に，糸を把持したカスタネダ鉗子をケリー鉗子に通していく。

カスタネダ鉗子
ケリー鉗子

③ ② ①

リスター鉗子の左端に最後に通して，すべての後壁糸をまとめる。

後壁運針終了して，右側の端糸も含めて反対側からリスター鉗子に通し直している。

リスター鉗子　　ケリー鉗子

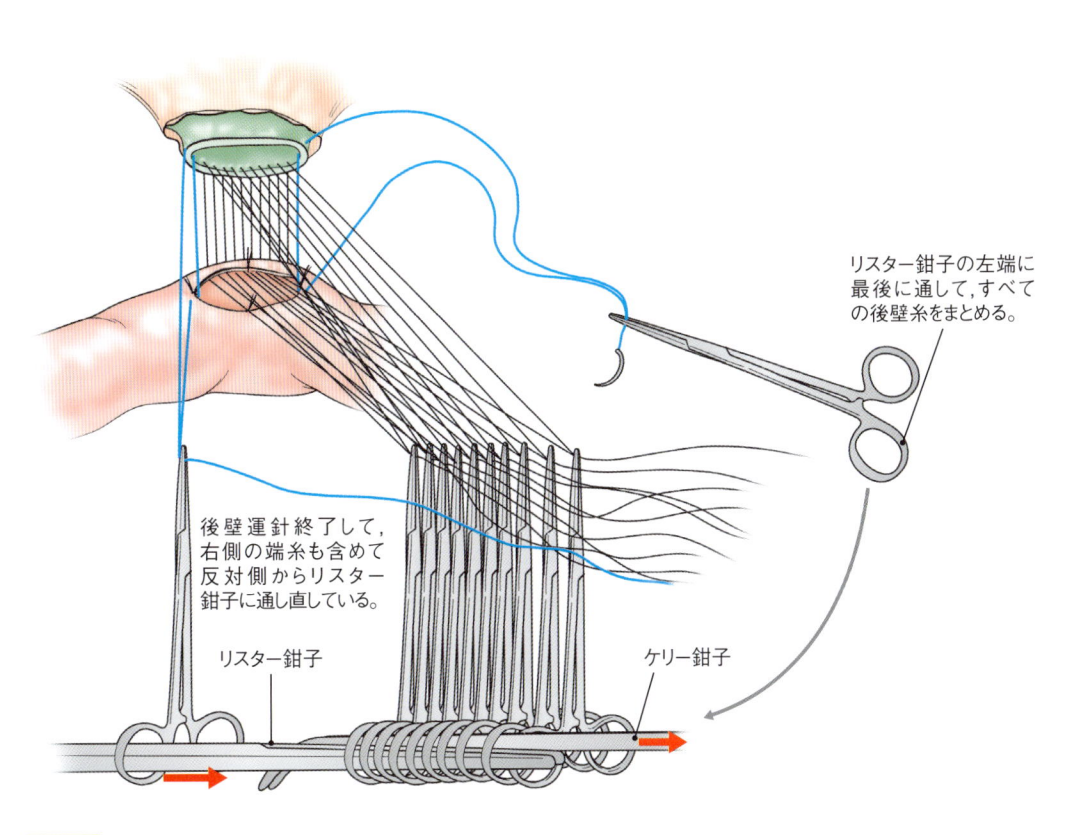

図47 後壁の運針終了

手術手技

- 後壁結紮中の第一助手は，左手で，結紮前の糸をまとめて創外からテンションをかけ，右手指先で，挙上空腸を胆管に寄せて縫合線がみえるようにする（図48）。

| 手術の
コツ | この際単純に寄せるのではなく，腸を寄せつつ吻合口が上を向いて開くようにやや腸側にねじりを加えるのがコツである（図48）。 |

- 後壁縫合が終わったら，RTBDチューブ（吻合口の大小で2.5mm/2.0mmを使い分けている）を胆管内に挿入（先端は右系の胆管。側孔がすべて肝内に入る深さまで）し，後壁中央糸で結紮固定する。
- 膵管チューブと同じ要領で，挙上空腸の膵管導出部手前3cmより，細長い鉗子を挿入し，胆管空腸吻合部の空腸孔まで，膵管チューブ先端を迎えに行き，挙上空腸外へ導出する（図49）。

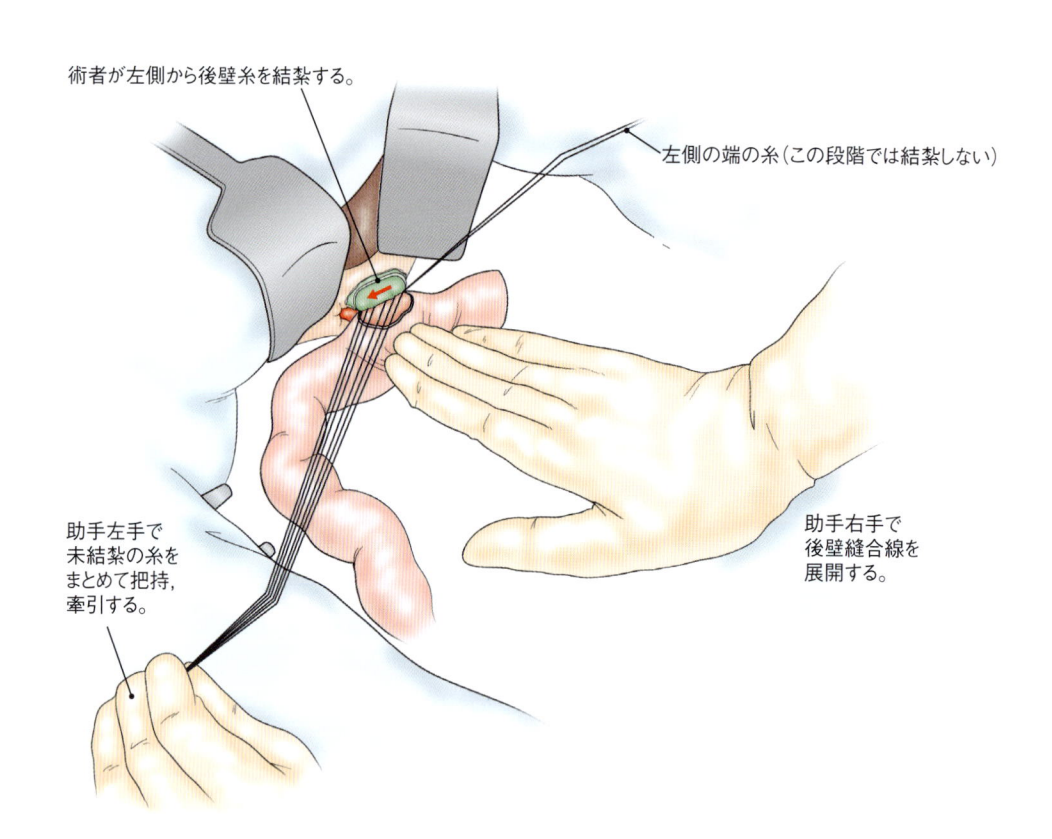

術者が左側から後壁糸を結紮する。

左側の端の糸（この段階では結紮しない）

助手右手で
後壁縫合線を
展開する。

助手左手で
未結紮の糸を
まとめて把持，
牽引する。

図48 後壁の結紮

1 膵頭十二指腸切除術(PD)

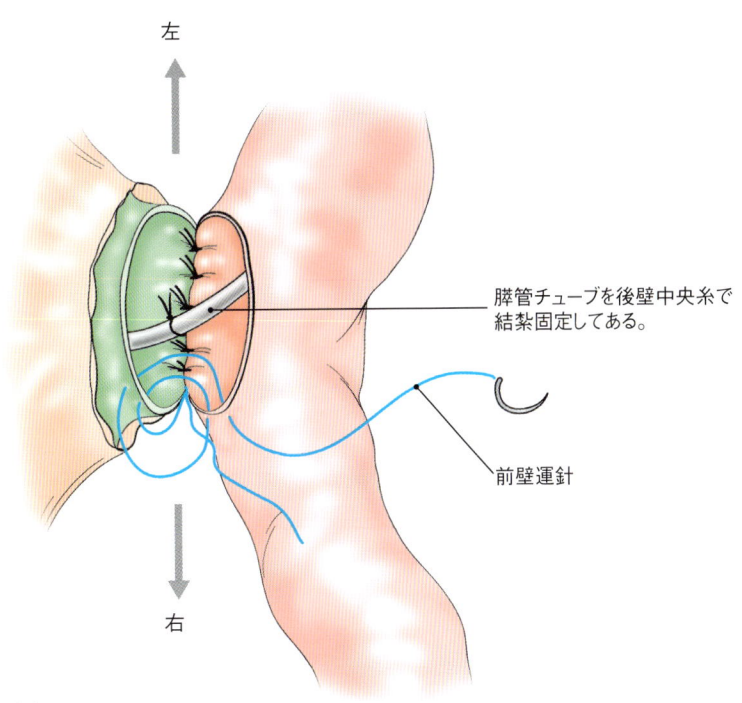

図49 前壁運針開始(右からの迎え糸)

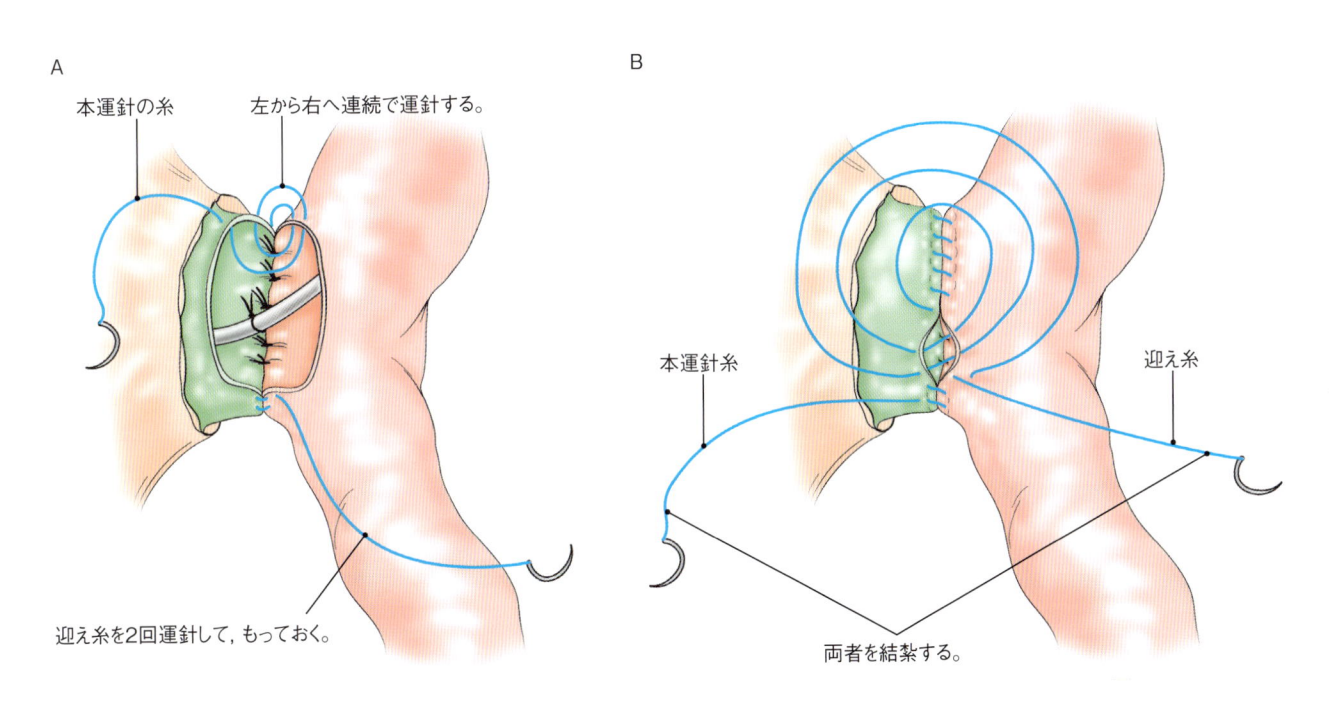

A 本運針の糸　左から右へ連続で運針する。

迎え糸を2回運針して，もっておく。

B 本運針糸　迎え糸

両者を結紮する。

図50 前壁の吻合，結紮

■**前壁の吻合，結紮**
- 胆管前壁は原則として連続縫合である。両端の糸を結紮し，吻合部左側から右へ運針を行うが，右端から1〜2針迎え糸を進めておくと，最後の視野がよくなる(**図49**)。
- 最後の結紮が縫合線をまたぐように，左を腸→胆でかけた場合は，右の迎え糸は逆に胆→腸でかけておく必要がある(**図50**)。
- 胆管空腸吻合が終了したら適宜吻合部のエアリークテストを行うが，必須ではない。

手術手技

■胃空腸吻合
- 胆管空腸吻合から約45cmのポイントで胃空腸吻合を結腸前経路にて行う。
- 胃の断端付近の後壁大彎側に空腸を2針(5cm間隔)で縫合仮固定し，胃と空腸壁に小孔を穿って，自動縫合器を挿入し，functional end-to-endの要領で吻合する(図51)。縫合器挿入孔は，手縫い連続縫合で閉鎖する。
- Lembert縫合による補強を適宜追加する。

■Braun吻合
- 胃空腸吻合部から10cmほどの距離に，Braun吻合を置く。

■腸瘻チューブ留置
- Braun空腸輸入脚側より，10Frのfeeding tubeを挿入し，Braun吻合を越えて遠位まで40cmほど進めたところで固定する。

■閉腹へ
- 先ほどの膵管チューブ，胆管チューブ，feeding tubeそれぞれにWitzel縫合を施す。
- 腹腔内洗浄は，温蒸留水3,000ml＋温生食2,000mlで行い，洗浄，止血確認後に胃十二指腸動脈断端を肝円索にて被覆する。
- 先に入れておいたWinslowドレーンを，右腹部から創外へ導出する。

■腸瘻チューブ固定
- feeding tubeは左の下腹部あたりから創外に導出するようにする。これにより胃が腹腔内でverticalに固定され，胃内用の排出がされやすくなると考えている。
- 膵管・胆管チューブの固定は正中創の右側，左側どちらでもよいが，挙上空腸のループが自然に位置し，かつ膵空腸吻合にテンションがかからないように留意する。

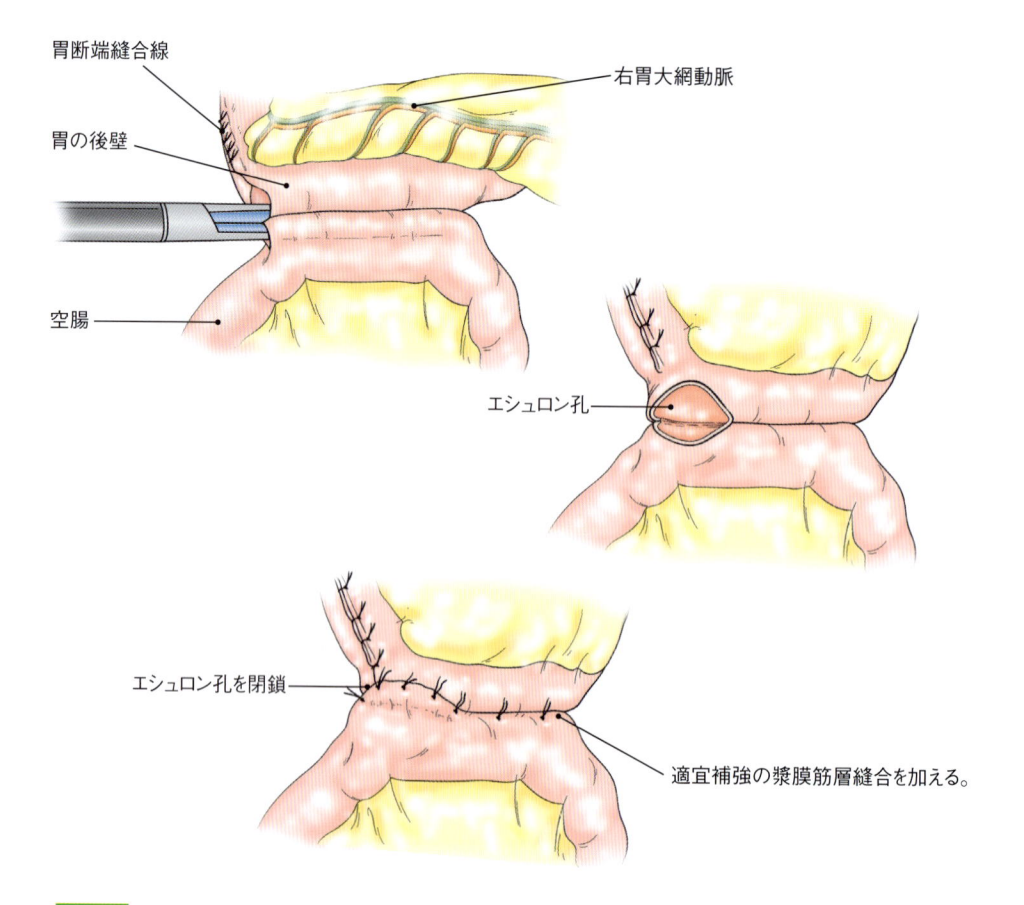

胃断端縫合線
右胃大網動脈
胃の後壁
空腸
エシュロン孔
エシュロン孔を閉鎖
適宜補強の漿膜筋層縫合を加える。

図51 胃空腸吻合

1 膵頭十二指腸切除術(PD)

■ 胃十二指腸動脈断端ラッピング
- 門脈臍部から切離せずに肝円索を長く温存しておき，胃十二指腸動脈の断端を包むように総肝動脈〜固有肝動脈周囲に巻きつけ，4-0バイクリル®2〜3針で固定する。

18 閉腹
- 閉腹糸は0-PDS®を用いて結節縫合で閉鎖する。soft pancreasで膵液瘻のリスクが高いと判断された場合は，正中創より，膵空腸吻合に最短距離になるようにスタンダードプリーツドレーン®8mmを留置する(図52)。
- 皮下を真皮埋没縫合で閉創して手術を終了する。

術後管理

- ドレーンはその性状，量，排液の生化学データ（アミラーゼ値，ビリルビン値），培養結果を踏まえ，問題なければ術後3〜4日に抜去する。ただし膵液瘻，感染を伴う場合は，術後1週を目安に細めのドレーンに入れ替え，瘻孔化を確認のうえ，排液量・性状が問題なくなり次第抜去する。
- soft pancreas症例では，半数近くの症例でISGPFの定義上の膵液瘻が生じる[28]。大概は膵上縁のドレーンがメインドレナージ経路となっているため，ドレーンtractが確実に瘻孔化するまでは，留置，適宜入れ替えをしていく。
- 経口摂取は術後2日目より水分摂取を開始，術後6日目より流動食から食事を開始する。delayed gastric emptying(DGE)の可能性も考慮し，最初から全量は摂取しないよう指導が必要である。X線での胃の張り，患者の症状をマメにチェックする。

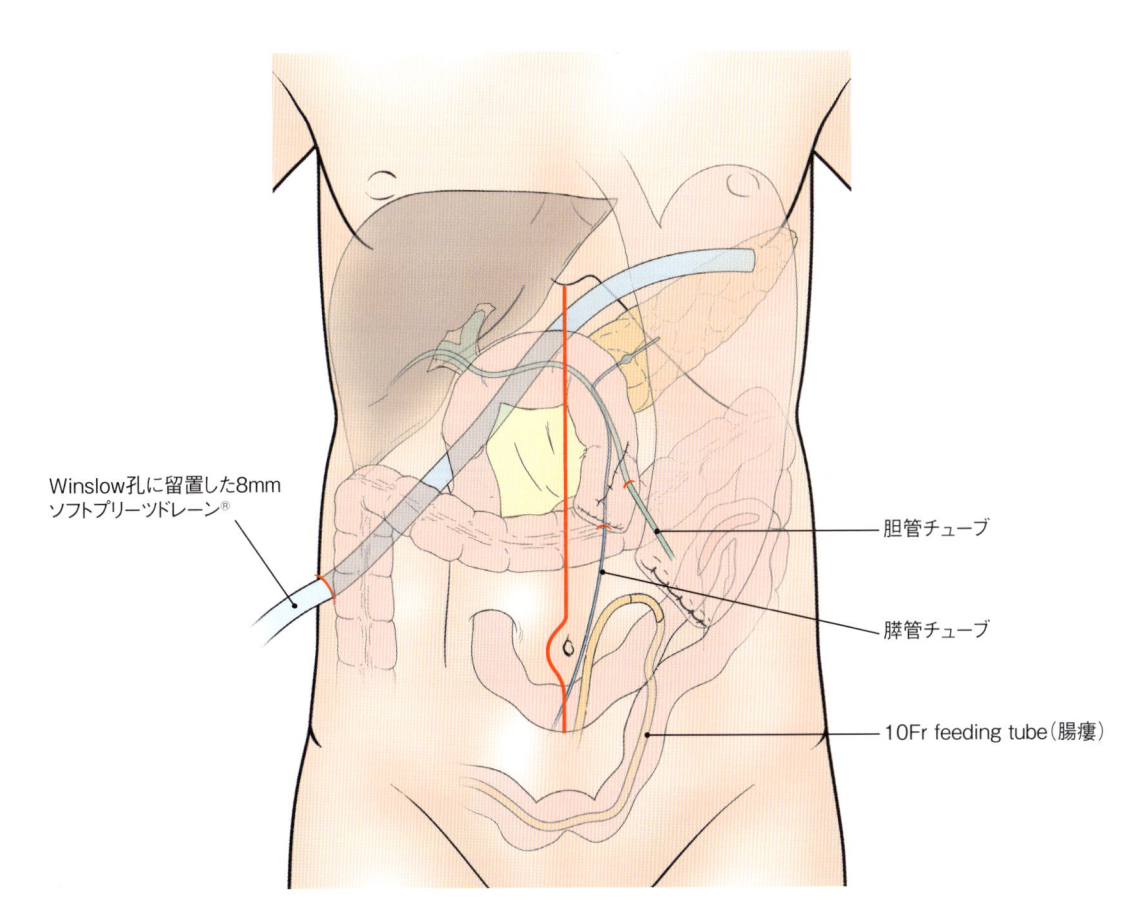

図52 閉腹

手術手技

- 嘔吐は患者が消耗するうえ，高齢者であれば誤嚥性肺炎のリスクもあるため極力起こさせないように留意する。
- 留置腸瘻より，経管栄養（エレンタール®かラコール®を使用している）を術後1日目から併用し，患者の経口摂取量に応じて増減する。
- 血算・生化学・凝固検査を，術後1，2，3，5，7日目をルーチンで，以降適宜チェックする。
- 胸部・腹部単純X線は術後1，4，7日目に撮影し，ドレーンの位置や腸管ガス像，胸水の有無を確認していく。
- 病棟でのポータブル超音波も随時施行する。発熱や腹部症状，ドレーン性状の変化，採血データの悪化などを認めた際，最も迅速かつ非侵襲的に多くの情報を得られるのは体外式超音波である。
- 術後14日目の時点で，膵液瘻，胆汁瘻がなければ，膵管チューブ，胆管チューブを1日ずつ順番に抜去する。
- 食事量が安定したら，経管栄養を終了，腸瘻チューブも抜去して退院可能である。

コラム

膵液漏出血に対する対応

　PDの術後最も致命的な合併症は，膵液瘻に伴う腹腔内出血である。出血のポイントとしては，胃十二指腸動脈の断端や，肝動脈の枝（右胃動脈，胆嚢動脈など）からである。膵液瘻が存在する場合は，ドレーン性状，患者本人の腹部症状（痛みを伴うことが多い）には常に留意し，腹腔内に溜まりを作らないようドレーン処置や穿刺ドレナージを行うが，それでも出血が起こることもある。その際はドレーンの排液が血清になった時点で，すぐにdynamic CTによる診断のもと，血管造影止血処置を検討する。がん研有明病院肝胆膵外科では，それまでなかった血性排液が少量でも認められた場合は，これを出血の前兆としてとらえ，日時を問わずCTによる仮性瘤形成の有無をチェックしている。たとえば胃十二指腸動脈断端が瘤化していた際など，止血のためには，総肝動脈から固有肝動脈までの塞栓が必要である。肝動脈血流が一旦なくなることになり，その後の胆管壊死や，肝不全のリスクを考慮すると難しい判断であるが，実際に本格的な出血が起こってショックになる場合や，肝門に血腫ができて門脈までも圧排閉塞をきたした場合のほうが致命的であるため，原則として仮性瘤はその中枢・末梢をしっかり塞栓してもらっている。門脈血流がしっかり保たれていれば，下横隔動脈からの側副血行路などが発達してきて，massiveな肝梗塞は意外に起こりにくい。現在，がん研有明病院のPDの在院死率は1％以下であるが，膵液瘻出血に対して，迅速な対応で止血の必要性を検討し，腕のよいangiologistによる確実な止血が得られていることが大きく貢献していると考えている。

文献

1) Whipple AO, et al : Treatment of carcinoma of the ampulla of vater. Ann Surg 1935 ; 102(4) : 763-79.
2) Traverso LW, et al : Preservation of the pylorus in pancreaticoduodenectomy. Surg Gynecol Obstet 1978 ; 146(6) : 959-62.
3) Kawai M, et al : Pancreaticoduodenectomy versus pylorus-preserving pancreaticoduodenectomy: the clinical impact of a new surgical procedure; pylorus-resecting pancreaticoduodenectomy. J Hepatobiliary Pancreat Sci 2011 ; 18(6) : 755-61.

4) Hayashibe A, et al: : The surgical procedure and clinical results of subtotal stomach preserving pancreaticoduodenectomy (SSPPD) in domparison with pylorus preserving pancreaticoduodenectomy (PPPD). J Surgical Oncol 2007; 95(2): 106-9.
5) Ohigashi H, et al: Early ligation of the inferior pancreaticoduodenal artery to reduce blood loss during pancreaticoduodenectomy. Hepatogastroenterology 2004; 51(55): 4-5.
6) Kurosaki I, et al: Left posterior approach to the superior mesenteric vascular pedicle in pancreaticoduodenectomy for cancer of the pancreatic head. JOP 2011; 12(3): 220-9.
7) Horiguchi A, et al: Pancreatoduodenectomy in which dissection of the efferent arteries of the head of the pancreas is performed first. J Hepatobiliary Pancreat Surg 2007; 14(6): 575-8.
8) Hackert T, et al: Uncinate process first--a novel approach for pancreatic head resection. Langenbecks Arch Surg 2010; 395(8): 1161-4.
9) Dumitrascu T, et al: Posterior versus standard approach in pancreatoduodenectomy: a case-match study. Langenbecks Arch Surg 2010; 395(6): 677-84.
10) Inoue Y, et al: Pancreatoduodenectomy with systematic mesopancreas dissection using a supracolic anterior artery-first approach. Ann Surg 2015; Jan 13.
11) Varty PP, et al: Early retropancreatic dissection during pancreaticoduodenectomy. Am J Surg 2005; 189(4): 488-91.
12) Popescu I, et al: The posterior approach in pancreaticoduodenectomy: preliminary results. Hepatogastroenterology 2007; 54(75): 921-6.
13) Pessaux P, et al: Pancreaticoduodenectomy: superior mesenteric artery first approach. J Gastrointest Surg 2006; 10(4): 607-11.
14) Lupascu C, et al: Posterior approach pancreaticoduodenectomy: best option for hepatic artery anatomical variants. Hepatogastroenterology 2011; 58(112): 2112-4.
15) Weitz J, et al: The "artery first" approach for resection of pancreatic head cancer. J Am Coll Surg 2010; 210(2): e1-4.
16) Shrikhande SV, et al: Superior mesenteric artery first combined with uncinate process approach versus uncinate process first approach in pancreatoduodenectomy: a comparative study evaluating perioperative outcomes. Langenbecks Arch Surg 2011; 396(8): 1205-12.
17) Kawabata Y, et al: Appraisal of a total meso-pancreatoduodenum excision with pancreaticoduodenectomy for pancreatic head carcinoma. Eur J Surg Oncol 2012; 38(7): 574-9.
18) Gockel I, et al: Resection of the mesopancreas (RMP): a new surgical classification of a known anatomical space. World J Surg Oncol 2007; 5: 44.
19) Gaedcke J, et al: The mesopancreas is the primary site for R1 resection in pancreatic head cancer: relevance for clinical trials. Langenbecks Arch Surg 2010; 395(4): 451-8.
20) Dumitrascu T, et al: Total mesopancreas excision in pancreatic head adenocarcinoma: The same impact as total mesorectal excision in rectal carcinoma? Comment on article "surgical technique and results of total mesopancreas excision in pancreatic tumours" by Adham M and Singhirunnusorn J, Eur J Surg Oncol, 2012. Eur J Surg Oncol 2012; 38(8): 725; author reply 6.
21) 日本膵臓学会：膵癌取扱い規約(第6版補訂版). 金原出版. 2013.
22) Kayahara M, et al: Lymphatic flow and neural plexus invasion associated with carcinoma of the body and tail of the pancreas. Cancer 1996; 78(12): 2485-91.
23) Nakao A, et al: Isolated pancreatectomy for pancreatic head carcinoma using catheter bypass of the portal vein. Hepatogastroenterology 1993; 40(5): 426-9.
24) West NP, et al: Understanding optimal colonic cancer surgery: comparison of Japanese D3 resection and European complete mesocolic excision with central vascular ligation. J Clin Oncol 2012; 30(15): 1763-9.
25) West NP, et al: Complete mesocolic excision with central vascular ligation produces an oncologically superior specimen compared with standard surgery for carcinoma of the colon. J Clin Oncol 2010; 28(2): 272-8.
26) Mizuno S, et al: Anterior approach to the superior mesenteric artery by using nerve plexus hanging maneuver for borderline resectable pancreatic head carcinoma. J Gastrointest Surg 2014; 18(6): 1209-15.
27) Kayahara M, et al: Role of nodal involvement and the periductal soft-tissue margin in middle and distal bile duct cancer. Ann Surg 1999; 229(1): 76-83.
28) Koga R, et al: Clamp-crushing pancreas transection in pancreatoduodenectomy. Hepatogastroenterology 2009; 56(89): 89-93.
29) Kakita A, et al: History of pancreaticojejunostomy in pancreaticoduodenectomy: development of a more reliable anastomosis technique. J Hepatobiliary Pancreat Surg 2001; 8(3): 230-7.
30) Fujii T, et al: Modified Blumgart anastomosis for pancreaticojejunostomy: technical improvement in matched historical control study. J Gastrointest Surg 2014; 18(6): 1108-15.
31) Kleespies A, et al: Blumgart anastomosis for pancreaticojejunostomy minimizes severe complications after pancreatic head resection. Br J Surg 2009; 96(7): 741-50.

手術手技

2 膵尾側切除術
1. 後腹膜一括郭清を伴った膵体尾部切除

がん研有明病院消化器センター肝・胆・膵外科　**齋浦明夫**

適応

- 膵体尾部の通常型膵癌

わが国では通常型膵癌に対して脈管処理・膵切離を先行し，後腹膜組織を一括切除する膵体尾部切除が以前より行われていたが，最近では海外からもRAMPS（radical antegrade modular pancreatosplenectomy）とよんで報告されるようになった[1,2]。がん研有明病院ではこの方法を膵体尾部癌の標準手術としている。

術前チェック

通常の膵癌の術前チェックに準ずる。
① 遠隔転移がないことを術前に確認する必要がある。
② 腫瘍マーカー高値症例では特に潜在的な肝転移の可能性が高く，EOB-MRIを行っておいた方がよい。
③ 脾臓を摘出するので，肺炎球菌ワクチンを術前に打っておくことを推奨する。

手術手順

1. 開腹
2. 胆嚢摘出，十二指腸授動
3. 総肝動脈・腹腔動脈周囲リンパ節郭清，脾動脈結紮切離
4. 網嚢開放，大網切除，上腸間膜静脈露出
5. 膵臓切離
6. 脾静脈切離
7. 左腎脱転
8. 上腸間膜動脈周囲郭清
9. 右側大網切除，左腎筋膜切除
10. 左腎静脈露出，左副腎静脈切離
11. 閉腹とドレーン留置

手術手技

1 開腹

- 上腹部正中切開（腹腔内精査）またはL字切開で行う（図1）。
- まず小切開で腹腔内を観察し，触診で肝転移や腹膜播種のないことを確認する。
- ダグラス窩の洗浄細胞診を行う。洗浄細胞診陽性は予後不良因子ではあるが，現在のところ，非切除に比べ切除成績は良好であるため，切除は続行する。
- 術中超音波は必ず行う。腫瘍の進展，解剖の確認および肝転移のないことを確認する。特に，進行癌症例では造影超音波での肝転移の除外は，不要な切除を避けるために有用である。
- 超音波や触診で疑い箇所があれば躊躇せず生検を行い，迅速病理検査に提出する。

② 膵尾側切除術　1. 後腹膜一括郭清を伴った膵体尾部切除

2 胆嚢摘出，十二指腸授動

- 胆嚢摘出は必須ではないが，迷走神経の胆嚢枝が切れるので，予防的に胆嚢摘出を行う。
- 十二指腸を授動し傍大動脈リンパ節のサンプリング（No.16b1 int, 16a2 int）を行う（図2）。
- 転移陽性の場合は予後不良因子であり，複数転移がある場合や，No.16b2リンパ節など領域外まで転移が及んでいる場合は切除を断念する。少数の限定的な転移の場合，切除を続行する。
- 若年患者などでは，No.16b1, 16a2の傍大動脈リンパ節郭清を付加する。

> **手術のコツ**　左腎静脈腹側は血管がなく，ケリー鉗子で左側まで剥離しておく（図2）。後の後腹膜一括郭清の際にこの空間につながる。

- Winslow孔に細く長い鉤を入れ，大動脈脚腹側の後腹膜を腹腔動脈根部方向へ電気メスで切開しておく。次の操作でのリンパ節郭清の際の背側切離線となる。

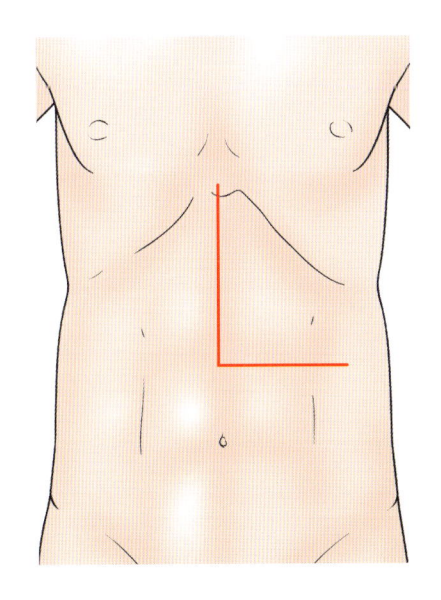

図1　開腹

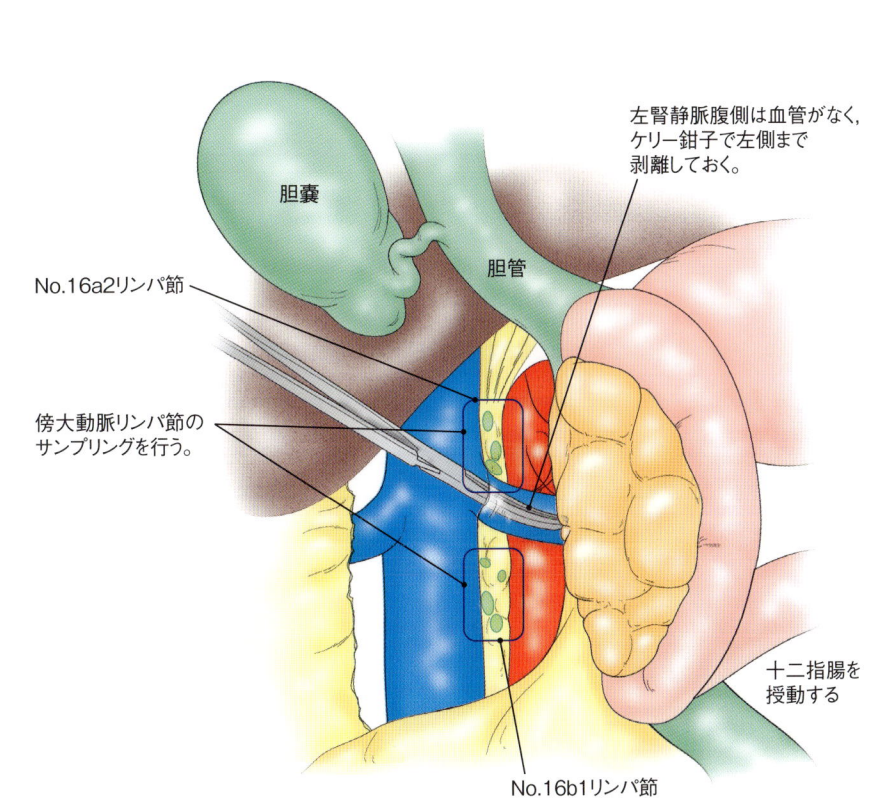

図2　十二指腸授動，傍大動脈リンパ節のサンプリング

81

手術手技

3 総肝動脈・腹腔動脈周囲リンパ節郭清，脾動脈結紮切離

■総肝動脈・腹腔動脈周囲リンパ節郭清

- 小網を開放し，No.8aリンパ節と膵体部の間の漿膜を切開し，総肝動脈を確認する（図3）。胃十二指腸動脈，固有肝動脈も確認する。
- 神経叢を分け入り，総肝動脈をテーピングする。特に膵体部癌では総肝動脈周囲神経叢に浸潤をきたすことがあるので，神経叢郭清も行う。
- 動脈周囲神経叢郭清をする際は，動脈の外膜を確認し，メッツェンバウム剪刀で鋭的に切離する。

手術の ポイント	● よい層に入ると出血しない。また細い動脈が仮にあっても鋭的に切離された場合は出血点がよく見えるので，6-0プロリーン®で安全に縫合止血できる。 ● 術前CTで確認できることが多いが，総肝動脈から背側膵動脈が分岐していることがあるので注意する（図3★）。

- No.12a〜8aリンパ節を一塊にして外すと，背側に門脈を確認できる。左胃静脈が門脈に流入する場合は切離する。門脈の左縁の組織はすべて郭清することとなる。
- 膵体部癌で門脈右縁での膵切離となる場合は胃十二指腸動脈をテーピングし，膵臓から胃十二指腸動脈を外す。通常この操作は胃を腹側に展開してからがよい。

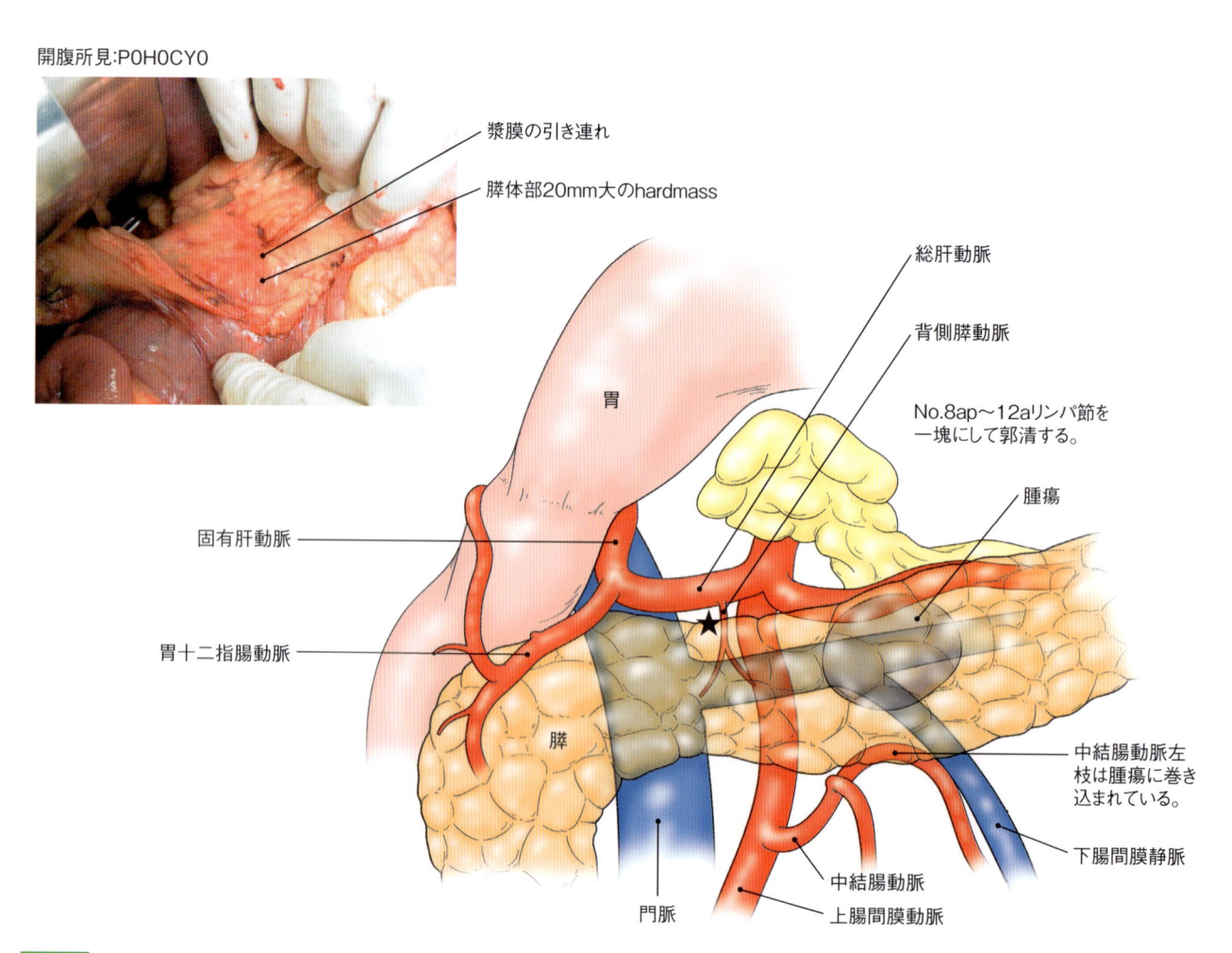

開腹所見：P0H0CY0

図3 総肝動脈，腹腔動脈周囲リンパ節の郭清

82

② 膵尾側切除術　1．後腹膜一括郭清を伴った膵体尾部切除

■脾動脈結紮切離
- 神経叢を切除しつつ総肝動脈の外膜に沿って，脾動脈根部方向に切離線を延長する。

> **手術のポイント**　根治性より安全性に重点を置く場合や腫瘍学的に神経叢切除が必要ない場合は胃のリンパ節郭清のように神経叢を温存しつつ脾動脈根部へと進む。

> **トラブルシューティング**　脾動脈根部の処理ができない症例は他項にある腹腔動脈幹切除を伴う膵体尾部切除の適応となる(93頁〜参照)。

- 脾動脈根部をテーピングし，結紮＋血管縫合糸による貫通結紮を行う(図4)。切除側は鉗子でクランプし縫合閉鎖する。左胃動脈は無意識に切離することもあるので，必ず確認するようにする。
- 場合によってはNo.7リンパ節も郭清する。

胃　脾動脈　背側膵動脈　胃十二指腸動脈　膵体部20mm大のhardmassが小彎領域に浸潤。　下腸間膜静脈　中結腸動脈

脾動脈根部をテーピングし，貫通結紮を行う。

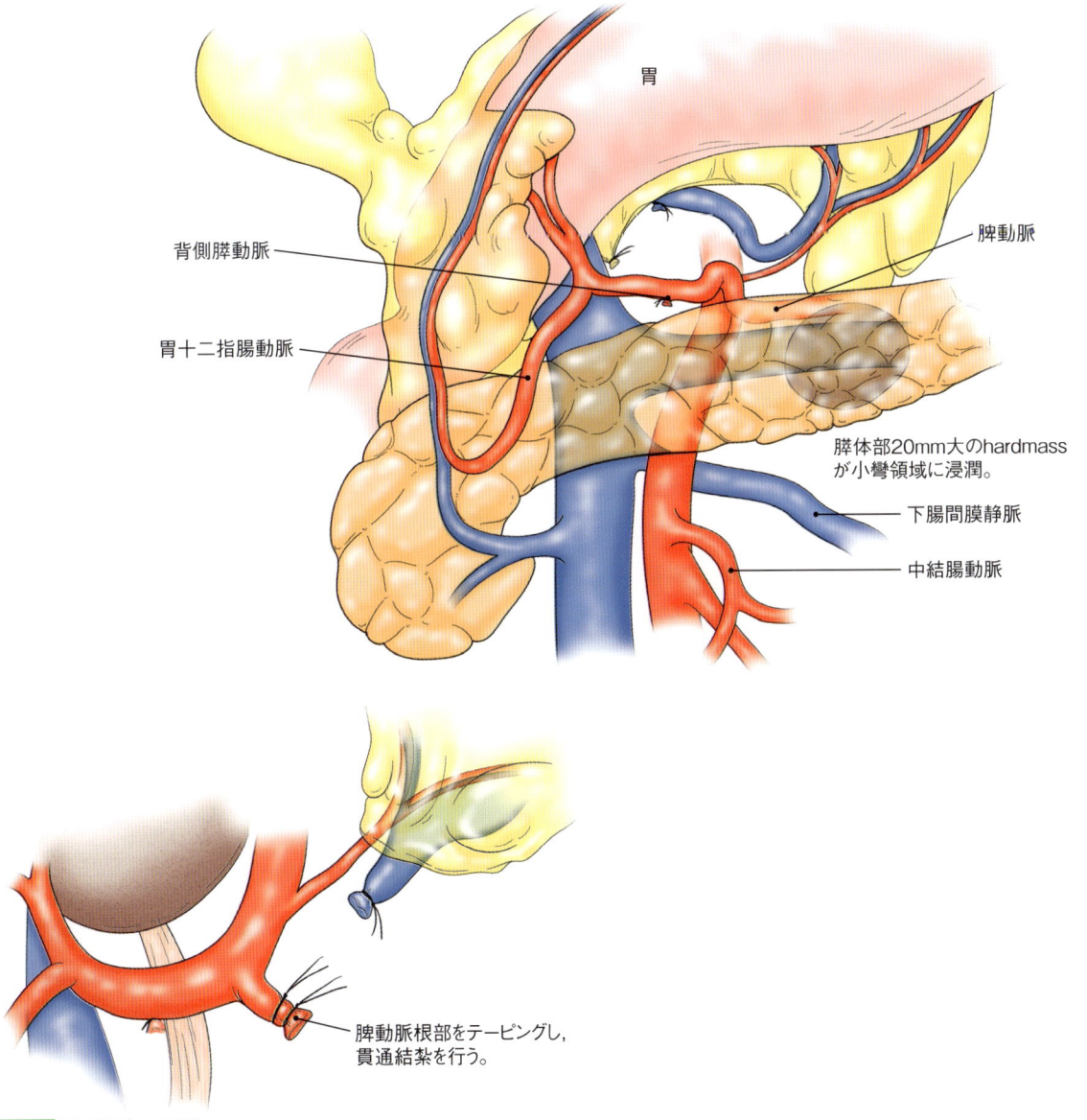

図4　脾動脈の切離
周囲神経も剥離する層で郭清し，脾動脈を根部でテーピングする。

手術手技

4 網嚢開放，大網切除，上腸間膜静脈露出

- 胃大網動脈の外側で網嚢を開放する（図5）。
- 大網を横行結腸から外し，横行結腸前葉を切除しつつ網嚢切除を行う（図6）。中結腸動脈に注意し，上腸間膜静脈を露出する。
- ケリー鉗子を用い門脈上でトンネリングを行い，膵臓をテーピングする。

> **手術のコツ**
> 門脈右縁で切離したい場合は胃十二指腸動脈から膵臓に出る小枝を処理し膵臓から外しておく。門脈右縁でトンネリングする。

5 膵臓切離

- 膵をテーピングし，膵臓を切離する（図7）。
- 門脈上でトンネリングし余裕のある場合はステープルを使用し切離する。余裕のない場合は鋭的に切離する。
- 膵離断の方法はさまざまあるがどれも優劣はつけ難い。慣れた方法でよい。

> **手術のコツ**
> がん研有明病院ではTL60®（Ethicon）を用いている。前もって腸鉗子で数分圧挫しておくとよい。また膵臓側からの出血予防のため膵の上下に4-0プロリーン®をかけておくこともある。

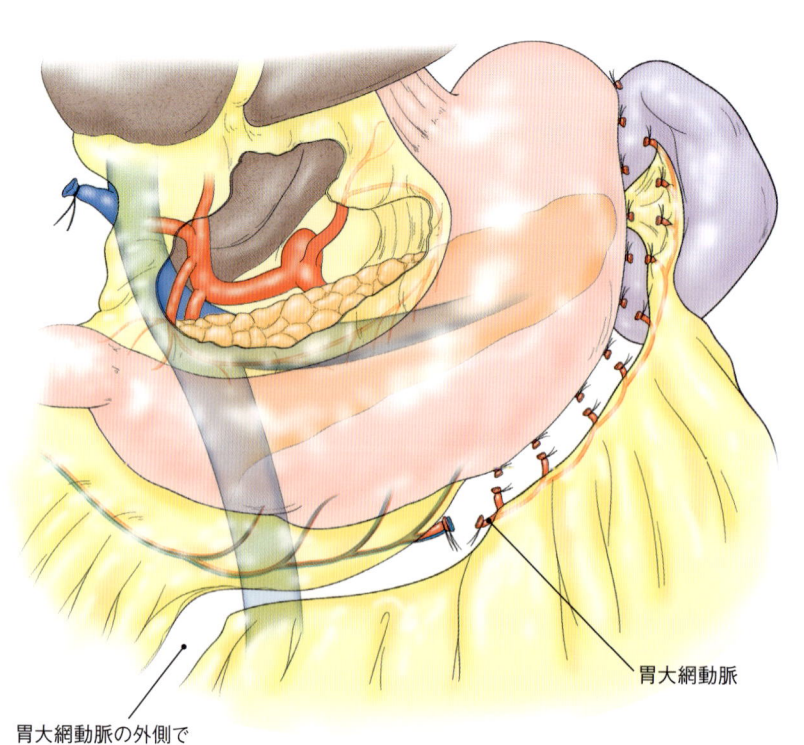

図5 胃大彎の処理

（胃大網動脈の外側で網嚢を開放する。）
（胃大網動脈）

84

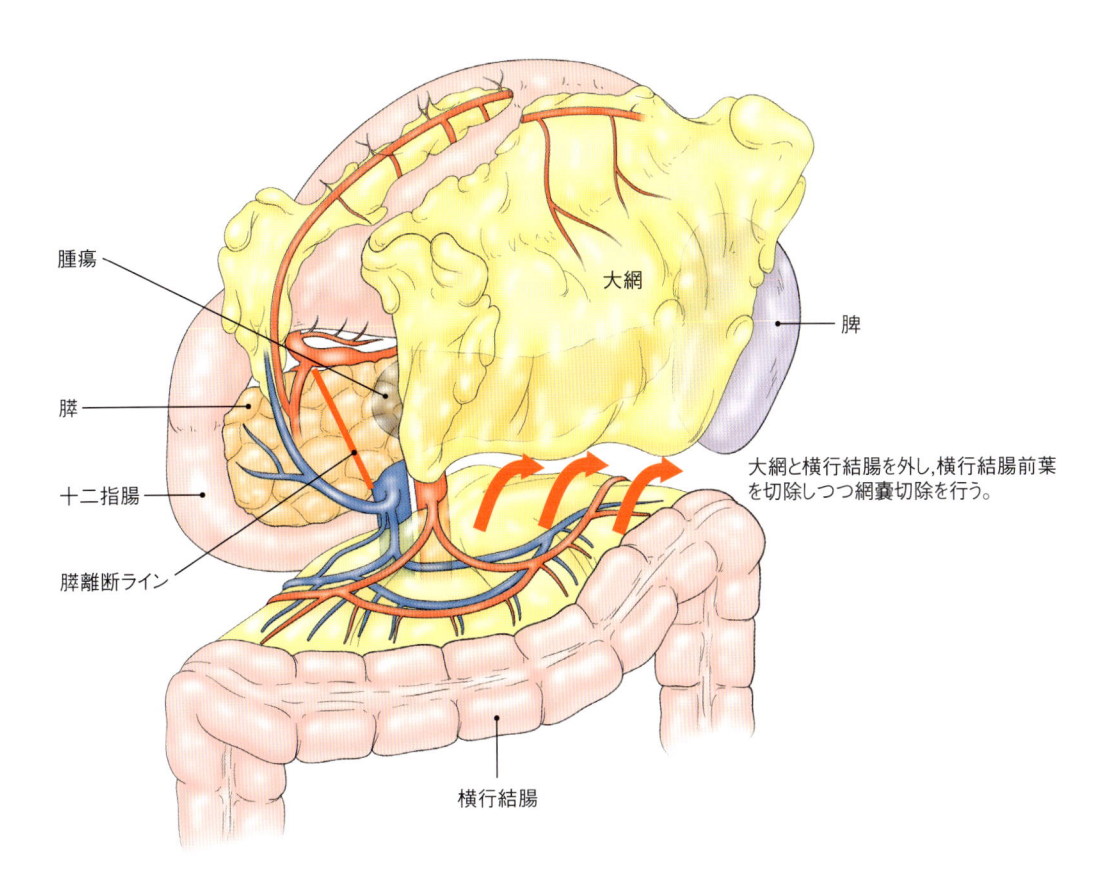

2 膵尾側切除術　1．後腹膜一括郭清を伴った膵体尾部切除

- 腫瘍
- 膵
- 十二指腸
- 膵離断ライン
- 大網
- 脾

大網と横行結腸を外し，横行結腸前葉を切除しつつ網囊切除を行う。

横行結腸

図6 網囊切除

No.8ap〜12, 9リンパ節

- 門脈
- 上腸間膜動脈神経叢は温存するライン
- 中結腸動脈
- 結腸間膜をcoring out，中結腸動脈左枝を合併切除する。
- 十二指腸
- 下腸間膜静脈

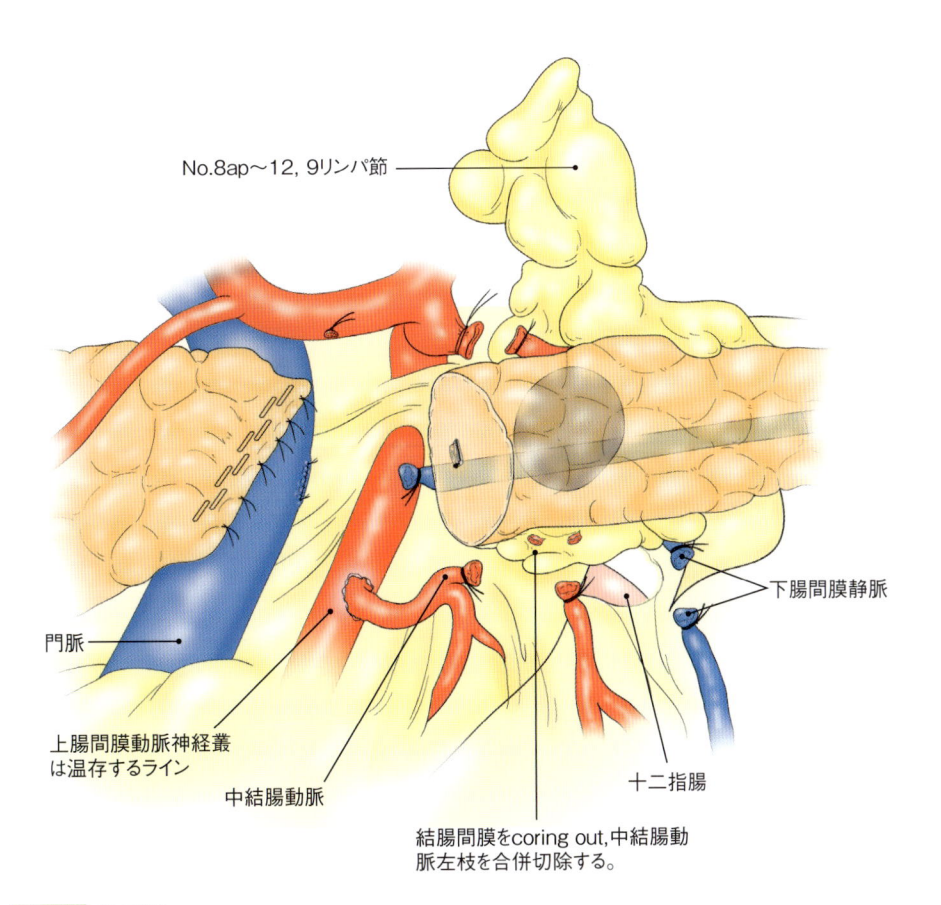

図7 膵離断

手術手技

- 膵断端は迅速病理診断に提出する。腫瘍縁が近い場合は標本摘出後に提出する。
- ステープル後は切除側に腸鉗子をかけて切離するが，膵液が漏れないよう4-0プロリーン®で縫合閉鎖する。

手術の コツ	使用するステープルは膵臓の厚さにより選択するが，主膵管が確認できる場合は5-0プロリーン®で追加縫合閉鎖しておくほうが膵液瘻予防となりよい。

6 脾静脈切離

- 脾静脈を根部で切離する（図8）。下腸間膜静脈が上腸間膜静脈に直接流入する場合は下腸間膜静脈も切離する。

手術の ポイント	距離が取れる場合は結紮＋貫通結紮で切離する。距離がない場合は血管鉗子でクランプし，5-0プロリーン®で縫合閉鎖する。

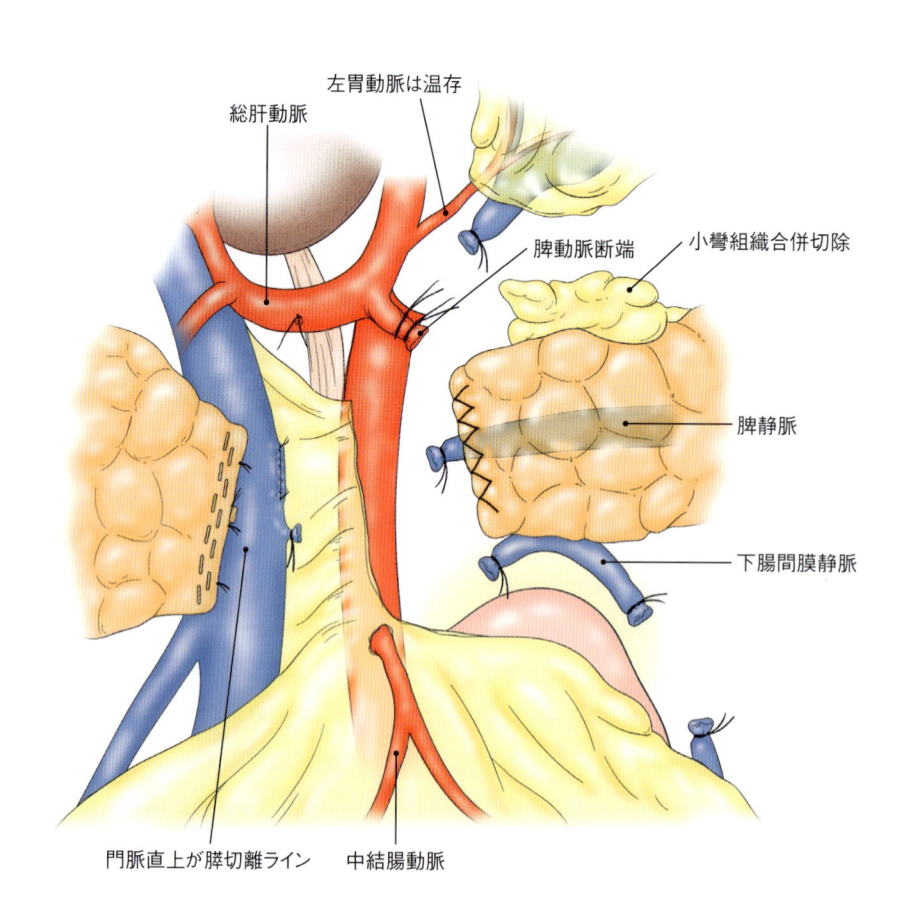

図8 脾静脈，下腸間膜静脈切離

7 左腎脱転

- 全小腸を創外へ出し，下行結腸溝の漿膜を切開し左腎背側へ入る。ここは疎な組織であり，指で容易に左腎背側の空間を開放できる。

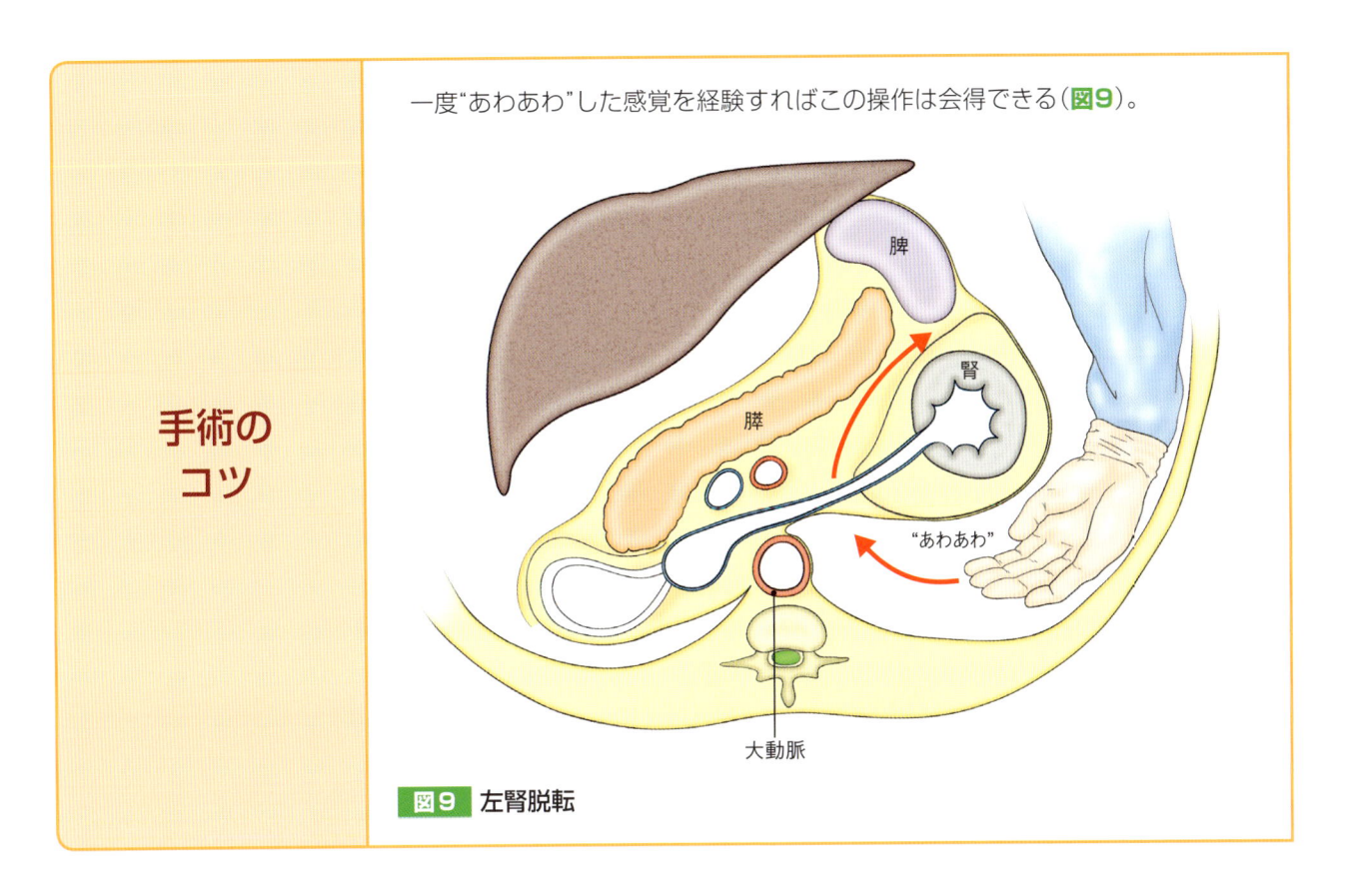

手術のコツ

一度"あわあわ"した感覚を経験すればこの操作は会得できる（図9）。

図9 左腎脱転

- 中枢では脊椎および大動脈を触知できる。一旦腎背側のスペースに指が入ったら，それを頭側に広げ，脾臓背側につなげる。すると横隔膜との折れ返りの漿膜が残るので，これを電気メスで切離する。
- 食道の手前まで切離できれば，左脱転写が完了する。これにより，膵尾部の視野が格段によくなり，大出血の危険もなく，後腹膜一括郭清ができる。

8 上腸間膜動脈周囲郭清

- 膵体部癌の場合容易に神経叢浸潤をきたすため，上腸間膜動脈周囲神経叢は腫瘍の位置に応じて切除する（図10, 11）。
- No.8〜9〜12aリンパ節は個別に取っても，総肝動脈背側からつなげてもよい。
- 上腸間膜動脈右側では膵頭神経叢があり，中を下膵十二指腸動脈が走行しており，郭清は不完全となる。
- 膵体部癌の場合，腫瘍の位置が門脈上からやや左側であっても膵体尾部切除より膵頭十二指腸切除を選択する場合があるのは，門脈合併切除や膵頭神経叢周囲の郭清がより確実に行えるからである。
- 膵体尾部切除では上腸間膜動脈右側では膵頭部神経叢を"そぐ"ようにして上腸間膜動脈腹側（12時方向）の動脈外膜へ達する。尾側では中結腸動脈を確認しその根部より中枢方向へ上腸間膜動脈の左側神経叢を切除する。

手術手技

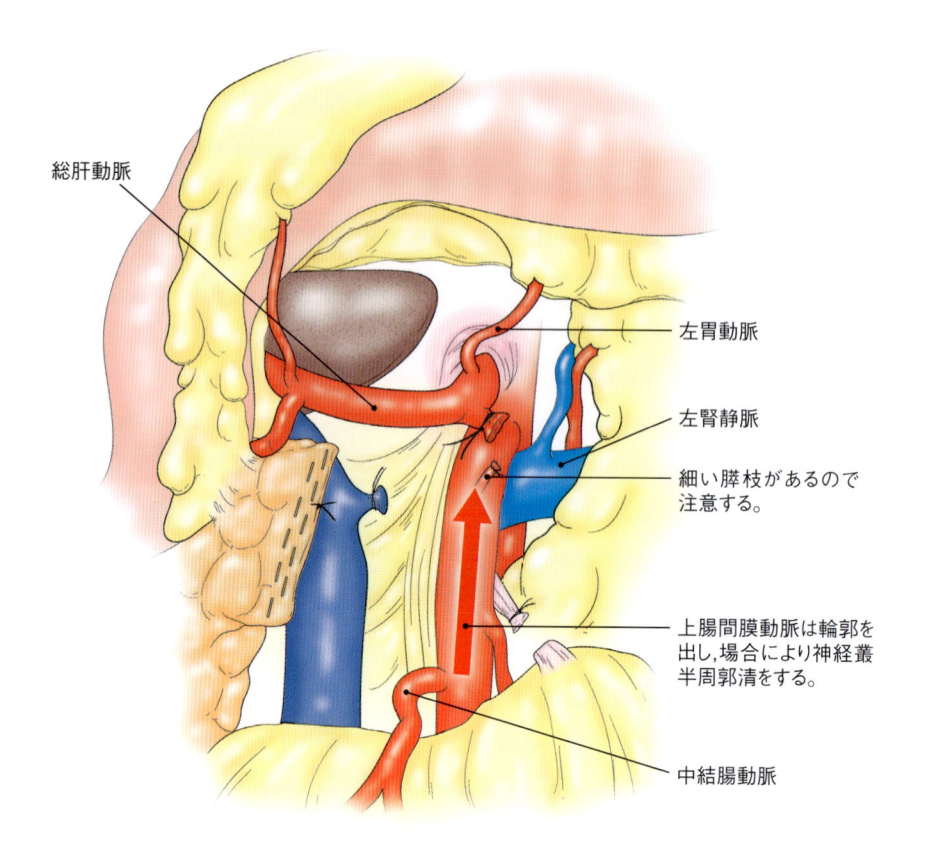

図10 上腸間膜動脈左側郭清

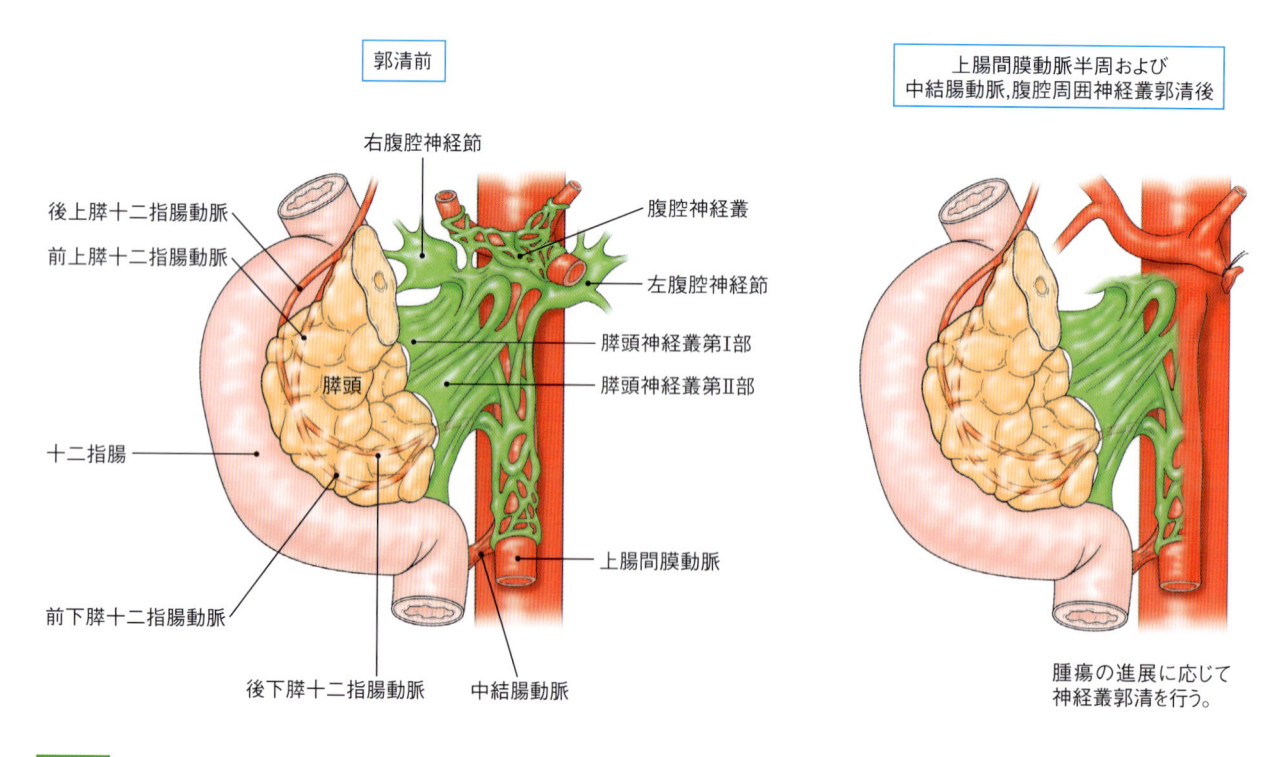

図11 動脈周囲神経叢郭清

② 膵尾側切除術　1. 後腹膜一括郭清を伴った膵体尾部切除

> **手術の ポイント**
> ● ここでも根治性より安全性を重視する場合や，膵尾部腫瘍で神経叢切除の必要性が乏しい場合は神経叢を温存する。
> ● 多くの症例で上腸間膜動脈の腹側から膵臓へ向かう背側膵動脈があるので，注意して確実に結紮切離する。

- 上腸間膜動脈を中枢へ向かうと，脾動脈根部から腹腔動脈左縁へ続く。血管の分岐部の隅をしっかりと郭清するのが理想的である。

9 右側大網切除，左腎筋膜切除

- ここが後腹膜一括郭清のヤマ場である。
- 横行結腸間膜前葉を脾彎曲あたりから外していく（図12）。これは胃癌での網嚢切除と同様であるが，このままでいくと膵背側へ至ってしまうので，後腹膜一括郭清とならない。目標は左腎被膜および左腎静脈が最終的な到達点である。この局面は層を乗り越えることになるので，無駄な剥離はしないように気を付ける。
- 下腸間膜静脈を確認したら，躊躇なく切離し，腎筋膜に到達したら，剥離せず迷わず腎筋膜内に分け入り左腎皮膜を露出させておく。
- Treitz靱帯から十二指腸が横行結腸間膜越しに透見されるが，必ずしも横行結腸間膜後葉を開放する必要はない。しかし，この部位は膵体尾部から非常に近いので，横行結腸間膜後葉に引きつれがある場合は，通常結腸合併切除となる。
- 結腸合併切除の場合，結腸切離の際に再建をすることも可能であるが，がん研有明病院では切除に専念し，再建は切除後に行っている。
- 副腎を残す場合はやや浅い層で切離する（図13）。

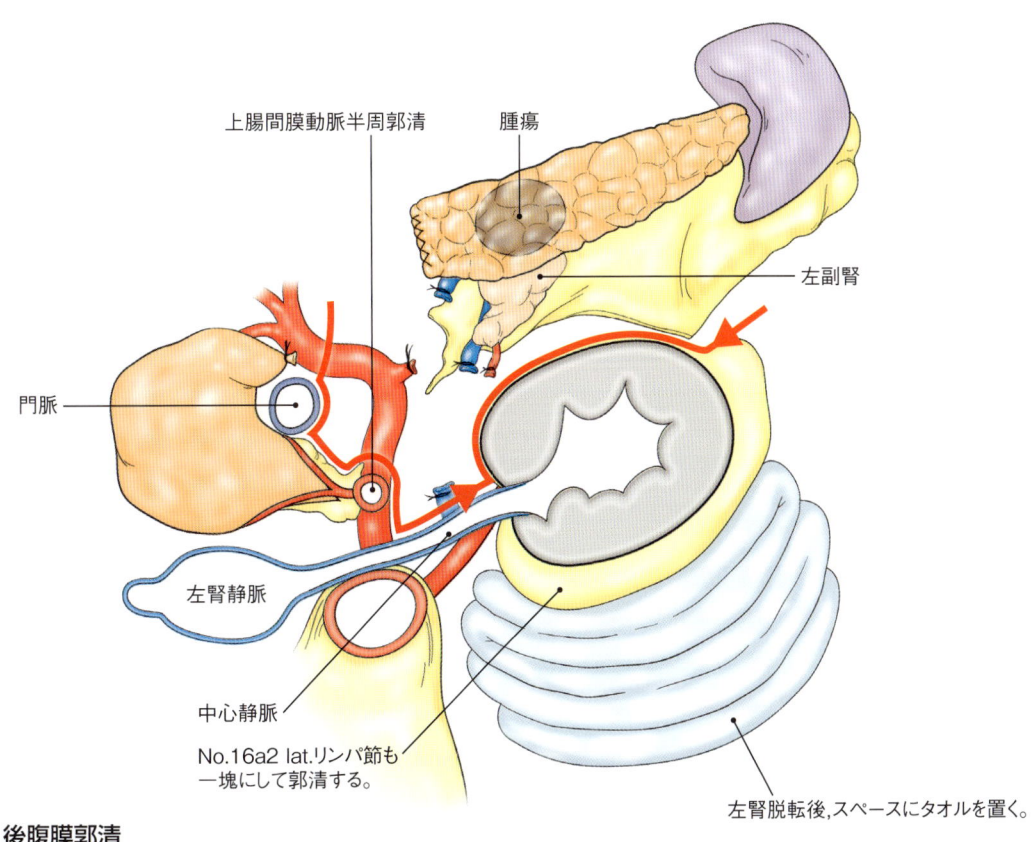

図12 後腹膜郭清

（ラベル：上腸間膜動脈半周郭清，腫瘍，左副腎，門脈，左腎静脈，中心静脈，No.16a2 lat.リンパ節も一塊にして郭清する。，左腎脱転後,スペースにタオルを置く。）

手術手技

手術のコツ

　膵体部に腫瘍がある場合は，副腎を残してもよい。副腎は切除標本をみると多くの場合腫瘍を離れており，切除の意義を理解しがたいかもしれないが，逆に，副腎を温存した場合，Toldt膵後筋膜で剥離することとなるので浅い層での切離となる。特に浸潤性膵管癌では画像診断での進展度診断には限界があり，画像診断でなくても最終病理診断で膵後方浸潤が陽性の症例がほとんどである。R0切除を目指した場合の十分な切除マージンに留意しつつ，全体のバランスを考えた切離ラインを心がけるようにする。

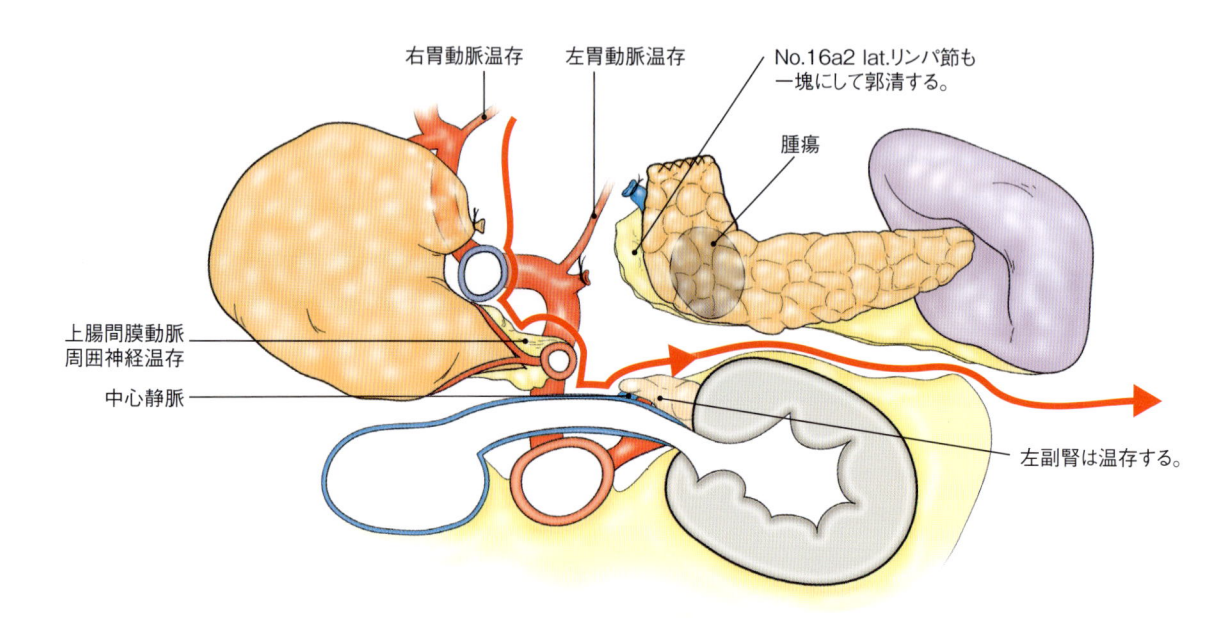

図13 後腹膜郭清（副腎温存の場合）

- 右胃動脈温存
- 左胃動脈温存
- No.16a2 lat.リンパ節も一塊にして郭清する。
- 腫瘍
- 上腸間膜動脈周囲神経温存
- 中心静脈
- 左副腎は温存する。

手術の注意点

　低悪性度腫瘍の場合は，腹腔鏡下膵切除で行うことの多いToldt膵後筋膜で剥離する膵体尾部切除を行ってもよいが，本項で述べた手術とはまったく異なる手術であることを強調したい（図14）。この場合，通常膵の尾側から脱転し最後に膵臓を切離することとなる。

図14 後腹膜郭清を省略した膵体尾部切除

- 左副腎～Gerota筋膜は温存する。
- 腫瘍
- 上腸間膜動脈周囲神経は温存する。
- 尾側寄りToldt癒合筋膜を剥離し，最後に膵臓を離断する。

2 膵尾側切除術 1．後腹膜一括郭清を伴った膵体尾部切除

10 左腎静脈露出，左副腎静脈切離

- 左腎静脈腹側は最初に広く剥離しているので，下腸間膜静脈の末梢を切離すると，ほどなく左腎静脈が確認できる（図15）。
- 左腎静脈頭側の後腹膜組織，つまりNo.16a2 lat.リンパ節と左副腎を一塊とし一括郭清を行う。
- 左副腎静脈を根部で切離し，左腎動脈を確認しつつ左副腎動脈を切離する。左副腎動脈は腎動脈から分岐する場合と大動脈から直接分岐する場合があるので注意する。
- 内側では大動脈の左壁を確認しつつ背側に切離ラインを延長すると，背側は左腎脱転の際に敷いたタオルが確認できる。標本が摘出される。

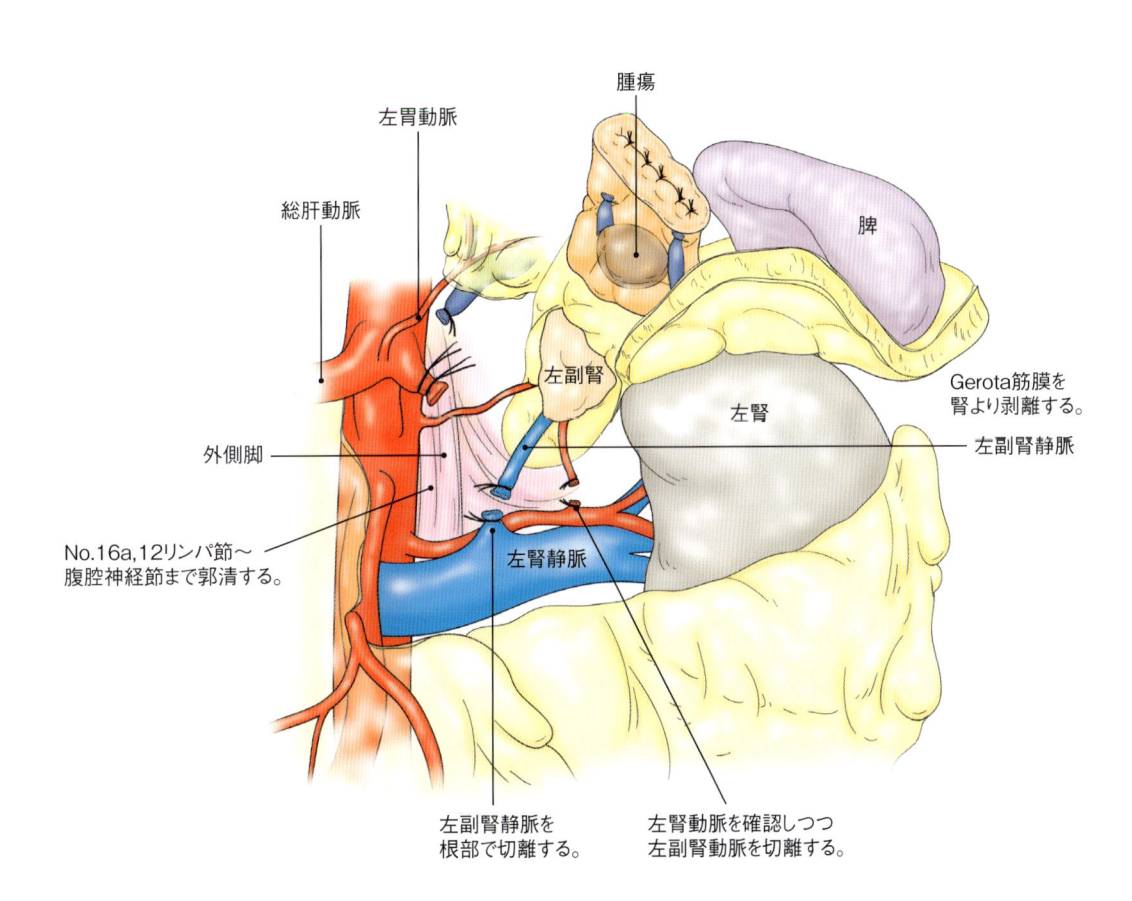

図15 左腎静脈の露出，左副腎静脈の切離

手術手技

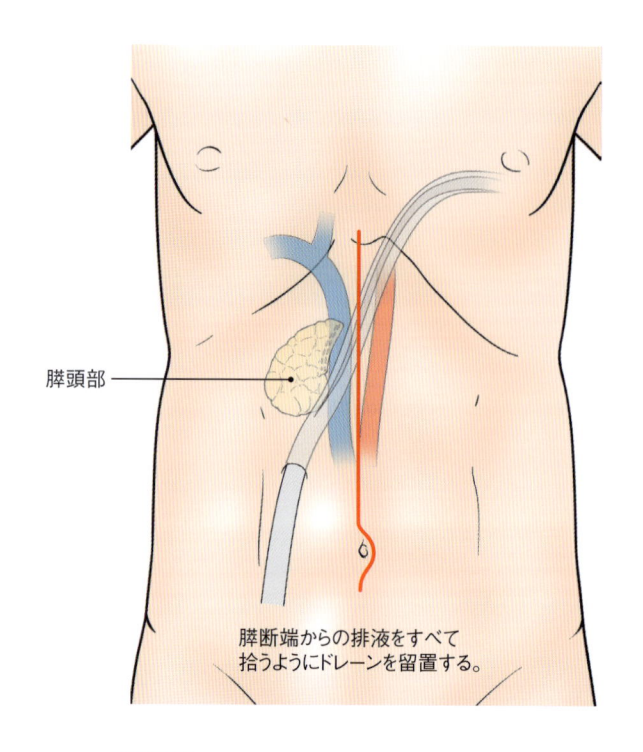

膵頭部

膵断端からの排液をすべて
拾うようにドレーンを留置する。

図16 閉腹

11 閉腹とドレーン留置

- 腹腔内を蒸留水と生理食塩水で洗浄し，止血を確認する。
- 主要な血管が多く露出する術式であり，膵液のドレナージ不良は致命的となりうるため，ドレーンの挿入は非常に重要である。著者らは，正中層右側から8mmのソフトプリーツドレーン®を挿入している。膵断端を通り，先端は左の横隔膜下まで通しておく（図16）。閉鎖式低圧ドレナージバッグ（クリオドレーンバッグ®）に接続する。
- 胃内容排泄遅延（DGE；delayed gastric emptying）予防のために胃の背側に横行結腸を左横隔膜下に入れ，胃が落ち込まないようにする。

術後チェック

- ドレーン排液の性状とアミラーゼ値を測定する。
- 感染が続発する可能性を考慮し，ドレーン抜去まで監視培養を週に1回は行う。術後2日目にドレーンを数cm引き抜き，膵液瘻や感染がなければ術後4日目に抜去する。排液が減少した場合，腹水や膵液瘻が減少したとも考えられるが，ドレーンの閉塞も考慮しなければならない。1週間過ぎて感染や膵液瘻が続く場合はドレーンを適宜交換する。
- プロトンポンプ阻害薬（PPI；proton pump inhibitor）は術後から継続して投与する。経口摂取が可能となった後には，内服薬で継続する。

文献

1) 島田和明：後腹膜一括郭清を伴った尾側膵切除術．新 癌の外科－手術手技シリーズ膵癌・胆道癌，メジカルビュー社，2003，p11-8．
2) Strasberg SM, et al：Radical antegrade modular pancreatosplenectomy. Surgery 2003; 133: 521-7.

手術手技

2 膵尾側切除術
2. 腹腔動脈合併膵体尾部切除術（DP-CAR）

名古屋市立大学大学院医学研究科消化器外科　佐藤崇文
がん研有明病院消化器センター肝・胆・膵外科　齋浦明夫

適応

- 腹腔動脈合併膵体尾部切除術（DP-CAR；distal pancreatectomy with *en bloc* celiac axis resection）は，局所進行膵癌に対する拡大手術の1つである。通常の尾側膵切除ではR0切除が不可能な，脾動脈根部や総肝動脈および腹腔動脈に浸潤する膵癌を対象とする。
- 直接浸潤だけでなく，周囲神経叢を含めて，これらに腫瘍が近接している症例も適応としている。
- 本術式では肝の動脈血流が胃十二指腸動脈と膵十二指腸動脈からなる膵頭部の動脈アーケードに依存しているため，これらに浸潤している症例は適応外である。
- 著者らは残胃の血流を保つために左胃動脈の血流を温存しており，これをmodified DP-CARとよんでいる[1,2]。本項では，この術式について述べる。

術前チェック

- 本術式は高度進行癌を対象としているため，遠隔転移の有無を術前に確認する必要がある。
- 腫瘍と腹腔動脈周囲の位置関係は，術前の造影CTと3D再構成画像を用いて正確に把握しておく。
- 左胃動脈の分岐位置は症例により大きく異なるため，腹腔動脈根部からの距離や腫瘍との位置関係を把握しておく。
- 膵十二指腸動脈の走行も，造影CTの画像から，ほとんどの症例で確認可能である。
- これらは，術前にシェーマを描いておくとイメージしやすい。

手術手順

1. 小開腹と腹腔内検索
2. 正中切開もしくはL字切開
3. Kocher授動
4. 上腸間膜動脈根部と腹腔動脈根部のテーピング
5. 固有肝動脈と胃十二指腸動脈分岐部の剥離
6. 上腸間膜静脈前面の剥離と膵離断
7. 左胃動脈の剥離
8. 左腎脱転
9. 後腹膜一括切除
10. 左胃動脈再建（合併切除時）
11. 閉腹とドレーン留置

手術手技

1 小開腹と腹腔内検索
- 上腹部正中で10cmほど開腹し，非切除因子の有無を確認する。

> **手術のポイント**
> 高度進行癌を対象としているため，この段階で播種を認める場合も多い。この場合，もちろん切除を断念する。

2 正中切開もしくはL字切開
- 創を拡大し，臍下までの正中切開とするか，L字切開とする(**図1**)。
- 創縁をタオルで保護し，開創器をかける(**図2**)。
- 再度腹腔内を広く検索する。術中超音波を用いて腫瘍の進展範囲と主要血管との位置関係を把握する。

3 Kocher授動
- Kocher授動に続き，傍大動脈リンパ節をサンプリングする(**図3**)。これは術中迅速診断に提出し，転移があればNo. 16a2と16b1リンパ節の郭清を追加する。

4 上腸間膜動脈根部と腹腔動脈根部のテーピング
- 横隔膜脚を露出させるように剥離を進め，腹腔動脈根部と上腸間膜動脈根部を同定してテーピングする(**図4**)。

図1 開腹

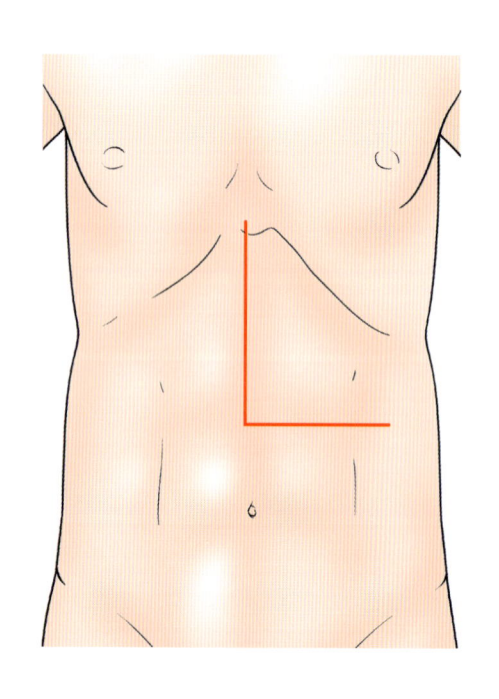

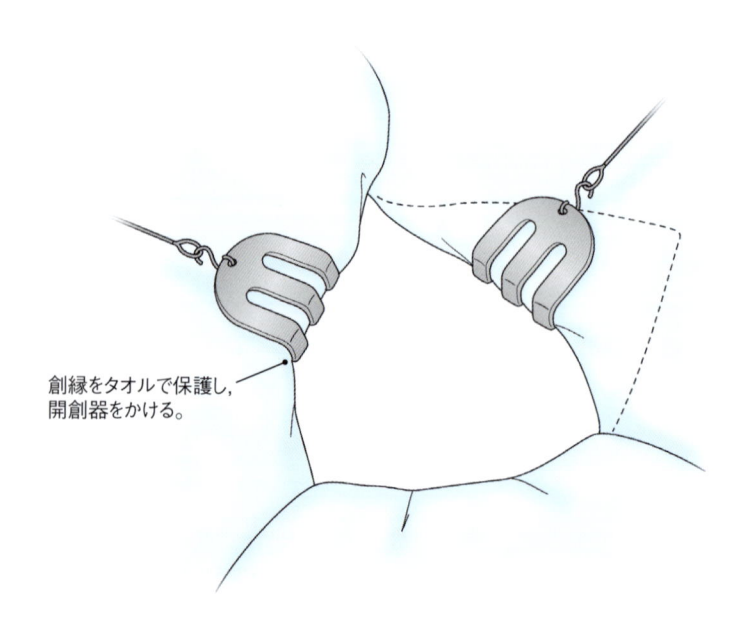

図2 開創

創縁をタオルで保護し，開創器をかける。

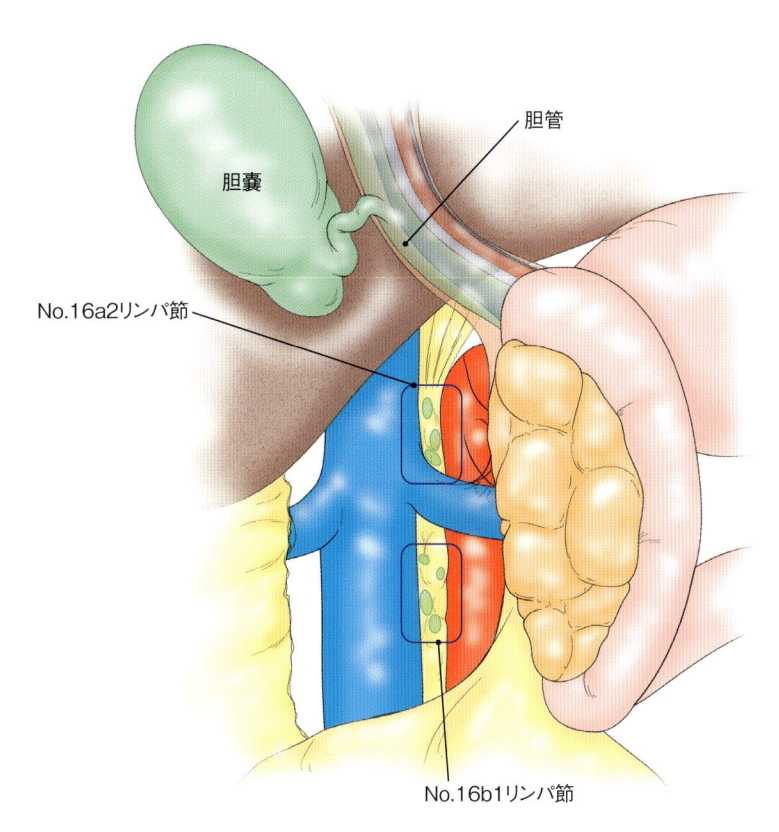

2 膵尾側切除術　2．腹腔動脈合併膵体尾部切除術（DP-CAR）

- 胆管
- 胆嚢
- No.16a2リンパ節
- No.16b1リンパ節

図3 Kocher授動と傍大動脈リンパ節のサンプリング

- 腹腔動脈根部を同定してテーピングする。
- 横隔膜脚に少し切り込むと，腹腔動脈根部を露出させやすい。
- 上腸間膜動脈根部を同定してテーピングする。
- 左腎静脈を剥離しテーピングしたものを尾側に引くと，上腸間膜動脈根部を露出させやすい。

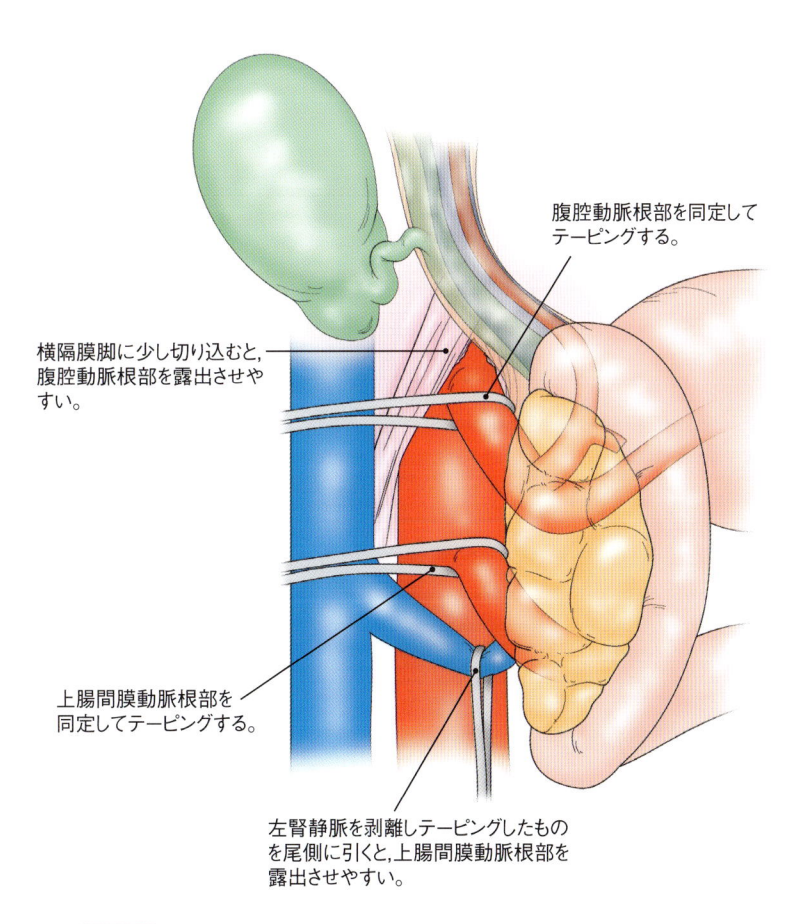

図4 上腸間膜動脈根部と腹腔動脈根部のテーピング

95

手術手技

> **手術のコツ**
>
> このとき，横隔膜脚に少し切り込むと，腹腔動脈根部を露出させやすい。左腎静脈を剥離してテーピングするが，これを尾側に引くと上腸間膜動脈根部を露出させやすい(図4)。

- 右腹腔神経節は切除する。
- 腹腔動脈根部にブルドック鉗子をかけ，血流を遮断しておく。

5 固有肝動脈と胃十二指腸動脈分岐部の剥離

- 右胃動静脈を損傷しないように小網を開放し，ここから固有肝動脈と胃十二指腸動脈の分岐を確認する。
- できるだけこの分岐の近くで総肝動脈を露出させ，テーピングする(図5)。

> **手術のポイント**
>
> 総肝動脈は周囲神経叢とともに腫瘍とen blocに切除するため，腹腔動脈側への剥離は行わない。

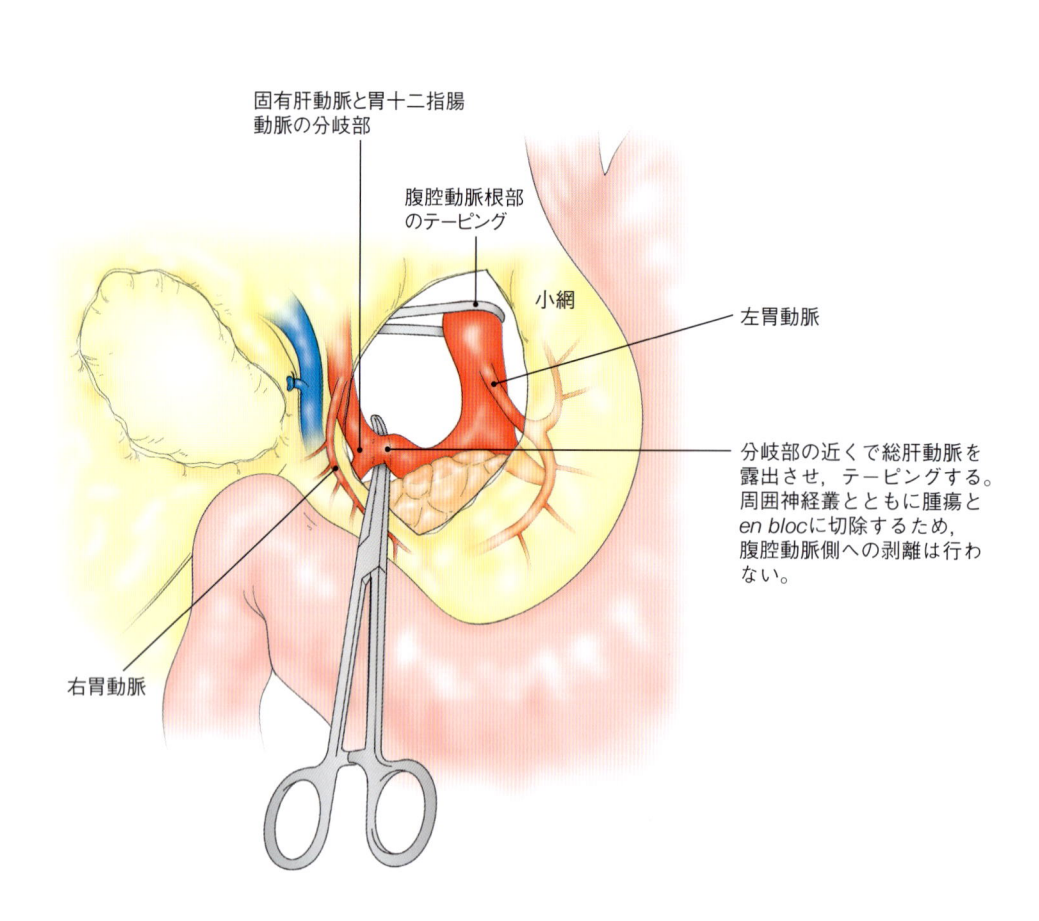

図5 総肝動脈の露出

2 膵尾側切除術　2．腹腔動脈合併膵体尾部切除術（DP-CAR）

A　　　　　　　　　　B　　　　　　　　　　C

固有肝動脈

総肝動脈

胃十二指腸動脈

ブルドック鉗子で総肝動脈を遮断する。

総肝動脈は二重結紮切離する。

コの字型の刺通結紮

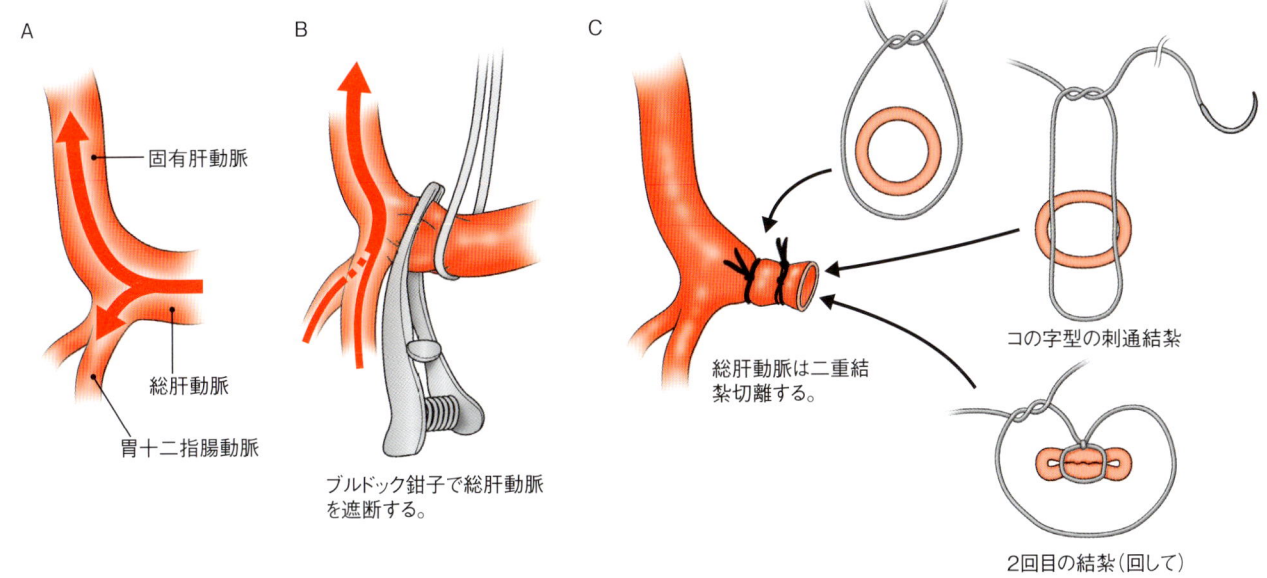

2回目の結紮（回して）

図6 総肝動脈の結紮切離

- 総肝動脈をブルドック鉗子で遮断し，触診とドプラ超音波で肝への血流を確認する（**図6A，B**）。一時的に血流速度が低下する場合があるが，動脈波形が保たれていれば問題はない。
- 総肝動脈は二重結紮切離する。1本はコの字型の刺通結紮とする（**図6C**）。胃十二指腸動脈の狭窄を避けるため，分岐部から少し離して結紮している。

6 上腸間膜静脈前面の剥離と膵離断

- 横行結腸を尾側に展開し，右側の大網を切除する（**図7**）。右側の網嚢切除の要領で行う。
- そのまま剥離を続け，上腸間膜静脈を同定する。ここに流入する副右結腸静脈と中結腸静脈は結紮切離し，上腸間膜静脈をテーピングしておく。
- 右胃大網動静脈を損傷しないように大網を切開し，網嚢を開放する。
- そのまま大網枝を切離しながら左側に向かい，短胃動静脈は胃壁寄りですべて切離して大彎側の胃壁を露出する。
- 左側の網嚢切除を行い，右側からの層と連続させる。
- 先ほどテーピングしておいた上腸間膜静脈と膵との間を頭側に剥離し，トンネリングを行う（**図8**）。
- 自動縫合器（TL60®）で膵を遮断する。その膵尾側寄りの位置でclamp-crushing法[3]を用いて膵を切離する。

97

手術手技

右胃大網動静脈を損傷
しないように大網を切開
していく。

腫瘍

副右結腸静脈と中結腸静
脈を結紮切離し,上腸間膜
静脈をテーピングしておく。

副右結腸静脈
中結腸静脈

横行結腸を尾側に展開し,
右側の大網を切除する。

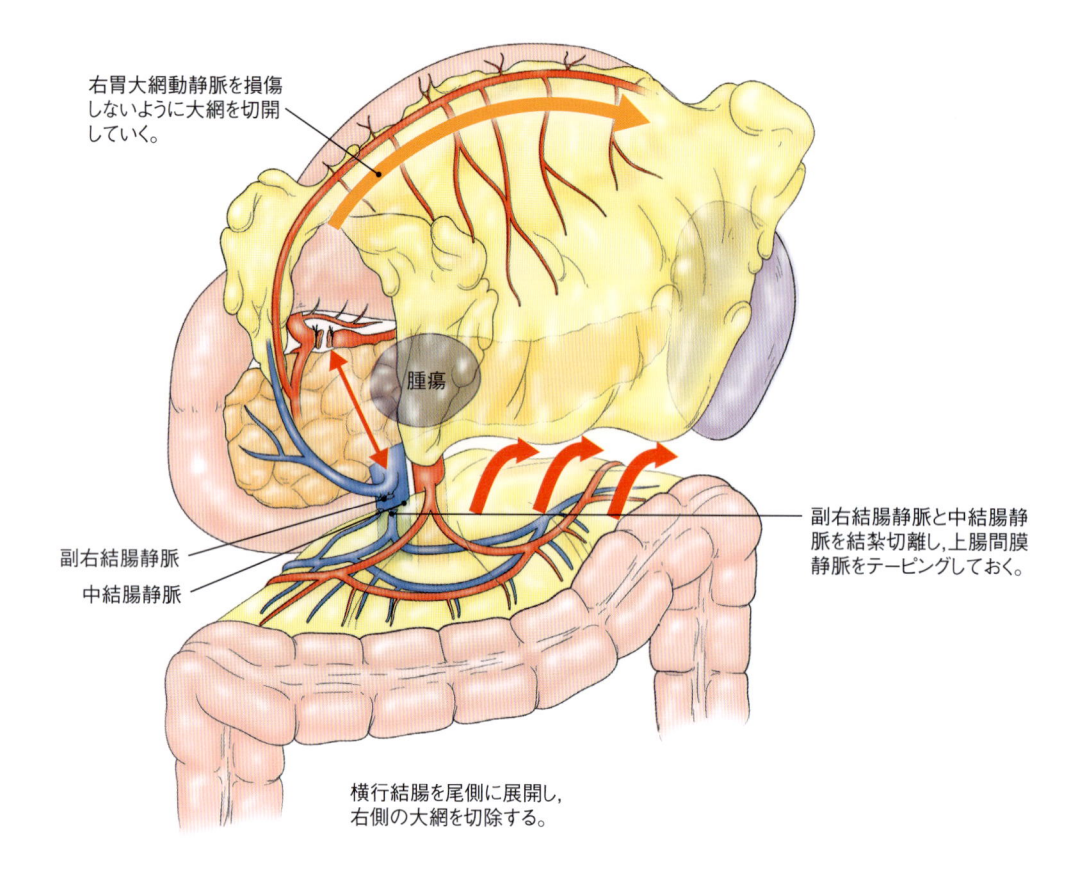

図7 大網の切除

左胃動脈
総肝動脈
固有肝動脈
右胃大網動脈
右胃大網静脈

上腸間膜静脈と膵の間を
頭側に剝離し,トンネリング
を行う。

下腸間膜静脈

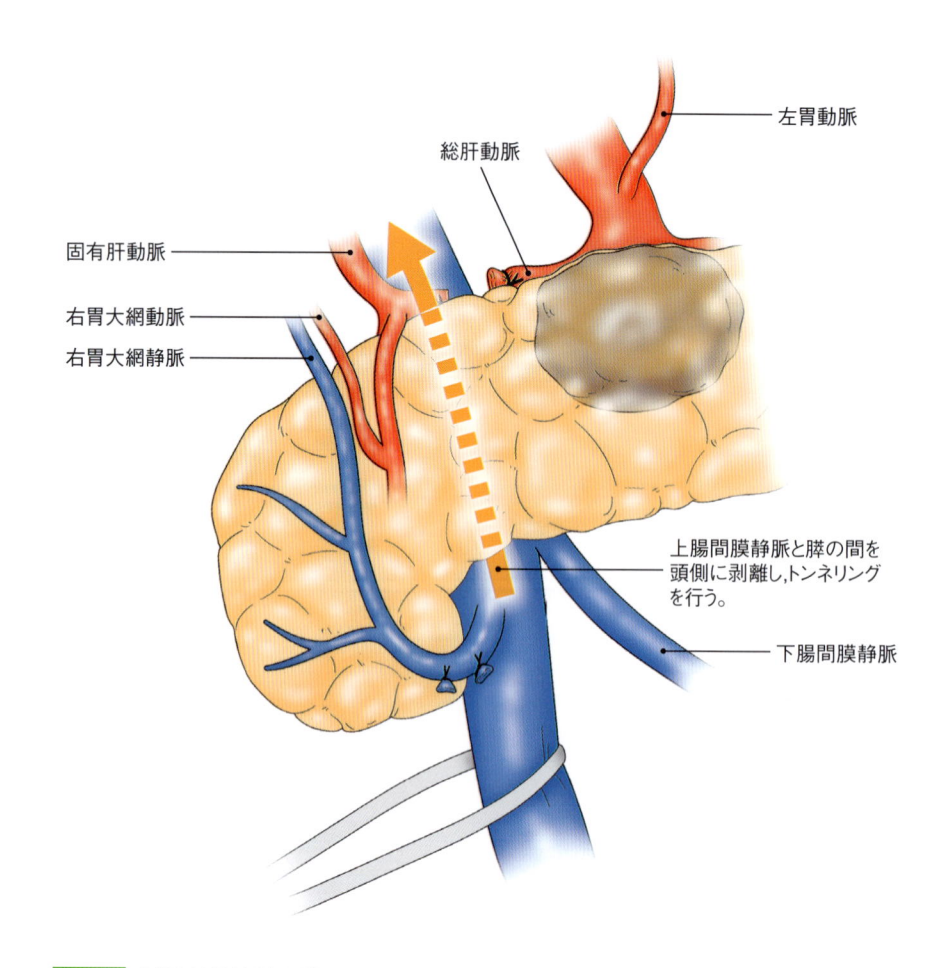

図8 上腸間膜静脈と膵との間のトンネリング

98

2 膵尾側切除術　2．腹腔動脈合併膵体尾部切除術（DP-CAR）

**手術の
コツ**

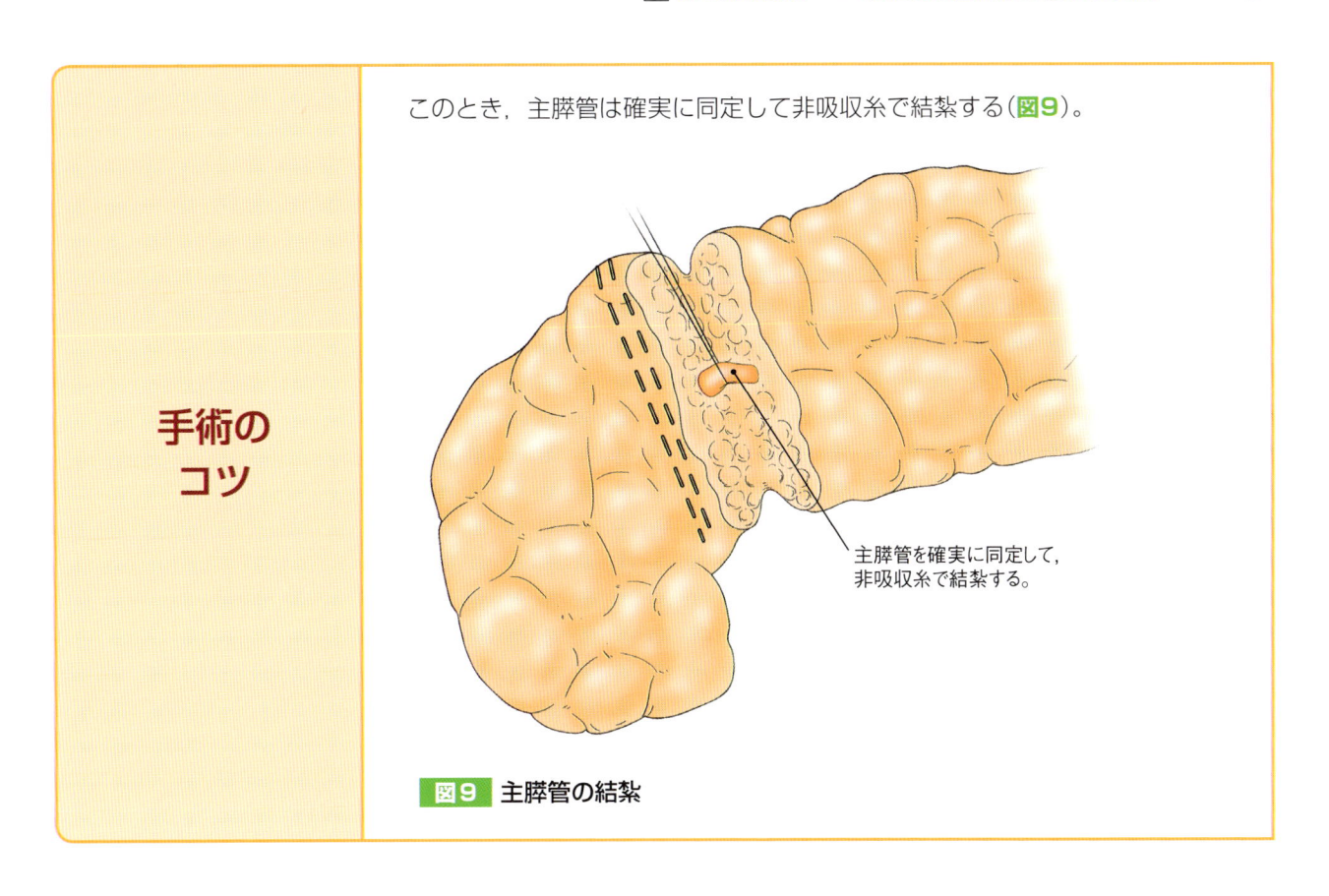

このとき，主膵管は確実に同定して非吸収糸で結紮する（図9）。

主膵管を確実に同定して，
非吸収糸で結紮する。

図9 主膵管の結紮

● 下腸間膜静脈が上腸間膜静脈に流入する症例では，結紮切離する。脾静脈は血管鉗子で遮断して切離する。断端は非吸収糸での連続縫合で閉鎖する（図10）。

断端は非吸収糸での
連続縫合で閉鎖する。

下腸間膜静脈断端

中結腸静脈断端
副右結腸静脈断端

脾静脈は血管鉗子で
遮断して切離する。

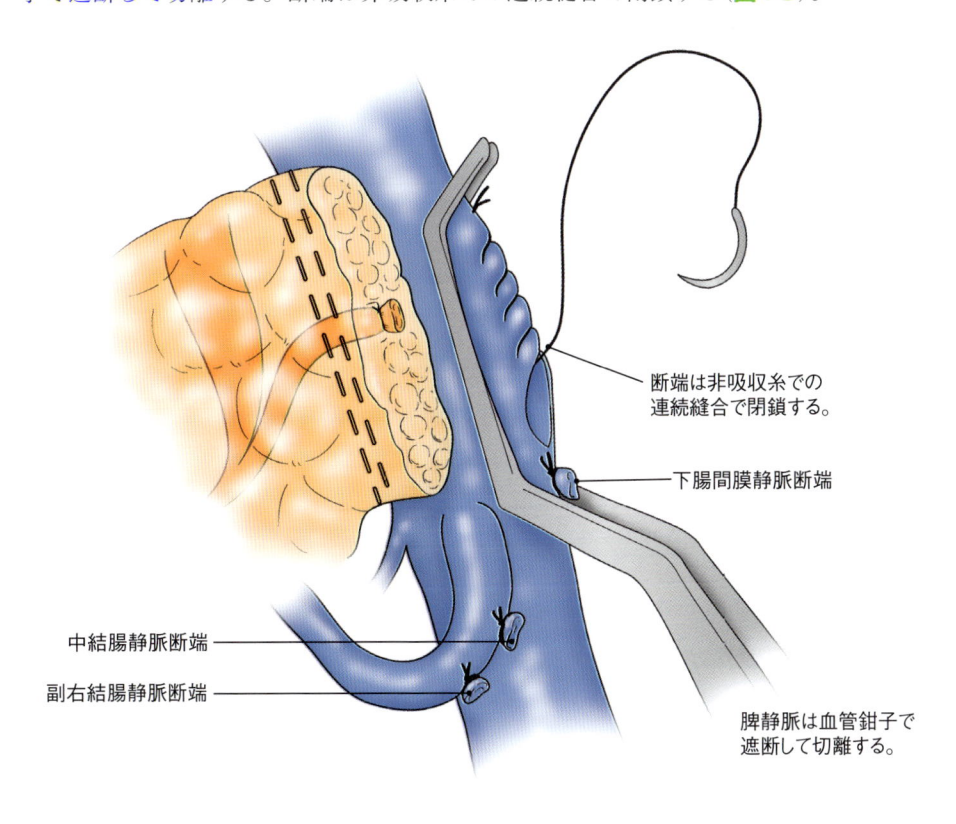

図10 脾静脈の切離

99

手術手技

7 左胃動脈の剥離と腹腔動脈の切離

- 胃を頭側腹側に展開し，左胃動脈の走行を確認する。漿膜を切開して左胃動脈をテーピングする（図11）。
- Kocher授動の際に腹腔動脈と上腸間膜動脈にかけておいたテープを腹側に引き出し，腹腔動脈根部と左胃動脈分岐部を確実に確認し，その末梢側で腹腔動脈を二重結紮切離する（図12）。

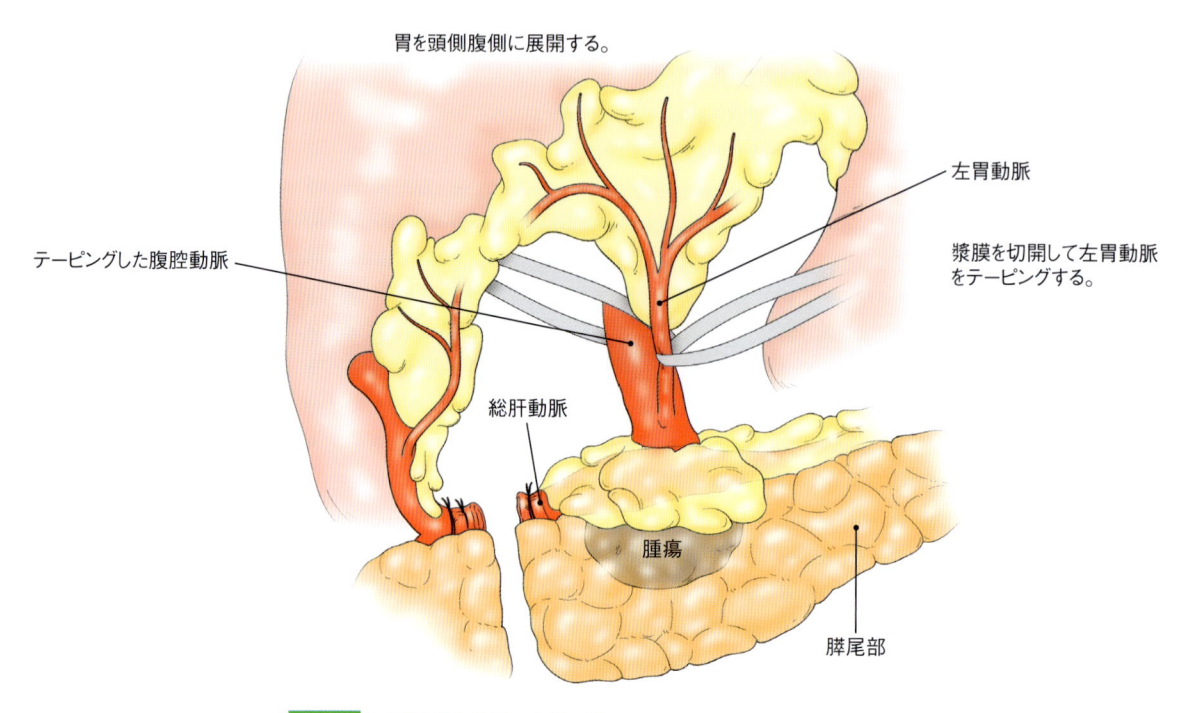

胃を頭側腹側に展開する。

テーピングした腹腔動脈

総肝動脈

左胃動脈

漿膜を切開して左胃動脈をテーピングする。

腫瘍

膵尾部

図11 左胃動脈のテーピング

左胃動脈

腹腔動脈

腹腔動脈根部と左胃動脈分岐部を確実に確認し，その末梢側で腹腔動脈を二重結紮切離する。

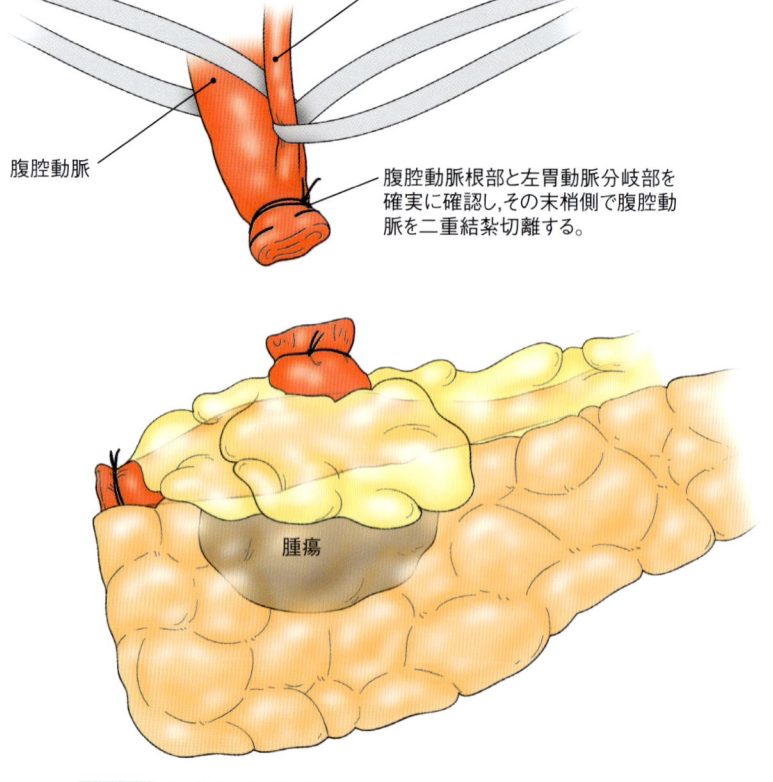

腫瘍

図12 腹腔動脈の切離

100

2 膵尾側切除術　2．腹腔動脈合併膵体尾部切除術（DP-CAR）

| 手術の
ポイント | 左胃動脈の合併切除が必要な症例では，左胃動脈の末梢側をクランプして切離する．組織摘出後に中結腸動脈を用いて再建を行う． |

8 左腎脱転

- 下行結腸外側で壁側腹膜を切開し，傍腎脂肪織の背側の疎な層に入る．

| 手術の
ポイント | 一旦この層に入ると，以後は鈍的な用手剥離が可能である（図13）． |

- 椎体を超えて大動脈を触れるまで剥離し（図13），脾臓・膵体尾部・左腎・結腸間膜を一塊として右側に脱転する．

| 手術の
コツ | 背側にタオルなどを挿入すると，良好な視野が得られる（図14）． |

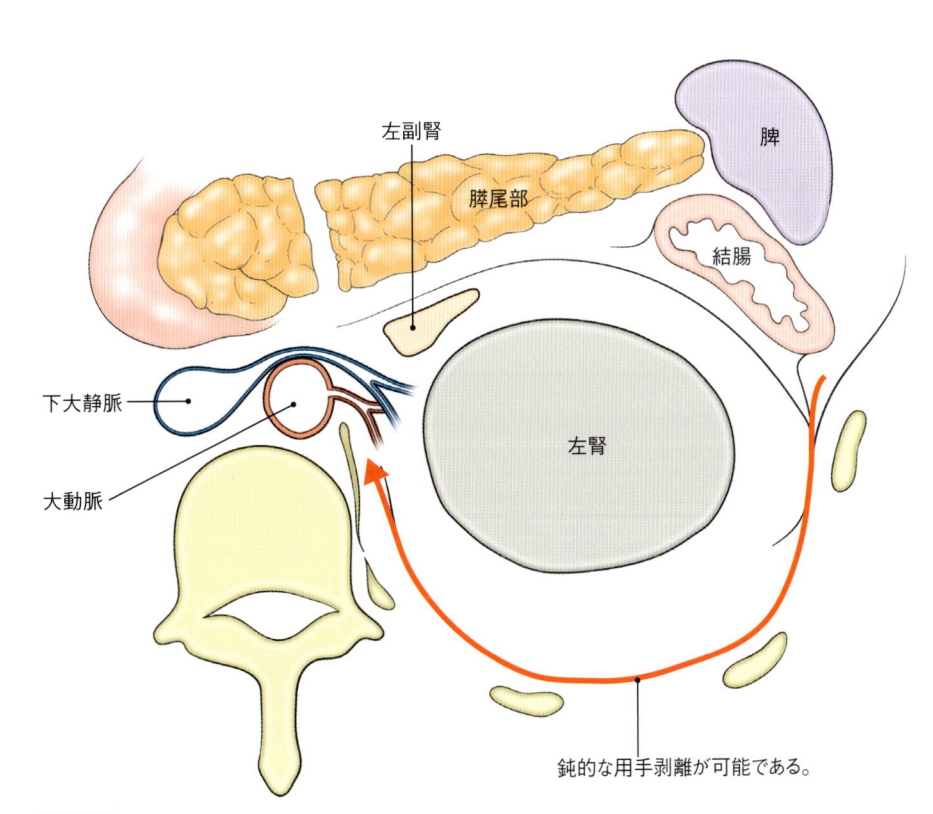

図13 左腎脱転

手術手技

9 後腹膜一括切除

- 上腸間膜動脈前面を露出し，左側の神経叢を切除する（図15）。
- 背面に向かい，左側の腹腔神経節を切除する（図14）。
- 次いで左腎外側でGerota筋膜を切開し，左腎実質を露出させる層で傍腎脂肪織ごと切除していく。

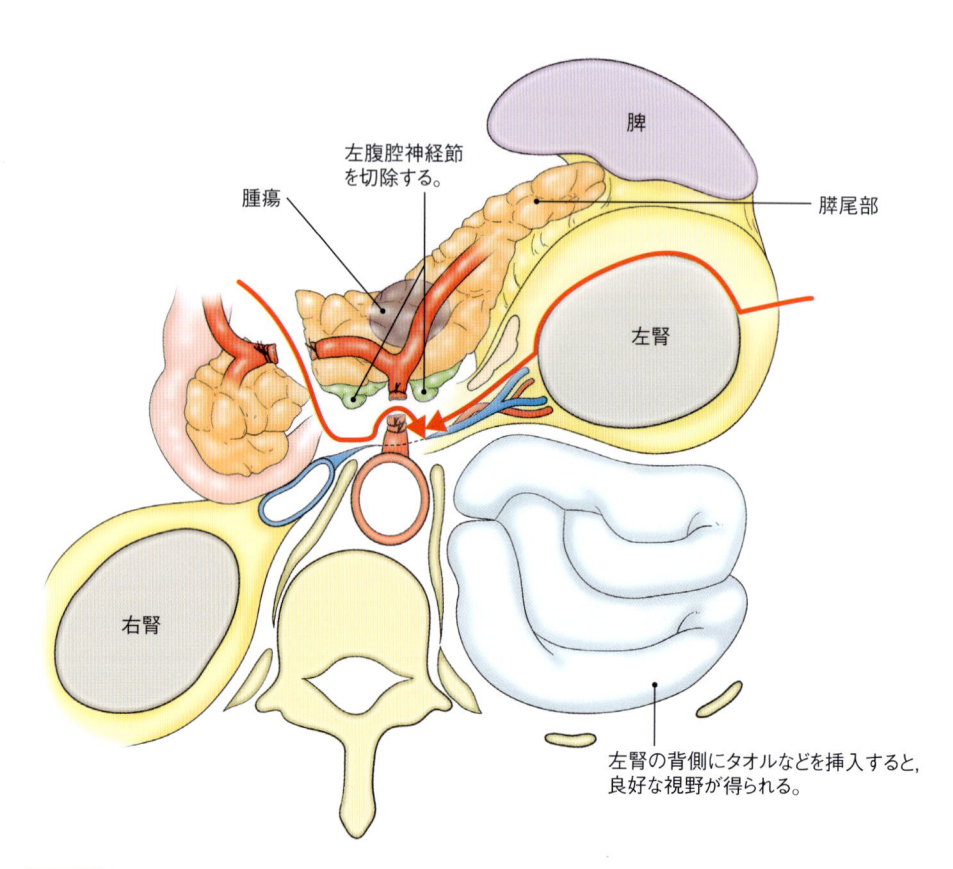

図14 左腹腔神経節の切除

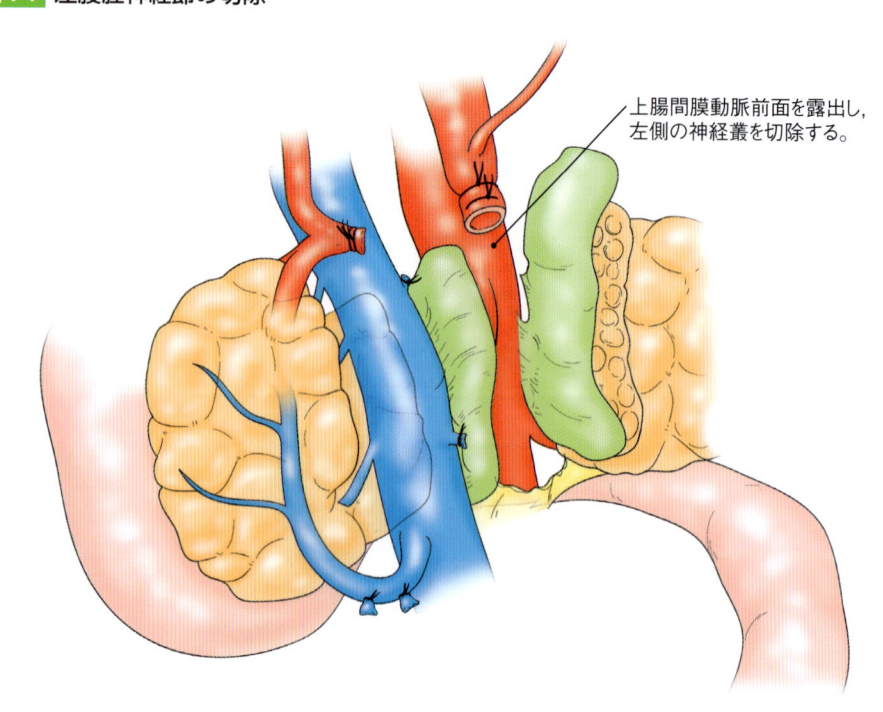

図15 上腸間膜動脈の露出

- 副腎動静脈を結紮切離する(図16)。この操作で，腫瘍を含めた後腹膜一括切除が完了する。一般に，radical antegrade modular pancreatosplenectomy (RAMPS)とよばれる方法である[4]。

10 左胃動脈再建（合併切除時）

- 動脈再建は，形成外科に依頼している。

11 閉腹とドレーン留置（図17）

- 腹腔内を生食と蒸留水とで洗浄し，止血を確認する。結腸は，胃の背側に置く。
- 主要な血管が多く露出する術式であり，膵液のドレナージ不良は致命的となりうるため，ドレーンの挿入は非常に重要である。著者らは，正中層右側から10mmのソフトプリーツドレーン®を挿入している。膵断端を通り，先端は左の横隔膜下まで通しておく。
- 閉鎖式低圧ドレナージバッグ(クリオドレーンバッグ®)に接続する。

術後チェック

- ドレーン排液の性状とアミラーゼ値を確認する。感染が続発する可能性を考慮し，ドレーン抜去まで監視培養を週に1回は行う。
- 排液が減少した場合，腹水や膵液瘻が減少したとも考えられるが，ドレーンの閉塞も考慮しなければならない。
- 感染予防と閉塞予防のため，ドレーンは適宜交換する。
- ドプラー超音波で肝血流の評価を行う。半数ほどの症例で一時的に肝酵素の上昇を認めるが，2～3日以内に正常化する。

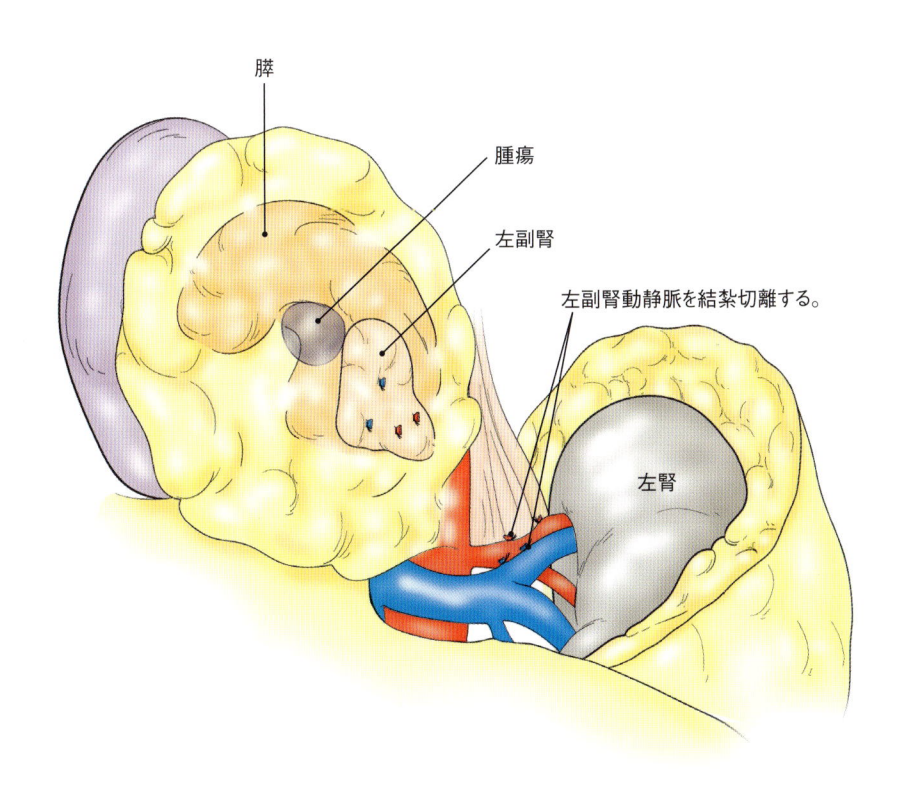

図16 左副腎動静脈の結紮切離

手術手技

ドレーンは膵断端を通り，左の横隔膜下まで通しておく。

結腸は胃の背側に置く。

10mmのソフトプリーツドレーン®

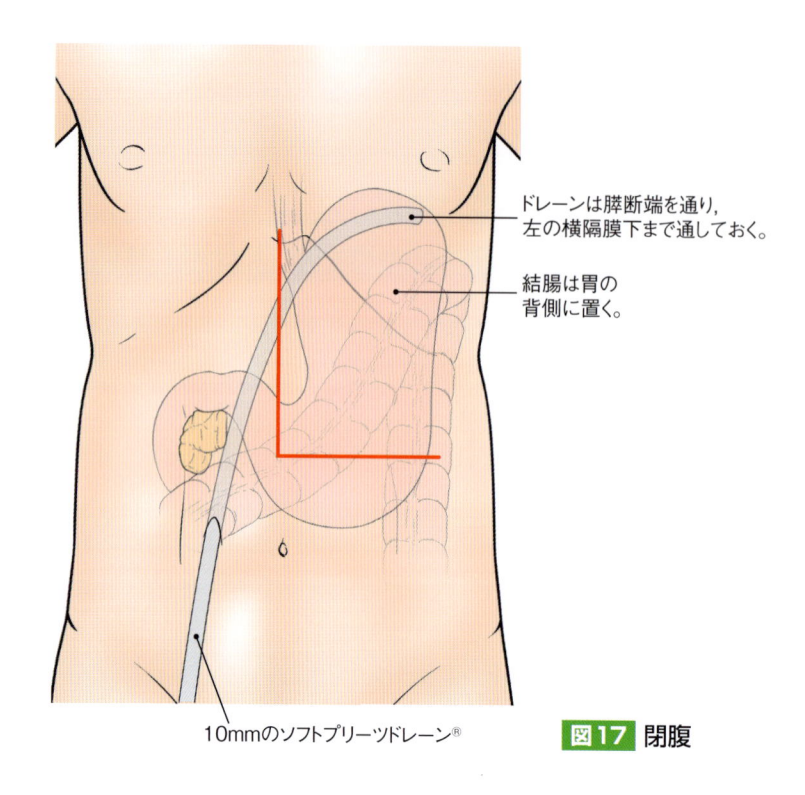

図17 閉腹

- 虚血による胃粘膜障害（ischemic gastropathy）はまれであるが，非特異的な症状が多く診断に苦慮することが多いといわれている。特に，左胃動脈再建症例では注意が必要である。これを疑う場合には，内視鏡検査での特徴的な所見（不整形の潰瘍など）が参考となる[5]。
- プロトンポンプ阻害薬（PPI；proton pump inhibitor）は術後から継続して投与する。経口摂取が可能となった後には，内服薬で継続する。
- DP-CARでは術前に総肝動脈の塞栓術が行われることが多いが，がん研有明病院では左胃動脈血流を温存することで，この塞栓術を省略している。現在まで，肝および胃の虚血性障害を認めていない。

文献

1) 竹村信行, ほか. 膵体部癌に対する左胃動脈を温存し腹腔動脈を切離する膵体尾部切除術（Modified DP-CAR）. 手術 2012; 66(10): 1467-71.
2) Kimura A, et al. Importance of maintaining left gastric arterial flow at Appleby operation preserving whole stomach for central pancreatic cancer. Hepatogastroenterology 2012; 59(120): 2650-2.
3) Koga R, et al. Clamp-crushing pancreas transection in pancreatoduodenectomy. Hepatogastroenterology 2009; 56(89): 89-93.
4) Strasberg SM, et al. Radical antegrade modular pancreatosplenectomy. Surgery 2003; 133(5): 521-7.
5) Kondo S, et al. Ischemic gastropathy after distal pancreatectomy with celiac axis resection. Surgery Today 2004; 34(4): 337-40.

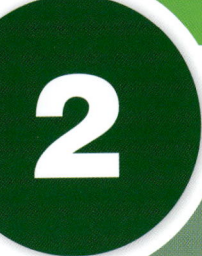

手術手技

2 膵尾側切除術
3. 腹腔鏡下膵体尾部切除術（Lap-DP）

がん研有明病院消化器センター肝・胆・膵外科　石沢武彰
名古屋市立大学大学院医学研究科消化器外科学　佐藤崇文

適応

- 腹腔鏡下膵体尾部腫瘍切除術（Lap-DP；laparoscopic-distal pancreatectomy）は，2012年4月から保険適用として認められるようになった。2015年3月現在，「原則としてリンパ節郭清を伴わない」手術が保険診療の対象であり，実際には以下の疾患に本手術が適応されることが多い。
  ① 膵嚢胞性腫瘍（膵管内乳頭粘液腫瘍〈IPMN；intraductal papillary mucinous neoplasm〉，粘液性嚢胞性腫瘍〈MCN；mucinous cystic neoplasm〉，膵漿液性嚢胞性腫瘍〈SCN；serous cystic neoplasm〉，充実性偽乳頭腫瘍〈SPN；solid pseudopapillary neoplasm〉，など）
  ② 膵神経内分泌腫瘍（pNET；pancreatic neuroendocrine tumor）
  ③ 転移性膵腫瘍
- 腹腔鏡手術の保険適用内の疾患であっても，開腹による膵体尾部切除の選択肢もありうることについて，患者に十分に説明する必要がある。
- 同時に，脾臓温存の適否についても検討する必要がある。腹腔鏡下脾温存膵体尾部切除は脾合併切除よりも時間を要すことが多く，動静脈剥離の際に出血をきたすリスクもあるので，腹腔鏡下手術に十分に習熟してから導入することが望ましい。
- 気腹法による腹腔鏡手術では，一般的な全身麻酔・開腹手術の禁忌に加えて，体腔内圧の上昇や高炭酸ガス血症により増悪しうる疾患（肺気腫，脳血管障害，緑内障，など）がある場合には，適応について慎重に評価する必要がある。
- 開腹による上腹部手術の既往があっても，少なくとも患者の疼痛軽減の面で腹腔鏡手術のメリットがあると考えられるが，癒着が高度である場合には速やかに開腹手術に移行するべきである。

術前チェック

- 造影CTまたはMRIにより，腫瘍と膵動静脈との位置関係を評価する。特に脾動脈の走行や，下腸間膜静脈および左胃静脈の脾静脈への合流部位を確認しておく。
- 脾臓を合併切除する場合には，術前に肺炎球菌ワクチンを投与しておく。
- 膵嚢胞性腫瘍では，リンパ節郭清の必要性を示唆する所見（癌を疑う嚢胞内の壁在結節，周辺リンパ節の腫大，など）がないかどうか，腹腔鏡手術の適応を再確認する。
- pNETでは，ホルモン過剰分泌の有無，肝転移の有無，多発性内分泌腫瘍（MEN；multiple endocrine neoplasia）1型の可能性について評価する。

手術手順

1. 体位，トロッカーの設置
2. 大網前葉の切開（網嚢開放）と腫瘍の確認
3. 膵下縁（大網後葉）の切離と膵の授動
4. 脾動静脈の同定と剥離/切離
5. 膵切離
6. 標本摘出
7. ドレーン留置，閉腹

手術手技

1 体位，トロッカーの設置

- 患者の体位は開脚仰臥位を基本とする。下肢の固定にはレビテーター™を用いる。手術中に頭高位・右半側臥位をとる可能性があるので，体位固定器を入れて体幹部を支えるとともに，消毒前に手術台を動かして体位のチェックを行う。
- open methodで臍部に1stトロッカーを設置する。各臓器の位置関係を観察し，通常計5カ所にトロッカーを設置する（図1A）。
- 一般的な腹腔鏡下胃切除術のポート配置を膵切除の操作に合わせて右方向に少し回転させたイメージである。この場合，術者は患者の右側に立ち，助手が患者左側，スコピストが股間から操作を行う。本項では主にこのトロッカー配置による手術手技について解説する。
- 腹腔鏡下肝切除の要領で術者が患者の股間に立ち，常にカメラを中央に配置して左右のトロッカーから両手で操作を行う配置もある。この場合，トロッカーを図1Bのように設置し，手術操作に応じてカメラをトロッカー①またはトロッカー②から挿入する。助手は患者の左右に立ち，視野の展開に注力する。この方法については他書を参照されたい[1, 2]。

A: 通常の配置

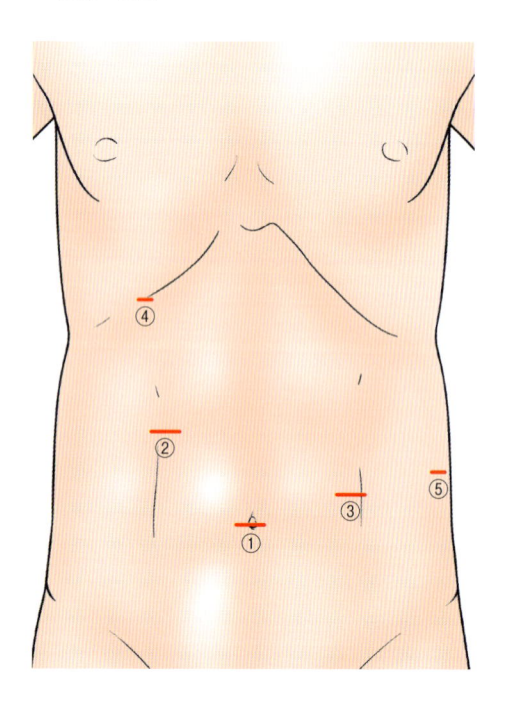

B: 腹腔鏡下肝切除の要領で術者が患者の股間に立つ場合の配置

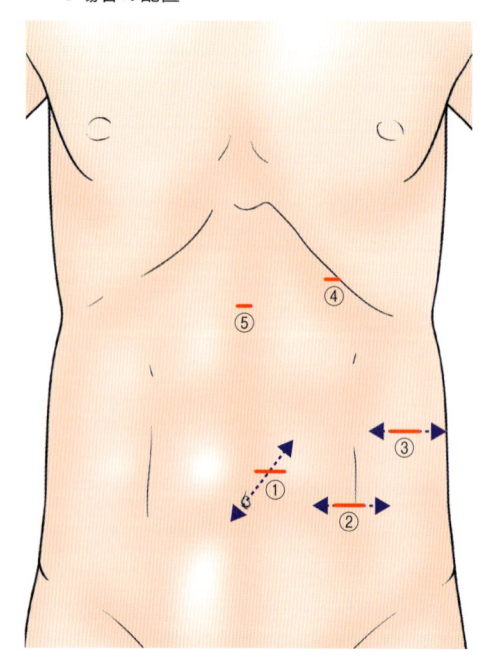

図1 トロッカーの配置

> **手術のポイント**
>
> 1stトロッカーは臍部にこだわる必要はない。小柄な患者で臍が膵下縁に近すぎる場合は，臍下に1stトロッカーを設置した方が安定した視野が得られる。逆に腹背方向の深い大柄な男性では，臍左上に1stトロッカーを設置した方が有利であることもある。術前CTで臍部と膵体部下縁との位置関係を把握しておくことが肝要である。

2 大網前葉の切開（網嚢開放）と腫瘍の確認

- まず初めに大網と脾臓との癒着を切離する（図2A）。脾被膜からの出血は止血しにくく，以後の操作中でもここから出血をきたすと開腹移行の原因ともなりうるからである。
- 胃大網動静脈を損傷しない位置で大網前葉を切離し，網嚢を開放する（図2B）。右側への切開は膵の切離予定部位に応じて調整する。必要最低限に留めたくなるが，結局追加切開が必要となることが多いので，あらかじめ少し広めに切開しておく方がよい。
- 脾合併切除では，大網前葉の切開を大彎に沿って左側に進め，短胃動静脈をすべて処理して脾臓の上極を確認しておく。脾温存手術では脾結腸間膜の切離は必須ではないが，網嚢内腔から横行結腸の走行を確認しておく。
- 十分な視野が確保された段階で術中超音波検査を行い，腫瘍の位置を確認する。切離予定部をピオクタニンなどでマーキングしておくと後の操作が行いやすい（図3）。

> **手術のポイント**
>
> 横行結腸脾彎曲部の剥離・授動は，あらかじめ脾の下極が少し浮く程度まで行っておいた方がよい。脾合併切除ではもちろん，脾温存手術でも出血など予定外の事態により脾摘が必要になる場合があり，その際に慌てて脾下極の授動を行うと，さらに脾の損傷をきたしたり，結腸を損傷したりする可能性が高くなるからである。

3 膵下縁（大網後葉）の切離と膵の授動

- 膵切離ラインのやや内側から膵尾部に向かって，膵下縁で大網後葉を切離する（図4A）。膵後筋膜を剥離する層に入り，膵尾側から頭側，外側に向かって膵背側を脾動静脈ごと広く授動する。

手術手技

A：大網と脾臓の癒着の切離
❶ 脾温存手術
❷ 脾合併切除

胃
脾
膵
大網

B：大網前葉の切離

脾臓
大網前葉
胃大網動静脈
胃
膵臓
胃大網動静脈を損傷しない位置で大網前葉を切離し，網嚢を開放する。
横行結腸
大網

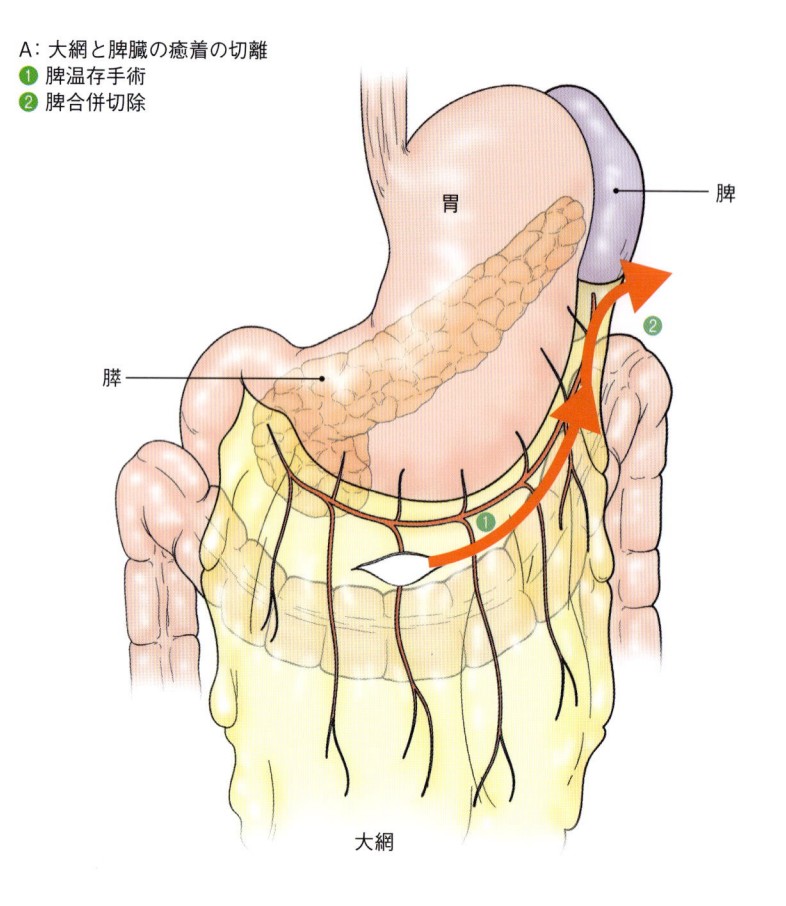

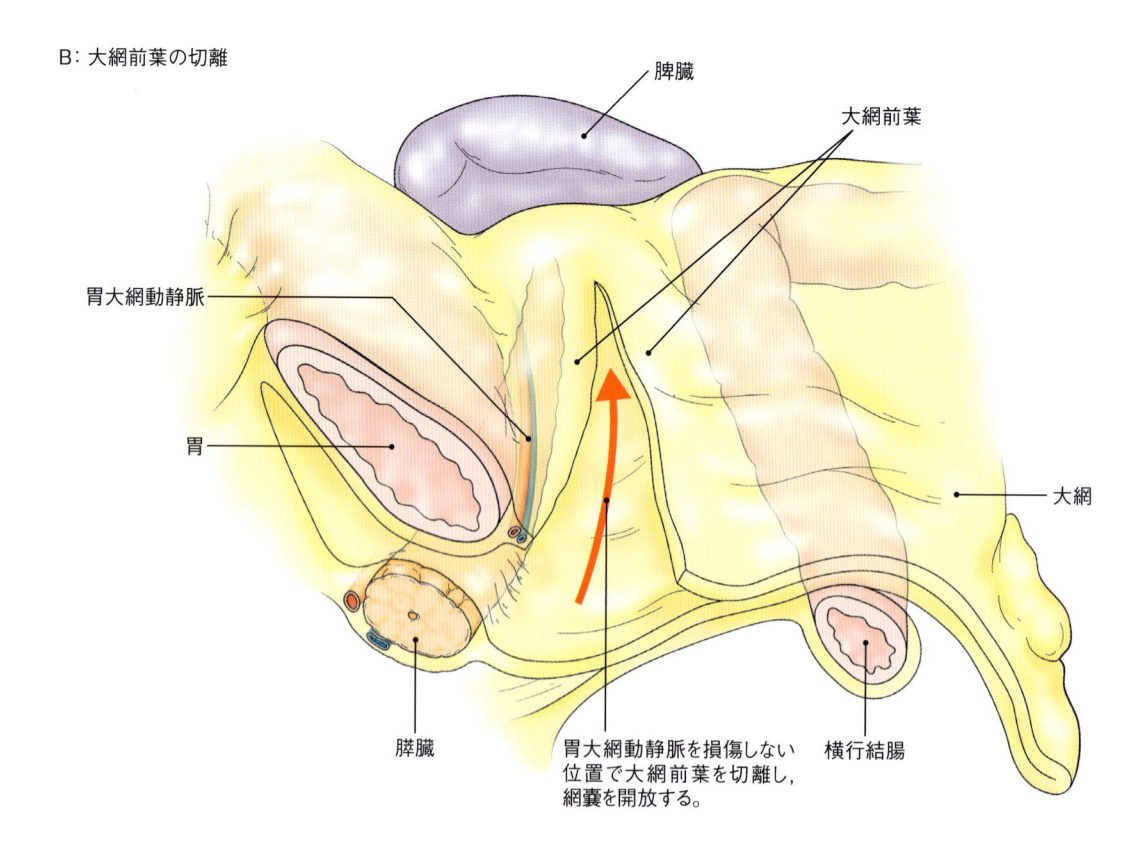

図2 網嚢の開放

108

2 膵尾側切除術　3．腹腔鏡下膵体尾部切除術（Lap-DP）

ピオクタニンで膵切離線をマーキングする。

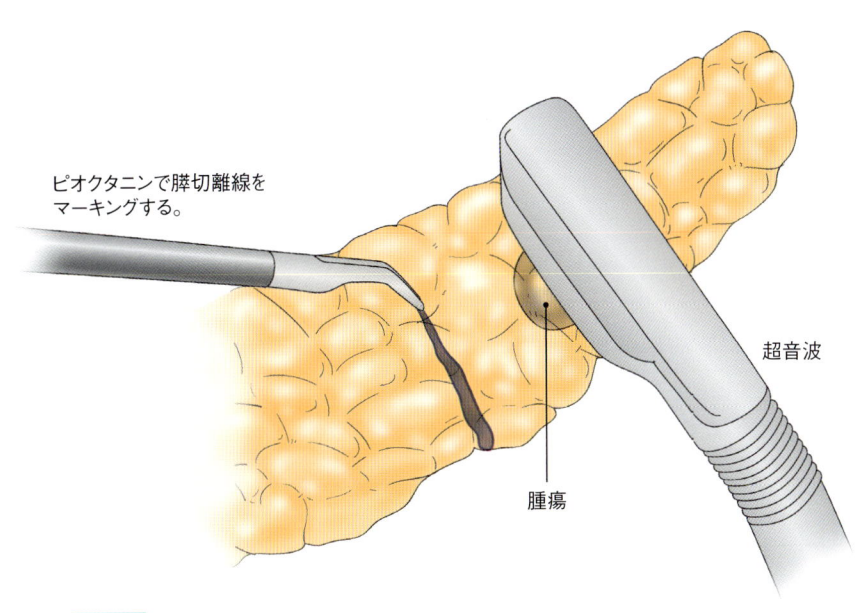

超音波

腫瘍

図3 術中超音波と膵切離線の決定

手術のコツ

- 大網後葉は膵を包み込む構造であるため，腹側の膜のみを切開・剥離する層では膵の前面（腹側）に入ってしまう。膵後筋膜から連続する，大網後葉の背側の膜を鋭的に切離しその背側に入ることで初めて膵背側を展開することができる（**図4B**）。大網後葉には横行膵動脈から分枝する後大網動脈が走行することがあるので注意する。
- 正しい層に入ると，視野の上方には膵後筋膜に被覆された膵組織および脾静脈が透見され，下方にはGerota筋膜が広く展開される。この操作は鏡視下手術の得意とするところであり，膵上縁まで十分に剥離をしておく。
- 大網後葉を切離する際，膵下縁から少し尾側で切離を行って膵側の大網組織をエプロン状に残しておくと，後に膵を挙上する際の「持ちしろ」として利用でき，把持による膵実質の損傷を回避するために有用である（**図4B，5の★**）。

4 脾動静脈の同定と剥離，切離

- 脾静脈の剥離に先立って脾動脈をテーピングしておくことが望ましい。多くの症例では蛇行した脾動脈が膵上縁から頭側に離れて走行している部位がある（後胃動脈の分岐部で頭側に屈曲していることが多い印象であるが，術前CTなどで脾動脈の走行を確認しておくべきである）。この部位で膵前面から剥離を行って脾動脈をテーピングし，必要時に血流遮断できるようにしておく。
- 次いで脾静脈の剥離に移る。膵を90°回転させて"立てた状態"とし，膵背面の被膜を脾静脈に沿って切開すると，徐々に脾静脈の壁が露出されてくる（**図5**）。超音波凝固切開装置の角度と軸が脾静脈と平行になるように切開を行えば，静脈の損傷はない。
- 次に脾静脈を軽く把持・牽引し，膵から脾静脈に流入する分枝を切離していく。これらの分枝は，超音波凝固切開装置や血管シーリングシステムで切離しても出血しないことが多い。デバイスを挿入するスペースがない場合には，細径のバイポーラー鉗子で凝固した後に剪刀で鋭的に切離する方法も有効である。

手術手技

A：大網後葉の切離

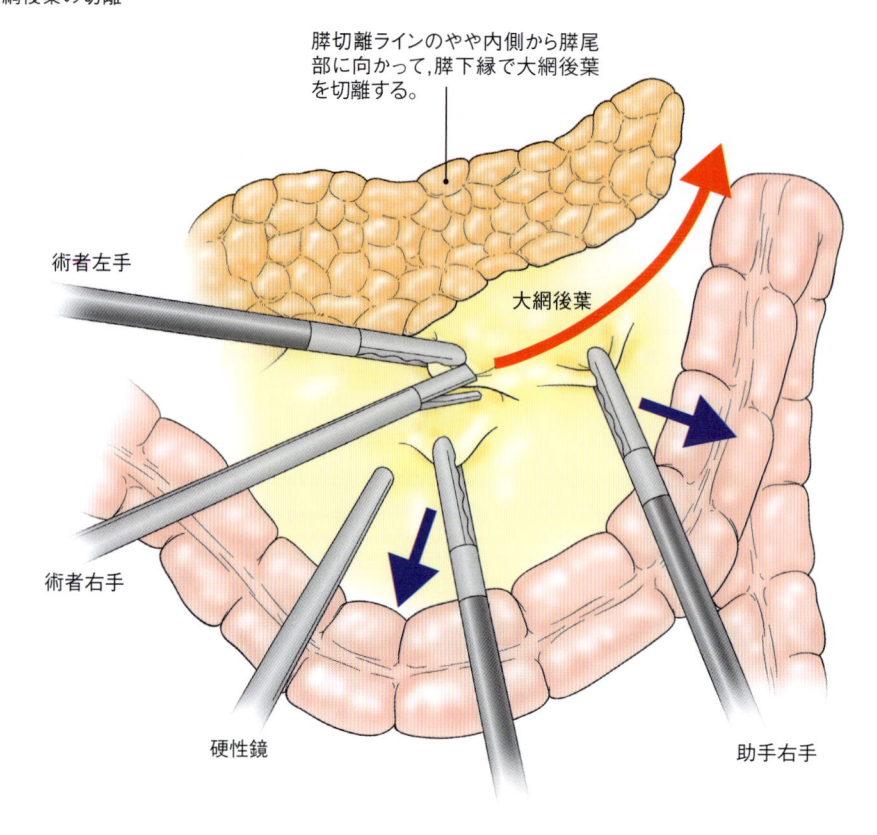

膵切離ラインのやや内側から膵尾部に向かって，膵下縁で大網後葉を切離する。

術者左手

大網後葉

術者右手

硬性鏡

助手右手

助手左手

B：大網後葉から膵背側の展開

膵側の大網後葉を大きめに残してエプロン状にしておくと，助手が膵挙上する際に膵実質を直接把持しなくてよい。

大網前葉

横行結腸

膵臓
脾静脈
Gerota筋膜
大網後葉
膵後筋膜

正しい叢に入るとGerota筋膜が広く展開される。この層を頭側に向かって剥離していくことで，容易に膵後筋膜を剥離する層に入れる。

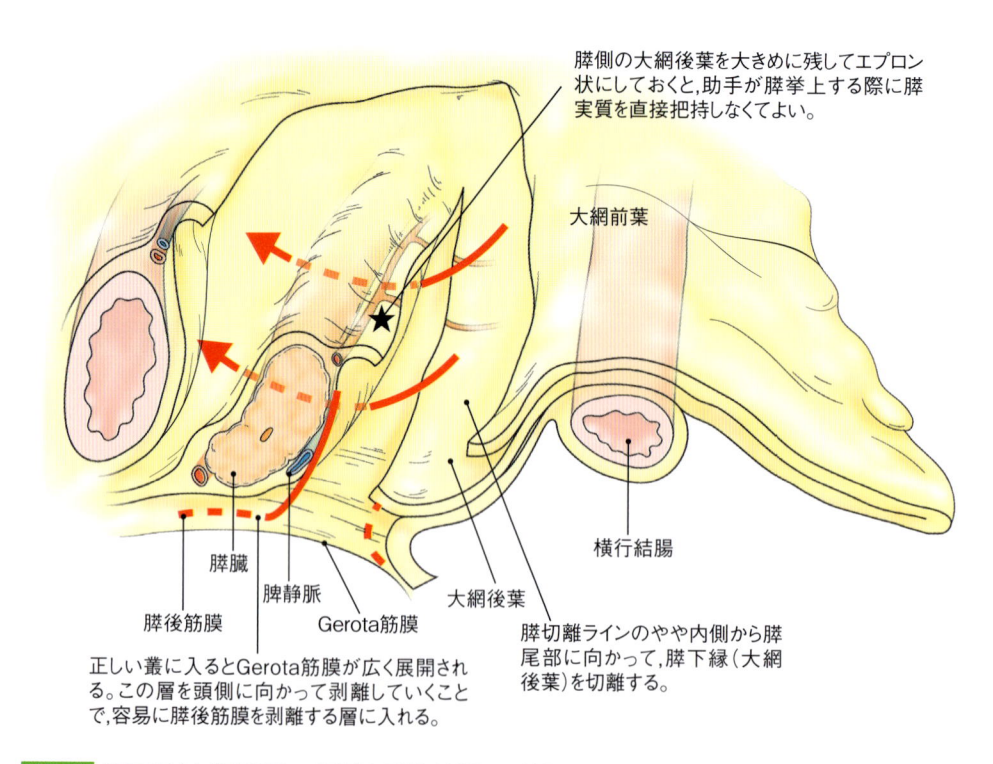

膵切離ラインのやや内側から膵尾部に向かって，膵下縁（大網後葉）を切離する。

図4 膵下縁（大網後葉）の切離と膵後筋膜の剥離

2 膵尾側切除術　3. 腹腔鏡下膵体尾部切除術（Lap-DP）

膵を90°回転させて
"立てた状態"にする。　　脾静脈　膵

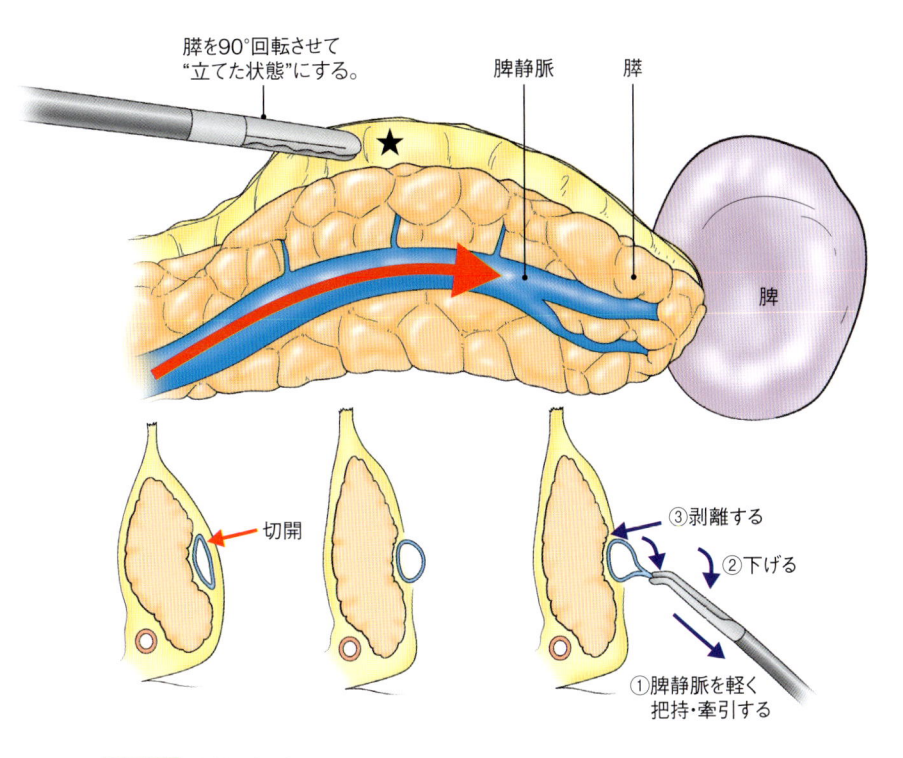

①脾静脈を軽く
把持・牽引する
②下げる
③剥離する
切開

図5　脾静脈の処理

| 手術の注意点 | やや太い分枝は結紮またはクリッピングするが，不用意な力が加わると「引き抜き損傷」をきたすので，特に慎重な操作が求められる。 |

- 脾合併切除では，膵切離予定線の周囲で脾静脈を十分に剥離しておく。脾温存術式では，脾静脈の剥離を膵尾部まで続ける。脾動脈の剥離も静脈と同様に行うが，脾動脈の走行により，膵上縁から操作を行った方がよい視野が得られる局面も多い。このとき，脾動脈周囲の神経叢を温存しておく（動脈壁を露出させない）と，これを把持することにより血管自体を把持せずに動脈を展開できるので，より安全である。

111

手術手技

手術のコツ

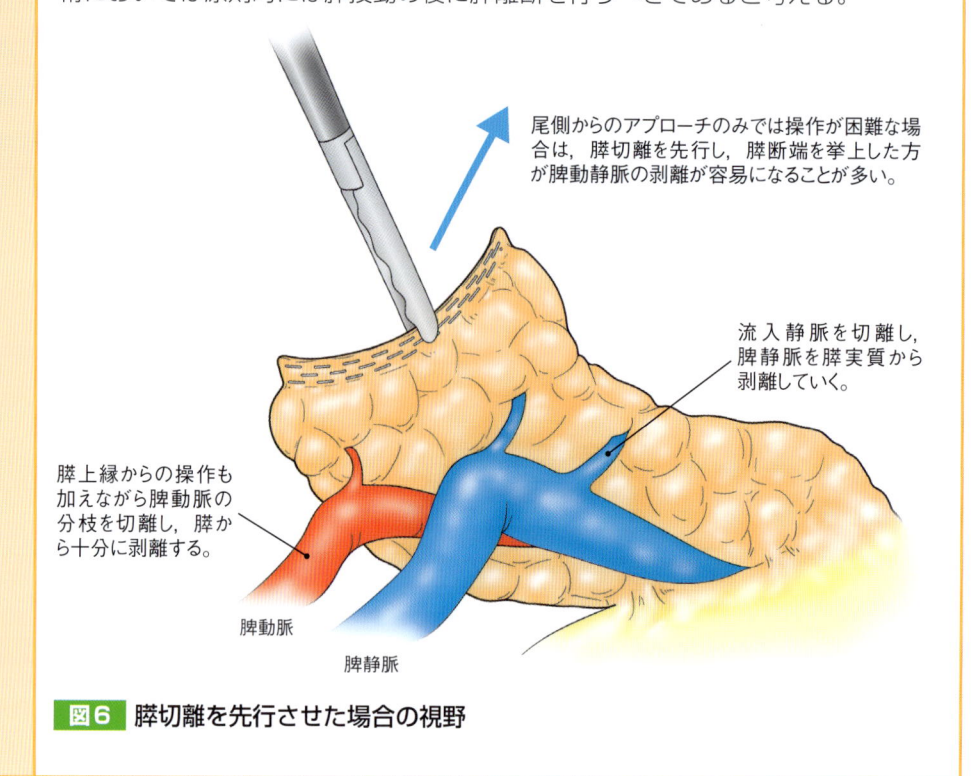

　脾動静脈の剥離は，本幹に垂直に流出入する分枝を「（患者の）右から左に払っていく」イメージで行うのが原則である。しかし一方で，静脈／動脈の順序や剥離の部位にこだわらず，鉗子の角度が合うところをみつけて操作しやすいところから少しずつ剥離を行い，決して1カ所に深入りしないことも重要である。術者の右手の鉗子が血管の長軸と合う位置は手術の進行に伴って変化し，操作が難しかった部位も剥離が進むにつれて容易になることも多いからである。患者の「右から左」に剥離を進め，難しいと感じたらまた「右」に戻って操作を再開すればよい。

　膵切離予定部位周囲の剥離が十分であれば，膵離断を先行させると脾動脈周囲の展開が楽になることもある（図6）。しかし安易に膵切離を先行させると，思ったほど視野が展開されないばかりか出血のリスクが増す可能性もあるので，脾温存術においては原則的には膵授動の後に膵離断を行うべきであると考える。

尾側からのアプローチのみでは操作が困難な場合は，膵切離を先行し，膵断端を挙上した方が脾動静脈の剥離が容易になることが多い。

流入静脈を切離し，脾静脈を膵実質から剥離していく。

膵上縁からの操作も加えながら脾動脈の分枝を切離し，膵から十分に剥離する。

脾動脈

脾静脈

図6 膵切離を先行させた場合の視野

2 膵尾側切除術　3．腹腔鏡下膵体尾部切除術（Lap-DP）

手術のポイント

　一連の操作で認識すべき主要な脈管（①下腸間膜静脈，②左胃静脈，③背側膵動脈，④大膵動脈〈頭側から脾静脈の背側を通過して膵下縁に分布することもある〉，⑤後胃動脈）の代表的な解剖を図7に示す。

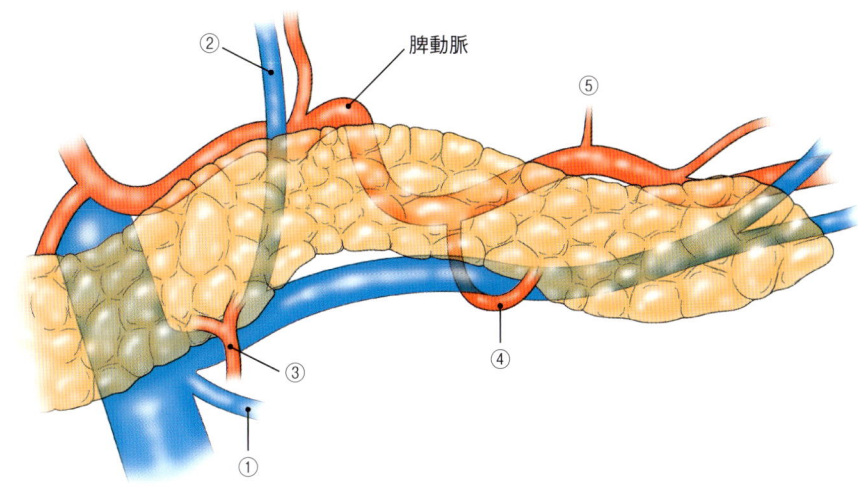

図7 注意すべき脾動静脈の分枝

トラブルシューティング

- 脾温存手術の予定であっても，出血のコントロールが困難である場合や，脾動静脈への腫瘍の癒着が強い症例では，脾温存にこだわらずに脾合併切除に移行すべきである。
- 脾動静脈剥離中の出血は，出血点にガーゼまたは止血綿を挿入して膵の授動を中断し，膵腹側から鉗子で圧迫することによりコントロール可能である場合が多い。
- 止血のために開腹移行する場合でも，前述の通り鏡視下に圧迫止血を続けたまま，気腹状態で開腹を行った方が出血量を低減できる。

5 膵切離

- 脾合併切除では，原則として脾動脈を結紮またはクリッピングの後に切離しておく。
- 切離線が膵長軸と直交するようにステープラーを挿入し，膵皮膜の損傷に留意して膵実質を把持する。先端屈曲型のステープラーは操作の自由度が高いが，無理な力が加わることのないように，膵切離の位置に応じて最適なトロッカーからステープラーと硬性鏡を挿入することが大切である（図8）。膵上縁がステープラー先端の目盛りの内側にあること，脾動静脈本幹や血管断端のクリップを挟み込んでいないことを確認した後，ステープラーをゆっくりファイアーして膵を切離する。

113

手術手技

膵尾部寄りで切離する場合　　　　　　　　膵頭部寄りで切離する場合

硬性鏡　　ステープラー　　　　　　　　　　　　ステープラー　　　　　　硬性鏡

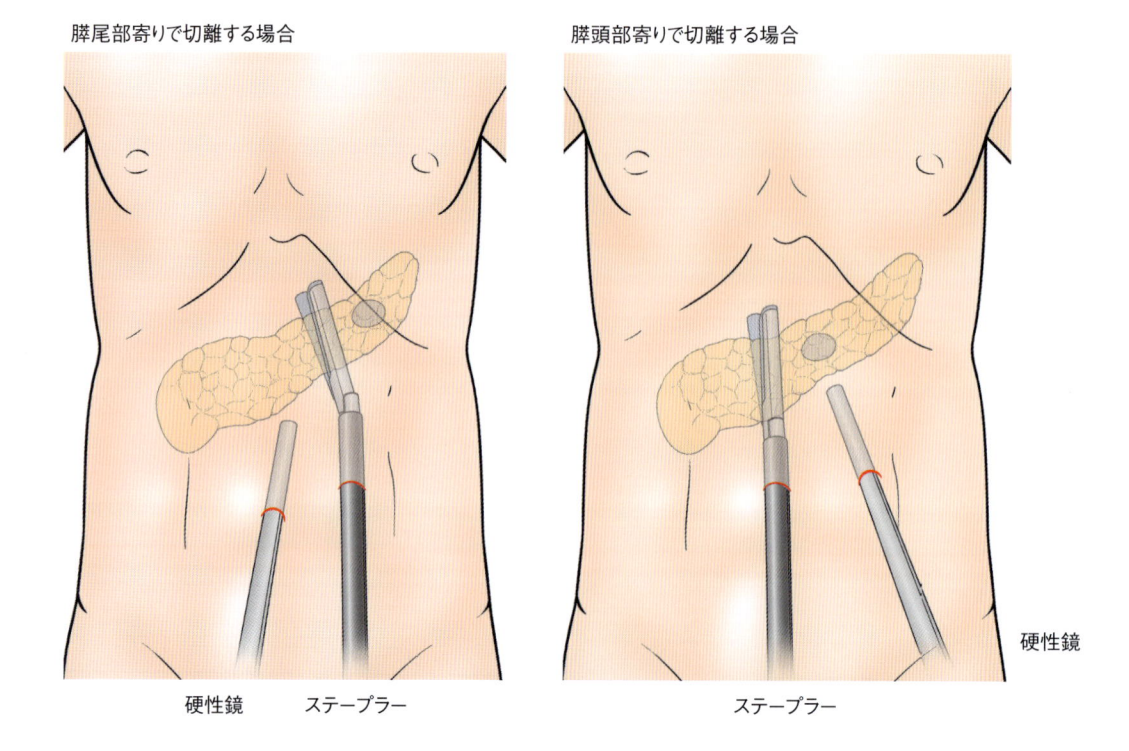

図8 膵切離の位置に応じたステープラーと硬性鏡の挿入

手術のコツ

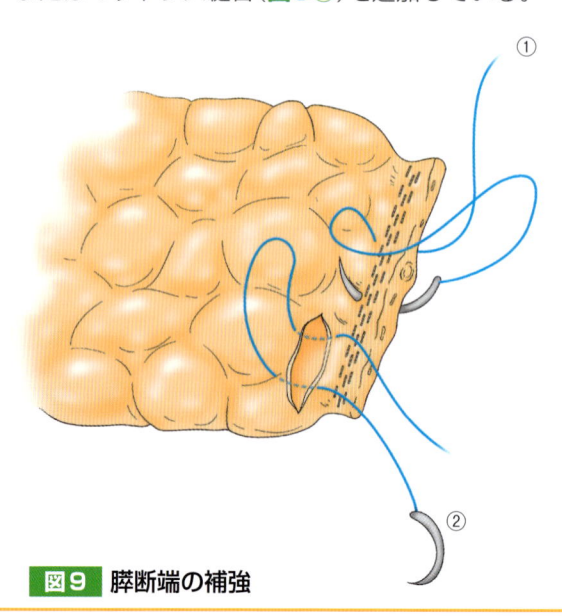

- 膵実質の裂創を避け，またステープルの形成を確実にするため，ステープラーをゆっくり閉鎖し，ファイアー後も一定時間把持を継続することが望ましいと考えられている。しかし，その具体的な手順と膵液瘻抑止効果について明確なエビデンスはない[3,4]。
- ステープラーではなく超音波凝固切開装置や血管シーリングシステムを用いて膵実質を離断する方法もある[1]。いずれにしても，主膵管断端を確実に閉鎖することが重篤な術後膵液瘻を予防するために重要である。著者らは主膵管断端と思われる部位と膵皮膜の裂創に5-0のモノフィラメント糸でZ縫合（**図9**①）またはマットレス縫合（**図9**②）を追加している。

図9 膵断端の補強

114

2 膵尾側切除術　3．腹腔鏡下膵体尾部切除術（Lap-DP）

6 標本摘出

- 脾合併切除では，膵後筋膜を剥離して膵を授動した層を頭側・外側に連続させ，脾臓を授動する（図10）。術者の左手の鉗子で後腹膜側の筋膜を介して脾臓を持ち上げ，脾臓を露出させないように剥離を行うと脾損傷に伴う出血を回避できる。脾上極では腹側からの操作も加える。脾横隔膜ヒダを切離することで切除が完了する。脾臓が大きい症例では，適宜体位を頭高位・右半側臥位に動かすと手技が容易となることがある。
- 標本を回収袋に収納し，12mm径トロッカーの創を拡大して体外に導出する。整容性に配慮する場合は，恥骨上の皮膚皺線に沿って切開し，標本摘出に用いる方法もある。
- 必要があれば切除標本のステープルを外して膵断端を迅速病理診断に提出する。

7 ドレーン留置，閉腹

- 手術野を洗浄し，止血を確認する。著者らは血管断端および剥離部位にフィブリン糊を散布している。
- 膵断端に予防的ドレーンを留置する。12mm径トロッカー設置部の筋膜を縫合閉鎖し，皮膚を真皮埋没縫合で閉創する。

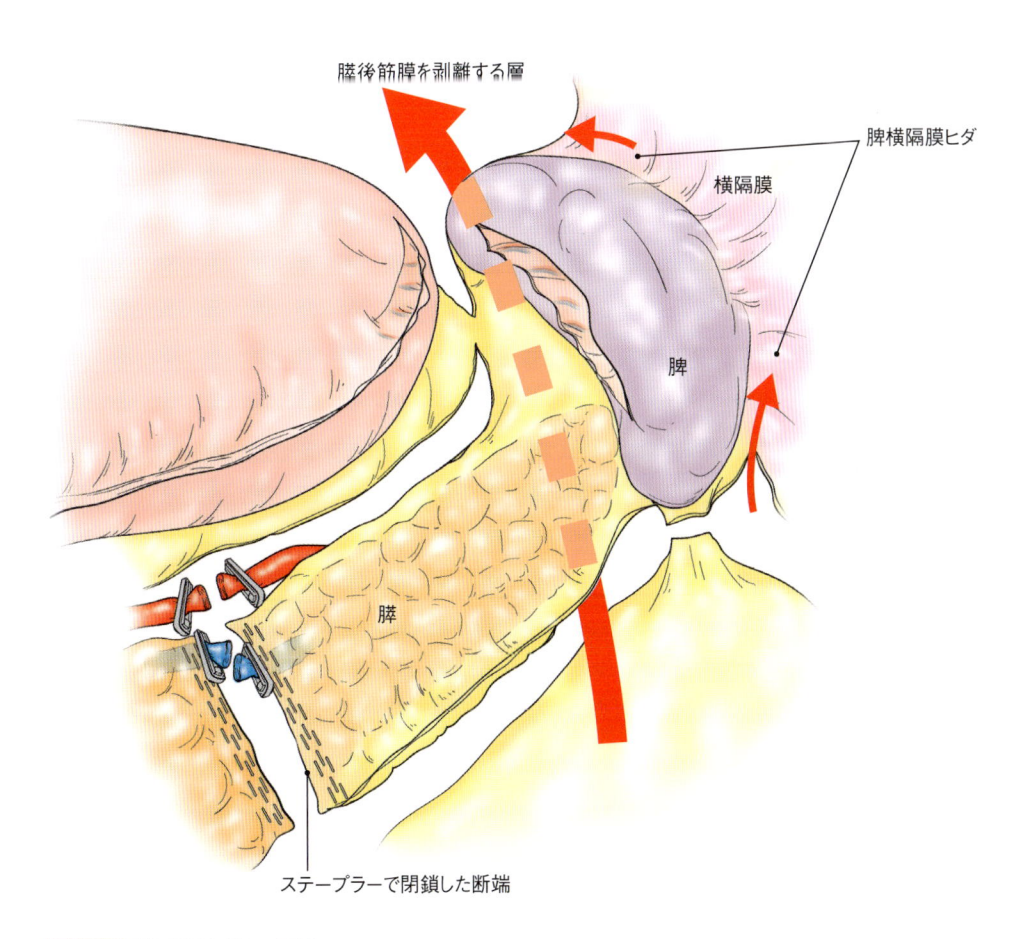

図10　膵尾部と脾の授動

手術手技

**手術の
ポイント**

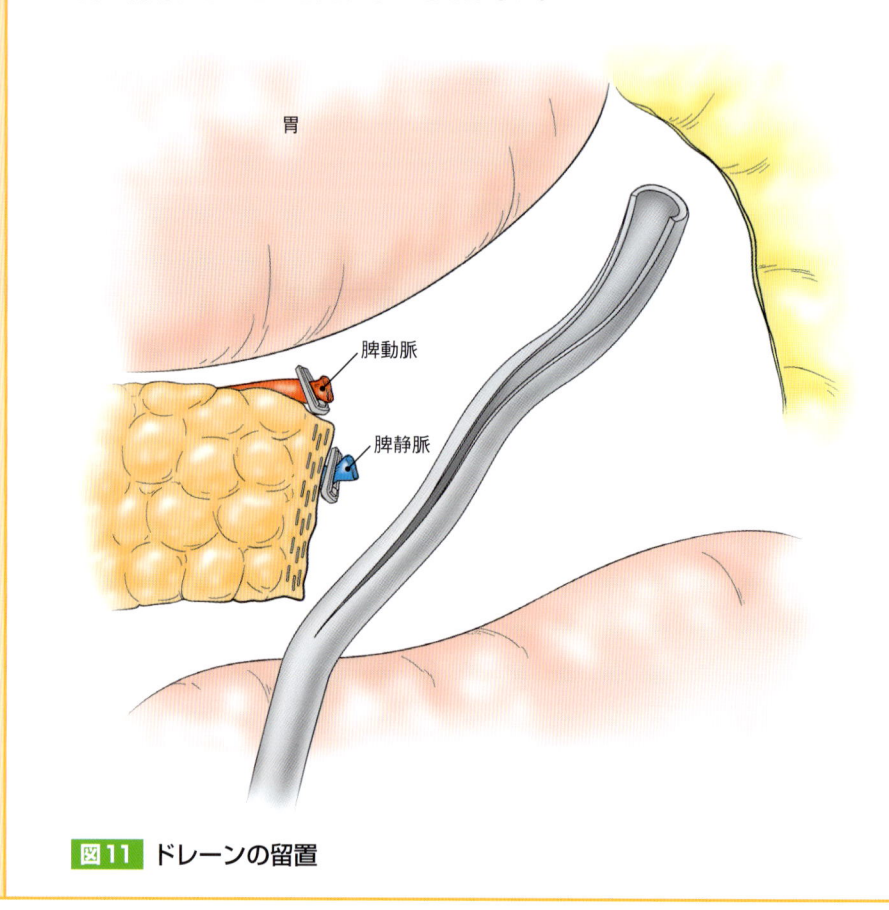

- 膵体尾部切除における予防的腹腔ドレーンの意義については議論があるが，腹腔鏡下手術の対象は正常膵の症例が多いため，膵液瘻に起因する重篤な合併症を回避するためには，原則的にドレーンを留置すべきであると考える．
- 著者らは，先端を縦に裂いたソフトプリーツドレーン®を，膵断端を経て左横隔膜下に向かうように留置している(図11)．
- 術後膵液瘻に対してドレーンを入れ替える場合に備え，膵断端に向けて最も直線的になる位置からドレーンを挿入することが肝要である．トロッカー設置部の創を利用することにこだわるべきではない．

胃

脾動脈

脾静脈

図11 ドレーンの留置

術後チェック

- 術後管理は開腹膵体尾部切除に準ずる．
- 術後膵液瘻に対してドレーンの入れ替えが必要な場合，腹腔鏡手術では癒着形成が少ないためにドレーンが元の位置から逸脱しやすい．術後早期のドレーン交換は避けるとともに，入れ替えに際してはガイドワイヤーを用い，ドレーン先端の位置が変わらないように慎重に操作を行う必要がある．

文献

1) 石沢武彰, Gayet B: Gayet腹腔鏡下肝胆膵手術. 南江堂, 2012.
2) Subar D, et al: Laparoscopic pancreatic surgery: An overview of the literature and experiences of a single center. Best Pract Res Clin Gastroenterol 2014; 28(1): 123-32.
3) Diener MK, et al: Efficacy of stapler versus hand-sewn closure after distal pancreatectomy (DISPACT): a randomised, controlled multicentre trial. Lancet 2011; 377: 1514-22.
4) Knaebel HP, et al: Systematic review and meta-analysis of technique for closure of the pancreatic remnant after distal pancreatectomy. Br J Surg 2005; 92: 539-46.

手術手技

3 膵全摘術

東京大学大学院医学系研究科外科学肝胆膵外科　**有田淳一**
がん研有明病院消化器センター肝・胆・膵外科　**齋浦明夫**

　膵全摘術は膵頭十二指腸切除と膵体尾部切除の手技を組み合わせればほぼ完成する手術であり，それぞれに習熟していればそれほど難しくない．本項では手術の流れを重視して記載したので，詳細は両手術の項を参照願いたい．手技は順序立てて記載しているが，多くは順序入れ替えが可能であり，切除可否を決めるのに重要なポイントなどを考慮して症例ごとに臨機応変に手術を進めてほしい．

適応

1 典型的な適応
- 膵癌では，脾動脈と胃十二指腸動脈に浸潤があるが総肝動脈への浸潤がなく，その他に上腸間膜動脈浸潤や肝転移や腹膜播種などの非切除因子がない膵体部に主座をもつ場合が典型的な膵全摘の適応である．

2 その他の適応
- 膵頭十二指腸切除あるいは膵体部切除を予定していたが，術中の膵断端あるいは膵管断端の迅速診断で癌陽性である（追加切除しても繰り返す）ときも膵全摘の適応となりうる．
- 膵管内乳頭状粘液腺癌，膵内分泌腫瘍，多発腎癌膵転移，大腸癌膵転移などで腫瘍が膵内にびまん性に多発するようなケースもありうる．
- 膵切除後の残膵腫瘍再発で残膵全摘を行うこともあるが，本項ではそのようなケースは除外し，初回切除に限定して記した．

3 適応されない場合
- 膵尾部のわずかな実質でも温存できれば，膵全摘患者に比べて術後の血糖コントロールが格段に良好であることが経験的に知られており，がん研有明病院では可能であれば膵亜全摘としている．

術前チェック

①術前 thin-slice CT で左右異所性肝動脈や上腸間膜動脈と腹腔動脈が共通幹を形成する（hepatomesenteric trunk）などの解剖学変異がないかよく確認しておく．また，膵頭十二指腸切除同様に正中弓状靱帯症候群などで腹腔動脈に狭窄があると術後肝不全の原因となるので，注意して確認する．

②膵癌患者では摂食不良や消化不良のために低栄養に陥ることがあり，中心静脈栄養や経腸栄養を術前早期から導入することも検討する．

③膵全摘が必要な膵癌患者では播種，肝転移，傍大動脈リンパ節転移があってもおかしくない．その目で術前画像をよく確認する．

④全身麻酔に硬膜外麻酔を併用し，仰臥位にて手術を行う．

手術手順

1. 皮膚切開・開腹
2. Kocher授動
3. 上腸間膜静脈確保
4. 上腸間膜動脈右側郭清
5. 胃切離
6. 肝十二指腸間膜郭清
7. 総肝管切離・肝門郭清
8. 空腸間膜郭清・膵頭部遊離
9. 膵尾部脾授動
10. 後腹膜郭清
11. 標本摘出
12. 消化管再建
13. 閉腹

手術手技

1 皮膚切開・開腹

- 臍の左を通る上中腹部正中切開にて開腹する(図1)。

> **手術のコツ**
> 肥満などで視野不良なときには躊躇せずに左横切開を追加する(図1緑破線)。

- 開腹後はダグラス窩の腹腔洗浄細胞診をルーチンとしている。播種がないことを視触診で十分に確認した後に術中超音波を行い，肝転移がないことと病変の局所進展の程度をチェックする。

2 Kocher授動

- 十二指腸外側の漿膜を切開してKocher授動を膵頭十二指腸切除と同様に行う。十二指腸水平脚を可及的肛側まで剥離しておく。

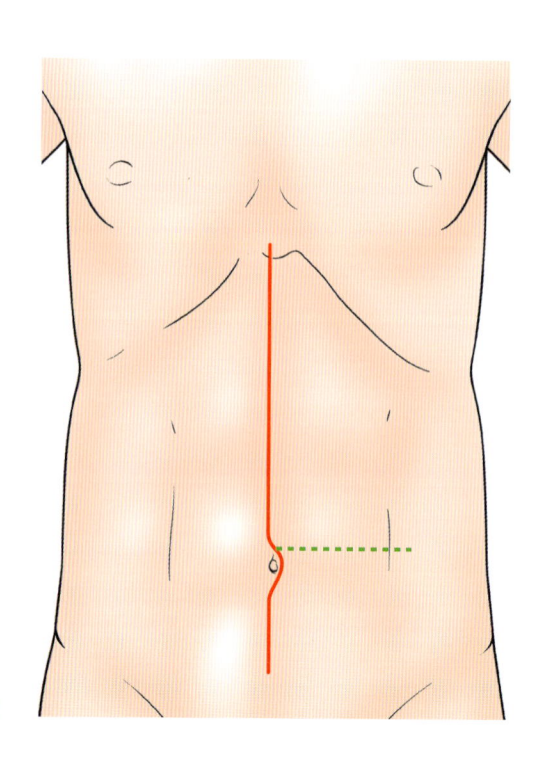

図1 皮膚切開

- 下大静脈前面，左腎静脈前面の結合織を電気メスで切開して両静脈を十分に露出する（図2）。

> **手術のコツ**　左腎静脈は，後の後腹膜郭清時の目印となるように可及的末梢まで露出しておく。

- がん研有明病院ではこの視野での傍大動脈リンパ節サンプリングをルーチン化している。

3 上腸間膜静脈確保

■ 上腸間膜静脈のテーピング

- 大網を右側から結腸間膜付着部で切離し，結腸間膜後葉を露出し，中結腸静脈をたどって上腸間膜静脈を膵下縁付近でテーピングする。
- 先のKocher授動の続きで十二指腸水平脚と結腸間膜との間を剥離すると上腸間膜静脈の側壁が末梢側で確認できるので，テーピングした部位から剥離面を安全につなげることができる（図3）。

■ 上腸間膜静脈の剥離

- Henle胃結腸静脈幹を根部で切離し，上腸間膜静脈を頭尾側に広く全周性に剥離する。
- 下腸間膜静脈が上腸間膜静脈に合流するタイプのときは根部で切離しておく（後に末梢で再度切離する）。膵頸部と上腸間膜静脈との間を尾側からトンネリングしておく。

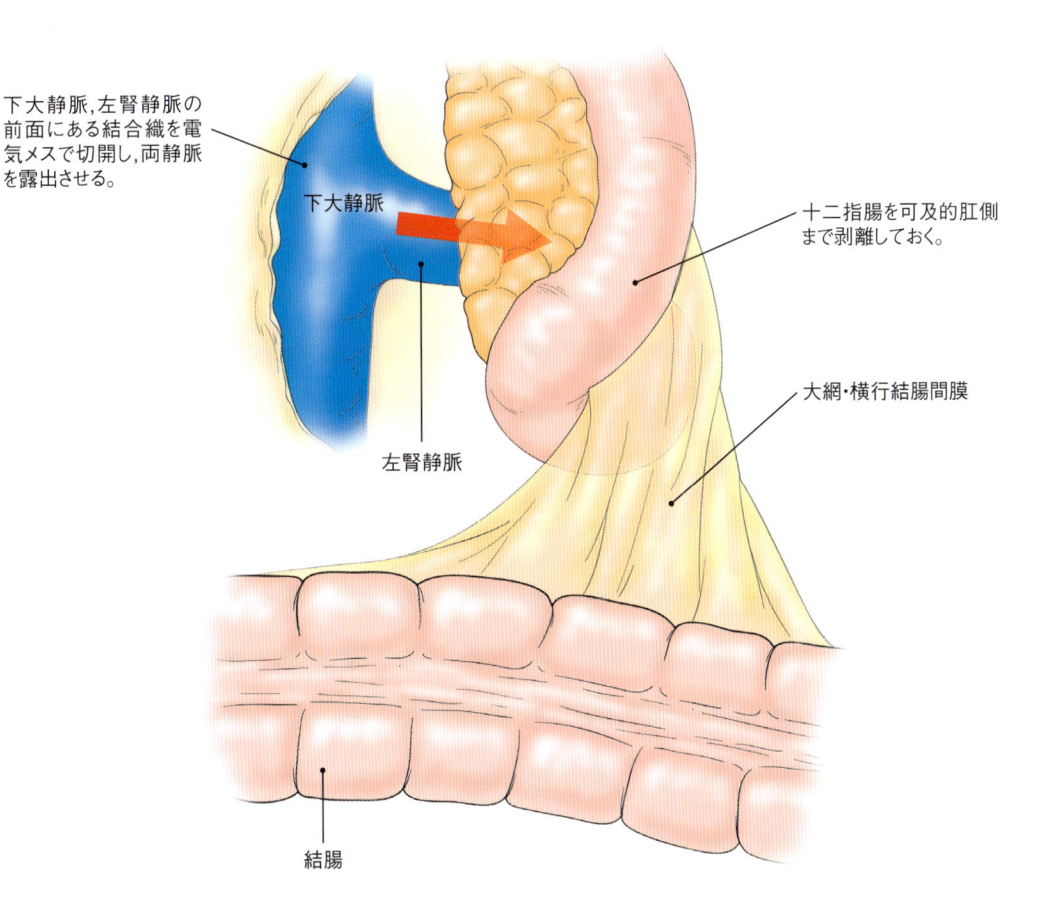

図2 Kocher授動

（下大静脈，左腎静脈の前面にある結合織を電気メスで切開し，両静脈を露出させる。／下大静脈／左腎静脈／十二指腸を可及的肛側まで剥離しておく。／大網・横行結腸間膜／結腸）

手術手技

> **手術の　　** 太い第1空腸静脈が背側から左側へ向かって分岐していることが多いが，膵頭
> **ポイント** 部より細かい分枝が第1空腸静脈の根部付近に合流するので，損傷しないように
> 慎重に結紮切離する。

4 上腸間膜動脈郭清

- 上腸間膜静脈を牽引しよけながら上腸間膜動脈郭清を行う。非浸潤性IPMN等，郭清の必要のない場合は省略する。
- 腫瘍の局在と浸潤性に合わせて神経叢を切除，郭清する。下膵十二指腸動脈，第1空腸動脈を切離する。
- 頭側では膵体部を腹側頭側へ圧排して上腸間膜動脈根部付近まで右側の郭清を行う。

5 胃切離

- 膵全摘術では胃のドレナージ静脈の多くが切られるため，亜全胃温存としている。幽門よりも口側4cm程度で胃を切離する（**図4**）。

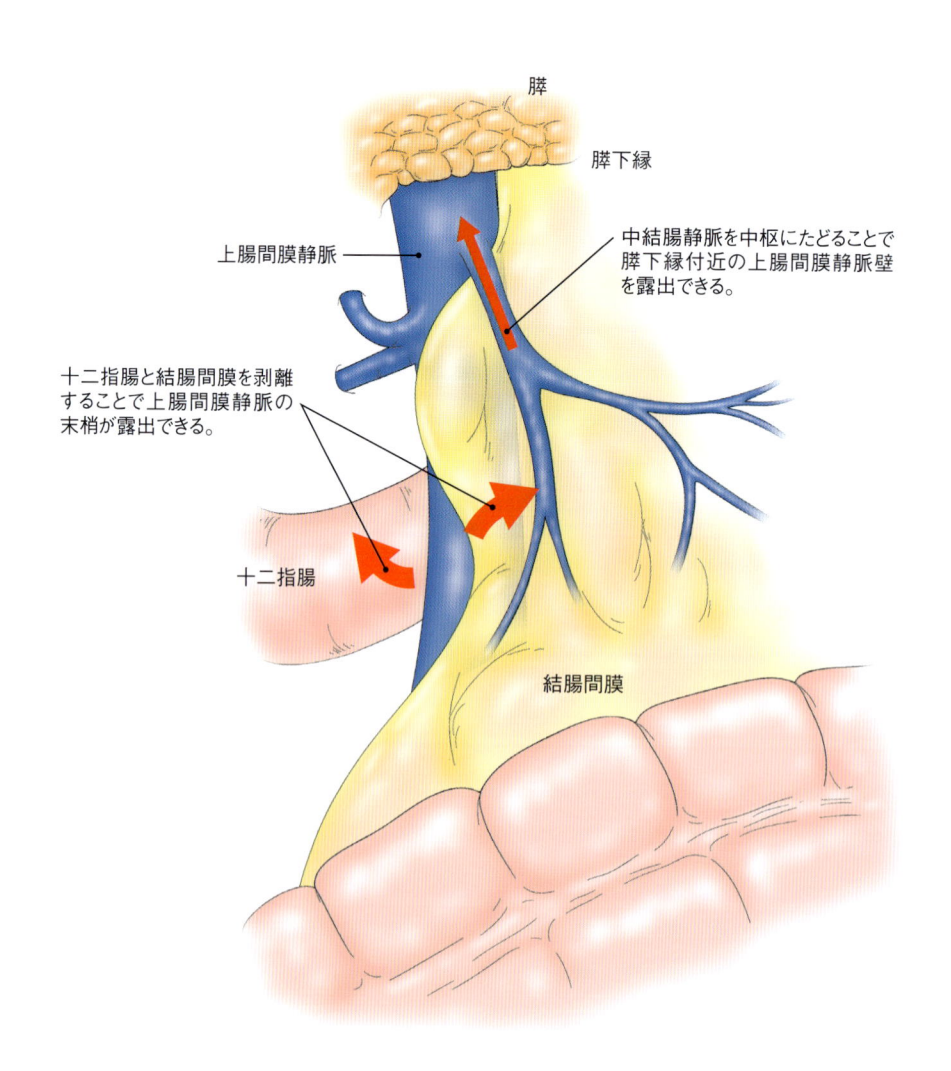

図3 上腸間膜静脈剥離

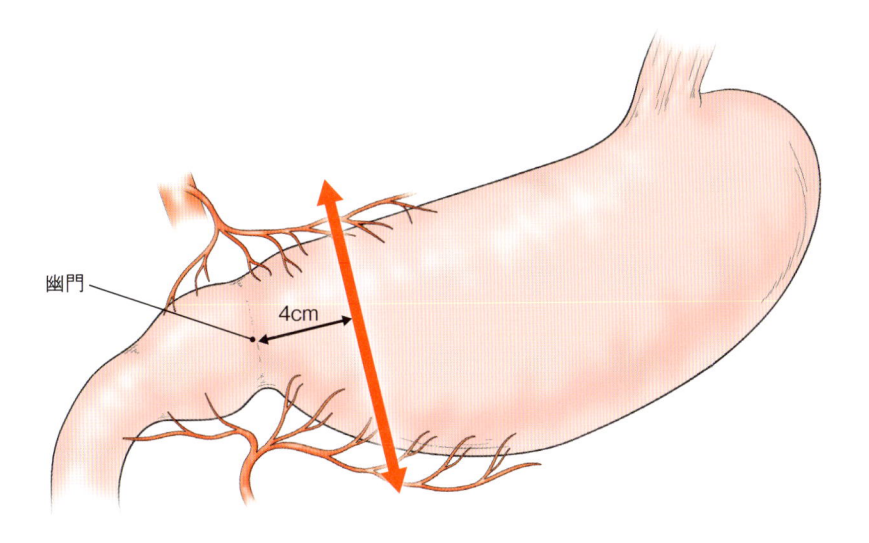

図4 胃切離

亜全胃温存膵頭十二指腸切除と同じ部位で自動縫合切離器を用いて切離する。

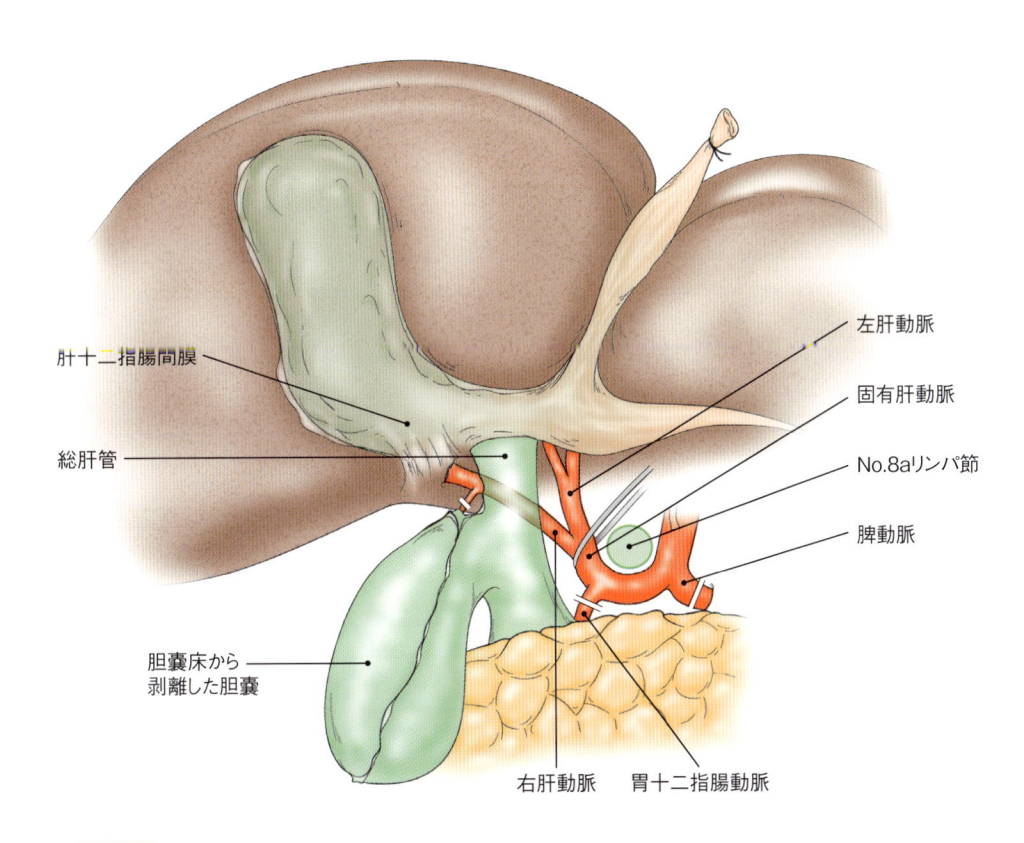

図5 肝十二指腸間膜郭清

動脈のみ図示する。

6 肝十二指腸間膜郭清

■肝動脈，総肝管のテーピング

- 胆嚢を胆嚢床から剥離し，背側を走行する右肝動脈をテーピングする。肝十二指腸間膜左側で左肝動脈，固有肝動脈，右肝動脈起始部の順にテーピングする。右肝動脈周囲剥離を左右からつなげて腹側を走行する総肝管をテーピングしておく（図5）。
- さらに膵上縁でNo.8aリンパ節を外して背側にある総肝動脈をテーピングの後に胃十二指腸動脈，固有肝動脈を同定，剥離する。

手術手技

■胃十二指腸動脈の切離，門脈周囲の郭清
- 胃十二指腸動脈は根部で結紮切離し，総肝動脈周囲を左側へ郭清し，腹腔動脈を十分露出して脾動脈根部を確認し，切離する。
- 胃十二指腸動脈断端背側で門脈をテーピングし，周囲を郭清する。

> **手術のポイント**　背膵動脈が脾動脈根部付近から分岐することが多いので，確実に結紮切離する。

7 総肝管切離・肝門郭清完了
- 総肝管を右肝動脈直上で切離する（図6）。十二指腸側胆管断端を尾側へ牽引することで視野が広がり，肝十二指腸間膜が完全に郭清できる。

8 空腸間膜郭清・膵頭部遊離
- Treitz靱帯から約15cm肛側で，空腸を切離する。
- 膵癌症例ではNo.14dリンパ節郭清を十分に行うために空腸間膜起始部も切除側につける必要があるため，第2（第3）空腸動脈がちょうど温存されるラインをたどって上腸間膜動脈に当たる（図7）。
- 空腸断端を上腸間膜動静脈の背側をくぐらせて右側に脱転し，残った膵頭神経叢第Ⅰ・Ⅱ部の郭清とNo.14p，No.8pリンパ節の郭清を完了させる。
- さらに門脈・上腸間膜静脈と膵頭部との間を頭尾側から剥離する。

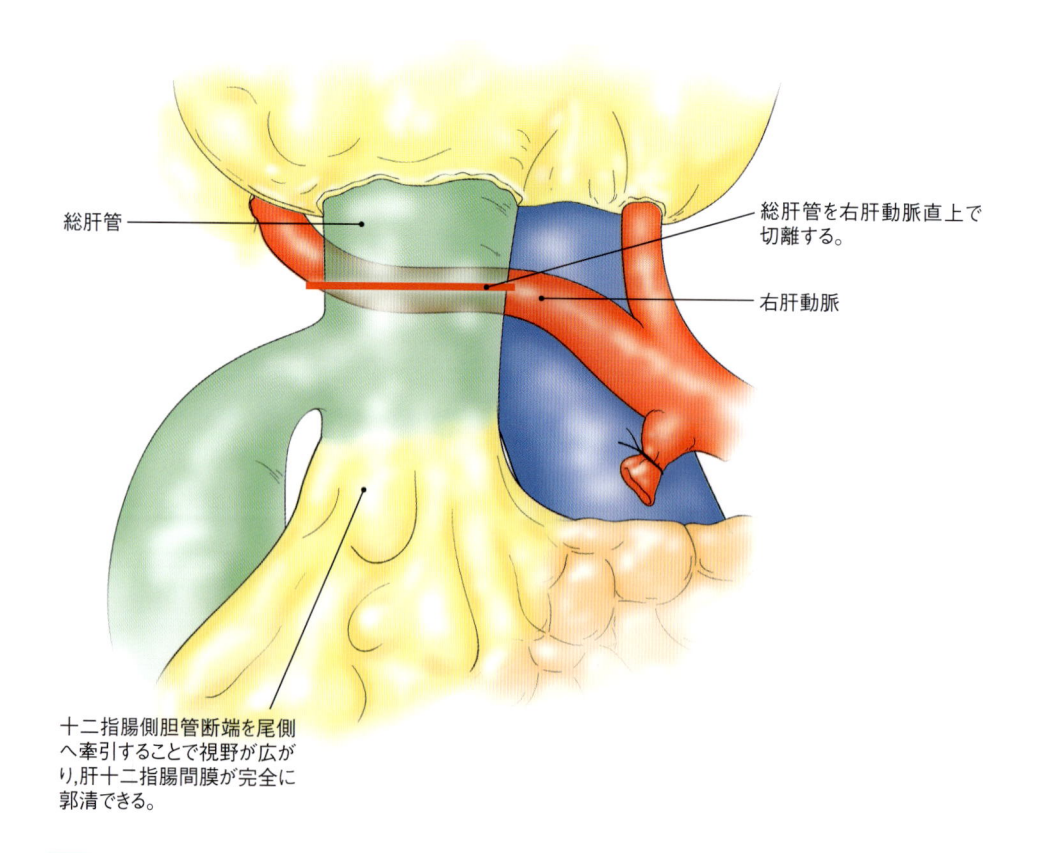

総肝管

総肝管を右肝動脈直上で切離する。

右肝動脈

十二指腸側胆管断端を尾側へ牽引することで視野が広がり，肝十二指腸間膜が完全に郭清できる。

図6　総肝管切離
肝側断端より迅速組織診を提出する。

3 膵全摘術

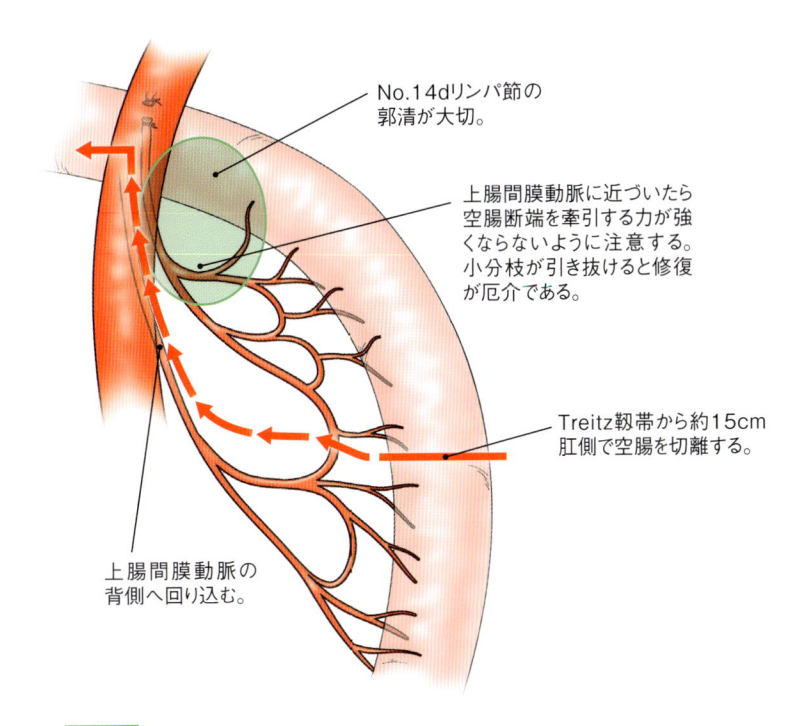

図7 空腸切離
第1空腸動脈根部周囲を十分に郭清するため，第2空腸動脈を温存するラインを上腸間膜動脈までたどる。
空腸断端を十分に牽引すると先行処理した第1空腸動脈断端が上腸間膜動脈の左側に認識できることもある。

(図中ラベル)
- No.14dリンパ節の郭清が大切。
- 上腸間膜動脈に近づいたら空腸断端を牽引する力が強くならないように注意する。小分枝が引き抜けると修復が厄介である。
- Treitz靱帯から約15cm肛側で空腸を切離する。
- 上腸間膜動脈の背側へ回り込む。

> **トラブルシューティング**　上腸間膜動脈に近付いたら空腸断端を牽引する力が強くならないように注意する。小分枝が引き抜けると修復が厄介である。

9 膵尾部脾授動

- 下行結腸外側の漿膜を切開し，左腎外側から左腎背側まで用手的に剥離し，十分に左腎脱転を行うことで膵尾脾周辺の操作を良視野で行うことができる（図8）。
- 尾側膵病変の進行度に応じて切離ラインを決定する（「膵体尾部切除」の項を参照）。

10 後腹膜郭清

■No.9リンパ節，上腸間膜動脈周囲の郭清
- 脾動脈断端から腹腔動脈左縁を背側にたどり，No.9リンパ節左側郭清を完了する。この過程で左副腎動脈を切離する。
- 尾側へ移り上腸間膜動脈周囲の郭清を完了させる（図9）。

■左腎，左副腎付近の郭清
- Toldt fusion fasciaを剥離した後に現れる左腎Gerota筋膜を切離して左腎被膜を露出する。この剥離層をすでに露出してある左腎静脈前面につなげ，やや背側を走行する左腎動脈をテーピングして温存しながら頭側へ向けて後腹膜組織を郭清する。
- 下腸間膜静脈が現れるので切離する。左腎静脈に合流する左副腎静脈を切離し，左副腎を切除側に含める。

手術手技

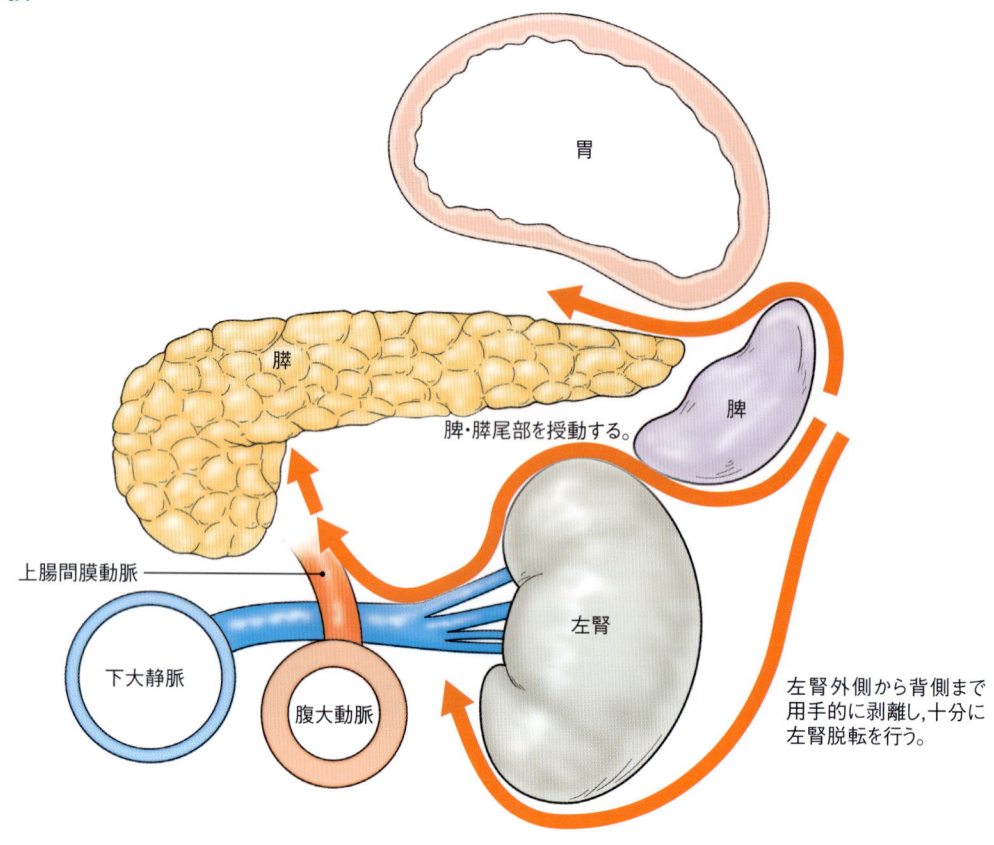

図8 膵尾脾授動

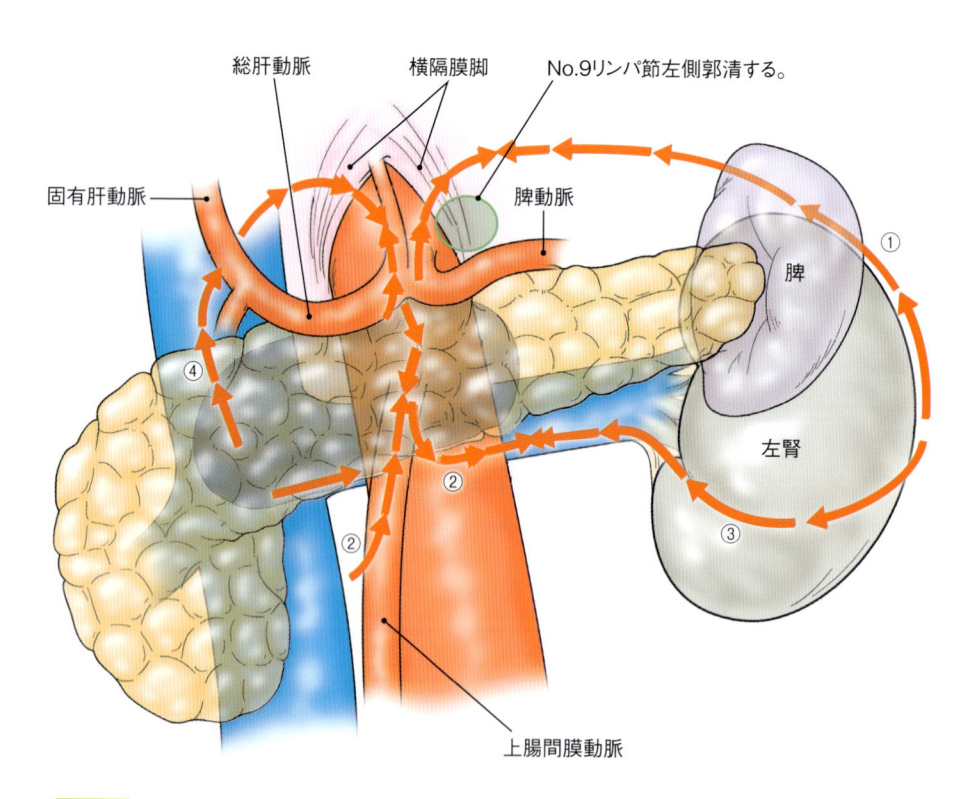

図9 後腹膜郭清

3 膵全摘術

11 標本摘出

- 胃脾間膜を切離（短胃動静脈処理）して脾上極へ抜ける。
- 残った後腹膜組織を切離すると，標本は脾静脈だけでつながっている状態となる。
- 脾静脈を切離して切除が終了となる。
- 門脈合併切除（図10）が必要な場合も標本摘出（図11）直前に行う。

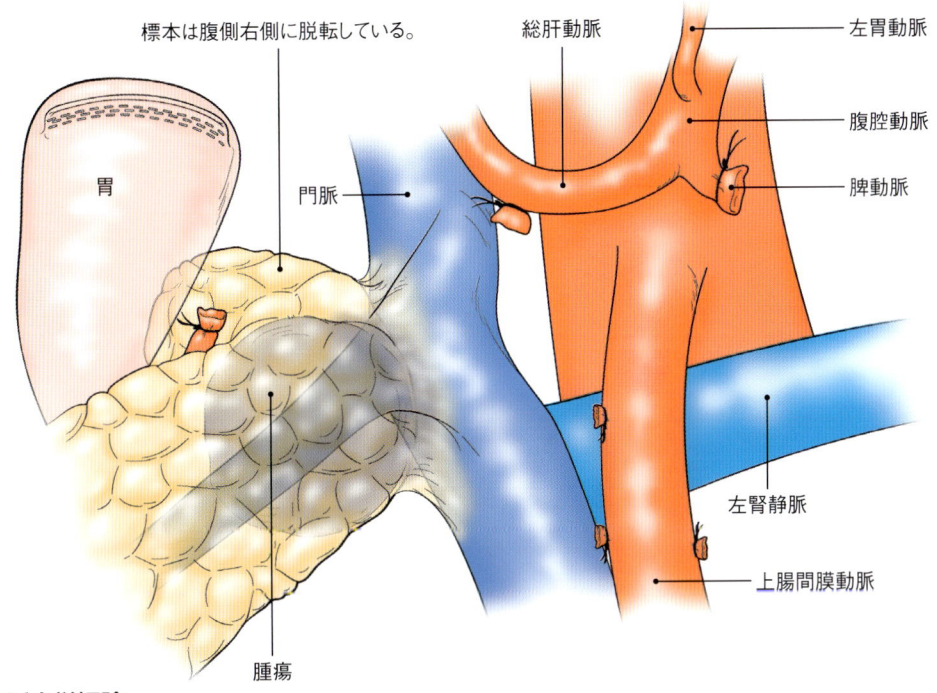

図10 門脈合併切除
門脈切離は標本を左側に戻して行う。

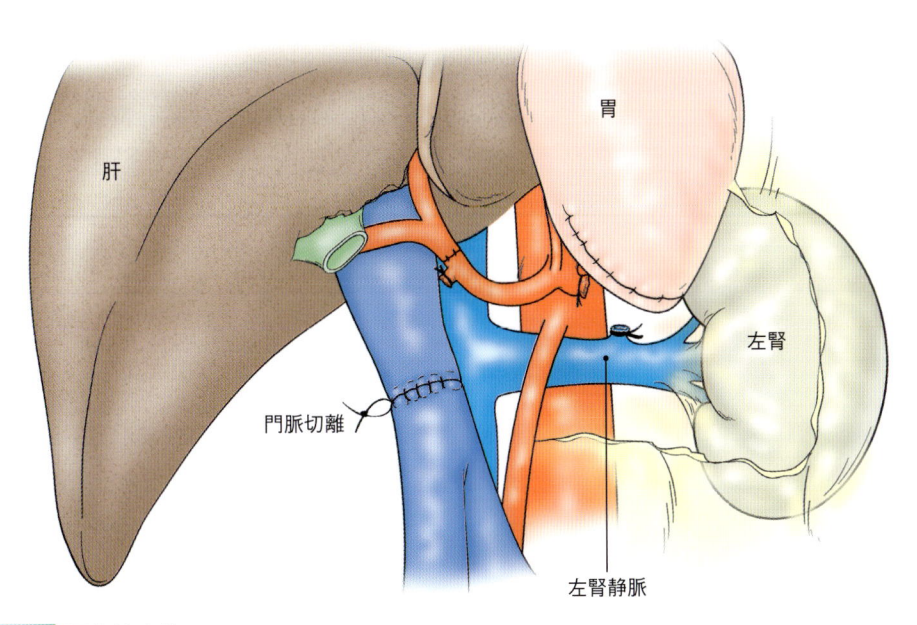

図11 標本摘出後
門脈合併切除は，周囲組織の剥離がすべて終わり標本摘出と同時に行うのが望ましい。無理に楔状切除とせずに，環状切除して端々吻合とした方がシンプルで変形も少ない。

12 消化管再建

- がん研有明病院ではChild変法、Billroth Ⅱ法＋Braun吻合付加を基本としている。胆管空腸吻合では、胆管径に合わせて5-0あるいは6-0モノフィラメント吸収糸を用いて、後壁の結節縫合から行っている。
- 後壁吻合後にロングステントとして2mmあるいは3mm RTBDチューブを肝内胆管に挿入し、後壁中央の縫合糸でチューブを結紮固定する。
- 胆管前壁は連続縫合で吻合する。胆管空腸吻合から約40cm肛側の空腸を、ECHELON™青を用いて胃後壁と前結腸経路で端側吻合し、さらに輸入脚と輸出脚との間でBraun吻合を追加する。
- 栄養用腸瘻チューブを胃空腸吻合手前の輸入脚から挿入し、Braun吻合を通して40cmほど肛側小腸まで留置する（図12）。

13 閉腹

- 十分に止血を確認し、腹腔内を温蒸留水と温生食水を用いて洗浄した後に正中切開は一層に、横切開創（追加した場合）は二層に閉腹する。
- 8mmのソフトプリーツドレーン®を、右側腹部からWinslow孔を通して先端が左横隔膜下にくるように留置する。
- 胆管チューブと栄養用腸瘻チューブはWitzel式に腸管に固定し、腹壁を貫通させた後に、腸管のチューブ刺入部周囲の漿膜筋層と腹膜を縫合する。
- 真皮組織を4-0モノフィラメント吸収糸による結節埋没縫合で閉創し、創表面に創用テープを貼付、補強して手術を終了する（図13）。

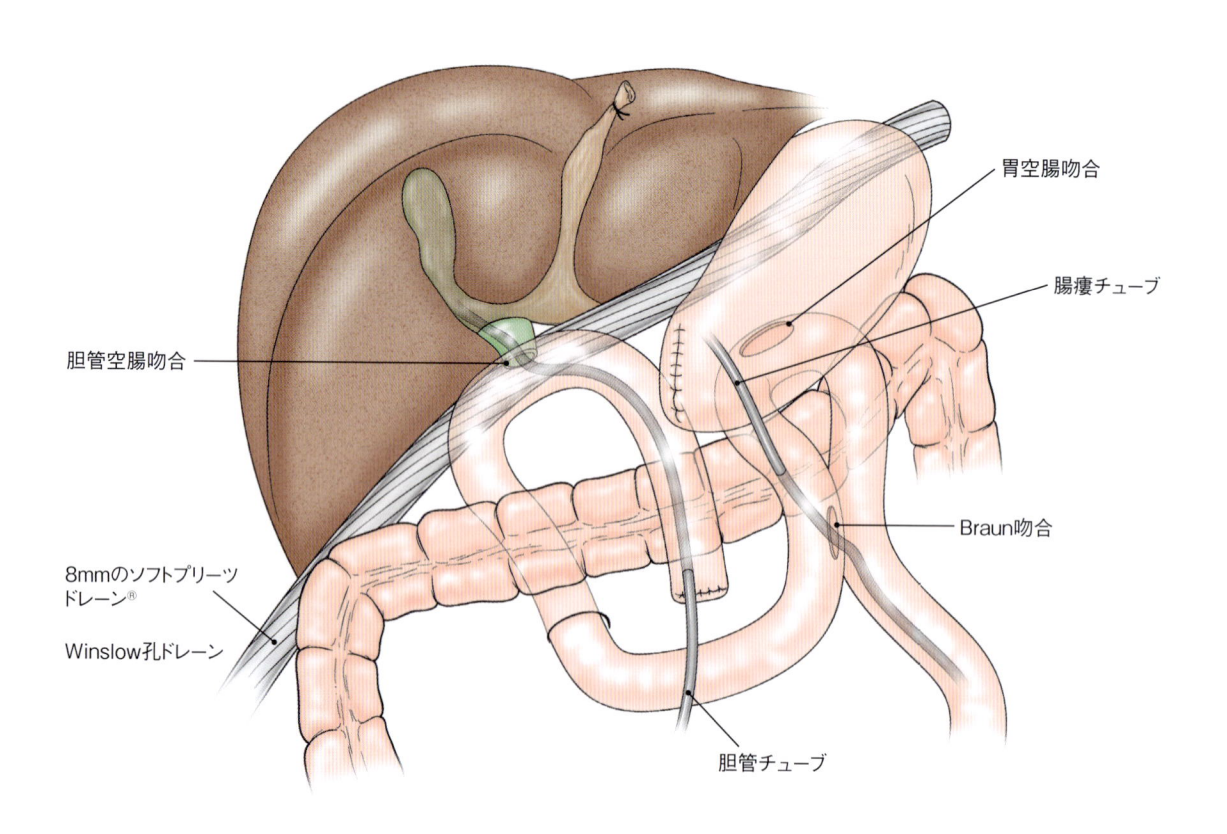

図12 消化管再建
左横隔膜下に先端が来るよう留置する。

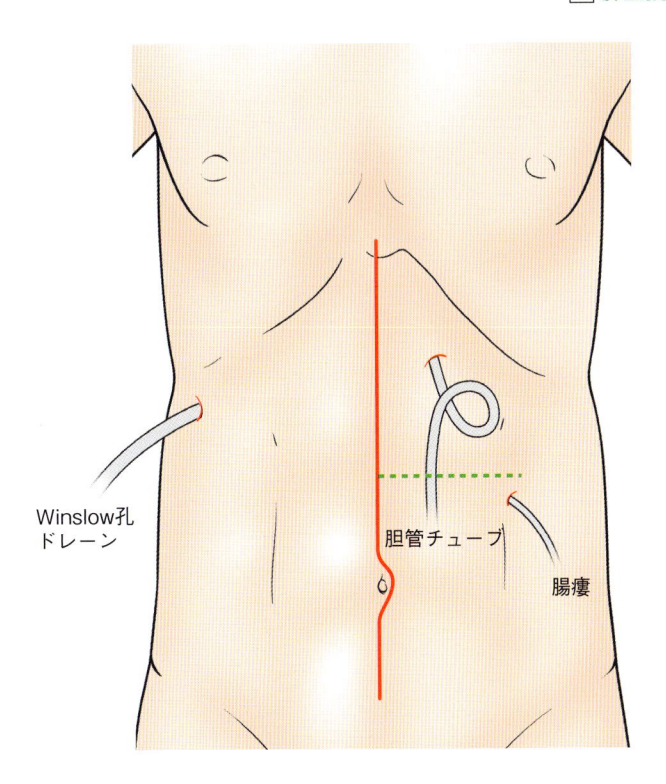

図13 ドレーン留置

術後チェック

- 膵頭十二指腸切除，尾側膵切除でしばしば悩まされる膵液瘻がないことは，術後管理をするうえで大きい[1]。
- 膵内分泌機能不全のためにインスリンが必須となるが，残膵のある術式と異なり血糖値が乱高下する症例にしばしば遭遇する。しかし，作用時間の異なるインスリン製剤が開発されたことと患者教育により，従来いわれていた低血糖による致死的状況にはほとんど遭遇しない[2]。
- 下痢や腹部膨満感などの膵外分泌機能不全に伴う症状も強調されていたが，近年は消化態栄養剤や高力価膵酵素剤の開発により一般的には改善している印象である。

文献

1) Wilson GC, et al: Long-term outcomes after total pancreatectomy and islet cell autotransplantation: is it a durable operation? Ann Surg 2014; 260: 659-65; discussion 665-7.
2) Crippa S, et al: Total pancreatectomy: indications, different timing, and perioperative and long-term outcomes. Surgery 2011; 149: 79-86.

手術手技

4 膵中央切除術

東京大学大学院医学系研究科外科学肝胆膵外科　**有田淳一**
がん研有明病院消化器センター肝・胆・膵外科　**齋浦明夫**

　膵中央切除は，膵分節切除ともよばれるが，『膵癌取扱い規約』第6版では前者の呼称のみが記載されている。切除後に残る膵実質量が多く，内・外分泌機能が温存されることが本術式の利点である[1]が，一方，膵離断面が2つでき，その分膵液瘻に伴う合併症が増えうることが欠点である。適応となる症例はきわめて少ないが，技術的には膵頭十二指腸切除に習熟していればそれほど困難ではない。本項で記載した手技の順序は入れ替え可能な箇所が多く，切除可否を決めるのに重要なポイントを考慮して症例ごとに適宜入れ替えていただきたい。

適応

- 膵頭部と膵尾部の血流を温存するために十分なリンパ節郭清は不可能であり，膵癌は一般的には適応とならない。
- 良性病変あるいはリンパ節郭清を伴わない境界悪性腫瘍が対象疾患となる。それらの疾患のうち，病変が膵頸部あるいは体部の深部に存在する場合に適応となる。
- 病変が膵尾部に存在する場合は尾側膵切除あるいは脾温存尾側膵切除で十分な膵実質が温存でき，手術操作がよりシンプルであるので，無理して本術式を選択しない。

術前チェック

①術前 thin-slice CT，MRI，超音波内視鏡（EUS）などで病変の境界を十分に確認する。特に膵頭部側の膵離断面を想定し，本術式で断端陽性とならないか考慮する。
②対象疾患が浸潤傾向のない良性あるいは境界悪性病変であるため，血管の解剖学的変異により切除不能となる可能性はほとんどないが，術中に切離する可能性がある背側膵動脈や下腸間膜静脈はCTで走行をよく確認しておく。
③脈管損傷や腫瘍の術中所見により，膵頭十二指腸切除あるいは膵体尾部切除に切り替える可能性があることは術前に説明しておく。
④全身麻酔に硬膜外麻酔を併用し，仰臥位にて手術を行う。

手術手順

1. 皮膚切開・開腹
2. Kocher授動
3. 総肝動脈・脾動脈剥離
4. 胃十二指腸動脈・門脈剥離
5. 膵頸部切離
6. 膵体部授動
7. 膵体部切離
8. 消化管再建
9. 膵空腸吻合
10. 閉腹

手術手技

1 皮膚切開・開腹

- 上中腹部正中切開にて開腹する(図1)。
- 他の術式同様に播種の有無，肝転移の有無，病変の局在，周囲浸潤の有無を視触診と術中超音波検査でチェックする。

2 Kocher授動

- 右側の膵切離時の安全確保と視野確保のためにKocher授動を行うが，膵癌に対する膵頭十二指腸切除や膵体尾部切除と異なり膵頭部実質を背側から確認できる程度までで止めてよい(図2)。
- 症例によっては傍大動脈リンパ節サンプリングを行う。

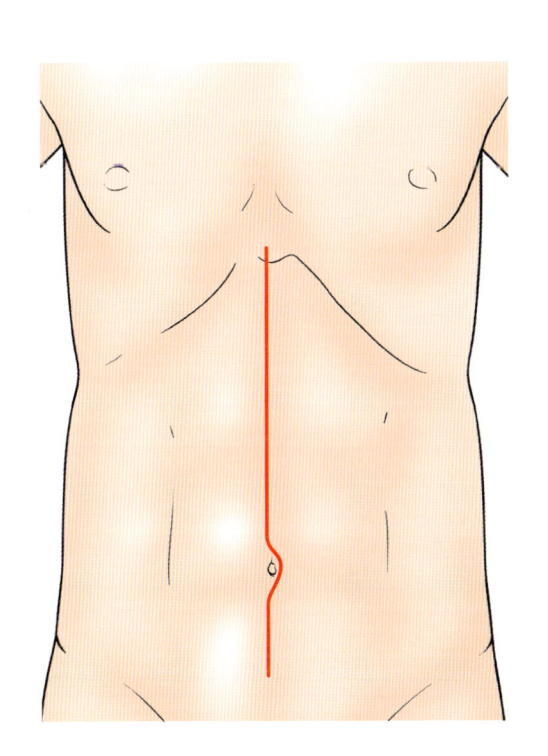

図1 皮膚切開
本術式では広範な郭清が不要なことが多く，横切開を必要とすることは少ない。

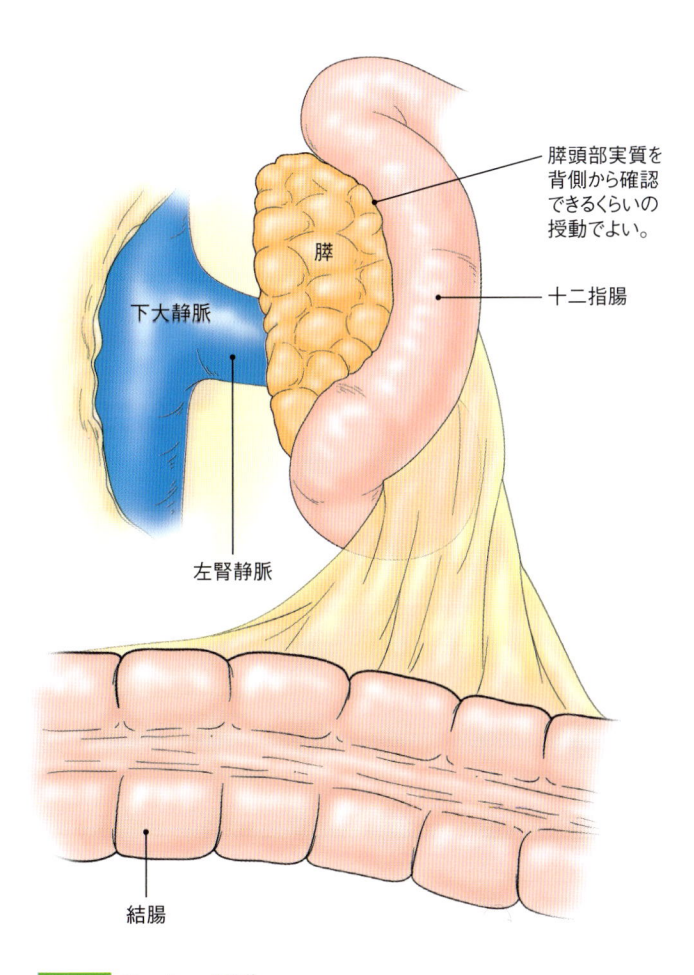

図2 Kocher授動
広範に行う必要はない。

手術手技

3 総肝動脈・脾動脈剥離

- 膵上縁でNo.8aリンパ節を浮かせることで背側に存在する総肝動脈を露出・テーピングし，左側へ向かって総肝動脈と膵上縁との間を十分に剥離していく（図3）。
- 脾動脈根部に達したら，左側の膵切離予定線まで十分に剥離しておく。

> **手術のポイント**
> 腹腔動脈，総肝動脈，脾動脈の合流部近傍から膵へ向かって尾側に背膵動脈が分枝する頻度が高い。術前CTで背膵動脈の有無と分枝点をよく確認しておき，結紮切離する。

4 胃十二指腸動脈・門脈剥離

- 総肝動脈を右側に追求し，胃十二指腸動脈，固有肝動脈の根部を確認する。
- 右胃動静脈は剥離の邪魔になるようであれば結紮切離してよい。
- 膵切離線を可及的右側にしたいときは胃十二指腸動脈をテーピングし，後上膵十二指腸動脈を結紮しつつ尾側へ向かって剥離し，膵頭部から遊離しておく。
- 胃十二指腸動脈根部付近の背側を鈍的に剥離すると門脈壁が確認できる。これを鑷子で把持して周囲を剥離し，テーピングしておく。
- しばしば左胃静脈が合流するので損傷しないように注意する。切離してもよい。

> **手術のコツ**
> 胃十二指腸動脈と右胃動脈の鑑別に困るときは胃幽門付近を腹側尾側へ牽引する。幽門付近に向かって張る索状物が右胃動脈である。

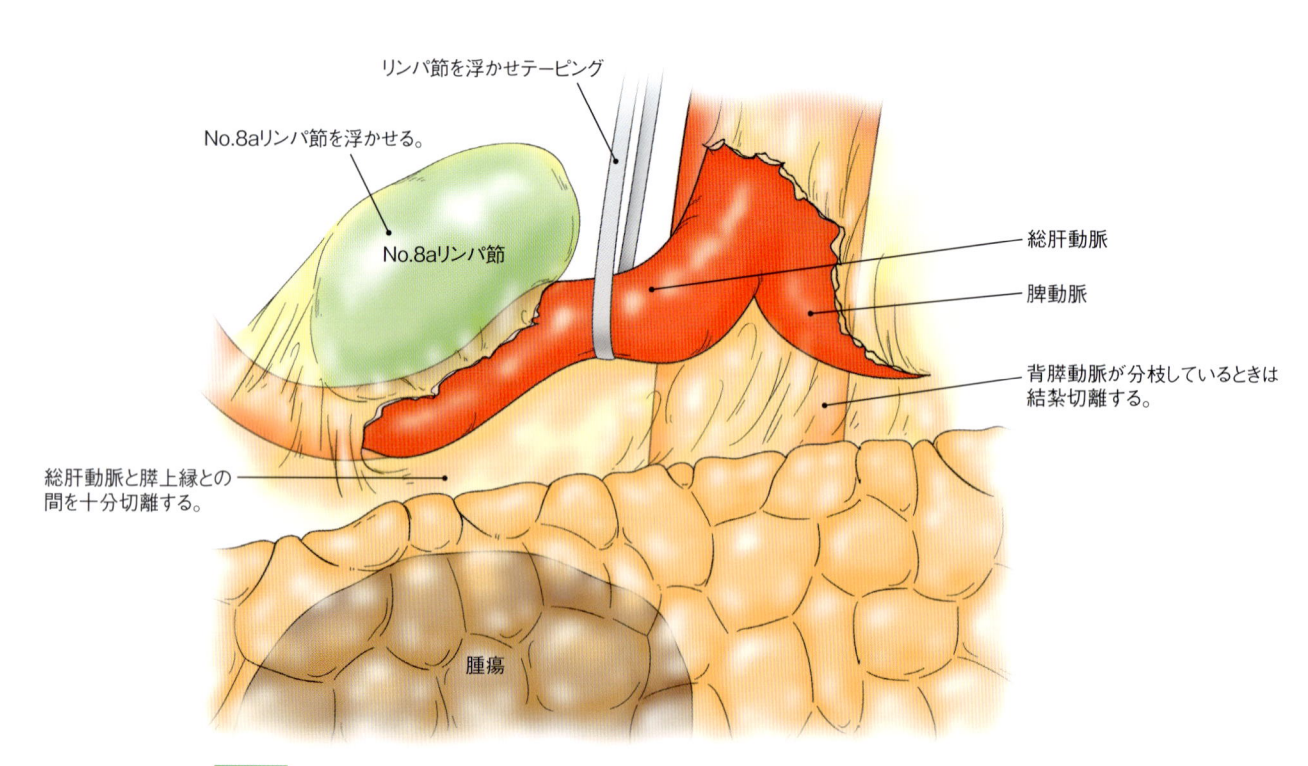

図3 総肝動脈・脾動脈剥離
No.8aリンパ節を剥離することで総肝動脈をテーピングする。

4 膵中央切除術

5 膵頸部切離

- 術中超音波で確実な膵切離線を決定し，膵表面に電気メスでマーキングする（図4）。門脈と膵頸部の間を十分に鈍的剥離し，ケリー鉗子を通しておく。
- 止血目的で，切離線の左側で膵実質を太い糸で結紮する。切除マージンを確認した後に膵頸部を切離する。

トラブル シューティング	離断面からの出血は電気メス凝固後の圧迫止血で対処するが，十分でないときは5-0モノフィラメント針糸で縫合止血を行う。

- 魚口式縫合閉鎖の追加を好みに応じて行う。断端を術中迅速診断に提出する。

手術の コツ	切離面からの出血が多いときは，膵上縁，下縁で刺通結紮をするか，膵頭部を術者の左手で挙上，把持して軽い圧迫を加える。

6 膵体部授動

- 体部側膵断端に針糸をかけ，糸を把持し腹側へ挙上しながら脾静脈と膵体部の間を鈍的に剥離する。
- 脾静脈へ流入する非常に細い枝が現れるので，結紮あるいはエネルギーデバイスで処理してから切離する。

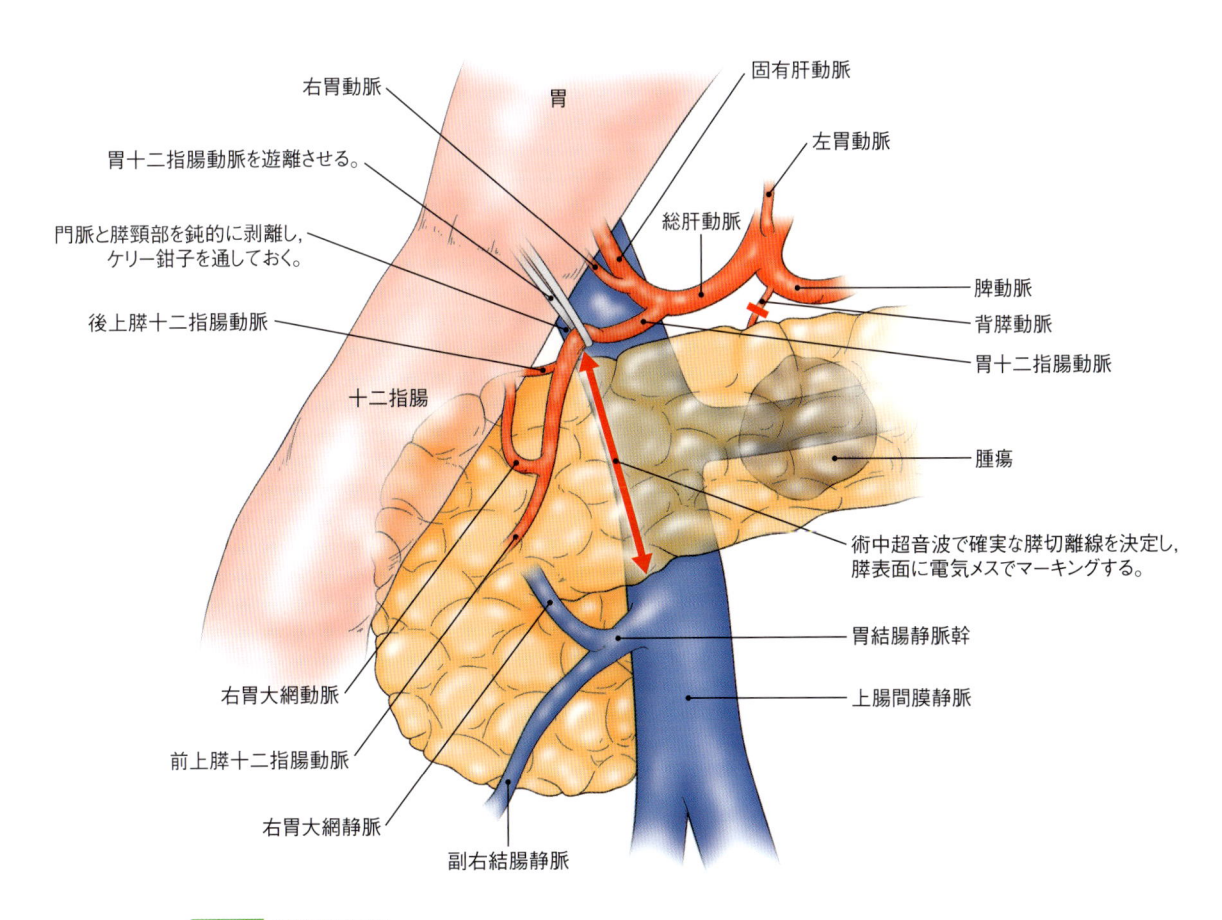

図4 膵頸部切離
腫瘍の局在に応じて胃十二指腸動脈を遊離させる。

手術手技

- 切離後の吻合も考慮して尾部切離予定線よりも2cmほど膵尾側まで授動しておく（図5）。

> **トラブルシューティング**
> 膵切離ラインが脾側に寄っており授動や膵空腸吻合の視野が不良のときは躊躇せずに左腎脱転を行い，左腎背側にタオルを数枚置くと膵臓，膵尾部が浅い視野に現れ，操作が安全になる．詳細は膵体尾部切除の項を参照されたい．

7 膵体部（尾部）切離

- 術中超音波で腫瘍からの切除マージンを考慮して切離予定線を膵表面に電気メスでマーキングする．切離予定線の背側にケリー鉗子を通して膵頸部同様に切離を行う（図6）。
- 膵尾側離断面に主膵管を見出して節付き膵管チューブを挿入し膵液流出を確認する．標本が摘出されるので，断端を術中迅速診断に提出する．

8 消化管再建

- 本術式では尾側遺残膵の消化管との吻合が必要になる。

> **手術のポイント**
> 理論上は膵胃吻合も可能であるが，膵切離ラインが通常の膵頭十二指腸切除よりも左側になり，実際には膵断端の陥入に必要なだけの遊離が困難なことも多い．このため，膵胃吻合を予定している場合でも膵空腸吻合の準備を，術前説明も含めて必ずしておく．

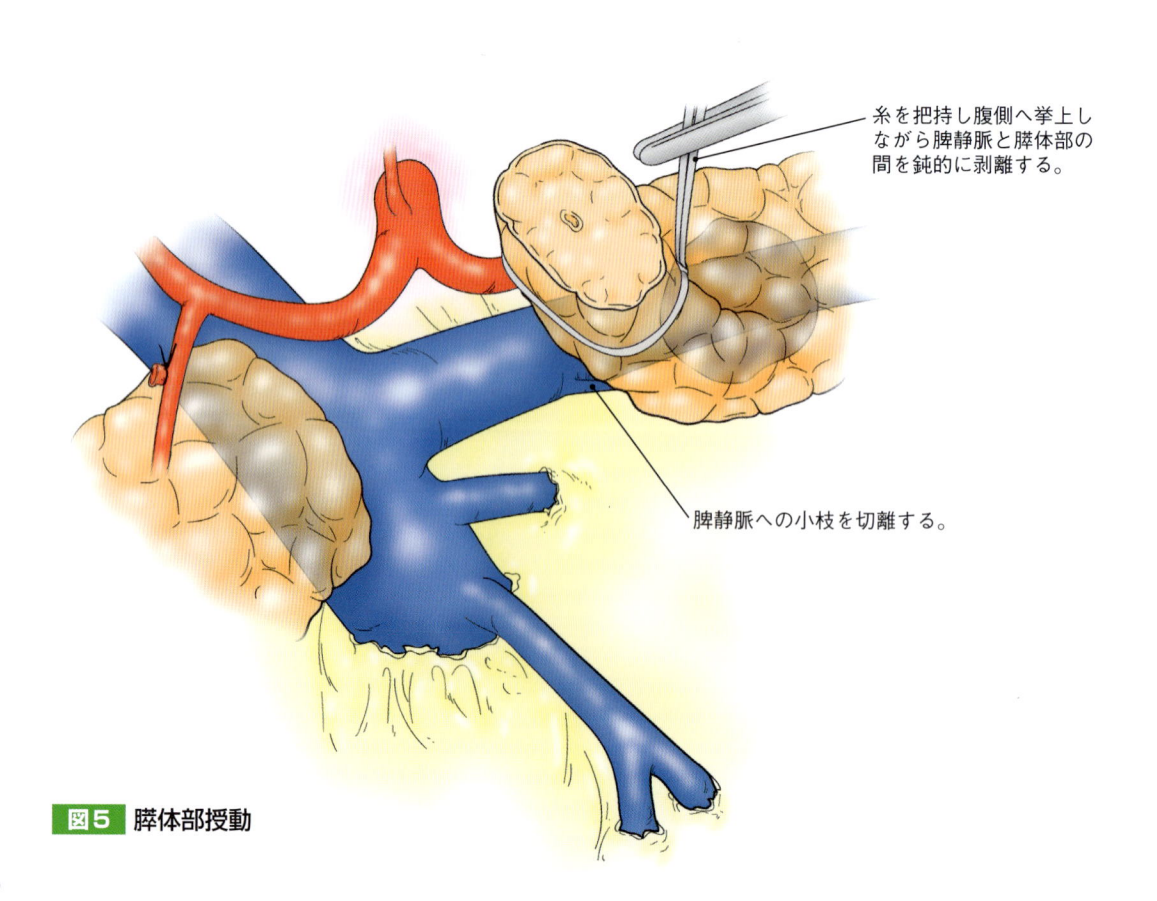

糸を把持し腹側へ挙上しながら脾静脈と膵体部の間を鈍的に剝離する。

脾静脈への小枝を切離する。

図5 膵体部授動

4 膵中央切除術

- 再建はRoux-en-Y式とし，挙上空腸は結腸後経路を通す．膵空腸吻合後に端側で空腸−空腸吻合を行う（**図7**）。
- 広範な郭清は行っていないので経腸栄養チューブは不要と考えるが，患者の状態などを考慮して留置するときは挙上空腸盲端付近から40cmほど挿入する．

動脈を把持する．

腫瘍からの切離マージンを考慮して，膵表面に切離予定線を電気メスでマーキングする．

腫瘍

ケリー鉗子を通して切離を行う．

切離後，尾側の離断面に主膵管を見出し，節付き膵管チューブを挿入する．

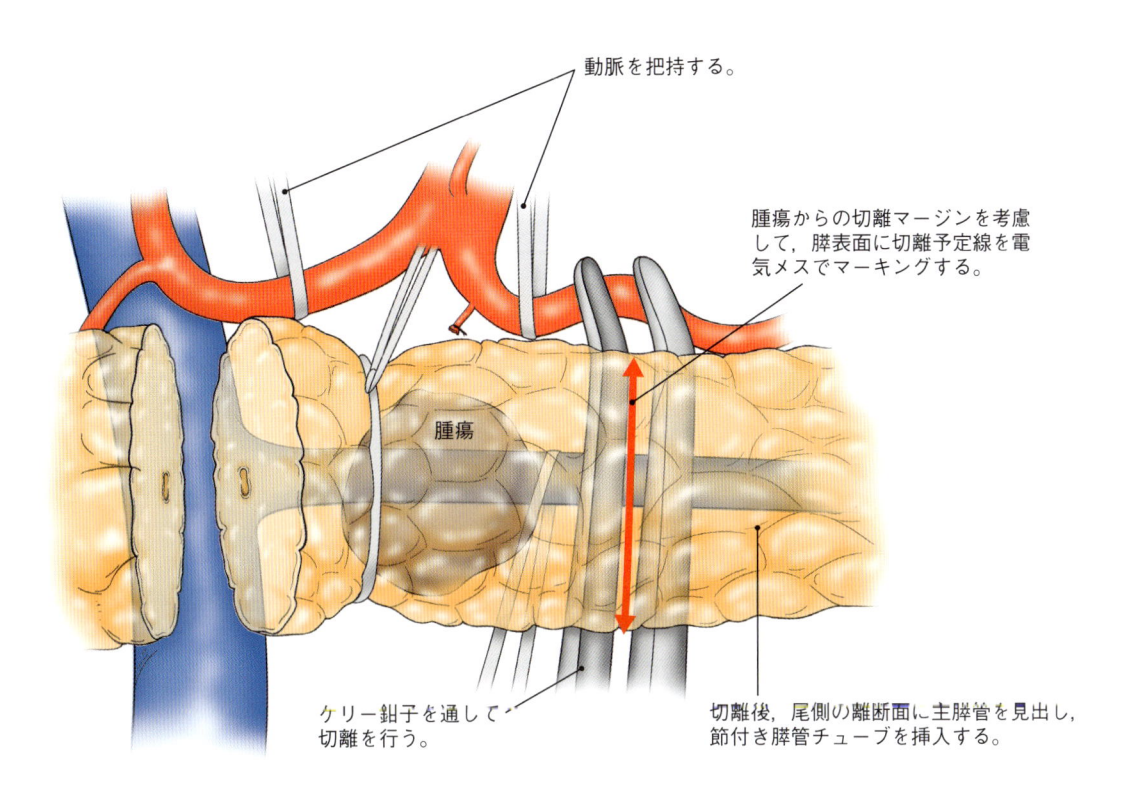

図6 膵体部切離

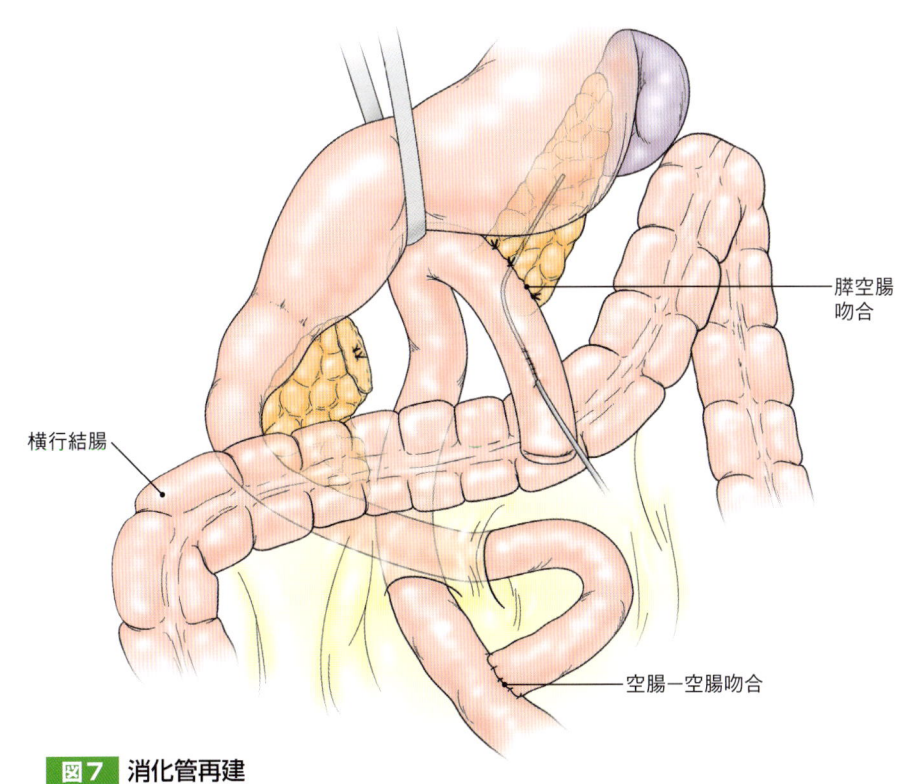

膵空腸吻合

横行結腸

空腸−空腸吻合

図7 消化管再建
Roux-en-Y式とする．経腸栄養チューブは患者の状態を考えて必要ならば留置する．

9 膵空腸吻合

- 詳細は膵頭十二指腸切除の項を参照されたいが，6-0モノフィラメント吸収糸を用いた膵管空腸粘膜吻合と，3-0プロリーン®を用いた膵実質-空腸漿膜筋層縫合を，柿田式で行う（図8）。
- 膵管チューブはロングステントとして腸管内を経由して挙上空腸盲端付近から腸管外に導出する。

10 閉腹

- 止血・洗浄の後に一層に閉腹する。
- ドレーンは8mmソフトプリーツドレーン®を，膵頭側断端に接するように1本留置する（図9）。さらに胃小彎を通り左肝下面に1本追加してもよい。

術後チェック

- 膵断端が2つ存在するために膵瘻の頻度は高い[2]。閉腹時にドレーンの位置が最良であるかを何度も確認し，漏出膵液を確実にドレナージすることが大事である。
- 膵液瘻に伴う炎症のために胃排泄遅延があることも念頭におきX線を頻回に撮影する。
- 一方，残膵実質量が多く血糖コントロールに悩むことは少なく，長期的な栄養障害の心配も少ない。

図8 膵空腸吻合
柿田式の運針経路を示した。

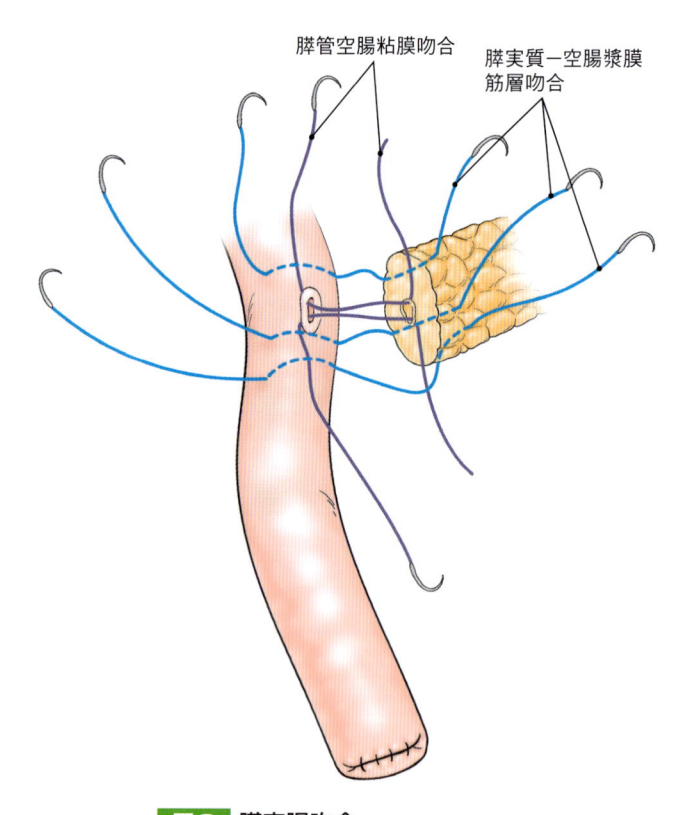

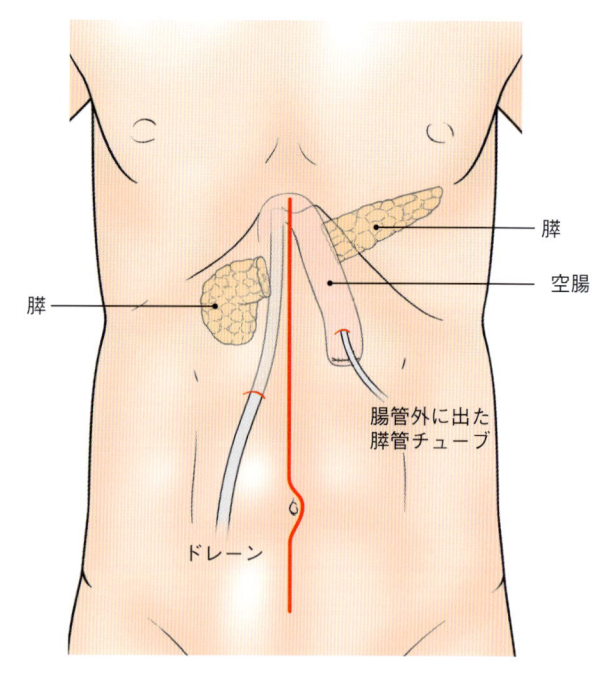

図9 ドレーン留置

文献

1) Adham M, et al: Central pancreatectomy: single-center experience of 50 cases. Arch Surg 2008; 143(2): 175-80; discussion 180-1.
2) Goudard Y, et al: Reappraisal of central pancreatectomy a 12-year single-center experience. JAMA Surg 2014; 149(4): 356-63.

手術手技

5 膵核出術

防衛医科大学校肝・胆・膵外科　野呂拓史

　膵腫瘍核出術，または膵部分切除術は，膵頭十二指腸切除術のような系統的な膵切除術とは異なり，スタンダードな術式とはいいがたい。良性か悪性か，存在部位，大きさ，単発か多発化などで異なってくるため，その適応には十分な検討が必要とされる。しかしながら膵実質を温存し，標準的な膵切除に比べて術後経過も良好であるため，症例によっては非常に有用な術式である[1,2]。

適応

膵核出術は周囲との境界が明瞭な膨張性発育を示す腫瘍に対する術式であり，また主膵管を温存できることが条件となる。

- 基本的には良性腫瘍が対象で，インスリノーマを始め，膵内分泌腫瘍のなかでもWHO分類のGrade 1[3]を期待できるものがよい対象となる。
- 主膵管との交通がなく，距離を確保できるものが対象となるが，2013年の『膵・消化管神経内分泌腫瘍（NET）診療ガイドライン（第1版）』では主膵管との距離が3mmまでは核出可能とされている[1]。
- その他，分枝型の膵管内乳頭粘液性腫瘍（IPMN；intraductal papillary mucinous neoplasm）等の囊胞性病変は，正常膵実質をつけて切除する部分切除の適応とする。
- 悪性疾患は基本的には適応とならないが，腎細胞癌の膵転移に関しては，系統的切除とともに部分切除に関しても報告がある。

術前検査

- 術前一般検査に加え，ダイナミックCT，MRIは必須である。
- MRIは，MRCPによる膵管の走行を確認し，神経内分泌腫瘍に関しては肝転移の可能性を考慮してEOB-MRも行っておく。
- 腫瘍の大きさ，位置，主膵管との距離を把握しておく。
- 主要な動静脈との関係性についても検討しておく。
- 被膜形成の有無の判断と周囲膵実質への浸潤傾向がないかの確認は必須である。
- 術中は超音波をガイドに切除を進めるため，術前に超音波で腫瘍を描出して確認しておくとよい。
- 適応症例によるが，場所によっては主膵管，副膵管の損傷が危惧される場合も多く，その場合は術前に内視鏡的経鼻膵管ドレナージ（ENPD；endoscopic nasopancreatic drainage）や内視鏡的逆行性膵管ドレナージ（ERPD；endoscopic retrograde pancreatic drainage）等のガイドとなるチューブを挿入しておく。

手術手順

1. 皮膚切開
2. 開腹および腹腔内観察
3. 視野の展開，膵の授動
4. 切除
5. ドレーン留置
6. 閉創

手術手技

1 皮膚切開

- 腹部正中切開を基本としている。
- 術式変更の可能性を常に伴うため，系統的な膵切除術への対応も可能である必要がある。
- 臍上までの正中切開であれば，膵頭部の腫瘍で膵頭十二指腸切除が必要な場合は尾側への延長（図1①），体尾部の腫瘍で必要に応じて横方向への延長（図1②）を加えることで，より柔軟に術式変更に対応することができる。

2 開腹および腹腔内観察

- ケント鉤と開創器を使用する。
- 癒着，非切除因子の有無，新たに認めた病変等のチェック，必要に応じて腹腔内洗浄細胞診を行う。
- 腫瘍の局所における評価を行う。大きさ，性状，漿膜への露出の有無，周囲リンパ節の腫大の有無，主膵管との距離，位置関係等を視触診，術中超音波にて判断する。

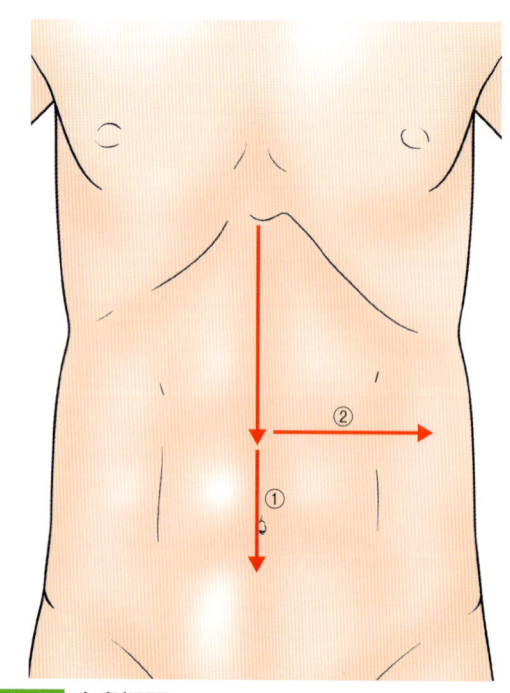

図1 皮膚切開
①視野の悪い症例，膵頭十二指腸切除が必要な場合。
②体尾部切除において視野を確保できない場合に延長する。

5 膵核出術

3 視野の展開，膵の授動（図2）

■ 膵頭部腫瘍の場合
● Kocher授動を膵頭部が左手に収まる程度まで十分に行い，続いて膵前筋膜も剥離しておくとよい。

A：膵周辺の筋膜
（Perlmuter L, et al: Cahiers d'Anatomie. Abdomen 1. 3rd ed, Mason, Paris, 1980.（佐藤達夫，高橋 孝訳：臨床解剖学ノート 腹部編Ⅰ．東京：中央洋書，1980; p1-72.）を参考に作画）

Treiz膵後筋膜　Toldt膵後筋膜　横行結腸間膜
膵前筋膜
右腹壁結腸溝
右Toldt筋膜　左Toldt筋膜
S状結腸間膜の斜根
S状結腸間膜の垂直根　S状結腸窩

B：膵頭部における授動
十二指腸　腫瘍
十二指腸　腫瘍　膵頭部
膵
Kocher授動する。
左手による授動

C：膵体部における授動
膵　膵　腫瘍
大網の横行結腸付着部を左右に大きく切開する。
左手指で膵体尾部を授動する。

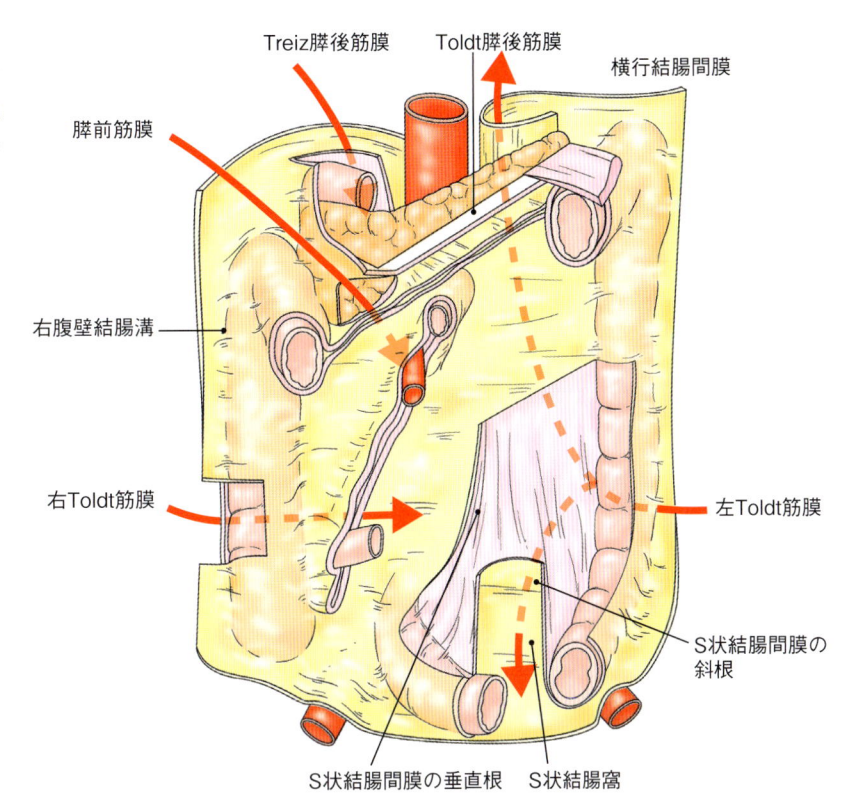

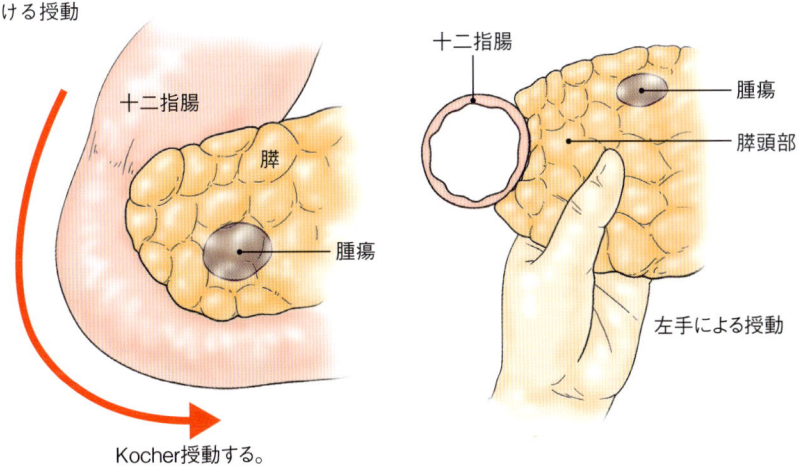

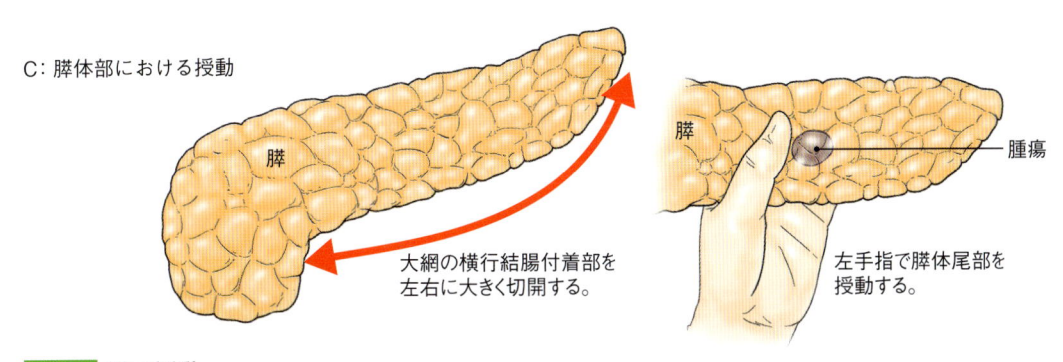

図2 膵の授動

手術手技

■膵体尾部腫瘍の場合
- 必要に応じて脾臓の背面にタオルを挿入。脾下極の癒着を剥離しておくとよい。
- 大網の横行結腸付着部を左右に大きく切開しておく。
- 膵臓をToldtのfusion fascia背面の層で剥離，授動する。授動により膵背側に術者の左手指を膵背側に挿入することが可能となり，出血のコントロール，背側からの圧迫で腫瘍の核出ラインの明確化を行う。

4 切除（図3）
- 超音波下に切離ラインを電気メスにてマークする。
- 核出術が対象となる腫瘍は背側からの圧排にて腫瘍の被膜と正常膵組織との間が開いてくる。この層を保ちながらメッツェンバウム剪刀等で剥離を進めていく。
- 腫瘍背側にいくに従って切離ラインを露出しにくくなるため，腫瘍表面の膵実質や被膜に糸をかけて牽引するとよい。

> **手術のコツ**
>
> **切離面の展開**
> 　背側からの圧排による切離面の展開に加え，牽引用の糸を用いることで切離剥離は容易になる。

- 切離ラインに細い脈管を認めた場合は結紮またはシーリングデバイスを適切に用いることで対応する。
- 出血への対応は，4-0または5-0のプロリーン®等でZ縫合を行うか，脈管を同定できるものであれば結紮にて対処する。電気メスによる安易な凝固止血は慎む。

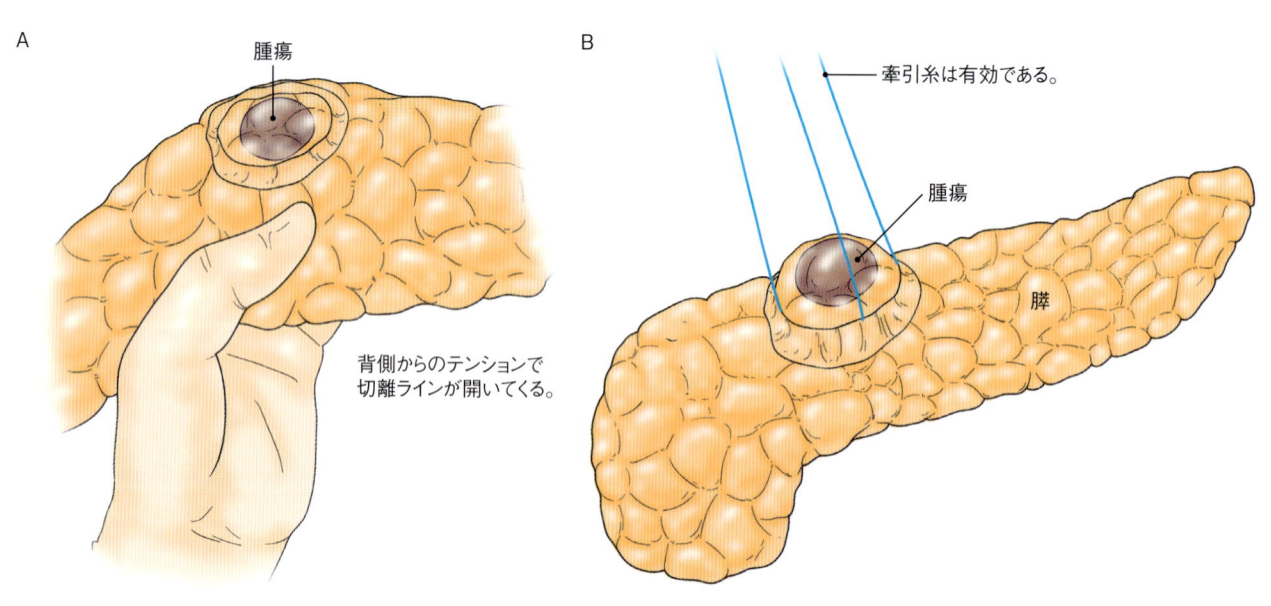

図3 切離ラインの確保

A 背側からのテンションで切離ラインが開いてくる。
B 牽引糸は有効である。

手術の注意点

止血

背側からの圧排とサージセル®等の局所止血材，ごく細い脈管からの出血には電気メスを用いる。ある程度の太さの出血からは針糸を膵管との関係を意識しながら用いる。

- 正常な膵実質を一部切除する場合は，先の細いペアン鉗子を用いて実質をcrushして索状物を結紮切離しながら進める[5]（**図4**）。
- 常に主膵管との位置関係を意識しながら進めていくため，超音波での確認は必須となる。
- 切除後は，主膵管の損傷がないかを十分に確認する。核出によって生じた死腔は，結節縫合にて可及的に閉鎖することが多いが，アーケードの血管や膵管への損傷のリスクがあることから必須の手技とはしていない[6]。

手術のポイント

脈管損傷予防への留意

この手術の最大のポイントと考える。超音波によるガイドを十分に活用する。また主膵管が近い場合は，ガイドとなるステントを術前に挿入しておくとよい。

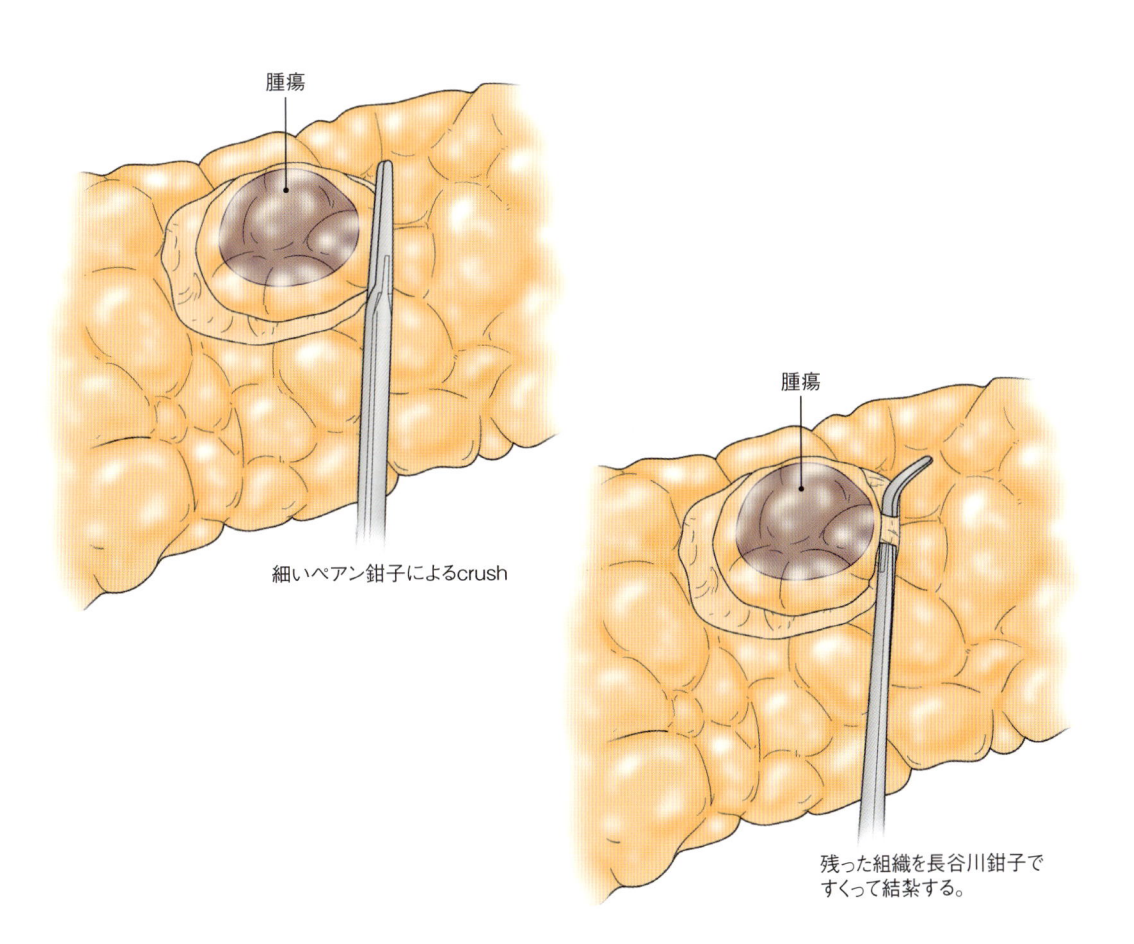

図4 clamp-crushing法による膵実質の離断

いきなりcrushするよりも，長谷川鉗子で実質を刺しながら少量ずつすくう。これができない場合は，crushして残った組織をすくって結紮していく。

5 ドレーン留置(図5)

切除部位近傍に8mmプリーツドレーン®を留置している。

6 閉創

2層で閉創，横切開を加えた場合は3層で閉創する。

腹腔鏡での手術

標準的な膵切除に関しては，2012年の保険収載後，わが国でも体尾部切除を中心に多くの施設で導入されている。また海外では，インスリノーマ等に対する核出術と開腹を比較し，有用とする報告も出てきている[7]。適応疾患が体尾部切除などに比べて少なく，導入に関しては慎重さが必要と思われる。

術後管理

- ドレーンはクリオドレーンバック®等の腹腔用低圧持続ドレナージシステムに接続し，術後1，3，5日目に内容物のアミラーゼ測定を行っている。血清アミラーゼ値3倍以下を目安に可及的速やかに抜去する。
- 明らかな膵液瘻がある場合は，CTで液体貯留の有無，ドレーンの位置を確認する。
- ドレナージ不良の場合は，必要に応じて超音波，CT下でのドレナージと内視鏡的膵管ドレナージを考慮する。ドレナージが有効な場合は瘻孔の局在化を待ち，感染を伴う場合は洗浄しながらドレーンを徐々に引き抜いていく。

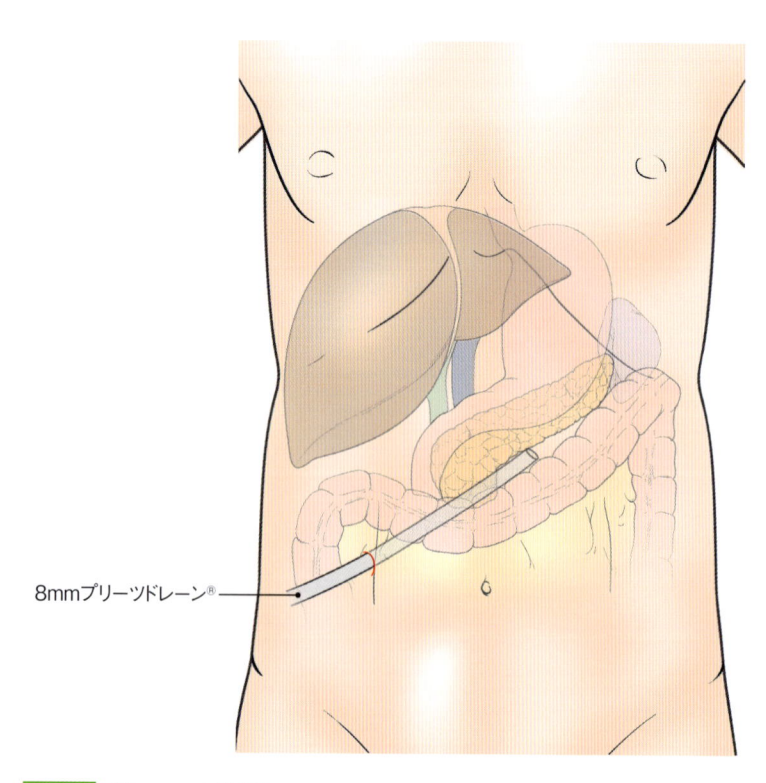

図5 ドレーンの留置
摘出部位には8mmのプリーツドレーン®を留置する。

文献

1) Hackert T, et al: Enucleation in pancreatic surgery: indications, technique, and outcome compared to standard pancreatic resections. Langenbecks Arch Surg 2011; 396: 1197-203.
2) Crippa S, et al: Enucleation of pancreatic neoplasms. Br J Surg 2007; 94: 1254-9.
3) Bosman FT, et al: Pathology and genetics tumor of the digestive system(World Health Organization Classification of Tumors). IARC Press, Lyon, 2010.
4) 膵・消化管神経内分泌腫瘍(NET)診療ガイドライン作成委員会: 膵・消化管神経内分泌腫瘍(NET)診療ガイドライン 第1版. 2013.
5) Koga R, et al: Clamp-crushing pancreas transection in pancreatoduodenectomy. Hepatogastroenterology 2009; 56: 89-93.
6) Kimura W: Surgical anatomy of the pancreas for limited resection. J Hepatobiliary Pancreat Surg 2000; 7: 473-9.
7) Sa Cunha A, et al: Laparoscopic versus open approach for solitary insulinoma. Surg Endosc 2007; 21: 103-8.

手術手技

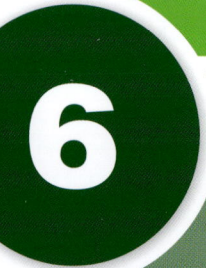

6 右肝切除・尾状葉切除，肝外胆管切除

がん研有明病院消化器センター肝・胆・膵外科　髙橋　祐

適応

- 上部胆管癌，肝門部から右肝管優位の肝門部胆管癌，胆嚢癌のうち頸部原発で胆管浸潤のあるもの，一部の胆嚢管癌は(拡大)右肝切除のよい適応で，ほとんどの場合，尾状葉全切除と肝外胆管切除・再建を行う必要がある。
- 右優位の肝門部胆管癌で左内側区域枝の根部まで癌の進展が及んでいる場合は右3区域切除の適応であるが，肝機能と残肝容積により右肝切除を選択する。
- 限局性の上部胆管癌症例で，全身状態不良例や肝機能不良例には肝外胆管切除を選択する場合もある。

術前チェック

①術前の解剖，腫瘍進展度の評価

- 胆道癌肝切除では切除後の予定残肝の胆管がどういう形態で何本現れるのかを予想しておく必要がある。そのためには術前画像で個々の胆管合流形式を把握しておかなければならない。
- 通常左系胆管は，左外側後枝(B2)と左外側前枝(B3)が合流後，左内側枝(B4)が合流して左肝管を形成するが，症例によってはB2，B3，B4が同時に合流したり，B3とB4が合流後，肝門でB2が合流したりする[1]。また頻度はかなり少ないが，胆管が門脈臍部の尾側を走行するいわゆる「南回り(infraportal type)」症例も存在する[2]。
- 右系動脈では右肝動脈が上腸間膜動脈からの分岐(replaced RHA)か，左系では特に中肝動脈が右肝動脈から分岐しているか，左肝動脈から分岐しているか，門脈臍部の背側を走行して肝内に入るかを把握しておく必要がある。
- 中肝動脈は腫瘍の浸潤がある場合は合併切除しても大きな問題はないといわれている[3]。

②肝機能および残肝容量の評価

- 術前に閉塞性黄疸がある場合，胆道癌肝切除症例では術前胆道ドレナージは必須である。最近では予定残肝のみのドレナージを行っている。つまり，右肝切除を予定する場合は左系胆管のドレナージが必要で，原則的には内視鏡的アプローチ・経鼻胆管ドレナージ(ENBD；endoscopic nasobiliary drainage)を行う。
- 術前に総ビリルビン値が2.0mg/dl以下になるまで減黄する。
- 門脈右枝が腫瘍の浸潤により閉塞していない限り，右肝切除または右3区域切除は60％以上の大量肝切除となる。術後肝不全を予防するために肝機能評価，残肝容積評価は厳密に行う。
- がん研有明病院での術前肝機能評価はICG消失率試験およびアシアロシンチグラフィーを用いている。残肝容積は画像解析ソフト「VINCENT®」を用い3Dイメージによる肝離断ラインを設定することで，実際の離断と同様のシミュレーションが可能である。
- 幕内基準[4,5]，名古屋基準[6,7]を参考に切除適応を決定するが，実際には右肝切除，右

3区域切除を施行したほとんどの症例で，術前に門脈塞栓術を施行し左肝の肥大を図っている。

③麻酔・体位
- 通常の肝切除と同様に全身麻酔下，右手出しの仰臥位で行う。

手術手順

1. 開腹
2. 十二指腸授動～肝外胆管切除
3. 肝十二指腸間膜郭清，肝門処理
4. 右肝授動～尾状葉授動
5. 肝離断～胆管切離
6. 胆管空腸吻合
7. 止血，ドレーン留置，閉創

手術手技

1 開腹
- 臍上2横指を横切開の目安にした逆L字切開の皮切を行う。
- まず上腹部正中切開で開腹し（図1①），視触診が可能な範囲で肝転移や腹膜播種などの非切除因子がないことを確認後，横切開を加える（図1②）。
- 横切開は中腋窩線まで行い，十分に広い視野を得ることを心がける。基本的に開胸操作は必要ない。
- 開腹後，術中超音波を行い，肝転移の有無を確認する。

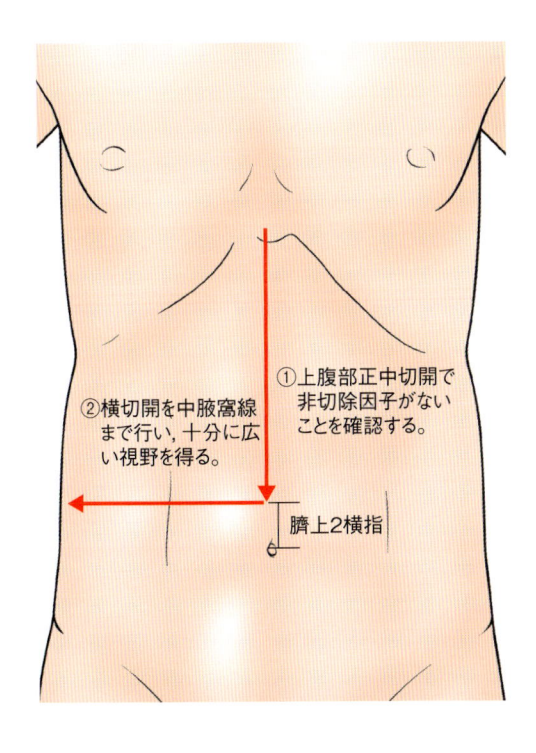

図1 開腹

手術手技

2 十二指腸授動〜肝外胆管切除

■十二指腸授動と総胆管の露出

- Kocher授動を行い，下大静脈を十分に露出後，左腎静脈から上腸間膜動脈起始部を露出，さらにリンパ節鈎により肝十二指腸間膜を腹側に牽引し横隔膜脚の腹膜を切開し，リンパ節郭清の目安とする。
- 大動脈周囲リンパ節(No.16b1)をサンプリングし，術中迅速病理診断へ提出する。
- リンパ節転移が陽性と判明した場合は，症例の年齢，全身状態や肝機能と予定手術侵襲の程度，予想される予後のバランスを考慮し，大動脈周囲リンパ節の郭清を行うのか，非切除とするのかを決定する。
- 膵頭後部リンパ節(No.13)の郭清を行う。
- 助手が上十二指腸角を腹側尾側に牽引し十二指腸上縁の小血管を丁寧に結紮切離する(図2)。
- 右胃動静脈を結紮切離し，小網を開放する。右胃動静脈の直下には胃十二指腸動脈が走行しているのが確認できる。

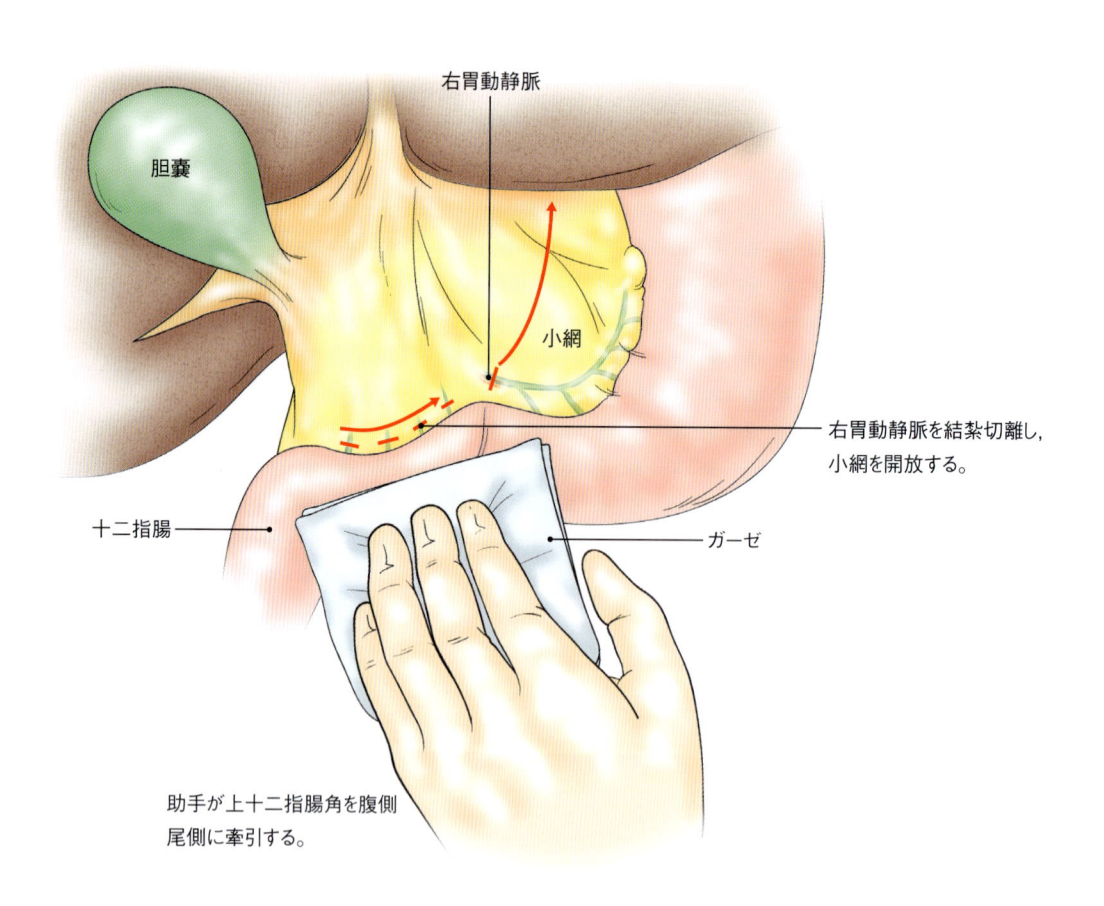

図2 十二指腸上縁処理，右胃動静脈の結紮・切離

6 右肝切除・尾状葉切除，肝外胆管切除

手術のコツ

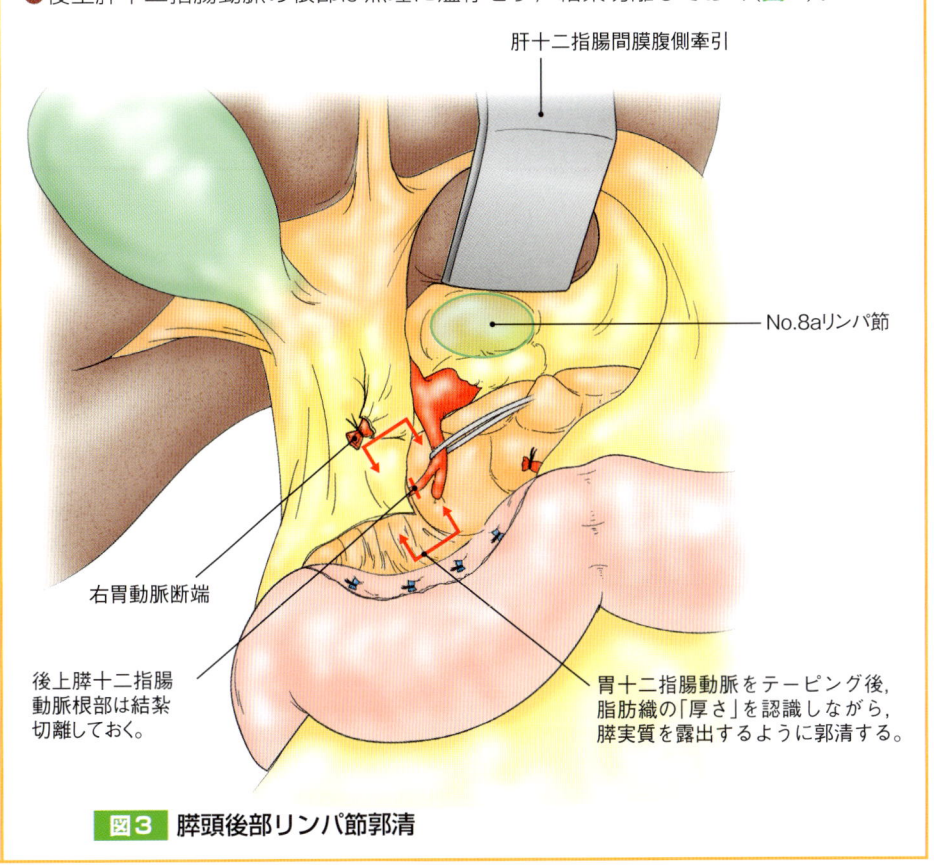

- 胃十二指腸動脈を膵実質から剥離後テーピングする。
- 胃十二指腸動脈周囲の神経や結合織を丁寧に剥離し，胃十二指腸動脈背側の膵実質を露出する（図3）。
- ここで膵体部から続く膵実質のラインと膵頭後部リンパ節を含む脂肪織の『厚さ』を認識しておくことが，膵実質に切り込んだり，膵頭後部のアーケード血管を損傷したりしないためのコツである。
- 後上膵十二指腸動脈の根部は無理に温存せず，結紮切離しておく（図3）。

図中注記：
- 肝十二指腸間膜腹側牽引
- No.8aリンパ節
- 右胃動脈断端
- 後上膵十二指腸動脈根部は結紮切離しておく。
- 胃十二指腸動脈をテーピング後，脂肪織の「厚さ」を認識しながら，膵実質を露出するように郭清する。

図3 膵頭後部リンパ節郭清

- 膵実質を露出させながら右側，尾側に郭清を進め総胆管を露出し，テーピングする。
- 表層進展が疑われる症例は総胆管を膵内に追及していく必要がある。
- この場合，後上膵十二指腸動脈が胆管の前面を走行するので結紮切離する。
- 総胆管と膵実質との境界も小血管があるので，出血させないよう丁寧な操作を心がける。

■ **肝外胆管切除（図4）**
- 総胆管を予定切離ラインまで露出させたら麻酔医に経鼻胆道カテーテルを抜去してもらい，肝側はブルドック鉗子をかけ，十二指腸側は結紮し胆管を切離する。断端は迅速病理診断に提出する。
- 胆管断端からは6Frのアトムチューブ®を肝側に挿入し，術中の胆汁ドレナージとしている。この際，感染予防，播種予防のため術野に胆汁をできるだけこぼさないように注意する。
- テーピングしておいた胃十二指腸動脈を目印に膵上縁の腹膜を左側に切開する。総肝動脈幹前上部リンパ節（No.8a）を頭側へ剥離し総肝動脈前面を露出，テーピングする。

145

手術手技

- この際，基本的には総肝動脈周囲神経叢は温存し，胃十二指腸動脈や固有肝動脈の分岐部から動脈周囲の神経を郭清するようにしている．
- No.8aの郭清を左側・背側につなげ，腹腔動脈周囲リンパ節(No.9)の右側，総肝動脈幹後部リンパ節(No.8p)の郭清を行う．この操作時に膵上縁で固有肝動脈背側を走行する門脈本幹をテーピングしておく．
- 十二指腸を腹側に挙上し(Kocher授動の視野で)，No.13の郭清を上腸間膜動脈リンパ節(No.14)まで行い，前述したNo.9，No.8pの郭清につなげる．

3 肝十二指腸間膜郭清，肝門処理

■ 肝十二指腸間膜郭清

- 肝十二指腸間膜内リンパ節(No.12)の郭清に移る．
- 右肝切除の場合，左肝動脈，中肝動脈および門脈左枝を露出・温存し，その周囲のリンパ節，結合織，神経を胆管に付着させ *en bloc* に切除する．図5Aのように肝十二指腸間膜を腫瘍より遠位側(左側)で観音開きにし，固有肝動脈，左肝動脈，門脈本幹の左側にあるリンパ節や結合織は門脈の背側をまわし，胆管につなげる意識をもって郭清を行う(図5B)．
- 固有肝動脈直上の腹膜を切開し，門脈臍部の立ち上がりまで切り上げる．固有肝動脈にかけたテープを軽く牽引しつつ肝側へ剥離を進め，左肝動脈，中肝動脈をそれぞれ露出，適宜テーピングし，肝内流入部まで丁寧に剥離する．
- 途中，右胃動脈の根部が現れるので結紮切離する(図5A)．また右肝動脈分岐部が確認でき，テーピングをしておく．

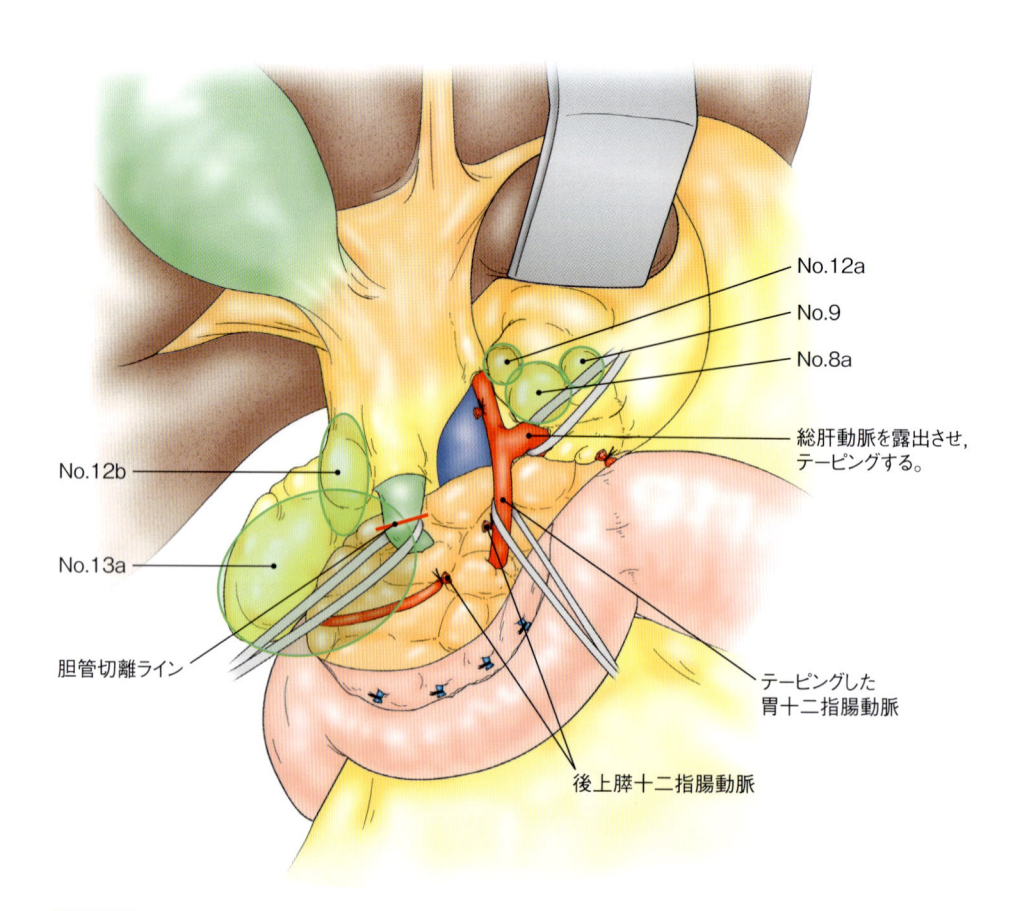

図4 胆管(十二指腸側)切離

6 右肝切除・尾状葉切除，肝外胆管切除

| 手術の注意点 | 右肝動脈は多くの場合，胆管背側を走行し，腫瘍の近傍を走行する（図5A★）。不必要に右肝動脈を末梢まで剥離することは避ける。 |

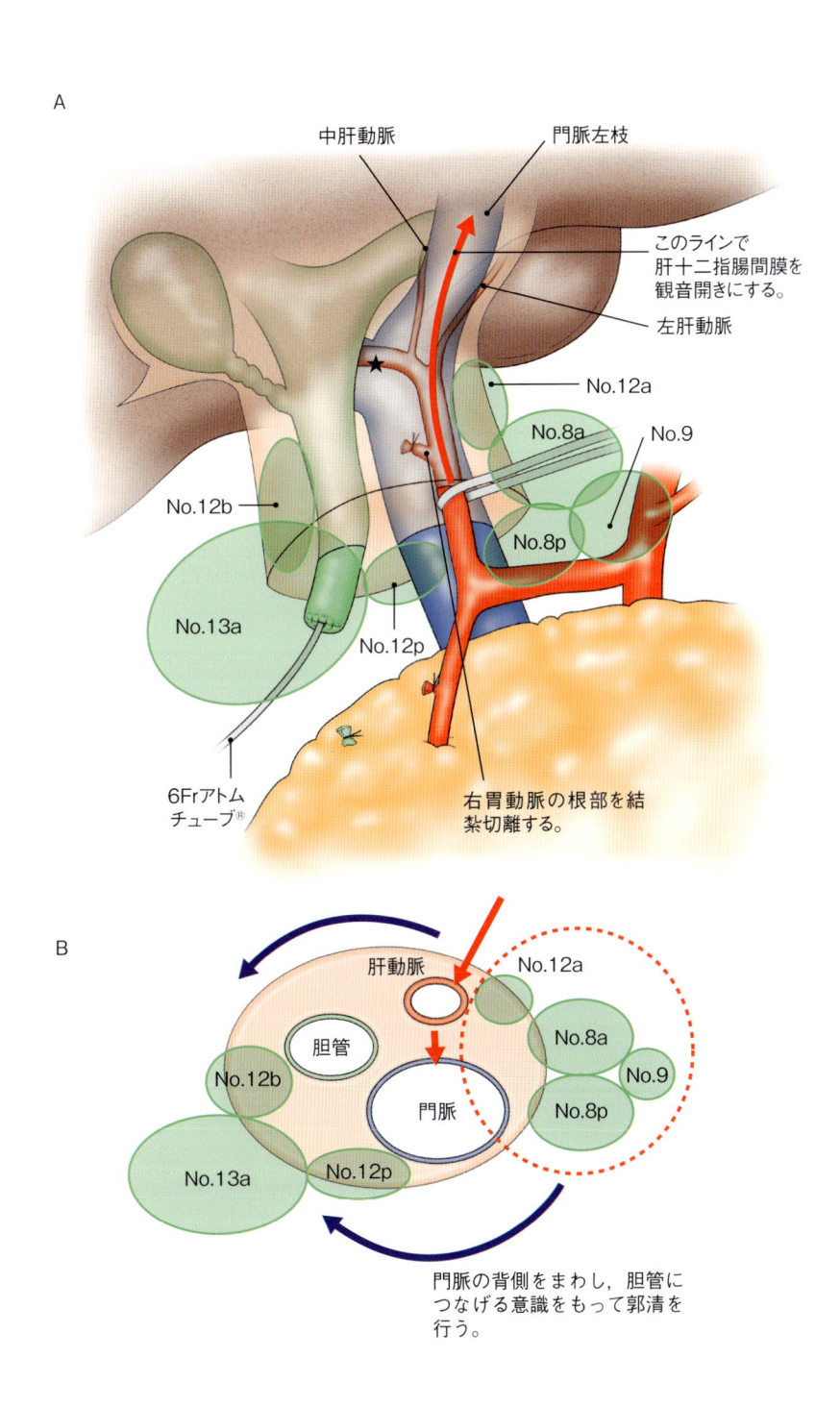

図5 肝十二指腸間膜郭清

147

手術手技

■肝門処理

- 固有肝動脈〜左肝動脈背側，門脈腹側の結合織も同様に切開し，門脈を腹側に牽引しながら肝門へ郭清を行う。この際，温存すべき左肝動脈，中肝動脈を損傷しないように電気メス，メッツェンバウム剪刀で丁寧に動脈外膜を確認しながら剥離する。がん研有明病院では動脈の攣縮対策として塩酸パパベリン®を適宜動脈に散布している。
- 左肝動脈，中肝動脈を肝内流入部まで剥離後，右肝動脈を結紮切離する。
- 温存する中肝動脈，左肝動脈を腹側，左側に軽く牽引し，門脈左枝前面を露出する。
- 途中，門脈右枝根部が露出されるので（図6），尾状葉枝に注意しながら門脈右枝左枝をそれぞれテーピングする。門脈左枝周囲には左右分岐部では背側から，また左枝横行部から左側へ尾状葉枝が数本分岐するので，1本1本丁寧に結紮切離する（図6）。
- またその頭側にはArantius管中枢側が付着している。症例によってはわかりにくいこともあるが，Arantius管を外すことで切離予定の胆管から門脈左枝を遠ざけることができ，胆管切離時の巻き込み予防となる（図6）。

> **手術のポイント**　Arantius管の中枢側を切離することで門脈左枝の自由度が増し，胆管切離時の門脈巻き込み（損傷）を防ぐことができる。認識できない場合もあるが，そのときは門脈左外側後枝（P2）の分岐部を確認し，その手前までの門脈左枝が完全にフリーな状態になっていればよい。

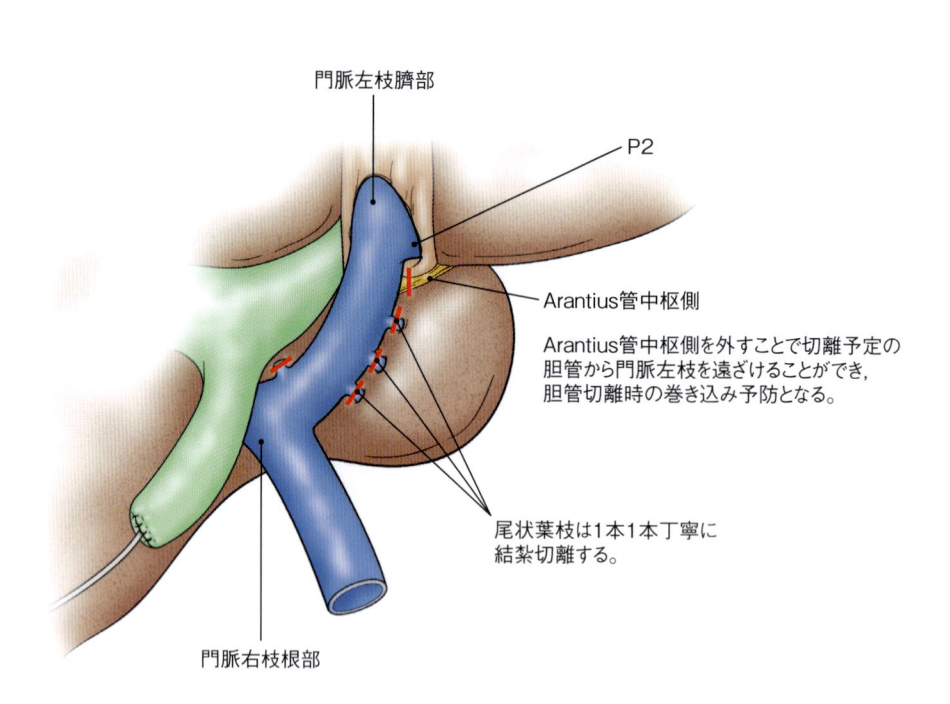

図6 門脈尾状葉枝処理，Arantius管処理（肝動脈は除いている）

6 右肝切除・尾状葉切除，肝外胆管切除

- 門脈右枝根部も右肝動脈同様，腫瘍に近接していることが多い．断端の処理のため肝側（末梢側）に剝離を行うと腫瘍が露出する可能性があり，そういう場合は門脈合併切除を躊躇なく行う．門脈右枝の切りしろが十分ある場合は結紮切離する．

手術の注意点

- 右肝切除の場合，術前に門脈塞栓術が行われていることが多い．手術直前のCT検査で血栓が門脈右枝根部付近まで伸びていないかどうかは確認しておく必要がある．
- 血栓や塞栓物質が門脈右枝根部ぎりぎりまで伸びている場合，通常通り結紮切離すると血栓が残存し，術後門脈血栓の原因になることがある．
- 少しでも不安がある場合は単純に結紮切離せずに，門脈本幹，門脈左枝に血管鉗子をかけ，門脈右枝を根部の少し末梢側で切離し，内腔の血栓の有無を確認しておく．
- 断端は5-0プロリーン®で横縫合を行い閉鎖する（図7）．

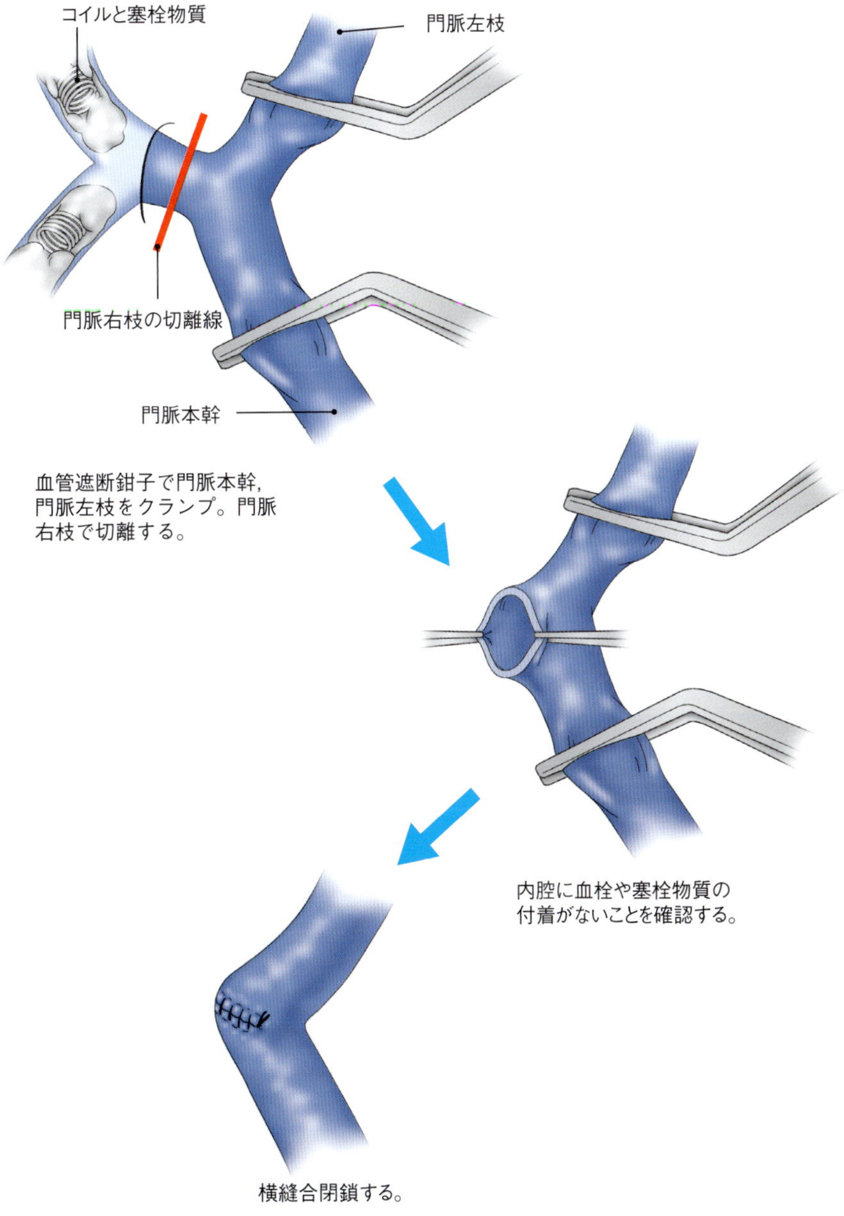

コイルと塞栓物質　門脈左枝
門脈右枝の切離線
門脈本幹

血管遮断鉗子で門脈本幹，門脈左枝をクランプ．門脈右枝で切離する．

内腔に血栓や塞栓物質の付着がないことを確認する．

横縫合閉鎖する．

図7 門脈右枝の処理

149

手術手技

4 右肝授動〜尾状葉授動

■右肝，右副腎の授動

- 肝円索を尾側に引きながら鎌状間膜を肝臓表面に沿って切離し，中肝静脈と右肝静脈を同定する。中肝静脈と右肝静脈の下大静脈流入部は鉗子で鈍的に剥離を行っておく。
- 次いで尾側から肝腎間膜，右三角間膜を切離し，副腎が見えるところまで授動する。右副腎と下大静脈間をメッツェンバウムで丁寧に剥離し，ケリー鉗子を通しておく。
- 右副腎には2-0結紮糸を通して，副腎からの出血時にいつでも結紮ができるように外科結紮を作っておく。
- 右副腎・下大静脈間にケリー鉗子を通し，副腎にかけている2-0糸を牽引しながら副腎と肝の間を電気メスでゆっくり切離する（図8）。

> **トラブルシューティング** 副腎から出血するようであればかけておいた2-0糸を副腎側で結紮する。

- 尾状葉を全切除する場合，短肝静脈をすべて処理し，尾状葉を下大静脈から授動することになる。基本的には右からの視野で左尾状葉まで授動する。

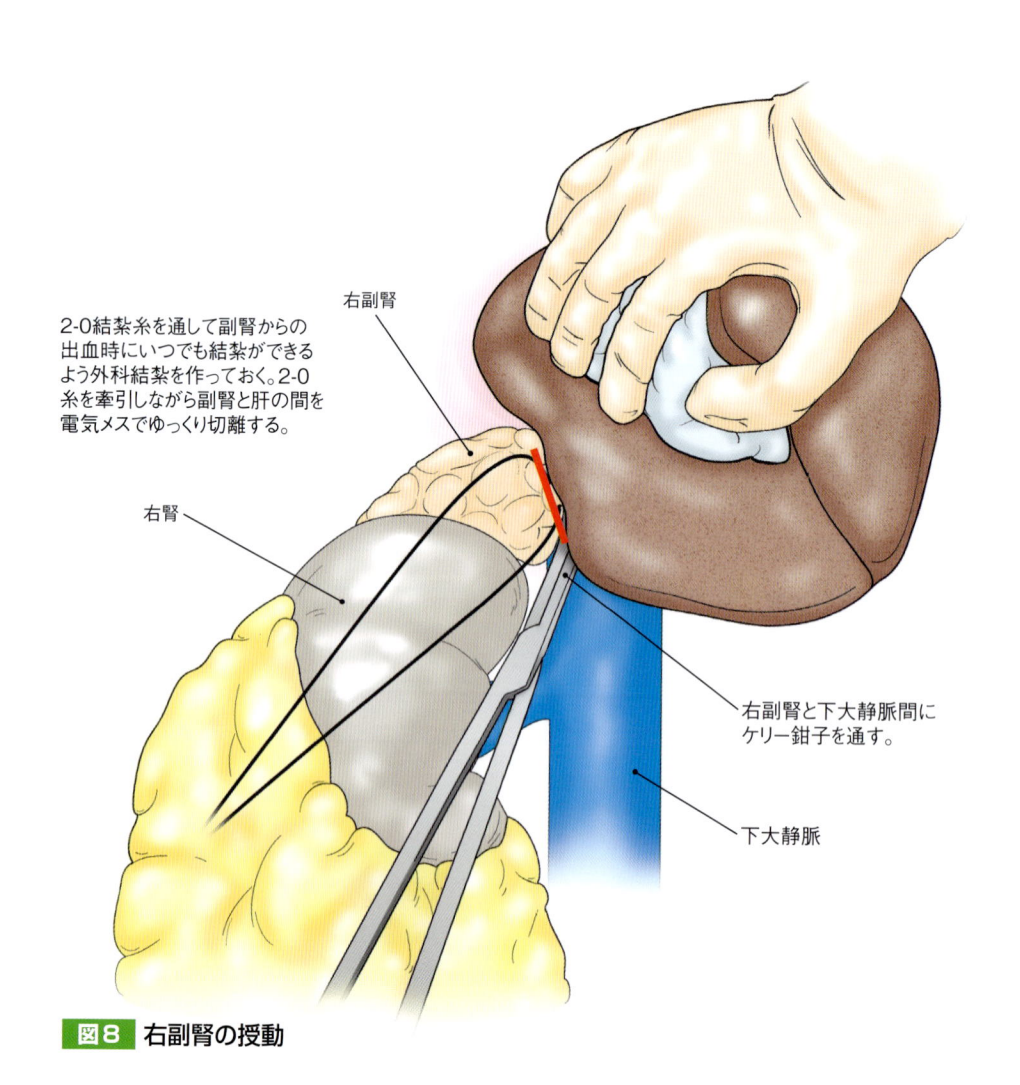

図8 右副腎の授動

6 右肝切除・尾状葉切除，肝外胆管切除

**手術の
ポイント**

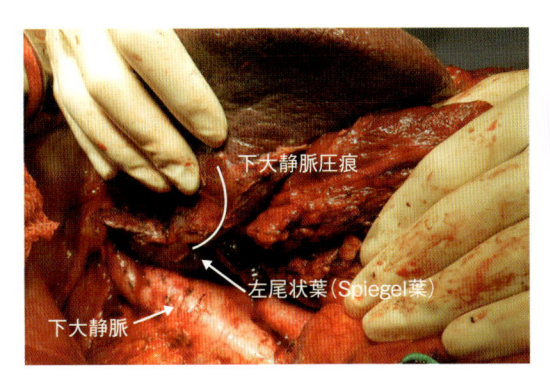

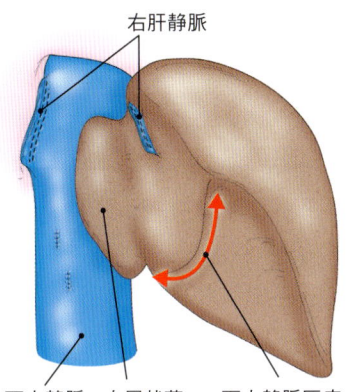

　右肝切除の場合，門脈塞栓術を行っていることが多く，左外側区や尾状葉が通常よりも肥大している。左外側区を授動せずに，左から左尾状葉を脱転することは思いのほか視野が悪く難しい。予定残肝である左外側区を授動・脱転することは左外側区に余計な負担をかける可能性がある。術後，横隔膜からの補助的な肝血流確保のためにも左外側区はできるだけ授動しないようにしている（図9）。

図9　尾状葉授動完了後

■尾状葉の授動
- 右副腎を外したら，その視野で右からの授動を続ける。
- 短肝静脈の処理を右尾側から始める。1mm程度の細い静脈はエネルギーデバイスのシーリングで対応可能であるが，2mm程度の中等度の短肝静脈は結紮切離する（図10）。
- より太い3～5mm程度のものは肝側を結紮したのちに，下大静脈側を血管鉗子で挟み切離し，断端は4-0プロリーン®で刺通結紮や連続縫合を行い確実に閉鎖する。

**手術の
注意点**

　体型によっては視野が深くなり，術野が術者しか見えず，糸渡しから結紮，切離などすべてを術者1人で行わなければならないこともある。下大静脈からの出血は大出血につながるので，慎重には慎重を重ねたほうがよい行程である。

- 頭側に移り，下大静脈靱帯を結紮しながら切離し（図10），右肝静脈流入部の尾側が確認できる。頭側，腹側から右肝静脈と中肝静脈の下大静脈流入部間に向かいケリー鉗子を通し，右肝静脈をテーピングする。
- 右肝静脈は血管鉗子を下大静脈側，肝側の両方にかけて切離し4-0プロリーン®で連続縫合閉鎖するか，自動縫合器を用いて切離する。

手術手技

短肝静脈の処理後,下大静脈靱帯を結紮しながら切離する。

1mm程度の細い静脈はエネルギーデバイスのシーリングで処理できる。

2mm程度の中等度の短肝静脈は結紮切離する。

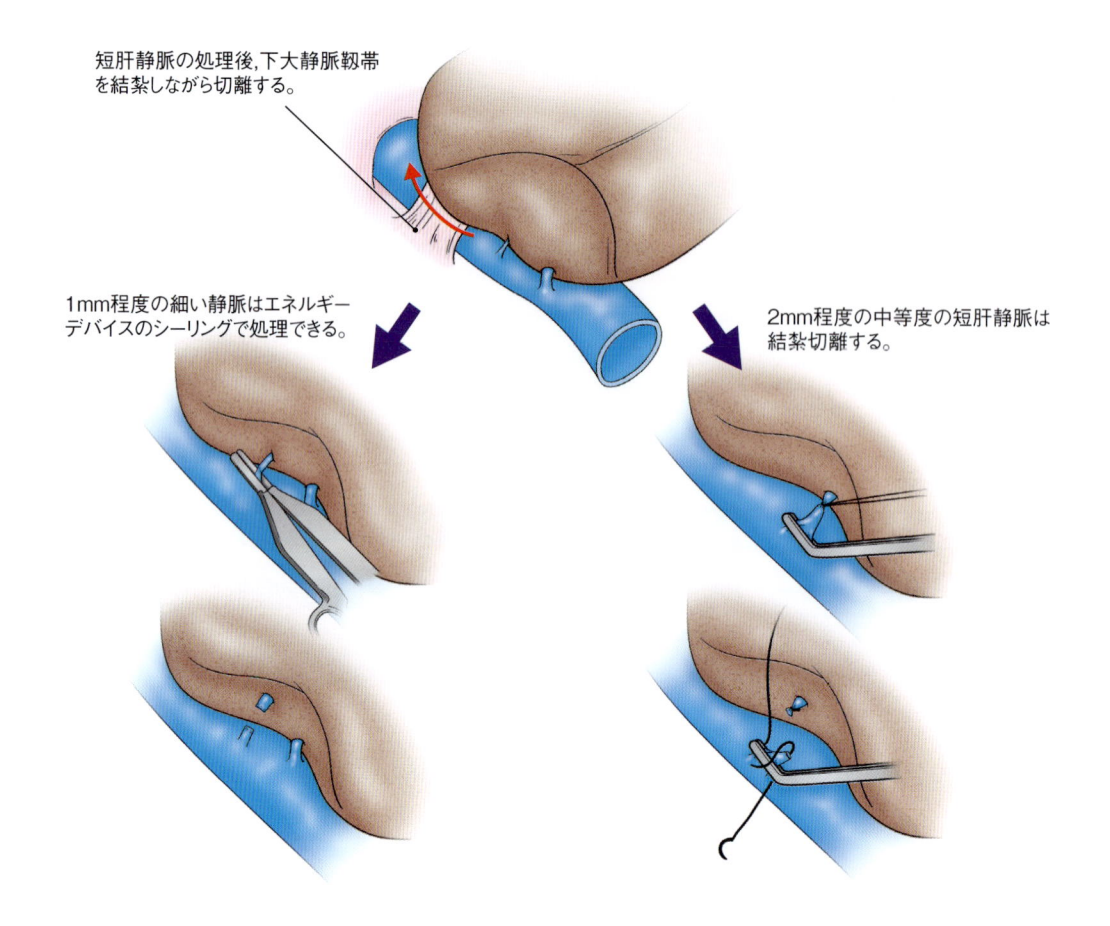

図10 短肝静脈の処理

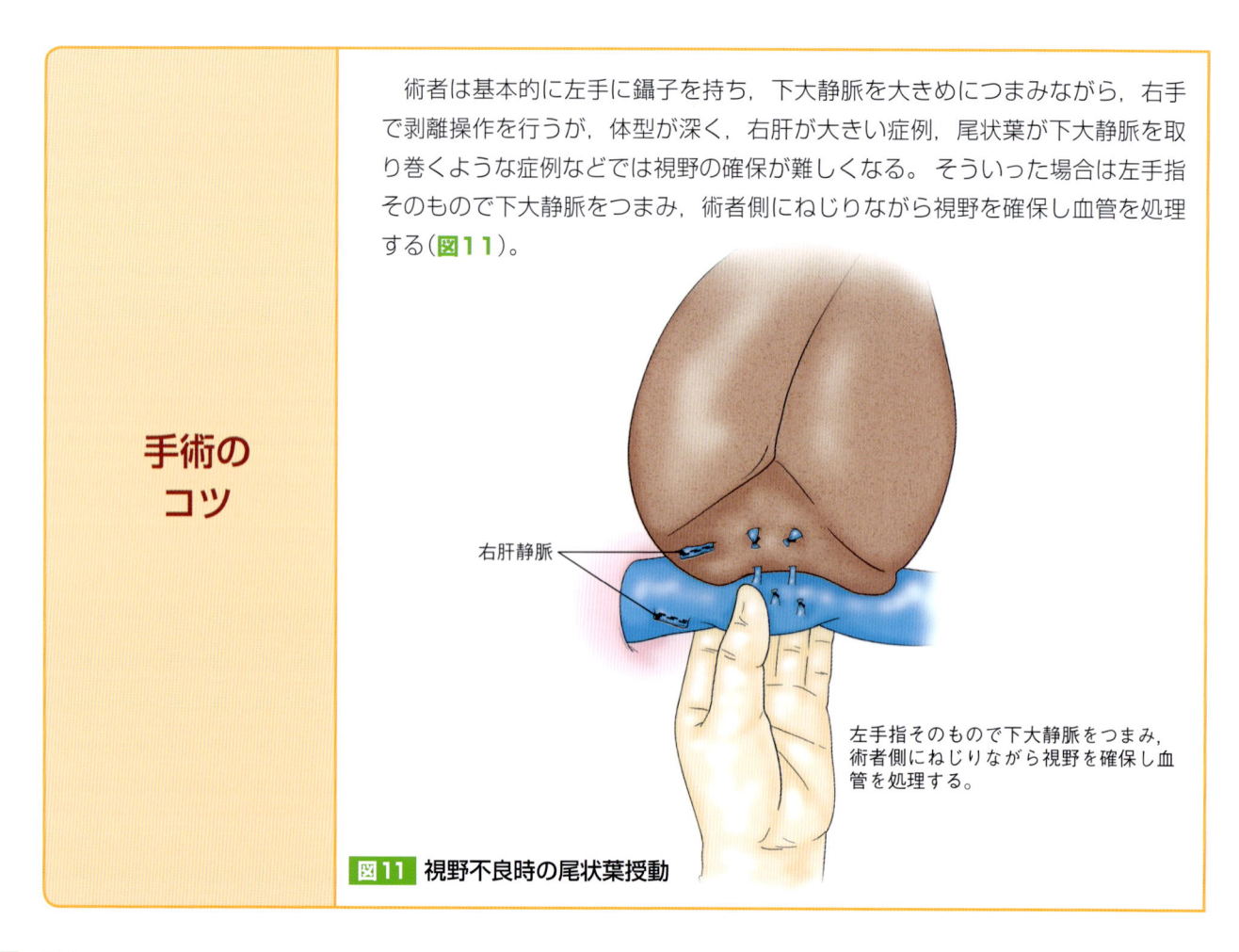

**手術の
コツ**

　術者は基本的に左手に鑷子を持ち,下大静脈を大きめにつまみながら,右手で剥離操作を行うが,体型が深く,右肝が大きい症例,尾状葉が下大静脈を取り巻くような症例などでは視野の確保が難しくなる。そういった場合は左手指そのもので下大静脈をつまみ,術者側にねじりながら視野を確保し血管を処理する(図11)。

右肝静脈

左手指そのもので下大静脈をつまみ,術者側にねじりながら視野を確保し血管を処理する。

図11 視野不良時の尾状葉授動

152

[6] 右肝切除・尾状葉切除，肝外胆管切除

●下大静脈からの授動を左側に続け，左の下大静脈靱帯まで切離すると尾状葉は完全に遊離される。最終的にこの視野のまま左肝静脈起始部付近でArantius管末梢側を切離する。

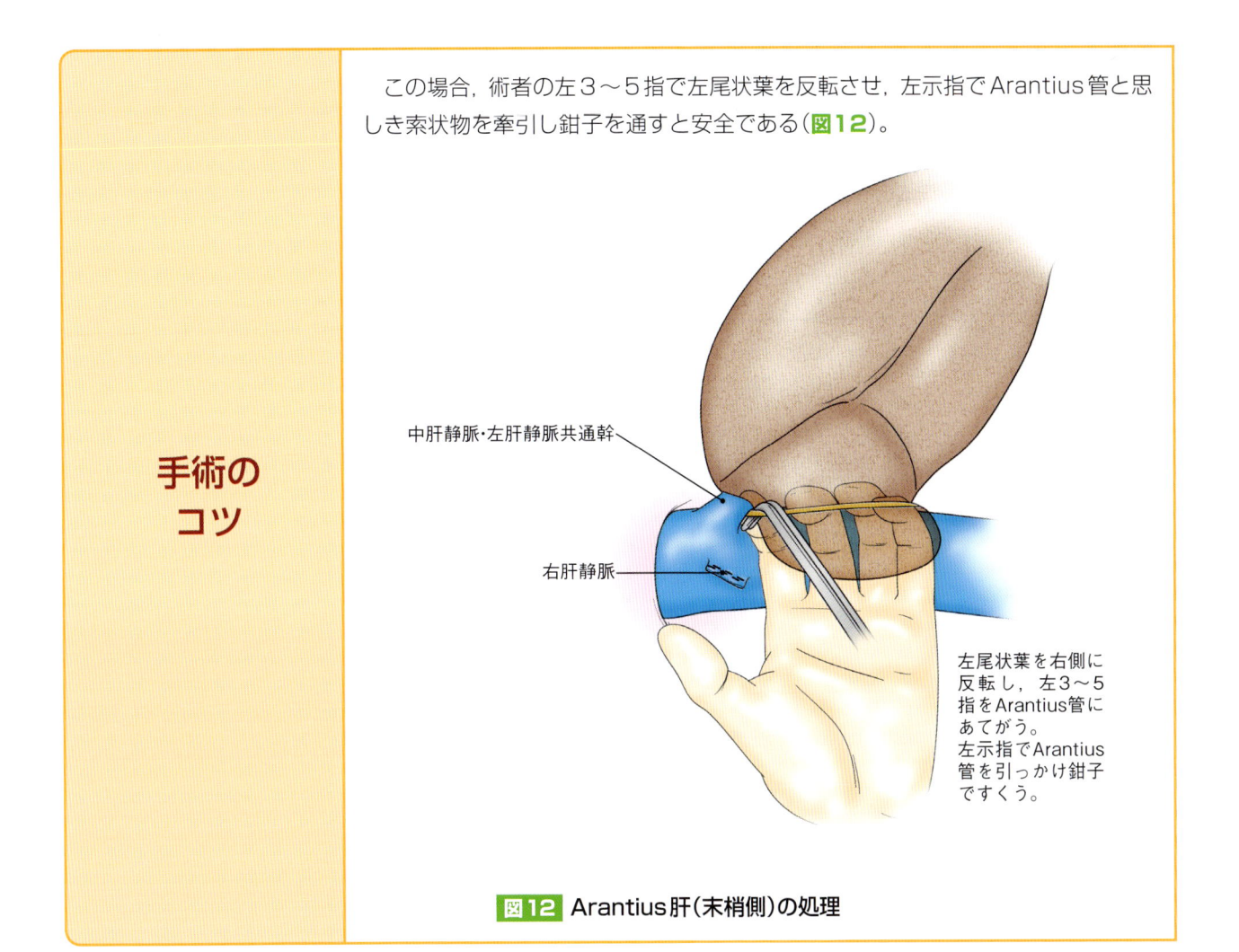

手術のコツ

この場合，術者の左3～5指で左尾状葉を反転させ，左示指でArantius管と思しき索状物を牽引し鉗子を通すと安全である（図12）。

中肝静脈・左肝静脈共通幹
右肝静脈

左尾状葉を右側に反転し，左3～5指をArantius管にあてがう。左示指でArantius管を引っかけ鉗子ですくう。

図12 Arantius肝（末梢側）の処理

153

手術手技

5 肝離断〜左肝管切離

■ 肝離断

- すでに肝門処理が行われており，肝表にはCantlie線に沿ってdemarcation lineが現れている。肝切離線をdemarcation lineに沿って電気メスでマーキングする（図13A①）。
- 肝下面では肝門板から1cmほど離し，門脈臍部立ち上がりを目指す切離線を設定する。
- 胆嚢癌のように肝浸潤がある場合は切離断端確保のために左内側下枝領域（S4下）を切除するような切離線を設定する必要がある（図13A②）。術中超音波で切離ラインの直下に中肝静脈が走行すること，また中肝静脈の下大静脈流入部付近に合流する右前上区域からの太い枝（通称V8）の有無も確認しておく（図13B）。
- 肝離断に先立ち，水溶性ハイドロコートン®を100mg静注し，固有肝動脈にマイクロバスキュラークリップを，門脈本幹にはブルドック鉗子を用い，血流遮断する（15分遮断，5分開放）。
- 肝離断はClamp-crushing methodで行う。肝実質をペアン鉗子で圧挫し，3mm程度までの細い脈管はLigaSure™Small Jawによるシーリング・切離，それ以上の少し太めの脈管は結紮後，切離する。
- 実際の肝離断は肝床部から開始し，尾側から頭側・背側方向へ向かう。まず中肝静脈の分枝を露出し（多くの場合V5である），中肝静脈本幹に達す。
- これを足掛かりに，中肝静脈の右側壁を露出しながら中肝静脈腹側の離断を下大静脈方向に向かって続け，最終的に下大静脈流入部に到達する（図14）。その後，中肝静脈後壁を露出しつつArantius管方向へ肝切離を進める（図15）。

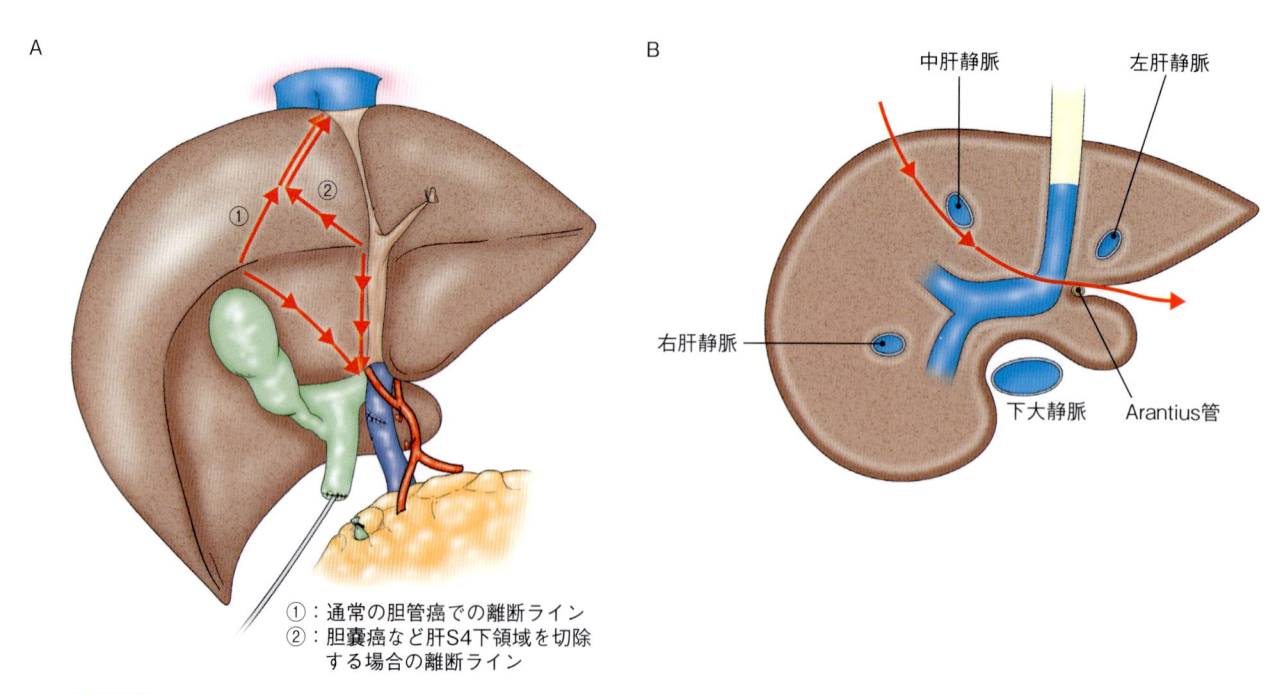

A

①：通常の胆管癌での離断ライン
②：胆嚢癌など肝S4下領域を切除する場合の離断ライン

B 中肝静脈　左肝静脈　右肝静脈　下大静脈　Arantius管

図13 肝離断ライン

6 右肝切除・尾状葉切除，肝外胆管切除

> **手術の コツ**　尾状葉方向から中肝静脈に流入する分枝が数本あるので丁寧に処理する。この際，左手を肝背側へ入れ，左尾状葉を背側に反転させ，Arantius管に指をあてがうようにすると離断方向がわかりやすくなる（図15）。

中肝静脈の背側面を露出しつつ，
Arantius管方向に離断を進める。

図14 肝離断

左3～5指をArantius管に沿えると
離断方向がわかりやすい。

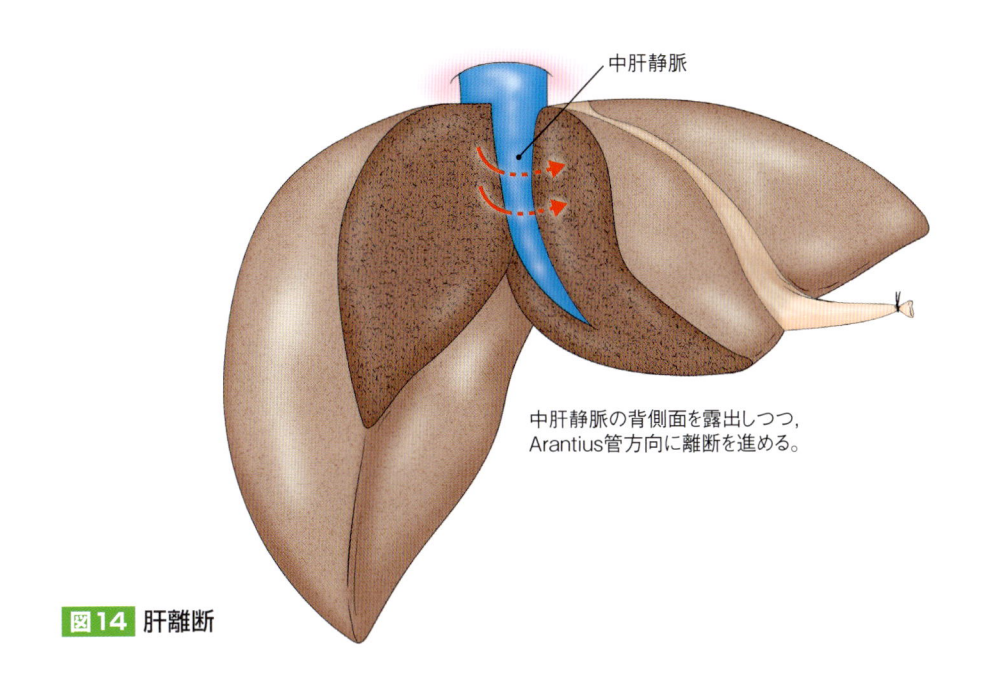

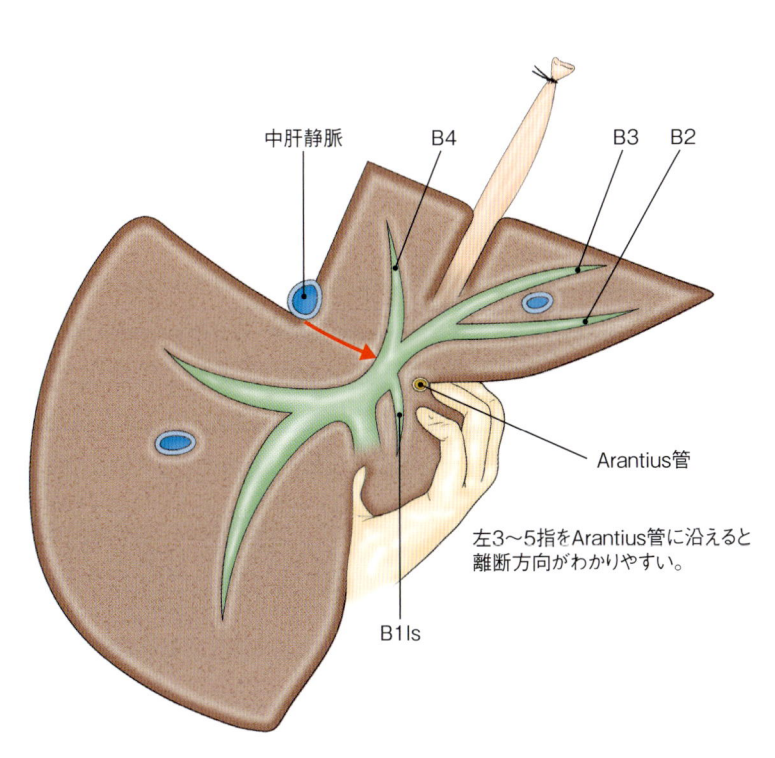

図15 肝離断方向の確認法

手術手技

■左肝管切離

- 肝離断が終了すると最終的に左肝管のみでつながっていることになる。尾状葉グリソンを完全に切除するには，前述したように左尾状葉を反転させ右側に引き出し，門脈臍部の右側で肝管を切離すればよい(図16)。
- 左肝管切除側に血管鉗子をかけ，肝管をメッツェンバウム剪刀で切離し，標本が摘出される。

> **手術のポイント**
>
> 　肝管断端の確保のため門脈臍部ぎりぎりで血管鉗子をかけ左肝管を切離すると，予想以上に末梢で切離され，その後の再建が苦労することになる。前述したように肝門処理時にArantius管中枢側と門脈左枝の付着部をきちんと処理していないと左肝管切離時に門脈左枝が巻き込まれ損傷してしまうことがあるので，中肝動脈，門脈左枝が胆管切離予定線から十分に剥離されていることを念入りに確認して左肝管切離を行う。

- 切除標本から左肝管断端を術中迅速病理診断に提出しておく。また左肝管断端にいくつ胆管があるのかを確認しつつ，肝管断端からの出血を止血する。
- 標本摘出後，肝離断面を十分に圧迫止血し，出血がないことを確認する。温生食1,000～2,000m*l*で軽く術野を洗浄し，止血が得られていたら肝離断面に組織接着用シート（タコシール®）を添付する。また術中超音波で残肝内の血流(動脈，門脈，静脈)を確認しておく。

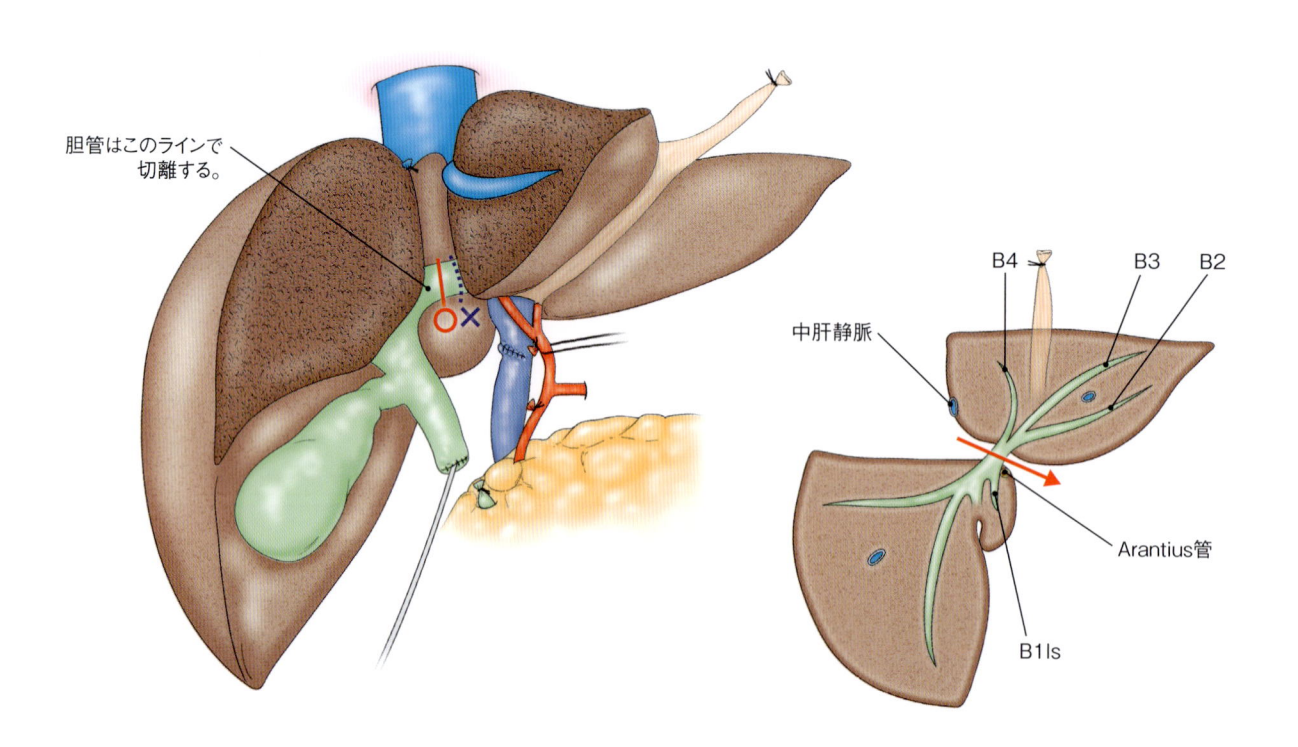

図16 左肝管の切離

6 胆管空腸吻合

- 胆管断端の術中迅速病理診断の結果を確認後，胆管空腸吻合に移る。
- Treitz靱帯から約20cmのところで空腸を自動縫合器で切離する。腸間膜のゆとりがなければ適宜犠牲腸管をつくる。
- 空腸の肛門側断端を挙上しRoux-en-Y法で再建するが，十二指腸腹側を通す「後結腸経路」(図17①)でも胃と膵体部間を通す「後結腸・後胃経路」(図17②)でもよい。
- 空腸盲端から経腸栄養用のチューブ(ジェジュノストミイ カテーテル，9Fr)を50〜60cmほど送り込んでおく。
- 原則として肝管空腸吻合は1mm以上の胆管をすべて吻合する。
- 通常腹側からB4，B3，B2の順に並ぶ。症例によって，また肝管切離線によっては1〜4孔程度になるので，術前の画像診断と照らし合わせ，術前の予想と合致しているか確認する。

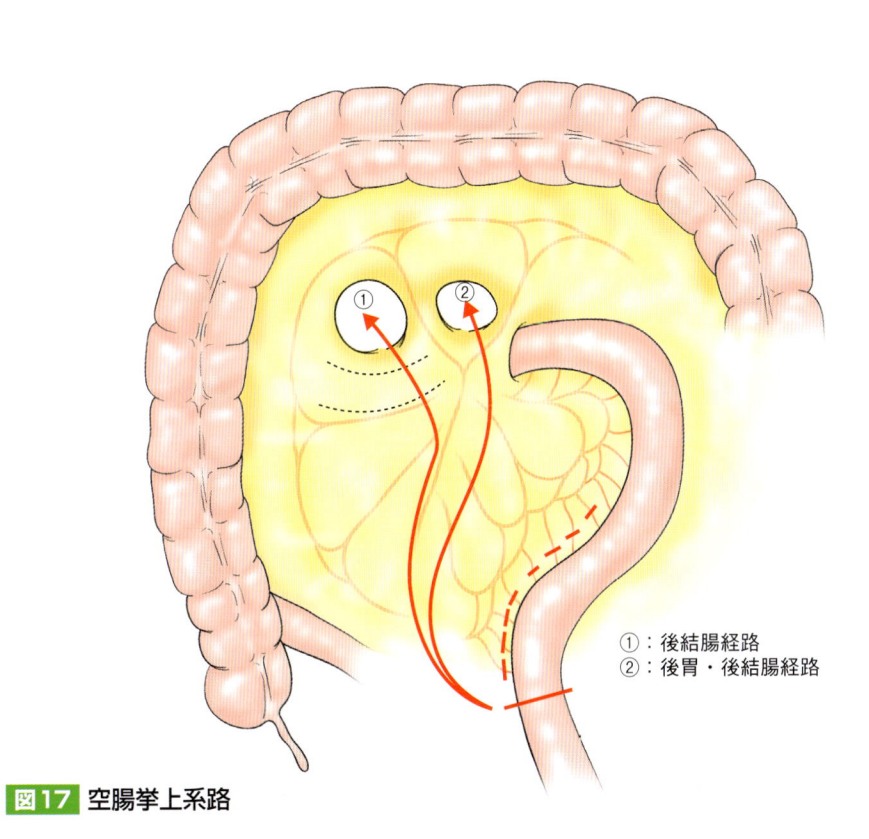

①：後結腸経路
②：後胃・後結腸経路

図17 空腸挙上系路

手術手技

- 肝管断端が1本に形成可能な場合は5-0モノフィラメント吸収糸で行う(図18A)。
- 空腸の吻合予定部に小孔を開ける。肝管の吻合孔より小さめにしておく。がん研有明病院では4針,空腸の吻合孔に全層で針糸(6-0 PDSII®)をかけ粘膜の脱出予防,吻合孔の拡がり防止を行っている(図18B)。
- 肝管空腸吻合は5-0または6-0のモノフィラメント吸収糸で一層結節吻合を行う。鑷子や持針器は先の細い血管用の器具を用いる。
- 空腸両端(上縁,下縁)に外―内,それぞれの肝管に内―外で針をかけ,後壁側のB2側から空腸・内―外,胆管・外―内で針をかけていく。バイト2mm,ピッチ2mmが目安である。
- もともとドレナージチューブが入っている胆管は壁が厚くしっかりしているが,拡張のない胆管壁はとても薄いので,運針操作で壁を裂かないように注意する。

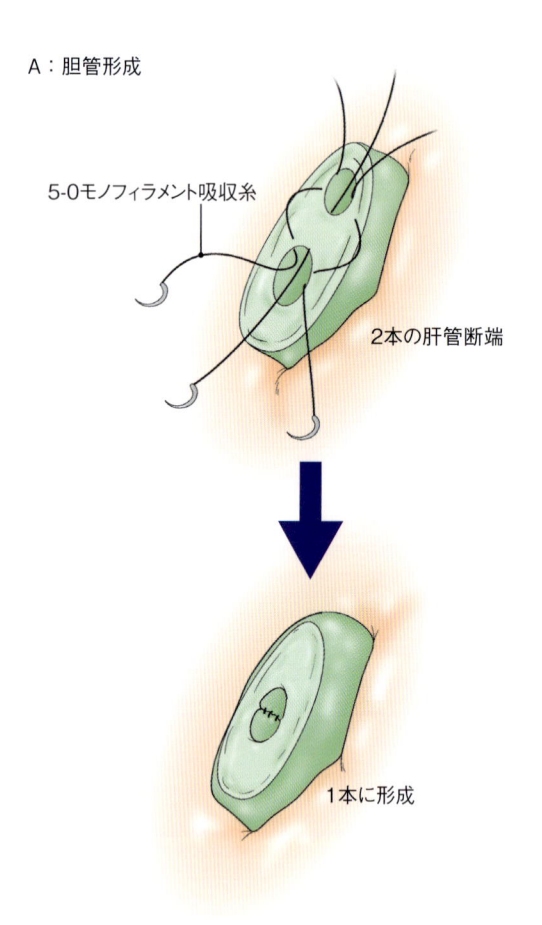

A:胆管形成　　　　　　　　　　　　　　　　B:空腸吻合孔

5-0モノフィラメント吸収糸

2本の肝管断端

6-0 PDSII®

1本に形成

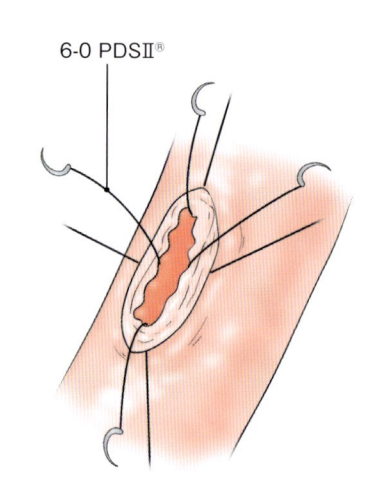

図18 胆管空腸吻合の準備

6 右肝切除・尾状葉切除，肝外胆管切除

- 後壁の糸をすべてかけた後に下縁（B2側）から順次結紮していく．術後の胆管ドレナージはRTBDチューブ® 2mmを利用し，胆管内に先端を留置後，吻合部で4-0バイクリル ラピッド®を用い固定し，空腸盲端側に引き出す（**図19**）．
- 前壁の吻合も下縁（B2側）から一層結節で行うが，胆管径が太い場合や視野がよく糸がかけやすい場合は連続縫合でもよい．
- 最後に肝管空腸吻合部から30〜40cmのところで空腸空腸吻合（Y脚）を行う．空腸を挙上した結腸間膜やY脚の空腸間膜の間隙は縫合閉鎖しておく．

7 止血，ドレーン留置，閉創

- 挙上空腸盲端側から出ている胆管ドレナージチューブ（**図20③**），経腸栄養チューブ（**図20④**）をそれぞれWitzel式に腸壁と固定する．腹腔内の止血を再度確認し，5,000ml以上で腹腔内を十分に洗浄する．
- 最後にドレーンを挿入する．肝離断面から右横隔膜下に8mmプリーツドレーン®を留置する（**図20②**）．また8mmソフトプリーツドレーン®をWinslow孔から胃の小網前面に留置する（**図20①**）．ドレーンは低圧持続吸引を行えるクリオドレーンバック®に接続する．

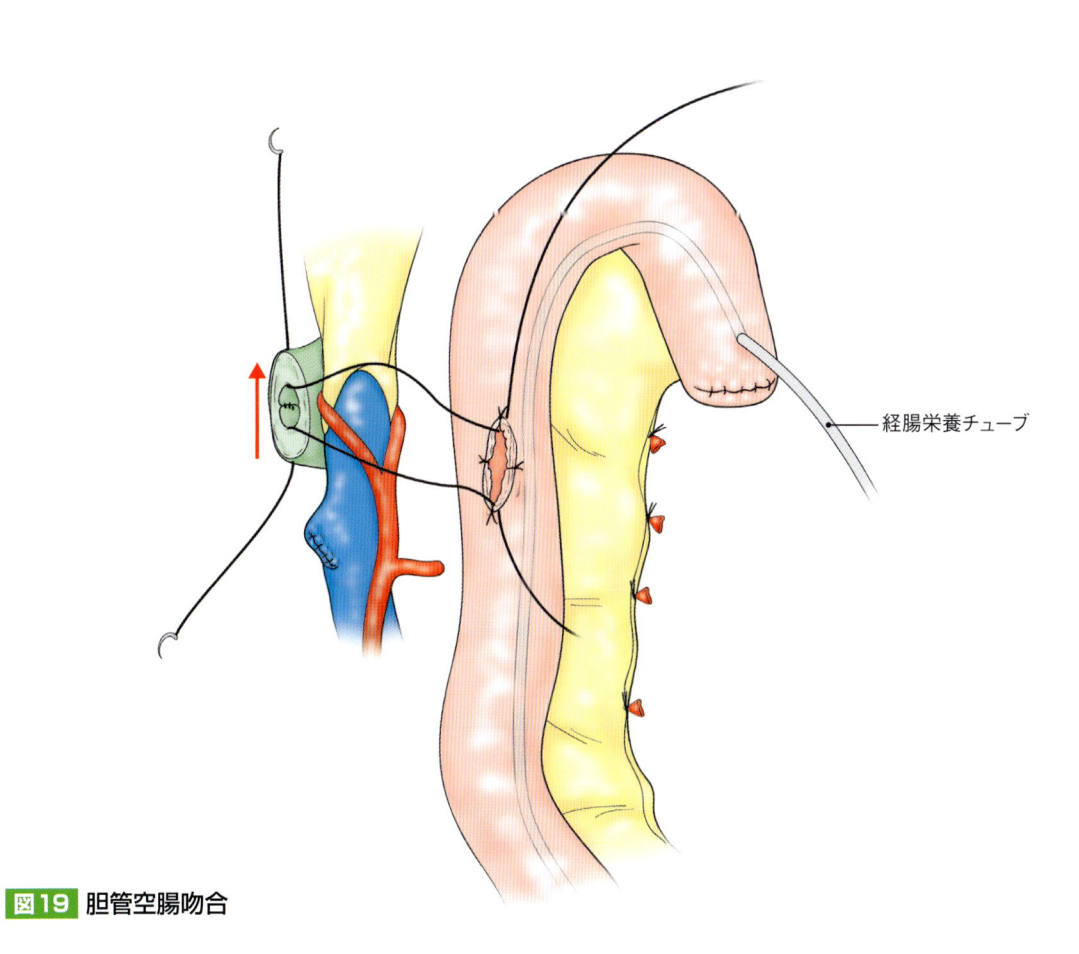

図19 胆管空腸吻合

手術手技

①Winslow孔～胃前面
②肝離断面～右横隔膜下
③胆管ドレナージチューブ
④経腸栄養チューブ

①8mmソフトプリーツドレーン®
②8mmプリーツドレーン®
③RTBDチューブ
④経腸栄養チューブ

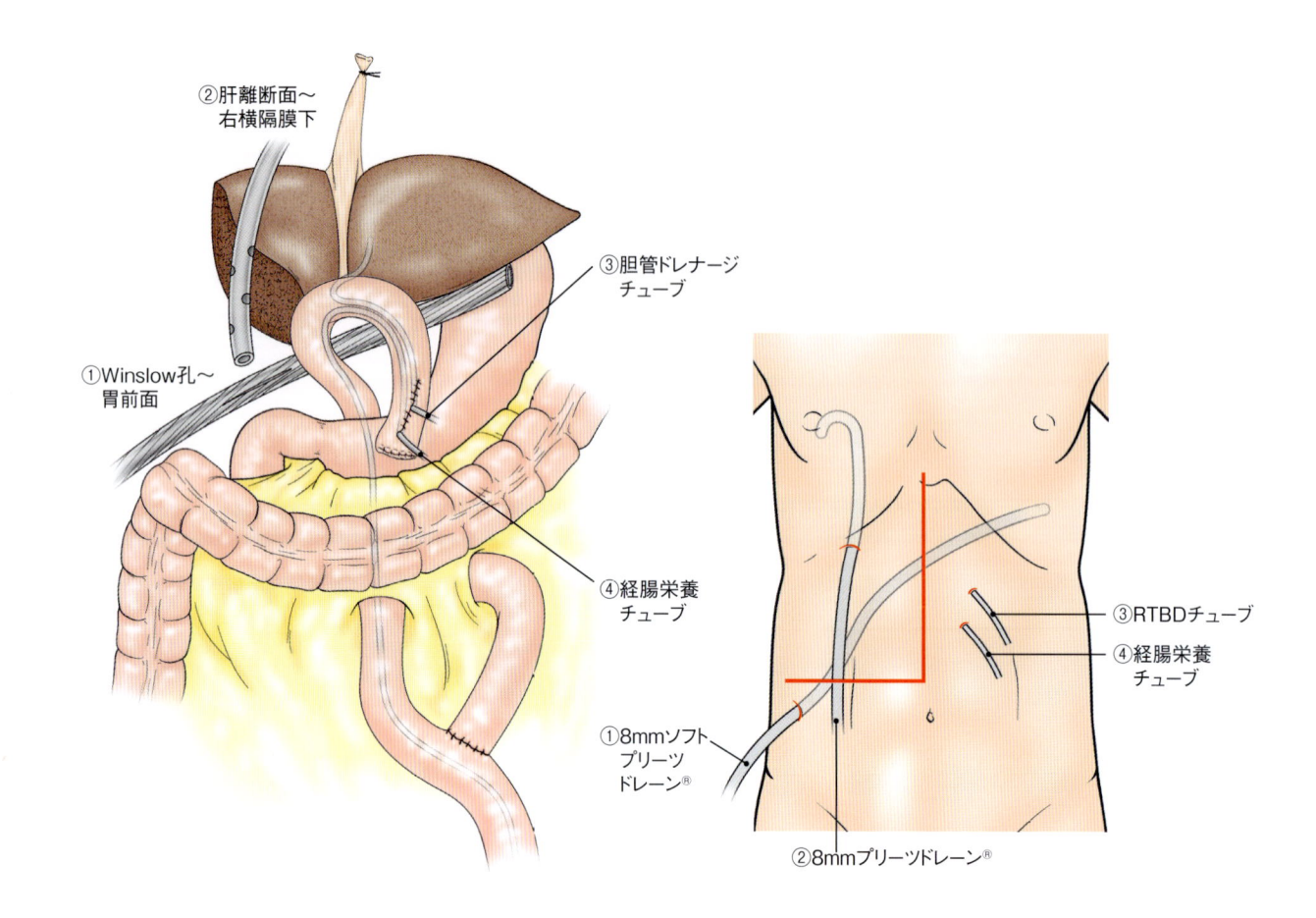

図20 胆管空腸吻合後，ドレーン挿入

手術のコツ

- 右肝切除後は右横隔膜下にスペースができる。ソフトプリーツドレーン®が右横隔膜下にたわんでしまうときは，右腎前筋膜内を少しはわせて下大静脈右縁からドレナージを効かせるようにする。
- 残存する左肝は右側に倒れないように鎌状間膜の切離部を針糸で合わせ，肝円索は正中創を閉鎖するときに1～2針かけておく。またその位置で肝内血流が問題ないことを術中超音波で確認する。特に門脈は右門脈断端部分で折れ曲がったり，たわんだりして術後の門脈血流低下や血栓形成を起こすことがある。
- 閉腹前，閉腹直後に門脈血流が落ちていないかは必ず確認しておく。

● 横切開創は3層，正中創は2層で閉創する。

術後管理と術後チェック

- 術前に門脈塞栓術を施行していても，通常右肝切除は大量肝切除である．それに加え，広範囲なリンパ節郭清後のリンパ液漏出，膵頭後部リンパ節郭清による膵液瘻，胆汁の術野汚染があり，胆管切除を伴わない右肝切除よりも侵襲は大きいものになることを十分理解しておく必要がある．手術当日はICU管理として，翌日以降の全身状態により一般病棟へ移すようにする．
- がん研有明病院では術後1，2，3，5，7日と採血（血算，生化学，凝固系），X線検査，ドレーンのアミラーゼ値，ビリルビン値測定を行う．また術翌日を含めて適宜ドレーンおよび胆汁の監視培養を行う．超音波検査は肝血流，胸水腹水量の観察のために有用である．十分に鎮痛を図り術翌日から離床を行い，毎日体重測定してもらう．
- 胆管癌肝切除後は出血量が多く術中輸液過多になりやすい．また術直後も3rd spaceへのロスが大きく，血圧・尿量確保のため輸液が多くなってしまう．過剰な輸液は酸素化不良をはじめとした合併症の原因になりやすいため，水分出納をしっかり行い，ドライサイドの管理を心がける．利尿薬，アルブミン製剤，カテコラミンを適宜使用する．
- 術後5日目以降の高熱，白血球やCRPの上昇は感染を意味する．創感染の有無を確認し，ドレナージ不良域，腹腔内膿瘍検索のため造影CT検査を施行する．
- 水分摂取は術翌日から開始するが，経口摂取開始は全身状態がある程度落ち着く術後5～6日目で十分である．がん研有明病院では術翌日から経腸栄養剤を300ml/日で開始し，経口摂取の具合により適宜増量する．またドレナージしている胆汁は経腸栄養チューブから返還している．
- ドレーン抜去は術後5日目以降に行う．術翌日の胆汁培養，ドレーンのアミラーゼ値，ビリルビン値を参考にする．感染や膵液瘻・胆汁瘻がある場合は術後6～7日目にCT検査を施行し，ドレナージ不良域や肝血流を評価・確認し，X線透視下にドレーンを入れ替える．

文献

1) Ohkubo M, et al: Surgical anatomy of the bile ducts at the hepatic hilum as applied to living donor liver transplantation. Ann Surg 2004; 239: 82-6.
2) Ozden I, et al: Clinicoanatomical study on the infraportal bile ducts of segment 3. World J Surg 2002; 26: 1441-5.
3) Hirano S, et al: Safety of combined resection of the middle hepatic artery in right hemihepatectomy for hilar biliary malignancy. J Hepatobiliary Pancreat Surg 2009; 16: 796-801.
4) 幕内雅敏，ほか：肝硬変合併肝癌治療のstrategy. 外科診療 1987; 29: 1530-6.
5) Seyama Y, et al: Long-term outcome of extended hemihepatectomy for hilar bile duct cancer with no mortality and high survival rate. Ann Surg 2003; 238: 73-83.
6) Nagino M, et al: Two hundred forty consecutive portal vein embolizations before extended hepatectomy for biliary cancer: surgical outcome and long-term follow-up. Ann Surg 2006; 243: 364-72.
7) Yokoyama Y, et al: Value of indocyanine green clearance of the future liver remnant in predicting outcome after resection for biliary cancer. Br J Surg 2010; 97: 1260-8.

手術手技

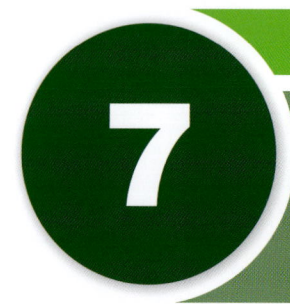

7 右3区域切除・尾状葉切除，肝外胆管切除

がん研有明病院消化器センター肝・胆・膵外科　髙橋　祐

適応

- 右肝管優位の肝門部胆管癌で左内側区域枝の根部が明らかに癌の浸潤を受けている症例が適応となる。
- しかし，右3区域切除は70％前後の切除容積となり，最も広範な肝切徐である。肝機能と残肝容積との兼ね合いで，拡大右肝切除を選択せざるをえないこともある。

術前チェック

①術前の解剖，腫瘍進展度の評価
- 右肝切除の場合と同様に，胆管の合流形態を把握しておく。
- 症例によっては左外側後枝(B2)の合流部が肝門側であると左外側後枝(B3)とB2が泣き別れになることもあり，左外側区の2亜区域枝(B2, B3)を1本だけでドレナージできるのかどうかを確認する必要がある。
- 頻度はかなり少ないが，胆管が門脈臍部の尾側を走行するいわゆる「南回り(infraportal type)」症例も存在する[1,2]。
- 動脈系では中肝動脈が右肝動脈から分岐しているか，左肝動脈から分岐しているか，門脈臍部の背側を走行して肝内に入るのかを把握しておかなければならない。

②肝機能および残肝容量の評価
- 門脈右枝が腫瘍の浸潤により閉塞していない限り，右3区域切除は70％以上の大量肝切除となるため，術後肝不全を予防するために門脈塞栓術は必須である。
- 門脈塞栓を右門脈系だけに行うか，左内側枝(P4)まで塞栓するか，議論が残るところである。可能であればP4まで塞栓を行っておいた方が，左外側区の肥大率は上がる[3,4]。
- P4塞栓は温存すべき門脈左枝でカテーテル操作が加わるので，門脈臍部や左外側前枝(P3)，後枝(P2)に血栓を作らないよう，繊細な手技が必要である。

③麻酔・体位
右肝切除の項(143頁)参照。

手術手順

1. 開腹
2. 十二指腸授動～肝外胆管切除
3. 肝十二指腸間膜郭清，肝門処理
4. 右肝授動～尾状葉授動
5. 肝離断～胆管切離
6. 胆管空腸吻合
7. 止血，ドレーン留置，閉創

7 右3区域切除・尾状葉切除，肝外胆管切除

手術手技

右肝切除と大きく異なる点はP4の処理である[5]。

1 開腹

右肝切除の項（143頁）参照。

2 十二指腸授動～肝外胆管切除

右肝切除の項（144頁）参照。

3 肝十二指腸間膜郭清，肝門処理

■肝十二指腸間膜郭清，右門脈切離

- 肝十二指腸間膜内リンパ節（No.12）の郭清は右肝切除と同様である．固有肝動脈，左肝動脈を順次テーピングし，左肝動脈を肝内に流入する門脈臍部左側まで追求する．中肝動脈が肝外で分岐する場合は結紮切離する．
- 右肝切除の場合，門脈臍部の腹膜切開はその立ち上がり（P2分岐部）まででよいが，右3区域切除ではP4処理を行うため腹側まで十分に切り上げておく（図1）．

> **手術の注意点**
>
> 門脈臍部背側の内側区と外側区間に肝実質がある場合（いわゆるbridge），肝離断し門脈臍部前面を十分露出しておく．

門脈尾状葉枝を処理しつつ，門脈左枝にテーピングする．

右3区域切除ではP4処理を行うため，門脈臍部の腹膜切開は腹側まで十分切り上げておく．

中肝動脈

右肝動脈

門脈右枝根部にもテーピングしたのち，門脈塞栓後の血栓等に注意しながら門脈右枝を切離する．

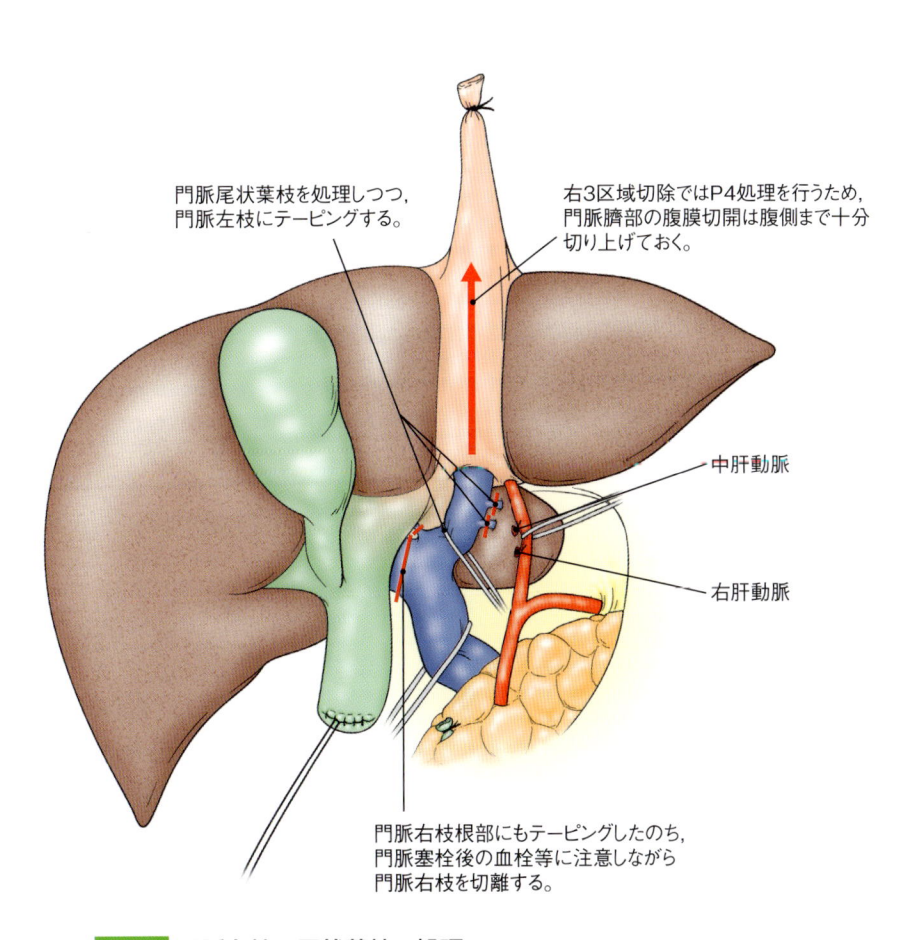

図1 門脈右枝，尾状葉枝の処理

手術手技

- 中肝動脈，右肝動脈処理後，周囲リンパ節を郭清しつつ，門脈本幹を露出し，そのまま門脈左枝前面までつなげる。
- 尾状葉枝を数本丁寧に処理しつつ，門脈左枝にテーピングし，門脈右枝根部もテーピングする。
- 右肝切除のときと同様に，門脈塞栓後の血栓等に注意しながら門脈右枝を切離する（図1）。

■P4, P4dの処理

- 第1助手に門脈臍部前面を左に引かせ，左内側区域に向かう枝（P4）を順次処理していく。方形葉に向かう小枝を1〜2本処理後，腹側（門脈臍部上部）に向かい左内側区枝を結紮切離する（図2）。
- 第1助手に門脈臍部をさらに左方向にねじるように持たせ，門脈臍部頭側から分岐する左内側背側枝（P4d）[6]を4〜5本処理する。また尾側ではArantius管中枢側を右側から確認でき，これも結紮切離する（図3）。
- この操作で門脈臍部は臍静脈板から剥離され，その頭側を左外側前枝胆管（B3）と左外側後枝（B2）が走行することになる。P3とP2は頭側から根部が露出され，その頭側結合織内で左肝動脈の走行が確認できる。

> **手術のコツ**　この操作を行うことにより，胆管は門脈臍部の左側で切離することができ，断端までの距離が確保できる[5]（図4）。

まず方形葉に向かう小枝を1〜2本処理する。

小枝処理後，腹側に向かい左内側区枝を結紮切離する。

第1助手に門脈臍部前面を左に引かせる。

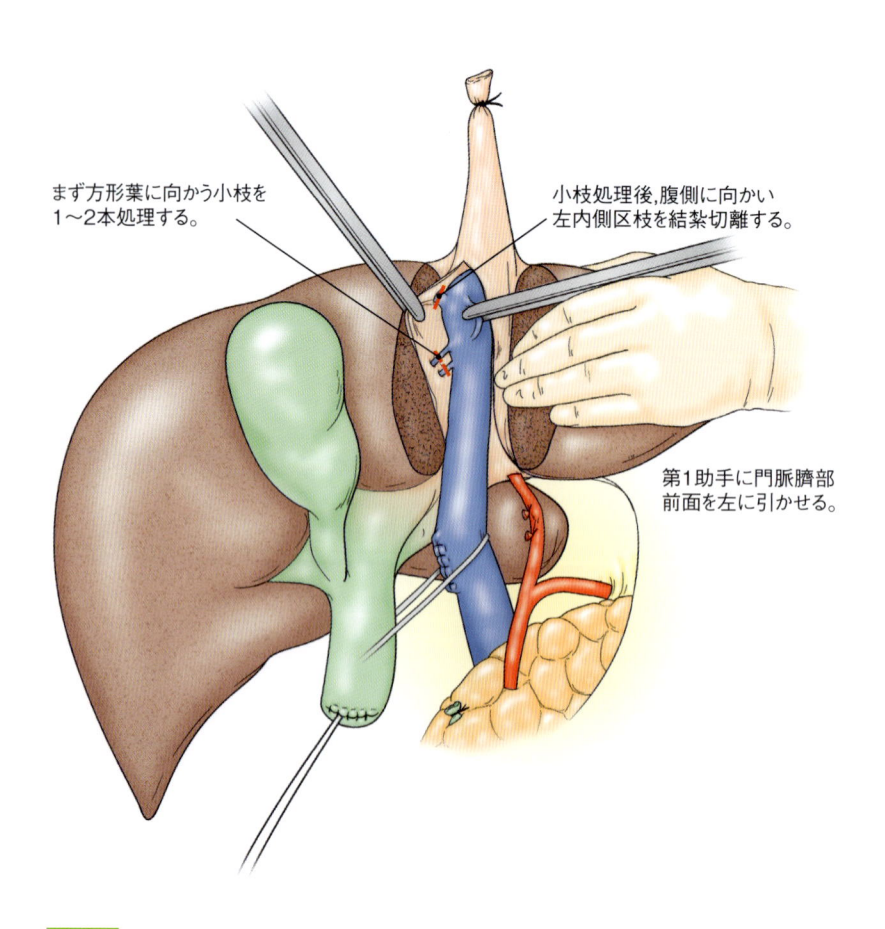

図2 門脈左内側区枝の処理

7 右3区域切除・尾状葉切除，肝外胆管切除

第1助手に門脈臍部をさらに左方向に
ねじるように持たせ，門脈臍部頭側から
分岐する左内側背側枝（P4d）を4〜5
本処理する。

Arantius管中枢側が右側から
確認できるので，結紮切離する。

図3 門脈左内側背側枝
（P4d）の処理

A2+3

中肝静脈
左肝静脈
Arantius管
右肝静脈
下大静脈

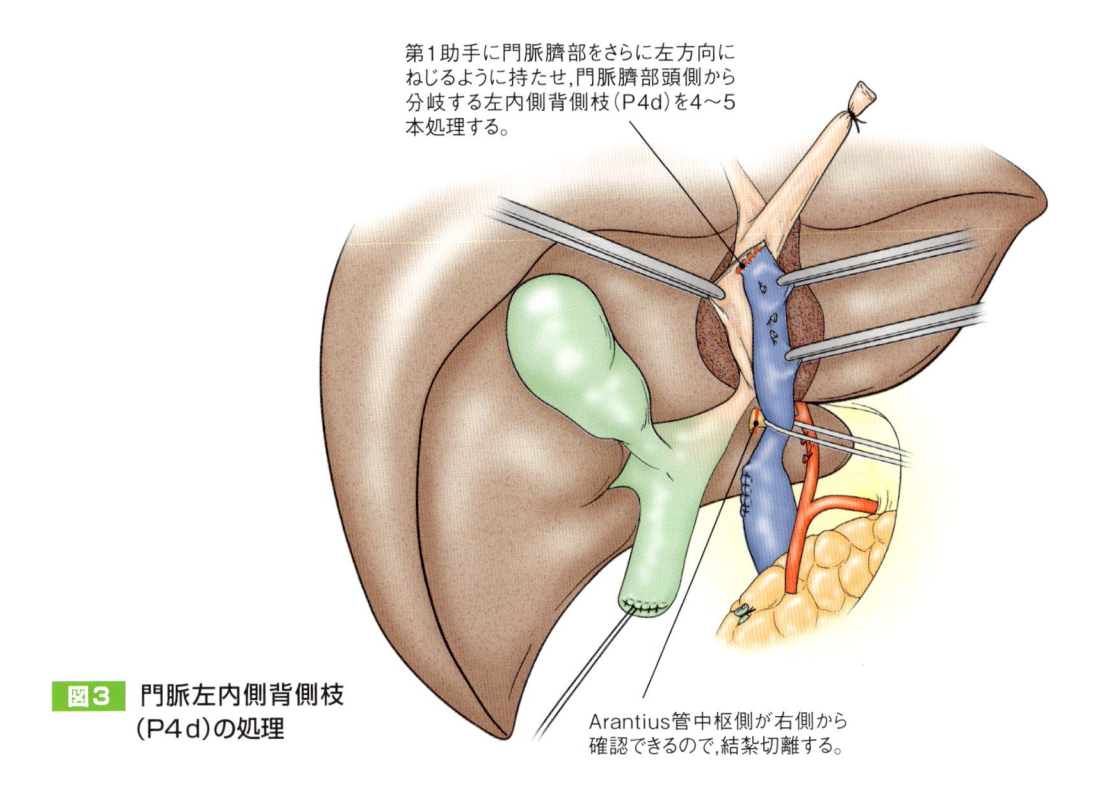

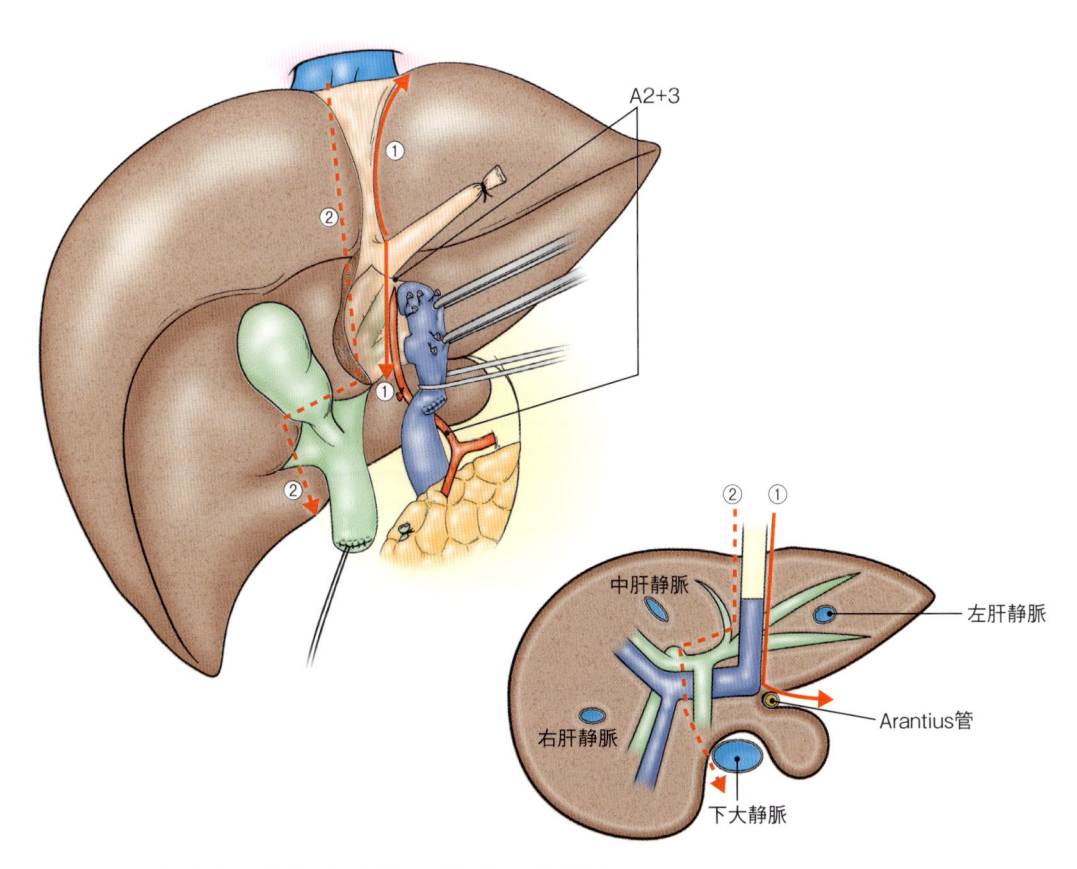

図4 門脈左内側区枝の処理後と肝離断ライン
①：胆管切除・尾状葉切除を伴う離断ライン
②：通常の肝右3区域切除（胆管切除・尾状葉切除を行わない）の離断ライン

165

手術手技

4 右肝授動〜尾状葉授動

右肝切除の項（150頁）参照。

5 肝離断〜胆管切離

■ 肝離断

- P4背側枝を処理することによりdemarcation lineは鎌状間膜の左側に現れているので，そこを予定切離線として肝表にマーキングする（図4①）。
- 胆管切除を伴わない通常の肝右3区域切除のライン（図4②）よりもイメージとして1〜2cm左側であることがわかる。
- 術中超音波で左肝静脈と中肝静脈の共通幹へ流入する肝静脈枝が切離線からみて切除側に入るのか，温存側に入るのかを確認しておく。
- 水溶性ハイドロコートン®を100mg静注後，左肝動脈，門脈本幹をそれぞれクランプし，尾側から頭側へ肝離断を行う。
- 背側方向はArantius管に向けて真下に進めばよく，離断面積も小さいので肝離断にかかる時間は少ない。
- 中肝静脈は血管鉗子をかけて切離，断端を連続縫合で閉鎖する。

■ 胆管切離

- 肝離断が終了し，胆管だけで標本はつながっている状態となる。
- 左肝動脈，門脈臍部が胆管から十分剥離されていることを確認し，血管鉗子で切除側を遮断し，胆管をメッツェンバウム剪刀でゆっくり切離する。切離断端は腹側からB3，B2と並ぶ（図5）。

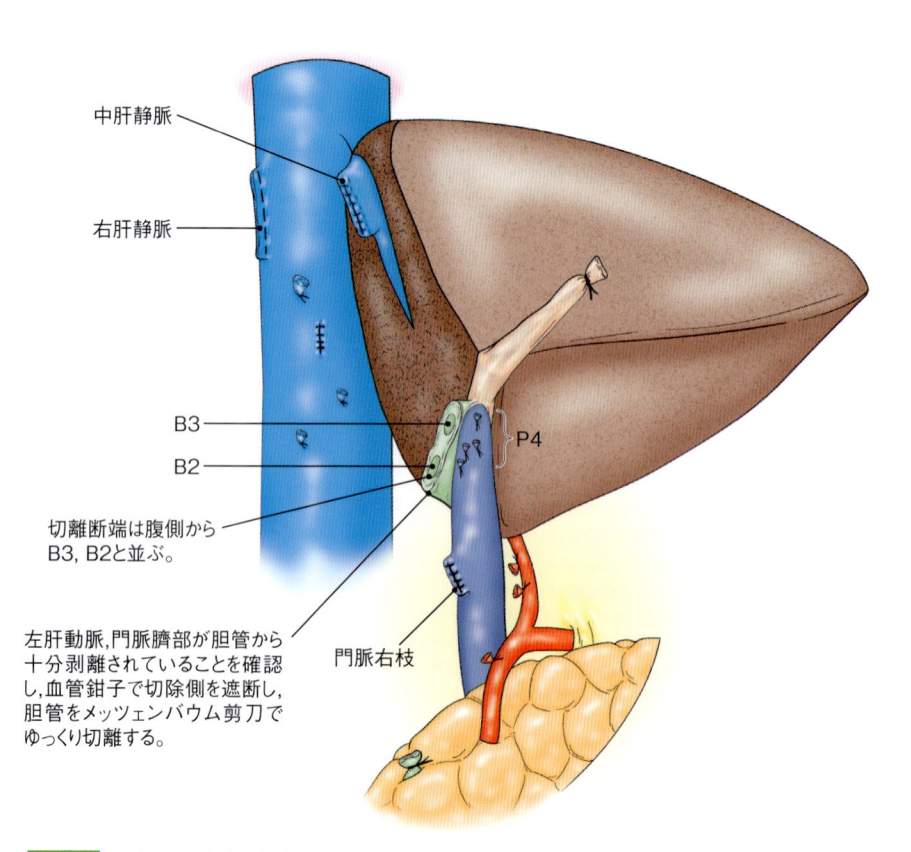

図5 肝右3区域切除終了後

6 胆管空腸吻合

- B3とB2断端の距離が近ければ1本に形成して再建する。

7 止血，ドレーン留置，閉創

- ドレーンは右肝切除と同様，肝離断面に8mmプリーツドレーン®を，Winslow孔を通し胃の小網前面に8mmソフトプリーツドレーン®をWinslow孔から胃の小網前面に留置する。
- 肝離断面のドレーンは右横隔膜下へ送り込むようにするが，おさまりが悪い場合は別途8mmプリーツドレーン®を右横隔膜下にも留置しておく。

文献

1) Ohkubo M, et al: Surgical anatomy of the bile ducts at the hepatic hilum as applied to living donor liver transplantation. Ann Surg 2004; 239: 82-6.
2) Ozden I, et al: Clinicoanatomical study on the infraportal bile ducts of segment 3. World J Surg 2002; 26: 1441-5.
3) Nagino M, et al: Right trisegment portal vein embolization for biliary tract carcinoma: technique and clinical utility. Surgery 2000; 127: 155-60.
4) Kishi Y, et al: Is embolization of segment 4 portal veins before extended right hepatectomy justified? Surgery 2008; 144: 744-51.
5) Nagino M, et al: "Anatomic" right hepatic trisectionectomy (extended right hepatectomy) with caudate lobectomy for hilar cholangiocarcinoma. Ann Surg 2006; 243: 28-32.
6) Takayasu K, et al: Intrahepatic venous collaterals forming via the inferior right hepatic vein in 3 patients with obstruction of the inferior vena cava. Radiology 1985; 154: 323-8.

手術手技

8 左肝切除・尾状葉切除, 肝外胆管切除
左3区域切除・尾状葉切除, 肝外胆管切除

がん研有明病院消化器センター肝・胆・膵外科　髙橋　祐

適応

- 肝門部から左肝管優位の肝門部胆管癌が本術式のよい適応である。
- 右前区域枝への浸潤程度によって，または肝内胆管癌の肝門浸潤型で中肝静脈への浸潤を認める場合に，中肝静脈を含めて右前区域の一部を切除する拡大左肝切除（❷）を行う。
- 左肝切除でも拡大左肝切除でも右後区域胆管の切離線は変わらないため，癌の浸潤が右前後区域枝合流部より末梢まで及ぶ場合は左3区域切除（❸）を選択したほうが根治性は上がる[1,2]。
- 尾状葉切除を伴う（拡大）左肝切除の全肝容積に占める切除率は30～40％であり，術前の門脈塞栓術の必要もなく，本術式による術後肝不全のリスクは少ない。

術前チェック

①術前の解剖，腫瘍進展度の評価

- 右系胆管の合流形態を把握する。右後区域枝がどこにどのように合流するかを確認することがポイントである。
- 右肝管を形成する症例は約3/4で，残りの1/4の症例は右肝管を形成せず，右前後区域枝・左肝管の三管が同時に合流するもの，右後枝が左肝管に合流するものに分けられる[3-5]。
- 右後枝またはその一部が右門脈の尾側を走行する「南回り（infraportal type）」症例も約10％存在する。術前の胆道ドレナージを行う際，1本で右前後両区域ともにドレナージできるのか，それぞれにドレナージチューブを入れる必要があるのかを検討する。
- 右肝動脈は通常総胆管の背側を走行する。特に上部胆管癌では剥離面が陽性になる可能性があり，このような症例では右肝切除の適応となる。
- 実際の左肝切除では，右肝動脈を前枝（A5+8），後枝（A6+7）ともにできるだけ末梢まで胆管から剥離しておく必要があり，右肝動脈の分岐形態もきちんと把握しておかねばならない。特に後枝では，すべてまたはその一部が右門脈の頭側を乗り越えるもの（supraportal type, combined type）とそのまま門脈前面からRouviere溝に入るもの（infraportal type）とがある[6]。

②麻酔・体位

- 通常の肝切除と同様に全身麻酔下，右手出しの仰臥位で行う。

①左肝切除＋尾状葉切除

手術手順

1. 開腹
2. 十二指腸授動〜肝外胆管切除
3. 肝十二指腸間膜郭清，肝門処理
4. 右肝授動〜尾状葉授動
5. 肝離断〜胆管切離
6. 胆管空腸吻合
7. 止血，ドレーン留置，閉創

手術手技

1 開腹

右肝切除の項（143頁）参照。

2 十二指腸授動〜肝外胆管切除

- 右肝切除の項（144頁）参照。
- 左優位の肝門部胆管癌や肝左葉の肝内胆管癌の場合，小網ルートで胃の噴門・小彎リンパ節（No.1, 3），左胃動脈幹リンパ節（No.7）に転移をきたすことがある。
- ルーチンの郭清は必要ないが，視診，触診で腫大しているものがあればサンプリングし，術中迅速病理診断へ提出する。転移陽性であった場合は胃の小彎側の郭清を行う。
- 総肝動脈幹リンパ節（No.8a, 8p），腹腔動脈周囲リンパ節（No.9）右側は膵頭後部リンパ節（No.13）に付着させ，胆管の右側へもってくるようにする（図1）。

3 肝十二指腸間膜郭清，肝門処理

- 肝十二指腸間膜内リンパ節（No.12）の郭清に移る。
- 左肝切除の場合，左肝動脈，中肝動脈および門脈左枝を根部で処理しつつ，胆管背側を走行する右肝動脈と門脈右枝をできるだけ末梢まで剥離しなければならない。

> **手術のポイント**
>
> 周囲のリンパ節，結合織，神経は胆管に付着させ en bloc に切除するが，右肝切除とは異なり，肝十二指腸間膜を2カ所（腹側，背側）で観音開きにする必要がある。ひとつは固有肝動脈直上（図1A），もうひとつはRouviere溝から門脈背側を結ぶライン（図1C）である。図1に肝十二指腸間膜郭清の概念を示す。

- 固有肝動脈から左側のリンパ節，具体的には肝動脈リンパ節（No.12a）は胆管左側へ，門脈リンパ節（No.12p），胆管リンパ節（No.12b）は胆管の右側へ付着させるようにする（図1A, B）。
- 固有肝動脈直上の腹膜を切開し，固有肝動脈にかけたテープを軽く牽引しつつ肝側へ剥離を進め，左肝動脈，中肝動脈，右肝動脈をそれぞれ露出，適宜テーピングする（図1A）。

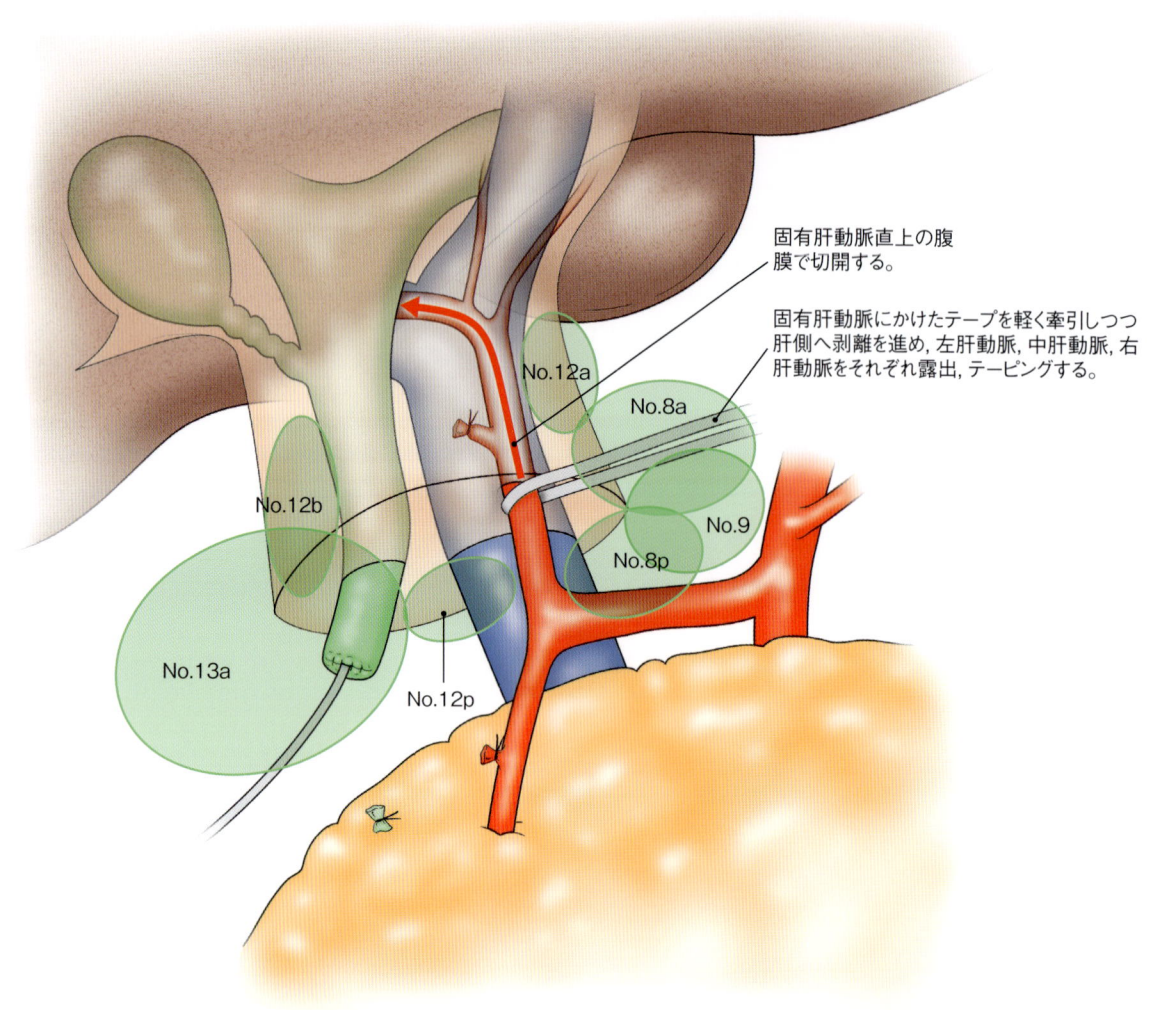

手術手技

A

固有肝動脈直上の腹膜で切開する。

固有肝動脈にかけたテープを軽く牽引しつつ肝側へ剥離を進め、左肝動脈，中肝動脈，右肝動脈をそれぞれ露出，テーピングする。

No.12a
No.8a
No.12b
No.9
No.8p
No.13a
No.12p

B

No.12aリンパ節は胆管左側へ付着させる。

肝動脈　No.12a
胆管
No.8a
No.12b
No.9
門脈
No.8p
No.13a　No.12p

No.12b，12pリンパ節は胆管の右側へ付着させるようにする。

No.13aリンパ節に付着させ，胆管の右側へもってくるようにする。

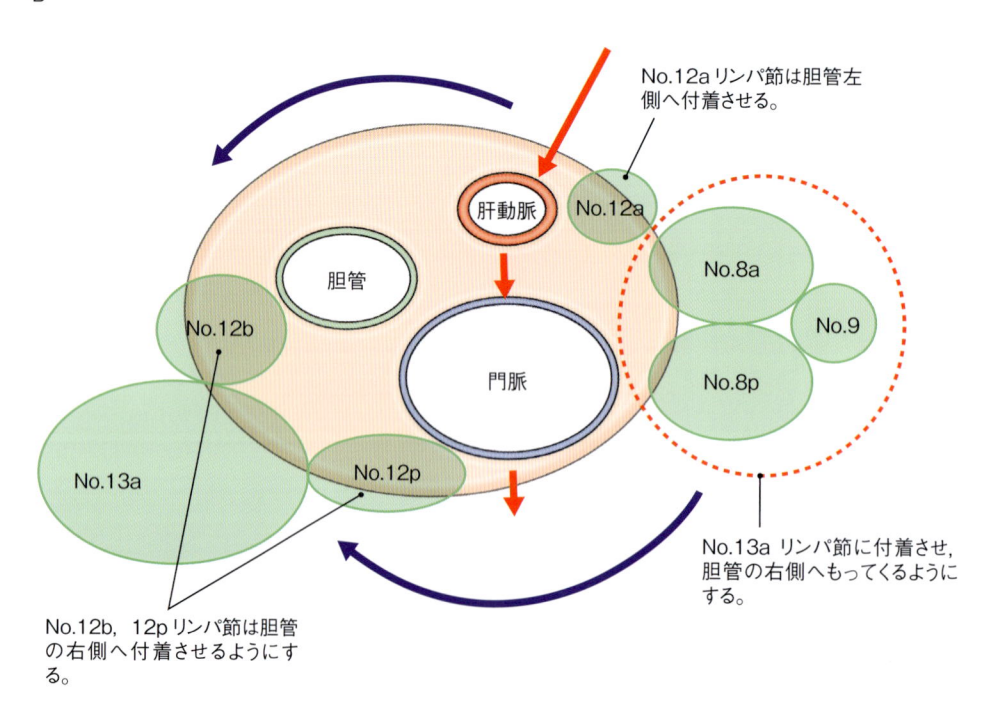

図1 左肝切除時の肝十二指腸間膜リンパ節郭清

170

8 左肝切除・尾状葉切除，肝外胆管切除　左３区域切除・尾状葉切除，肝外胆管切除

C

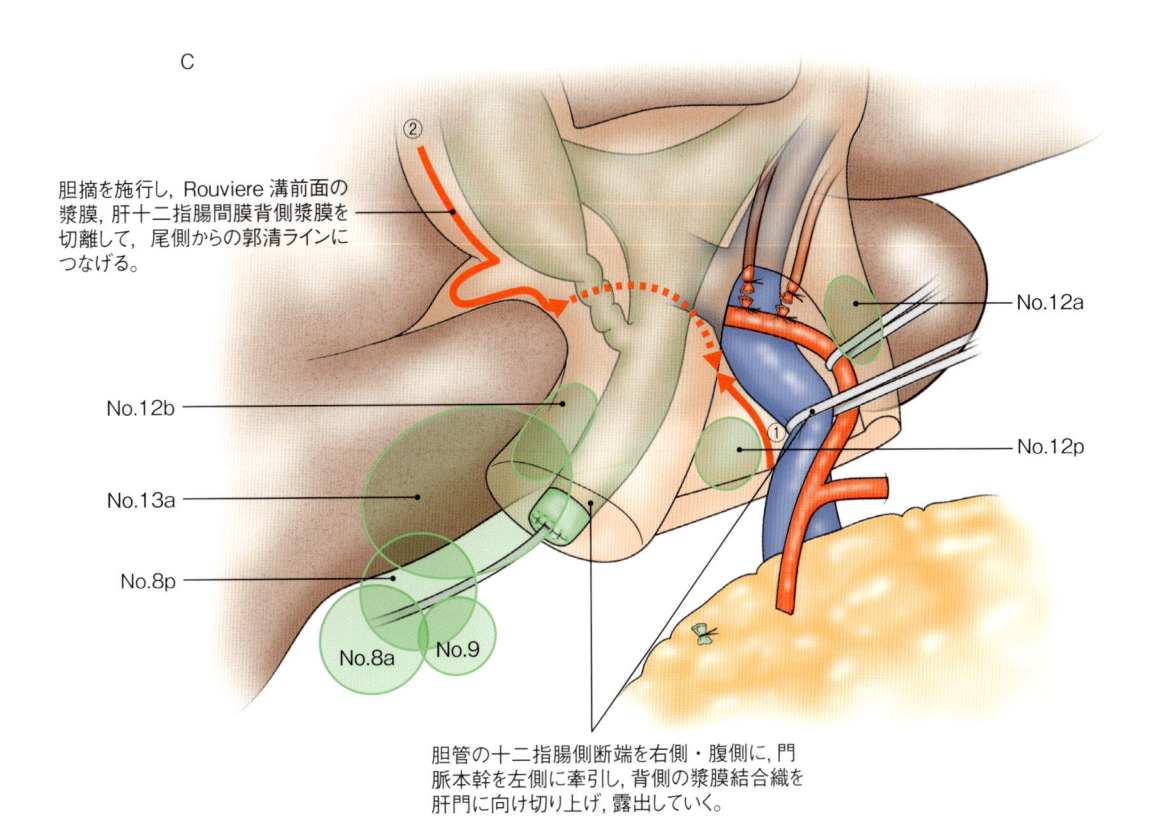

胆摘を施行し，Rouviere 溝前面の漿膜，肝十二指腸間膜背側漿膜を切離して，尾側からの郭清ラインにつなげる。

No.12a
No.12b
No.13a
No.8p
No.8a　No.9
No.12p

胆管の十二指腸側断端を右側・腹側に，門脈本幹を左側に牽引し，背側の漿膜結合織を肝門に向け切り上げ，露出していく。

D

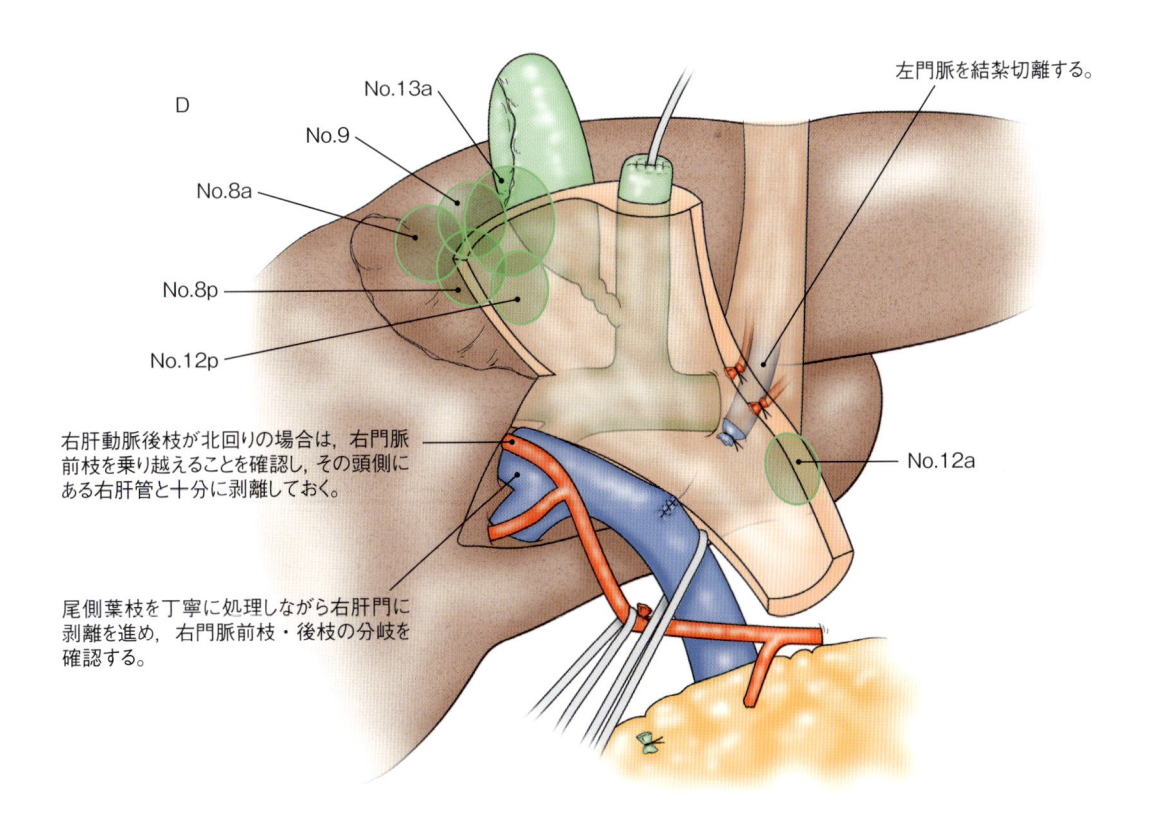

No.13a
No.9
No.8a
No.8p
No.12p

左門脈を結紮切離する。

No.12a

右肝動脈後枝が北回りの場合は，右門脈前枝を乗り越えることを確認し，その頭側にある右肝管と十分に剥離しておく。

尾側葉枝を丁寧に処理しながら右肝門に剥離を進め，右門脈前枝・後枝の分岐を確認する。

171

手術手技

> **手術のコツ**
> - 途中，右胃動脈の根部が現れるので結紮切離する（図1A）。
> - 左肝動脈，中肝動脈をそれぞれ結紮切離後，胆管の十二指腸側断端を右側・腹側に，また門脈本幹を左側に牽引し門脈背側の漿膜および結合織を肝門に向け切り上げ，露出していく（図1C①）。

- 胆摘を施行し，Rouviere溝前面の漿膜を切離し，肝十二指腸間膜背側漿膜を切離し尾側からの郭清ラインにつなげる（図1C②）。
- 胆管十二指腸側断端を腹側・頭側に，右肝動脈根部にかけたテープを背側・尾側に牽引しながら胆管と右肝動脈間を剥離する。途中，尾状葉枝や胆嚢動脈が現れるので，丁寧に結紮切離する。同じ視野で右肝動脈を右肝門に剥離を続け，右肝動脈前枝，後枝の分岐を確認し，できるだけ両動脈枝を末梢まで追っておく。
- 次に門脈の処理に移る。左右の門脈分岐部を露出し，そこから分岐する尾状葉枝を処理しつつ左右門脈にテーピング後，左門脈を結紮切離する。
- 右門脈から分岐する尾状葉枝を丁寧に処理しながら右肝門へ剥離を進め，右門脈前枝，後枝の分岐を確認する。右肝動脈後枝が北回りの場合は，右門脈前枝を乗り越えることを確認し，その頭側にある右肝管と十分に剥離しておく（図1D）。

4 左肝授動～尾状葉授動

- 尾状葉の脱転授動は基本的に左側から行う。
- 肝円索を尾側に引きながら鎌状間膜を肝臓表面に沿って切離し，中肝静脈と右肝静脈を同定する。
- 中肝静脈と右肝静脈の下大静脈流入部は鉗子で鈍的に剥離を行っておく（図2）。
- 次いで左外側区を尾側に牽引し，左冠状間膜，左三角間膜を切離する。左外側区を右側・腹側に脱転し左肝静脈の根部を露出しつつ，その背側にあるArantius管末梢側を切離する（図3）。
- 左尾状葉（Spiegel葉）の尾側で下大静脈に連なる漿膜を切開し，尾状葉脱転を開始する。
- 尾状葉を右側にめくり上げるように行うが，左尾側から右頭側（右肝静脈根部方向）に向けて行う。最頭側では左下大静脈靱帯へ移行するので結紮切離する（図4）。
- 右肝切除のときと同様，短肝静脈を結紮または縫合閉鎖しながら丁寧に処理し，下大静脈の右側壁に至るところまで行う。右下肝静脈がある症例ではその左側壁が見えるところまで脱転し，右下肝静脈は温存する（図5）。
- 右肝静脈，中肝静脈の間にケリー鉗子を通し，中・左肝静脈の共通幹にテーピングしておく。
- 多くの症例で尾状葉授動は左から施行可能である。右肝授動の意義は肝離断時に右肝をできるだけ高い位置に上げ，離断時の出血量を抑えるための準備である。

> **手術のポイント**
> 術後，何らかの合併症により，右肝動脈血流が不足または途絶した場合，右横隔膜や右副腎経由の血流が期待できるため，右副腎を外し，右肝静脈をテーピングするまでの右肝授動はルーチンには行っていない。

⑧ 左肝切除・尾状葉切除，肝外胆管切除　左3区域切除・尾状葉切除，肝外胆管切除

右肝静脈　　中肝静脈　　　左肝静脈

図2 右肝静脈と中肝静脈の間隙の剝離

右側・腹側に脱転した左外側区　　左肝静脈

Arantius管末梢部を切離する。

Spiegel葉

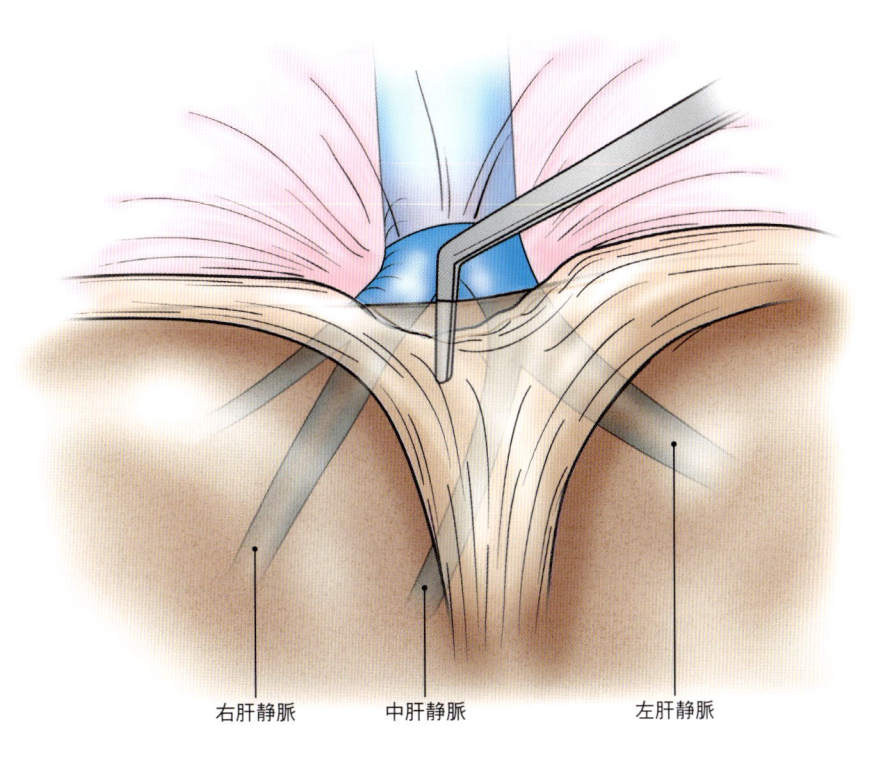

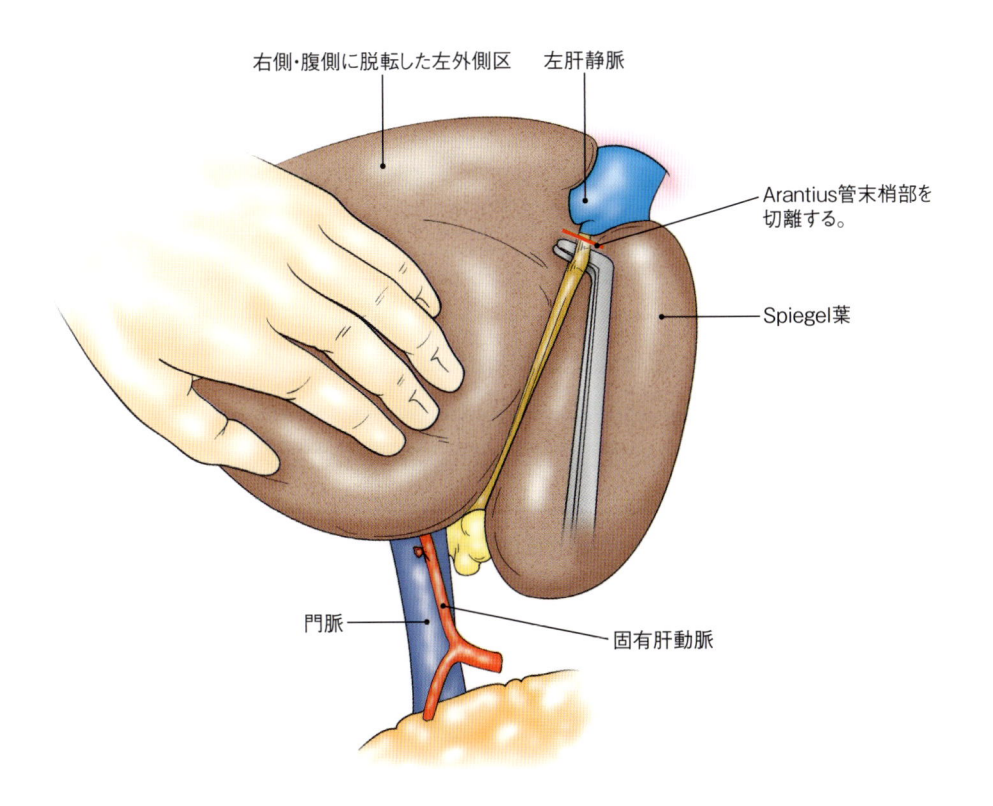

門脈　　　　固有肝動脈

図3 Arantius管末梢側切離

173

手術手技

Spiegel葉

左肝静脈
Arantius管末梢側
左下大静脈靱帯

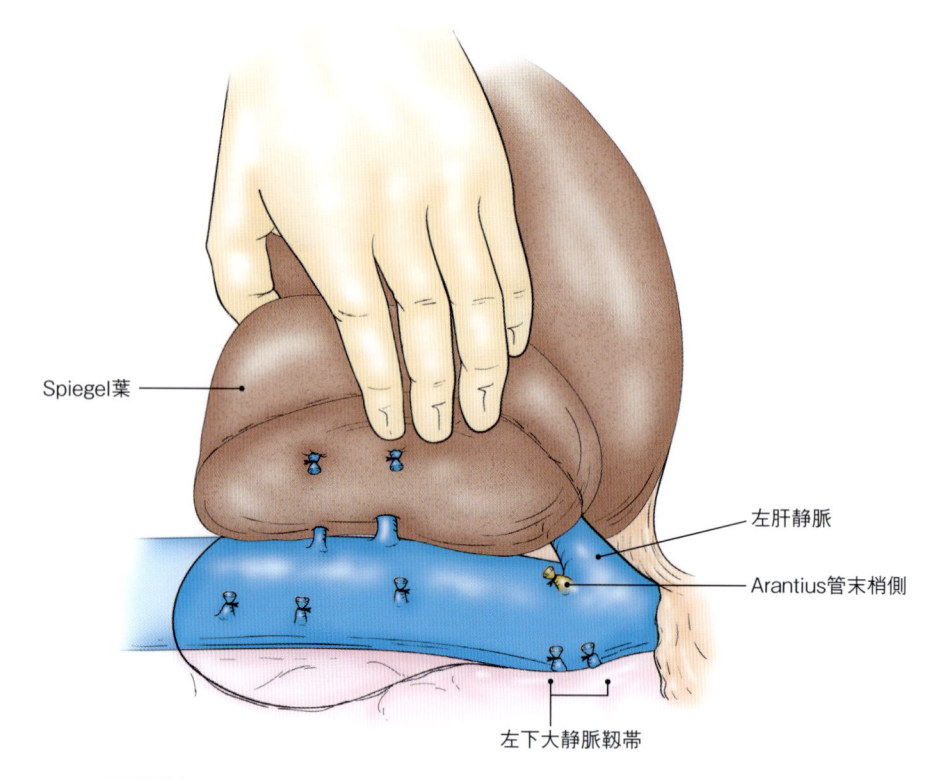

図4 尾状葉脱転，左下大静脈靱帯処理

Arantius管
下大静脈

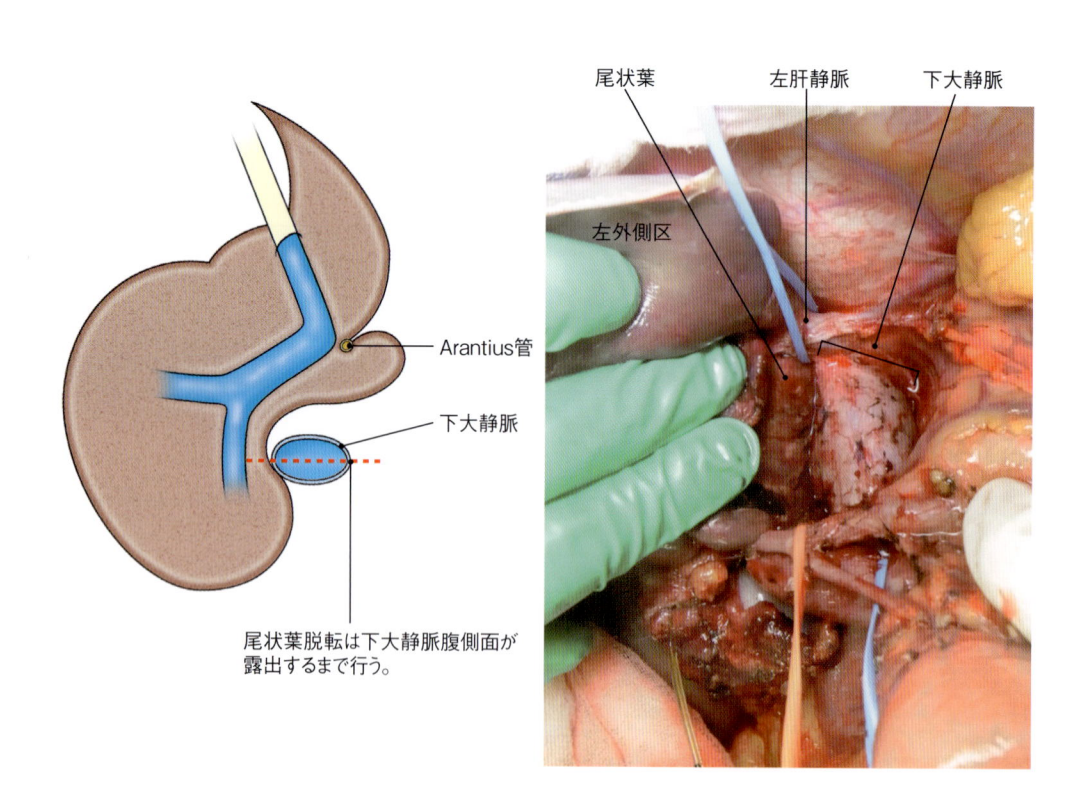

尾状葉脱転は下大静脈腹側面が
露出するまで行う。

尾状葉　左肝静脈　下大静脈
左外側区

図5 尾状葉授動

174

8 左肝切除・尾状葉切除，肝外胆管切除　左3区域切除・尾状葉切除，肝外胆管切除

5 肝離断〜胆管切離

■切離ラインの決定

- 肝門処理が行われており，Cantlie線に沿ってdemarcation lineが肝表に現れている。腫瘍の進展範囲によって中肝静脈を温存するのか（**図6**），切除側に入れるのか（拡大左肝切除，**図12**参照），切離線を考慮する。
- 通常の左肝切除の場合，肝切離線をdemarcation lineに沿って電気メスでマーキングする。
- 拡大左肝切除で中肝静脈を切除する場合，肝末梢で中・右肝静脈のコミュニケーションも存在するため，必ずしも中肝静脈支配領域をすべて切除する必要はない。肝切離断端が確保できる範囲での切離線を設定する。
- 一方，右尾状葉と右後区域との境界にはランドマークとなる脈管が存在しない。尾側では尾状突起と右後区域の境界を，背側では授動した尾状葉の下大静脈右側壁との境界部分を切離線とする。

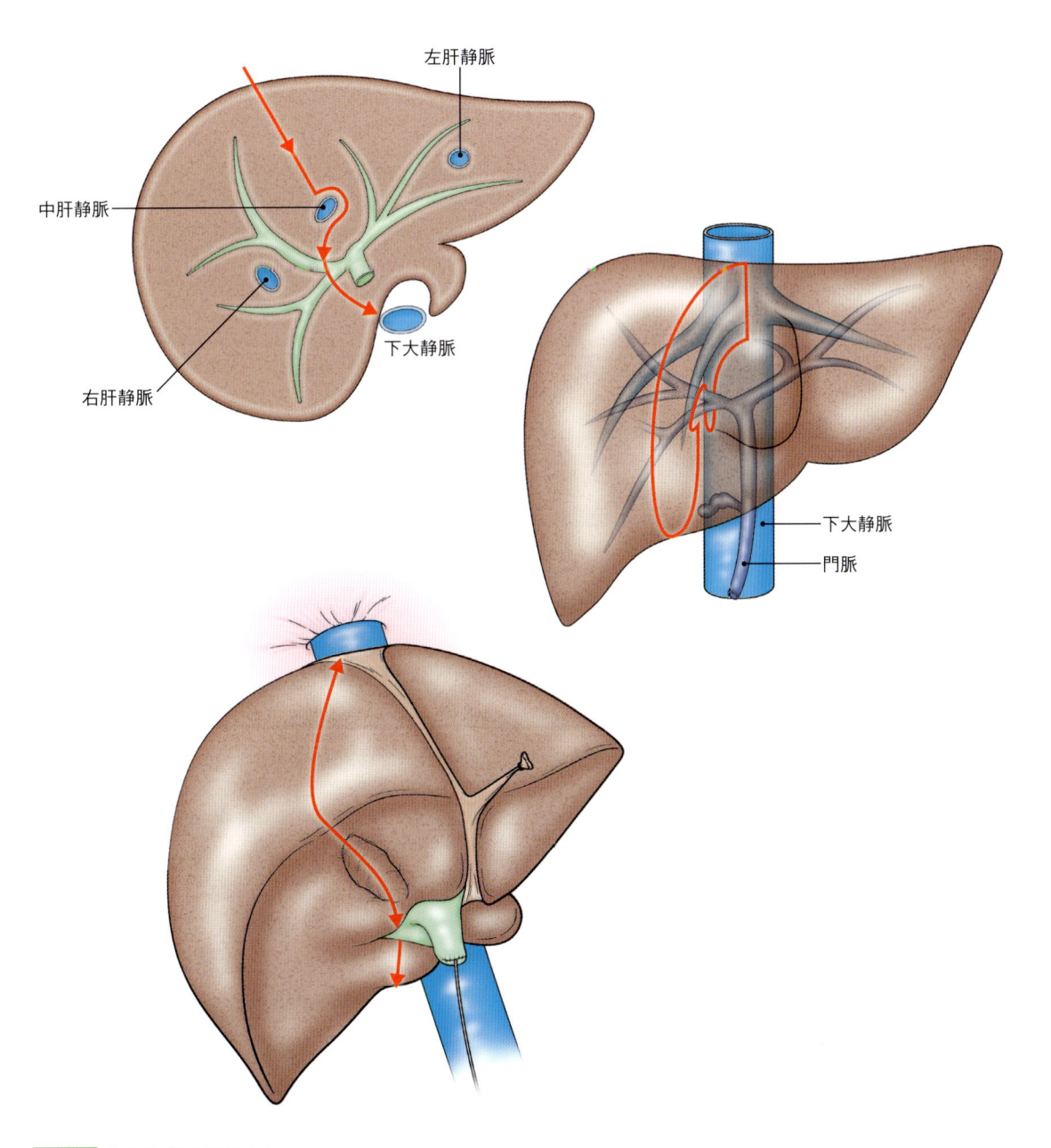

図6 左肝切除離断ライン

175

手術手技

■肝離断

- 肝離断に先立ち，水溶性ハイドロコートン®を100mg静注し，固有肝動脈にマイクロバスキュラークリップを，門脈本幹にはブルドック鉗子を用い，血流遮断する（15分遮断，5分開放）。
- 肝離断はClamp-crushing methodを用い，肝実質をペアン鉗子で圧挫し，3mm程度までの細い脈管はLigaSure™ Small Jawによるシーリングで，それ以上の少し太めの脈管は結紮・切離を行う。
- 実際の肝離断は肝床部から開始し，尾側から頭側・背側方向へ向かう。まず中肝静脈の分枝を露出し，中肝静脈本幹に達する。これを足掛かりに中肝静脈の左側壁を露出しながら中肝静脈腹側の離断を下大静脈方向に向かって続け，最終的に左肝静脈との合流部へ達す（図7）。左肝静脈は血管鉗子をかけて切離，断端は4-0プロリーン®で連続縫合閉鎖する。
- 次いで右尾状葉を切除するために中肝静脈の背側に回り込むように肝離断を続ける。この操作は左肝静脈切離後，尾状葉背面にあらかじめマークしておいた切離予定線とつなげるように頭側から肝門に向かって離断を進める。

手術の注意点　右後区域との境界を必要以上に右側にもぐりこんでしまうと右後上側区域（S7）のグリソンを損傷してしまうので注意する（図7）。

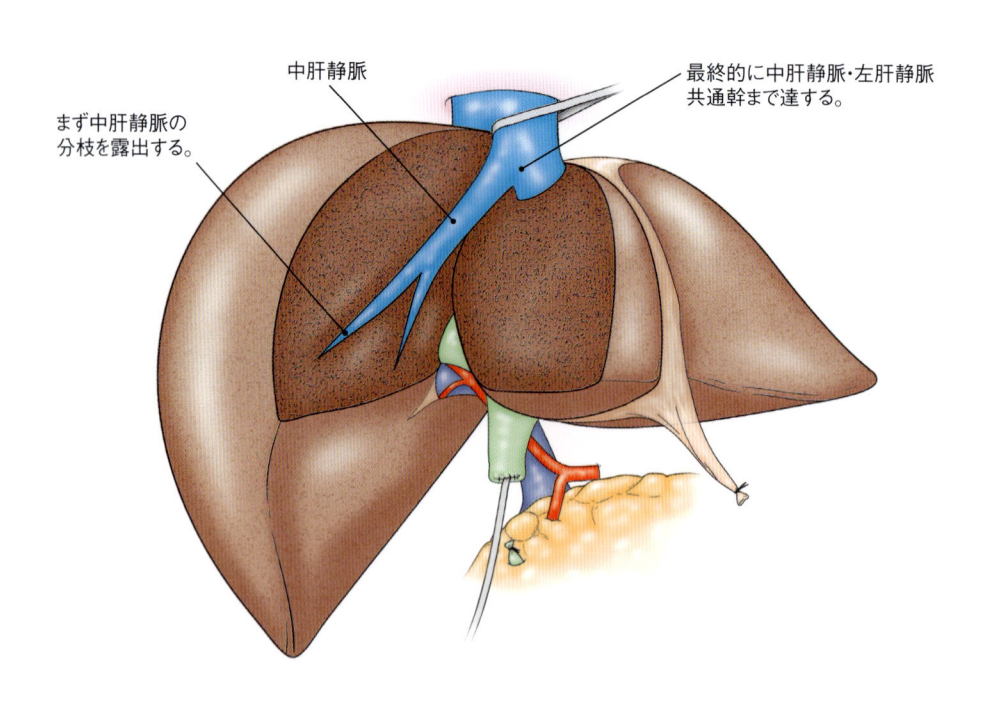

図7 中肝静脈の露出

8 左肝切除・尾状葉切除，肝外胆管切除　左3区域切除・尾状葉切除，肝外胆管切除

- 頭側から肝離断を進め，右前枝のグリソン頭側が露出されたら，右尾状突起と右後区域間を頭側に向かい離断し，肝門の背側で頭側からの離断面とつなげる。
- 肝離断が終了すると最終的に右肝管のみでつながっていることになる（図8）。

■右肝管切離
- 右前区胆管とその背側で肝内に流入する右前区門脈との間が十分剥離されていることを確認し，切除側胆管に血管鉗子をかける。

> **手術のポイント**
> 　右後区胆管もこの板状の結合織の中に含まれており，直線的に胆管を切離すると，右後区胆管の断端は思いのほか右前区門脈の背側に落ち込んでしまい，再建に苦労する。癌の進展にもよるが，断端にゆとりのある場合，右前区胆管を切離後は少し左向きに胆管を切離したほうがよい（図9）。

- 切除側標本から胆管断端を術中迅速病理に提出する。
- 残存側の胆管断端は前方から右前下枝（B5），右前上枝（B8），右後枝（B6＋7）となる（図10）。

6 胆管空腸吻合
- 右前区域胆管が1〜3本現れるが，右後区域胆管断端は1本であることがほとんどである。
- 右前区域胆管と後区域胆管は離れて切離されることが多く，無理に形成せずにそれぞれで再建する。
- 吻合法については右肝切除の項（157頁）参照。

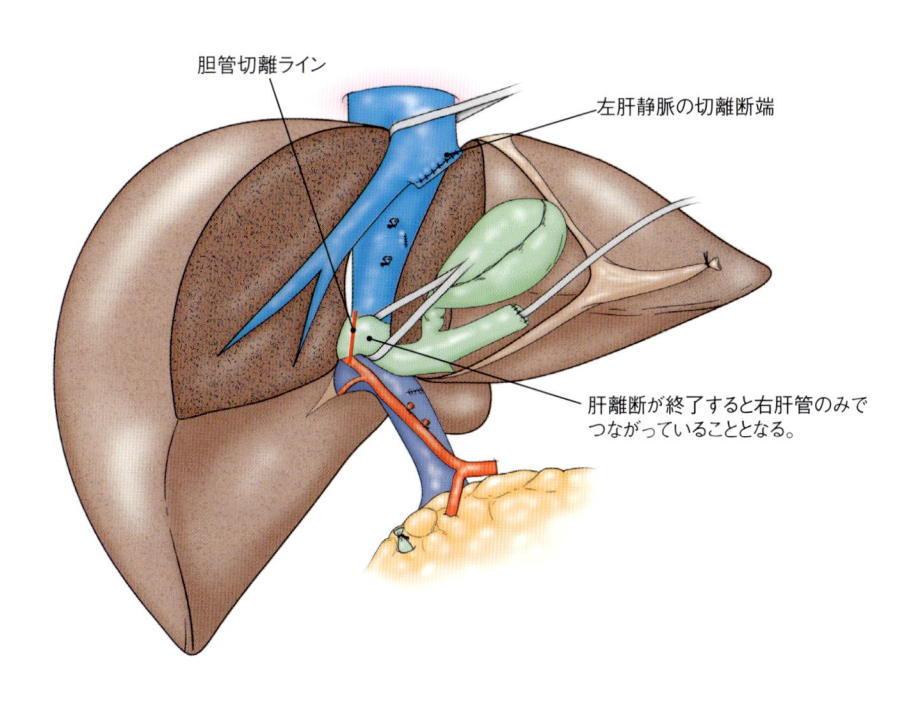

図8　肝離断終了

手術手技

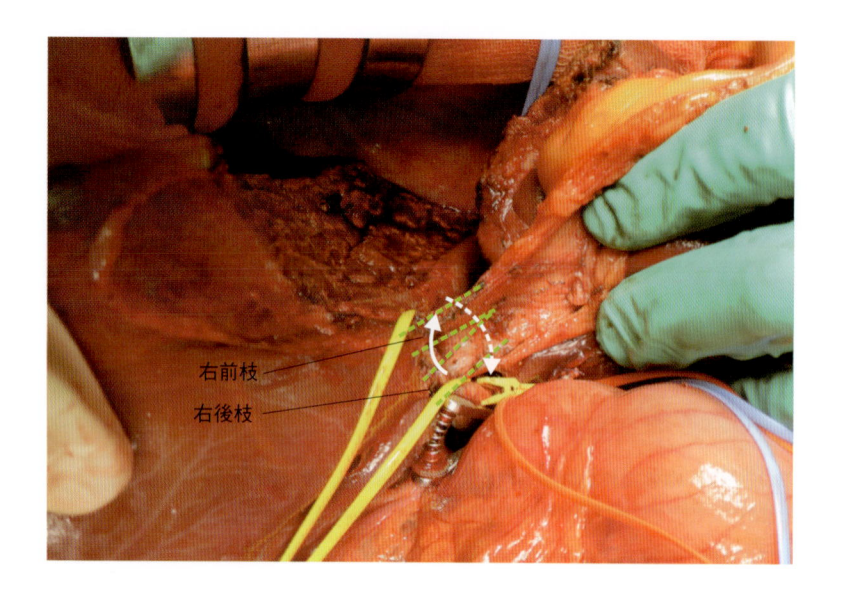

図9 右肝管切離

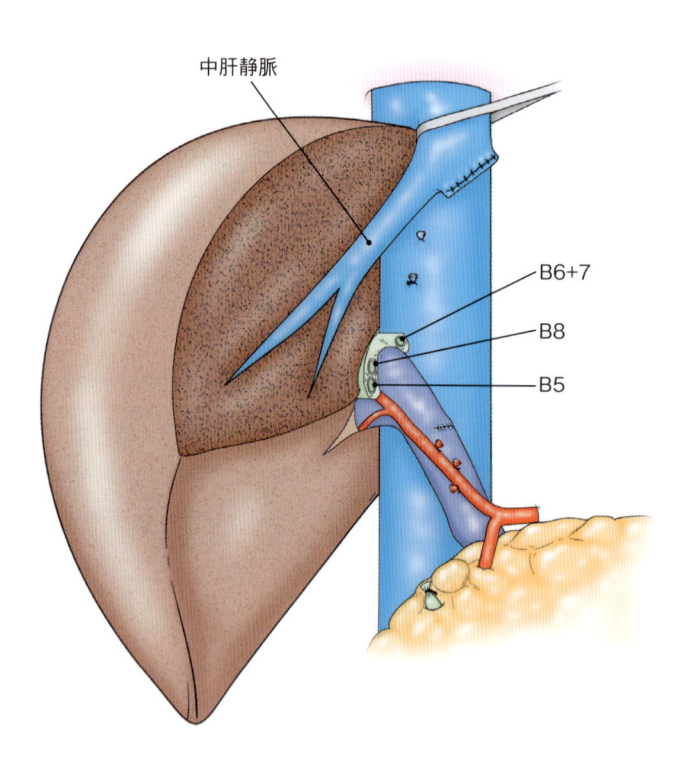

図10 左肝切除終了

| 手術の
コツ | 視野が悪く縫合しにくい背側の右後区域胆管から吻合を行う。 |

8 左肝切除・尾状葉切除，肝外胆管切除　左3区域切除・尾状葉切除，肝外胆管切除

7 止血，ドレーン留置，閉創

- 挙上空腸盲端側から出ている胆管ドレナージチューブ，経腸栄養チューブをそれぞれWitzel式に腸壁と固定する。腹腔内の止血を再度確認し，腹腔内を十分に洗浄する。
- 最後にドレーンを挿入する。肝離断面から下大静脈前面に8mmプリーツドレーン®を留置する。また8mmソフトプリーツドレーン®をWinslow孔から胃の小網前面に留置する（図11）。
- 横切開創は3層，正中創は2層で閉創する。

術後管理と術後チェック

右肝切除の項（161頁）参照。

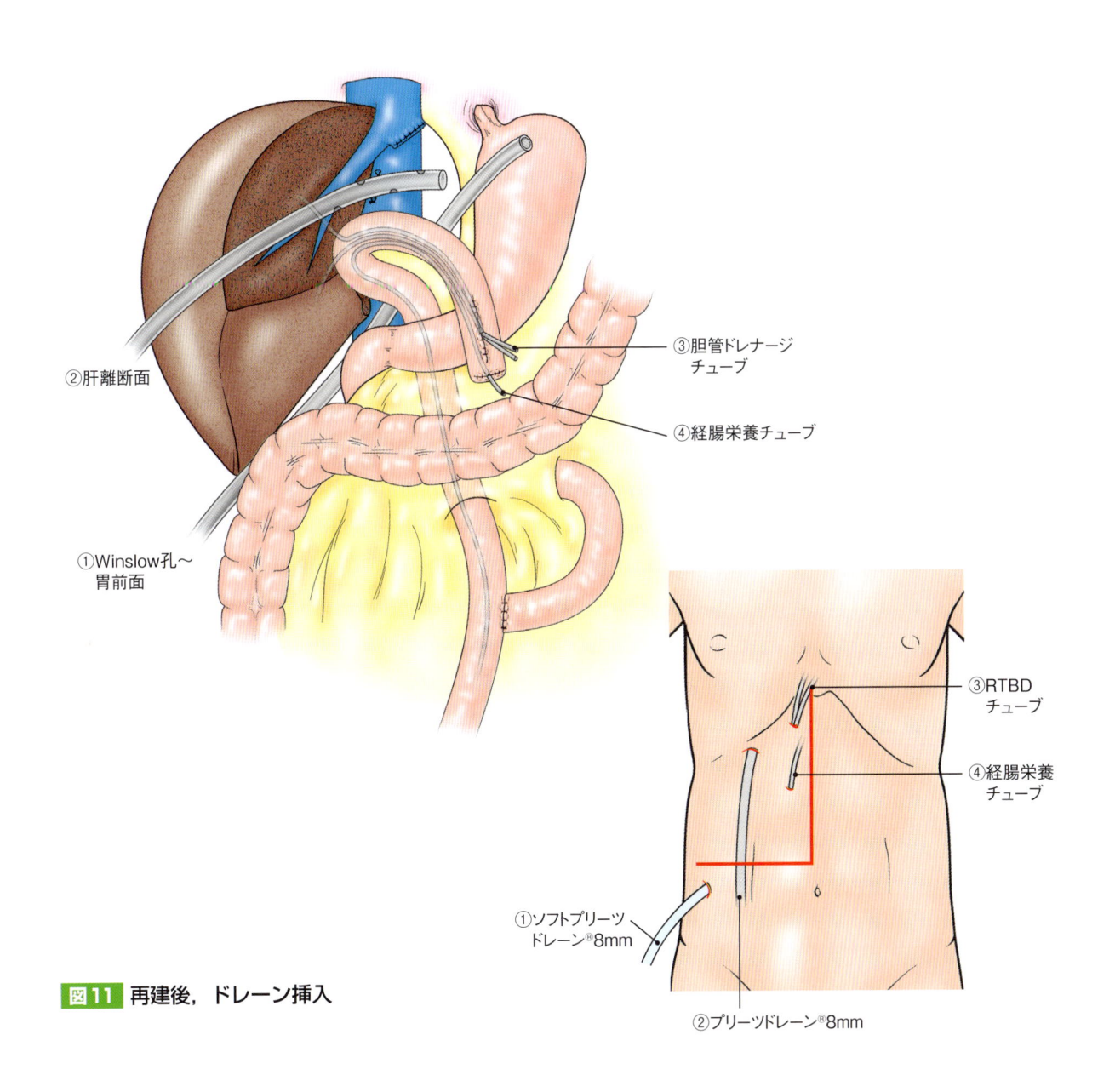

①Winslow孔〜胃前面
②肝離断面
③胆管ドレナージチューブ
④経腸栄養チューブ

③RTBDチューブ
④経腸栄養チューブ
①ソフトプリーツドレーン®8mm
②プリーツドレーン®8mm

図11　再建後，ドレーン挿入

手術手技

②拡大左肝切除

適 応

　拡大左肝切除は通常の左肝切除と比較してどの程度切離線が異なるか。①胆管断端と②切離面断端の両者を考慮して適応を決める必要がある。

　①左肝切除でも拡大左肝切除でも右後域胆管に切離できる限界線は変わらない。右前区域枝をできるだけ末梢で切離するのが拡大左肝切除であるが，右前区域枝の胆管を切離するには，その背側を走行する門脈，動脈も胆管から十分に剥離しておく必要があり，前区域枝の切離できるラインは両術式で1cmも離れていないと考える。右前区域枝の上下枝(B5, B8)の合流部が浸潤を受けているような場合は左3区域切除(❸)を第一に考え，全身状態，肝機能や残肝量との兼ね合いで拡大左肝切除を選択することを勧める。

　②一方，胆管断端条件が厳しくなく，肝実質の切除縁を確保する場合は切離線を中肝静脈の右側に設定する本術式のよい適応である。中肝静脈還流域を含めた拡大左肝切除の全肝切に対する切除量は40〜50％の程度であり，通常の肝機能であれば十分耐術可能である(図12)。

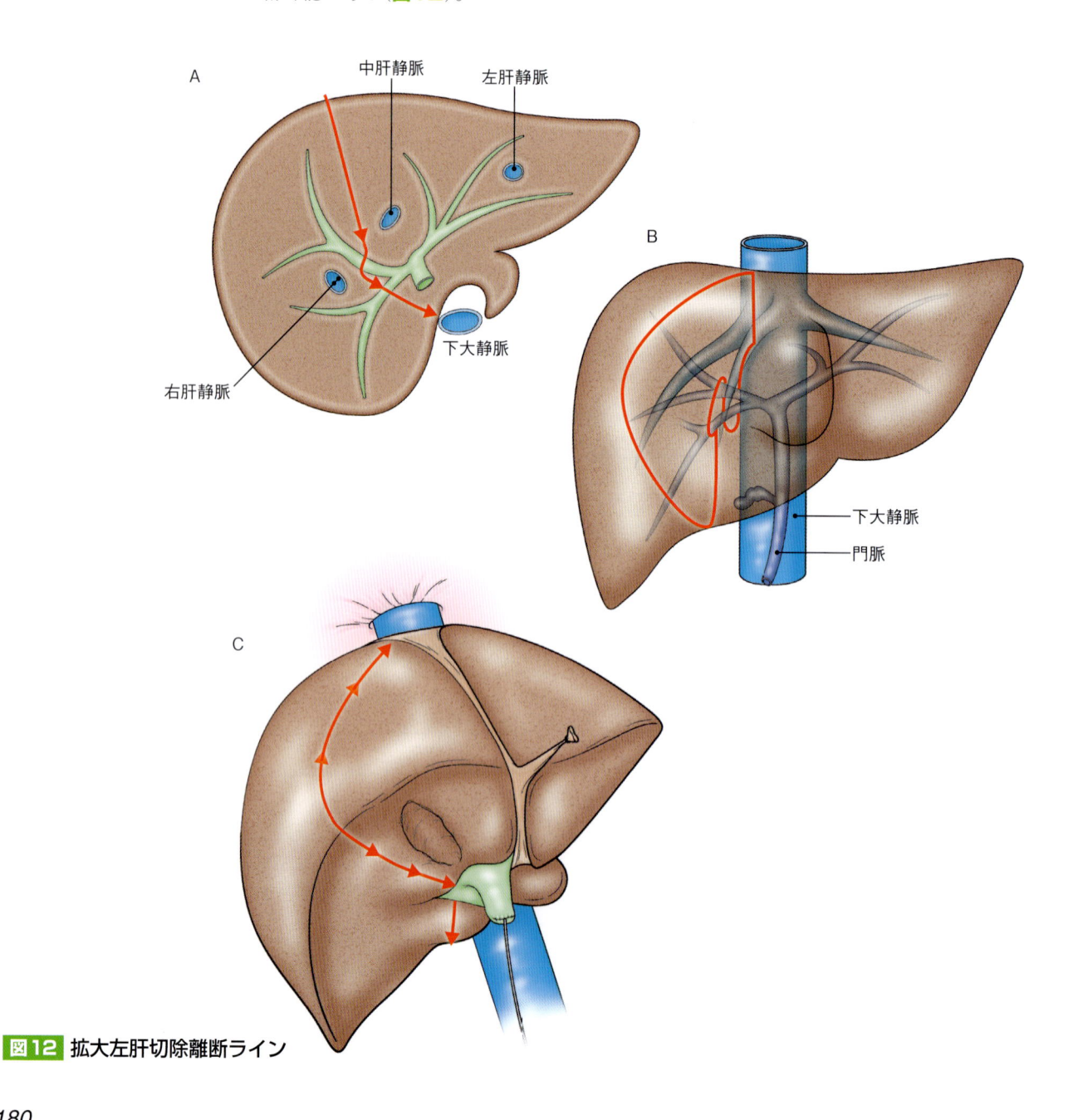

図12 拡大左肝切除離断ライン

180

8 左肝切除・尾状葉切除，肝外胆管切除　左3区域切除・尾状葉切除，肝外胆管切除

実際の肝切離

- 中肝静脈を切除側に入れる肝切離は中肝静脈が離断面に現れないため，方向性が難しくなる。
- 通常の左肝切除と同様に肝床部から肝離断を行うが，まず右前下区域，右前上区域のグリソンが露出される。
- 一方頭側では中肝静脈の右側（右肝静脈の根部左側）を目指し離断を進め，中・左肝静脈の共通幹を切離する（図13）。
- その後は尾状葉背側で設定した切離線に向けて頭側から肝門方向に肝離断を続ける。

手術のポイント	ここでも右後区域と右尾状葉の境界は術中に設定するしかない。右前区域胆管を切離する場合は，背側の門脈右前枝との間が十分剥離されていることを確認する（図14）。

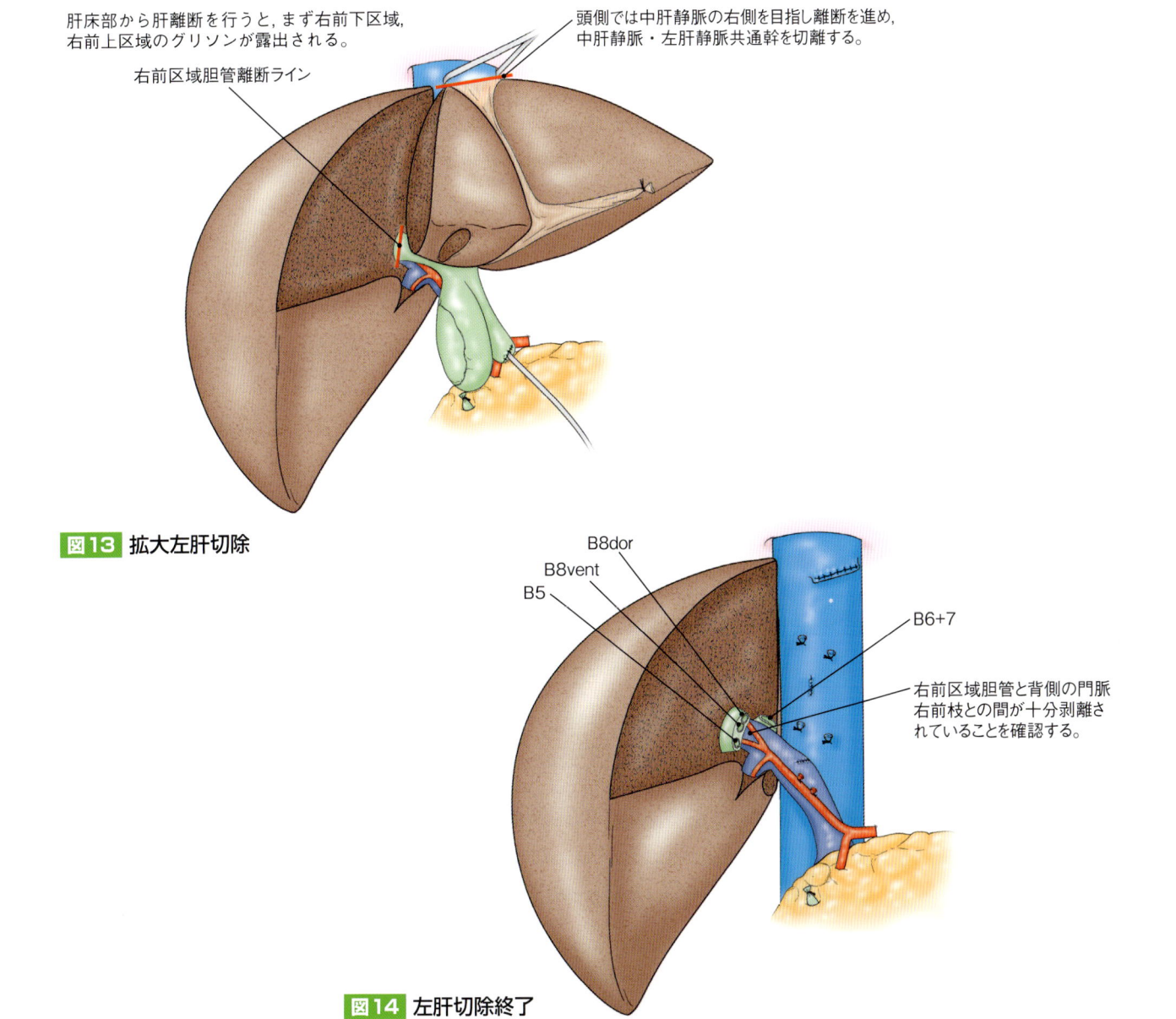

図13 拡大左肝切除

肝床部から肝離断を行うと，まず右前下区域，右前上区域のグリソンが露出される。

右前区域胆管離断ライン

頭側では中肝静脈の右側を目指し離断を進め，中肝静脈・左肝静脈共通幹を切離する。

図14 左肝切除終了

B8dor
B8vent
B5
B6+7

右前区域胆管と背側の門脈右前枝との間が十分剥離されていることを確認する。

手術手技

③肝左3区域切除

　肝細胞癌や転移性肝癌など，胆道再建を伴わない肝切除で左3区域切除の適応となる症例は少ない。近年，わが国のhigh volume centerから肝門部胆管癌に対する左3区域切除の報告があり，現在では肝門部領域胆管癌の標準術式の1つとなってきた[1,2]。

適応

- 左側優位の肝門部胆管癌で，右前区域胆管まで広範に進展するものが本術式の適応となる。こういった症例は右肝動脈や門脈左右分岐部に浸潤している症例が多く，動脈や門脈，または両者の同時合併切除が必要となることもあり難易度は高くなる。
- 左3区域＋尾状葉切除の全肝容積に占める割合は65～70％となり，右肝切除，尾状葉切除の場合とほぼ同等といえる。
- 門脈左枝が腫瘍の浸潤で左肝が高度に委縮している場合を除いて，門脈塞栓術を術前に行っておくべきである。

肝十二指腸間膜郭清，肝門処理

- 左肝切除，尾状葉切除と同様に肝十二指腸間膜の郭清を行う。
- 本術式は右肝動脈前枝，右門脈前枝を結紮切離し，右肝動脈後枝，右門脈後枝のみを温存する（図15）。右肝動脈は前述したようにさまざまな分岐形態がある[6]。特に右肝動脈後枝が右門脈の頭側から背側を回る北回りの分岐形態の場合，右肝動脈前枝と誤認しかねないので，術前画像の詳細な把握が重要である。

> **手術の注意点**
> 　術中の動脈分岐の確認方法として，術中ドプラ超音波を利用したクランプテストがあげられるが，術中操作による動脈攣縮もあり，思いのほか区別がつかない。

- また門脈左枝と門脈右前枝間に腫瘍浸潤がある場合，*en bloc*切除のためには門脈の合併切除を行わなければならないが，Rouviere溝が浅い症例では門脈右前枝と後枝の剥離が難しいときがある。狭い視野で剥離を行おうとすると，門脈損傷を起こしてしまうので，無理には行わず，肝離断を先行させる（図16）。
- 門脈塞栓術を行っている症例では右肝動脈をクランプできれば右肝前区域と後区域の間にdemarcation lineが出現し肝離断は可能になる。

> **手術のポイント**
> 　肝門部胆管癌の肝切除のなかで，肝動脈・門脈の同時切除・再建を伴う肝左3区域切除は究極の術式と考える。前述したようにある程度の段階で肝門処理を終え，肝離断を先行し，視野が少し広がった状態で右前枝または後枝の動門脈処理を行わなければならない状況が少なからずある。経験のある肝胆膵外科医，動脈再建技術のある血管外科や形成外科医のそろった施設での手術が望まれる。

8 左肝切除・尾状葉切除，肝外胆管切除　左3区域切除・尾状葉切除，肝外胆管切除

右門脈前枝

右肝動脈前枝

門脈左枝

右肝動脈後枝，右門脈後枝のみ温存する。

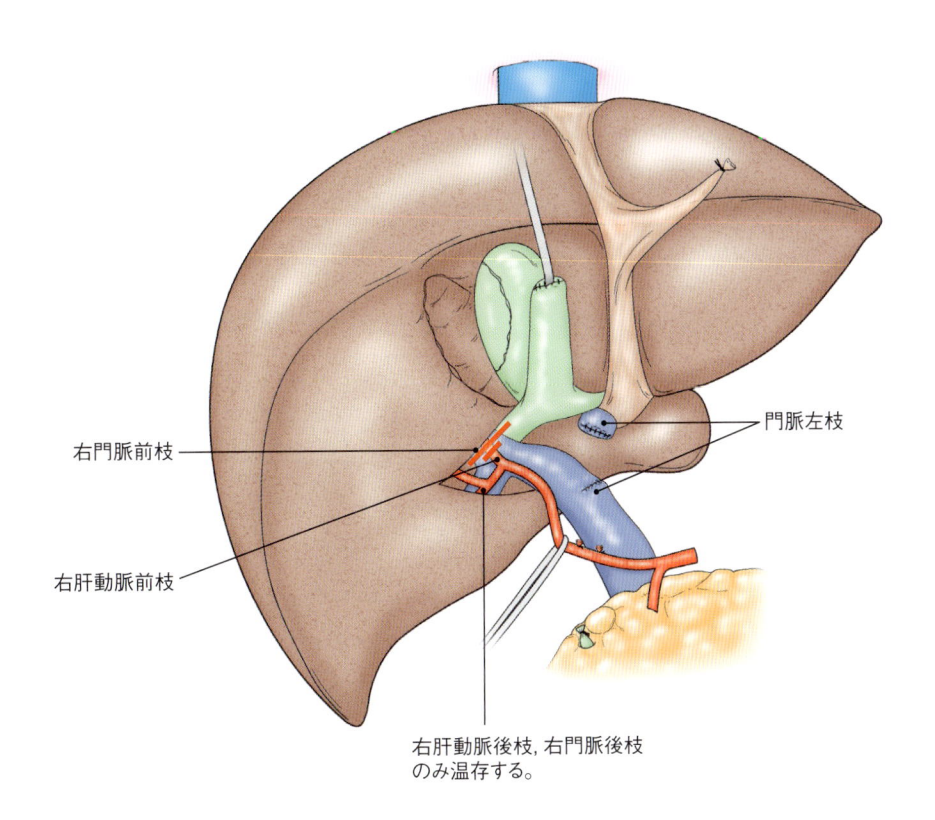

図15 肝左3区域切除

Rouviere溝が浅い症例では門脈右前枝・後枝の剥離が難しいときがある。その場合肝離断を先行させる。

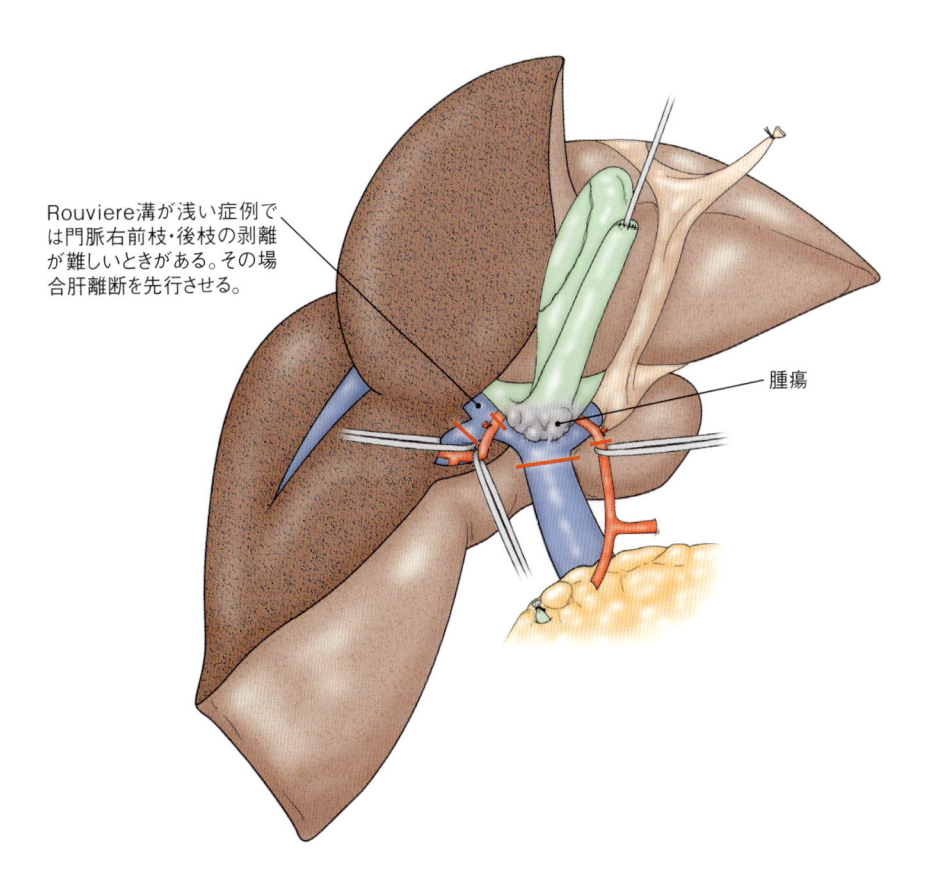

腫瘍

図16 肝離断先行の場合の肝門処理（動脈・門脈合併切除／再建）

手術手技

肝離断

- 右肝前区域と後区域間のdemarcation lineに沿って尾側から肝離断を行う（図17）。
- ランドマークとなる脈管は右肝静脈であり，左肝切除時の中肝静脈と同様，右肝静脈を末梢で露出し本幹に達し，下大静脈流入部まで追求する（図18）。

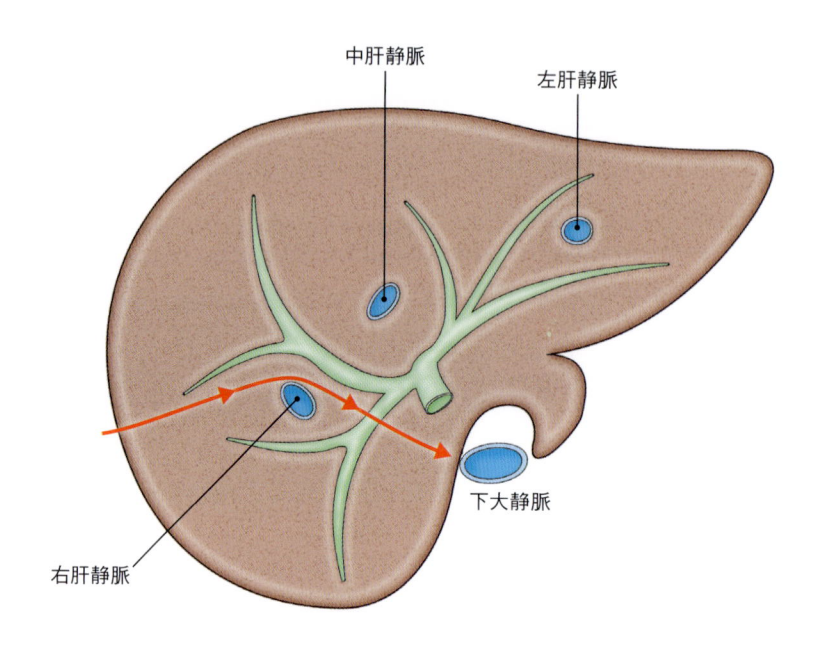

図17 肝左3区域切除離断ライン

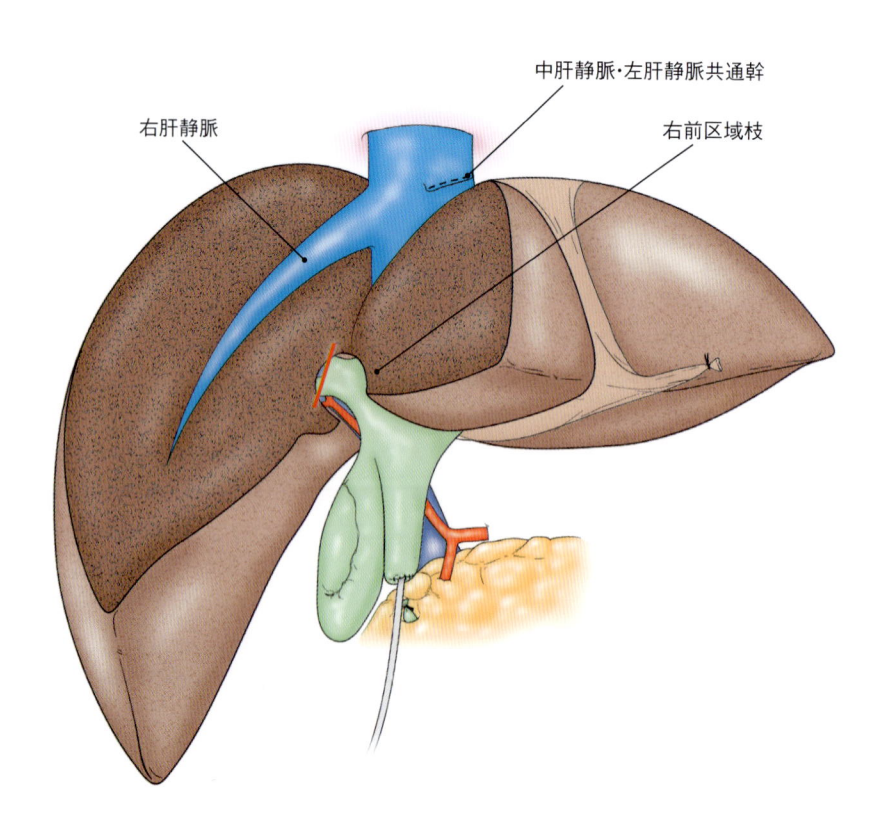

図18 肝離断，胆管切離

8 左肝切除・尾状葉切除，肝外胆管切除　左3区域切除・尾状葉切除，肝外胆管切除

手術の注意点	●左3区域切除は離断面積が広く，下大静脈に近づくほど視野が悪くなり，右肝静脈の小孔からの出血が増える。 ●第1助手は視野の確保のために持ち上げている切除肝を離せず，術者が結紮を行うことも想定しておく。

●最後に右後区胆管を切離し（図18），標本が摘出される（図19）。

手術のポイント	●ランドマークである右肝静脈が肝切離面に露出されない場合があり，以下の2点に注意して術前CT画像をみておく必要がある[7]。 ①右下肝静脈の存在：特に右下肝静脈が太く，右肝後下区域(S6)をドレナージしている場合，右肝静脈は主に右後上区域(S7)をドレナージするため，離断面には下大静脈付近の一部しか露出されない。この場合，尾側側から肝切離を開始直後に現れる肝静脈は右下肝静脈であり，そのまま露出していくとS6内を離断することになる。 ②中肝静脈が発達しS6の一部をドレナージしている場合：肝離断してすぐに現れる肝静脈を右肝静脈と誤認すると切離線が前区域内に入ってしまう。この場合も右肝静脈は下大静脈側の一部しか露出されない。 ●肝左3区域切除は離断面積が広く，ランドマークとなる右肝静脈が露出されない場合，切離面が正しいのかどうか不安になる。最終的な目安は肝門であり，下大静脈であるので，離断中に肝全体を見渡し方向性がずれていないかどうかを適宜確認する。

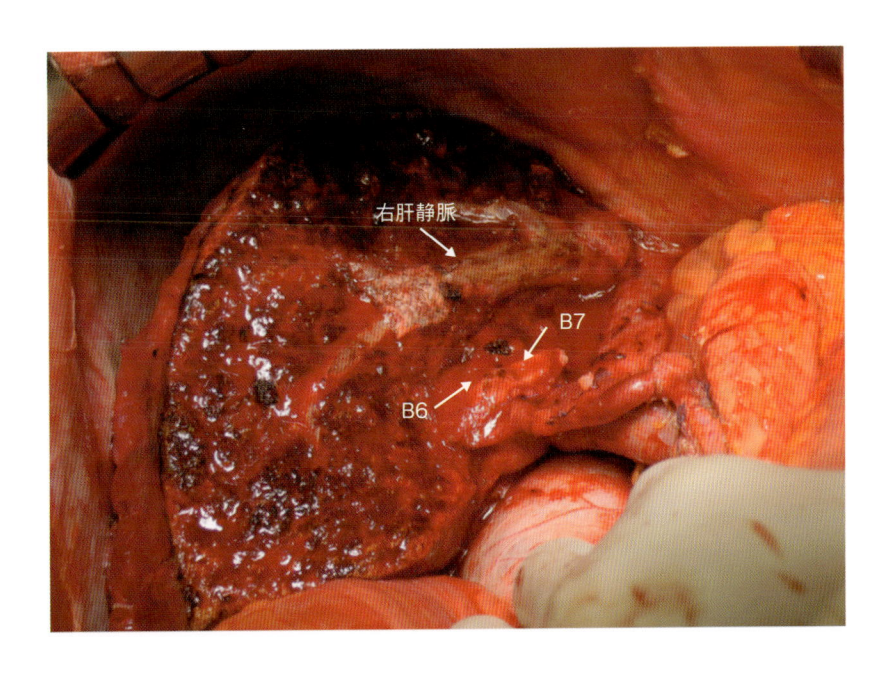

図19　肝左3区域切除終了

文献

1) Natsume S, et al: Clinical significance of left trisectionectomy for perihilar cholangiocarcinoma: an appraisal and comparison with left hepatectomy. Ann Surg 2012; 255: 754-62.
2) Hosokawa I, et al: Surgical strategy for hilar cholangiocarcinoma of the left-side predominance: current role of left trisectionectomy. Ann Surg 2014; 259: 1178-85.
3) Ohkubo M, et al: Surgical anatomy of the bile ducts at the hepatic hilum as applied to living donor liver transplantation. Ann Surg 2004; 239: 82-6.
4) Kitami M, et al: Types and frequencies of biliary tract variations associated with a major portal venous anomaly: analysis with multi-detector row CT cholangiography. Radiology 2006; 238: 156-66.
5) Kishi Y, et al: Evaluation of donor vasculobiliary anatomic variations in liver graft procurements. Surgery 2010; 147: 30-9.
6) Yoshioka Y, et al: "Supraportal" right posterior hepatic artery: an anatomic trap in hepatobiliary and transplant surgery. World J Surg 2011; 35: 1340-4.
7) Sato F, et al: A study of the right intersectional plane (right portal scissura) of the liver based on virtual left hepatic trisectionectomy. World J Surg 2014; 38: 3181-5.

9 肝膵同時切除

がん研有明病院消化器センター肝・胆・膵外科　髙橋　祐

　肝膵同時切除（HPD；hepatopancreatoduodenectomy）は肝切除の術式によりさまざまなものがあるが，1区域以下の肝切除のみであれば，その手術侵襲は膵頭十二指腸切除とほぼ同等である。本項では広範囲胆管癌や進行胆嚢癌で適応となる右肝切除と膵頭十二指腸切除の同時切除術を解説する。

適応

①胆管癌
- ①上中部胆管を中心とした広範囲浸潤性胆管癌，②肝門部胆管癌で下部胆管方向に表層拡大進展を伴うもの，③中下部胆管癌で肝門側に表層拡大進展を伴うもの，が適応となる。
- まれではあるが，肝門部胆管癌で膵浸潤を伴うリンパ節転移も年齢や全身状態からは適応となりうる[1]。
- 表層拡大進展は術前に診断できないこともあり，術中判断で肝切除や膵頭十二指腸切除を追加し最終的にHPDとなる場合もある[1]。ただし，断端が粘膜内癌で陽性であった場合は長期予後への影響はないとの報告もあり[2]，本術式の侵襲の大きさから，追加肝切除，追加膵頭十二指腸切除の適応は慎重を期すべきである。

②胆嚢癌
- 肝門浸潤や肝床浸潤が高度で，さらに十二指腸や膵へも広範に浸潤がある場合が適応である。
- 肝門部胆管癌と同様，膵周囲リンパ節転移が明らかである場合も適応とはなりうるが，予防的郭清を目的とした膵頭十二指腸切除は行う必要はない。
- 十二指腸浸潤が小範囲な場合は十二指腸部分切除で切除断端は確保できる。

③問題点と適応判断のポイント
- 本術式の問題点はその手術侵襲の大きさにある。最近，high volume centerから肝膵同時切除後のno mortalityという報告も散見されるが，その症例数は少なく，術後の合併症は70～80％にも及ぶものもある[1,3]。拡大肝葉切除と膵頭十二指腸切除でのそれぞれの重篤な合併症である術後肝不全と膵液瘻をいかに防ぐか，いかに被害を最小限にするかが，術後管理のポイントとなる。
- 肝膵同時切除が必要となる胆嚢癌は局所進行型であり，その長期成績は決してよいとはいえない[3-6]。最終的には癌の進展度と想定予後，年齢や肝機能，全身状態で総合的に判断する。

術前チェック

①術前の解剖，腫瘍進展度の評価
膵頭十二指腸切除（29頁），右肝切除（142頁）の項参照。

②肝機能および残肝容量の評価
想定術式が右肝切除である場合，門脈塞栓術は必須である。

③麻酔・体位

通常の肝切除と同様に全身麻酔下，右手出しの仰臥位で行う。

手術手順

1. 開腹，Kocher授動
2. 左肝動脈，左門脈周囲剥離
3. 膵頭十二指腸切除，肝門処理
4. 右肝授動〜尾状葉授動
5. 肝離断〜胆管切離
6. 再建
7. 止血，ドレーン留置，閉創

手術手技

1 開腹，Kocher授動

- 逆L字切開，もしくは正中切開を臍下まで延長する逆ト字切開とする（図1）。
- ほかの術式同様，開腹後，遠隔転移の有無を検索し，また術中超音波で肝転移の有無を確認する。
- Kocher授動し，大動脈周囲リンパ節（No.16）を検索，サンプリングし，術中迅速診断へ提出する。この結果が陽性であれば，原発部位が胆管癌でも胆嚢癌でも肝膵同時切除の適応はないと考える。

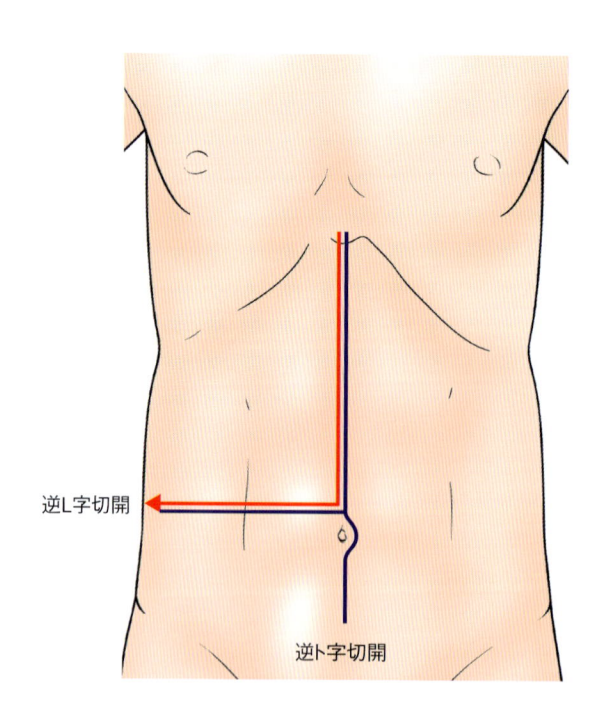

図1 皮切

9 肝膵同時切除

2 肝動脈，門脈左枝周囲剝離

- 肝転移や腹膜播種などの遠隔転移を否定した後に行うべき操作は局所の進展具合の見きわめである．がん研有明病院では，門脈左右分岐部周囲の浸潤は門脈合併切除で対応可能と判断するが，総肝動脈から固有肝動脈，左肝動脈への浸潤は肝十二指腸間膜全体への浸潤と判断し，手術適応にはしていない．
- 肉眼的根治切除が可能か否かを判断するためには，温存すべき肝動脈周囲，門脈左枝周囲が剝離可能かどうかを検索する必要がある．まず肝動脈周囲の剝離を行う．小網を切開し第2助手に胃および膵を尾側に引かせ，膵上縁にある総肝動脈幹前上部リンパ節（No.8a）を郭清し，総肝動脈を露出，周囲神経を含めテーピングする．次いで胃十二指腸動脈，固有肝動脈の分岐部を露出，それぞれテーピングする（図2）．これらの神経叢を迅速病理診断に提出，癌陰性であることを確認する．
- 固有肝動脈直上の漿膜を左門脈臍部まで切り上げる（図2）．固有肝動脈を周囲組織から剝離，左肝動脈，中肝動脈，右肝動脈分岐部をそれぞれ露出しテーピングしておく．左肝動脈，中肝動脈はさらに肝側へ剝離し肝内流入部まで追っておく（図3）．
- 次いで中肝動脈，左肝動脈の背側にある左門脈臍部の立ち上がり前面を露出し，可能であれば左外側後枝（P2）分岐直前でテーピングをしておく（図3）．ここまでの操作で癌の露出や遺残の可能性がなければ根治切除可能と判断できる．

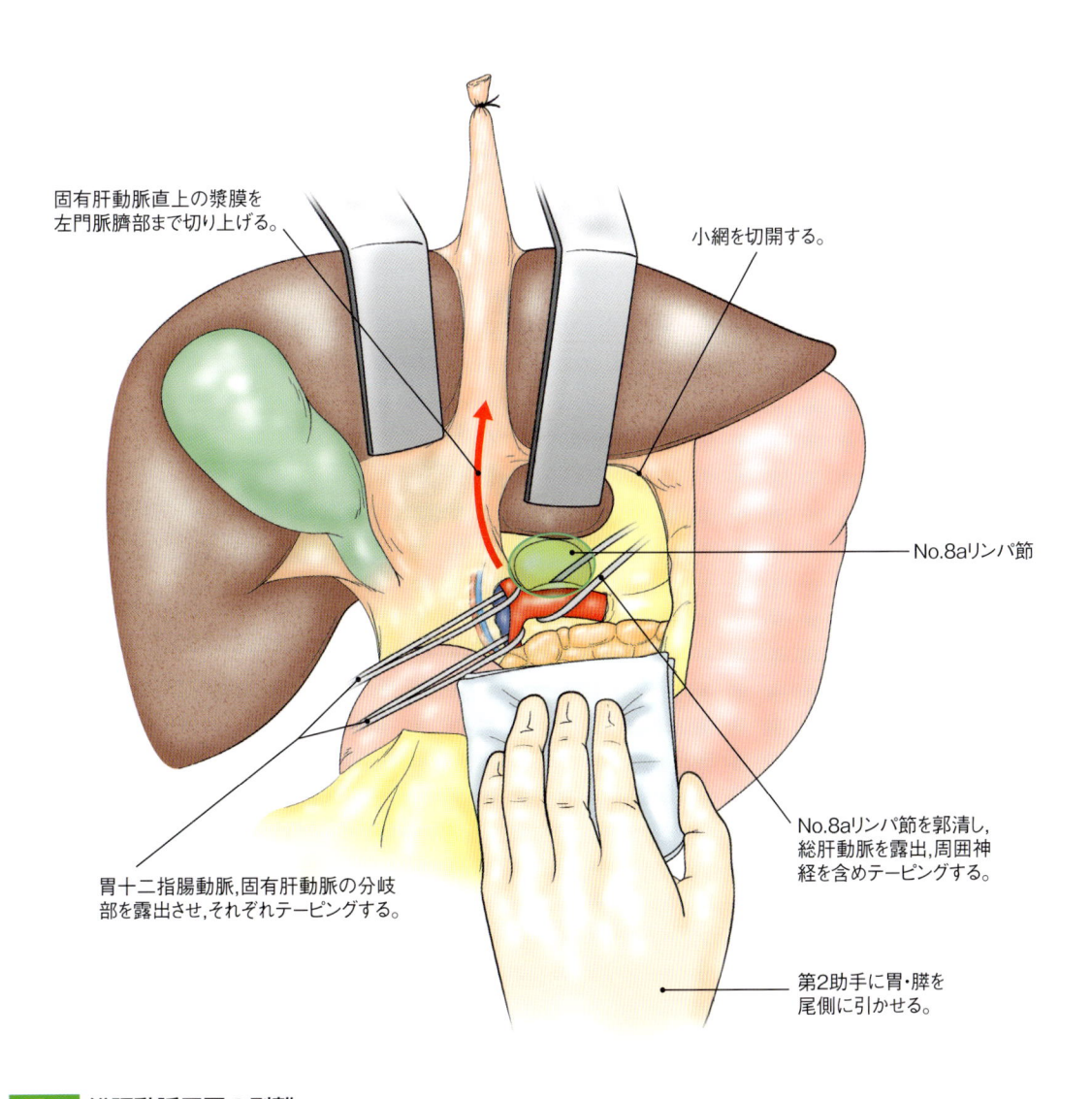

図2 総肝動脈周囲の剝離

189

手術手技

左門脈臍部の立ち上がり前面を露出し，可能であれば左外側後枝(P2)分岐直前でテーピングしておく。

固有肝動脈を周囲組織から剥離，左肝動脈，中肝動脈，右肝動脈分岐部をそれぞれ露出しテーピングしておく。

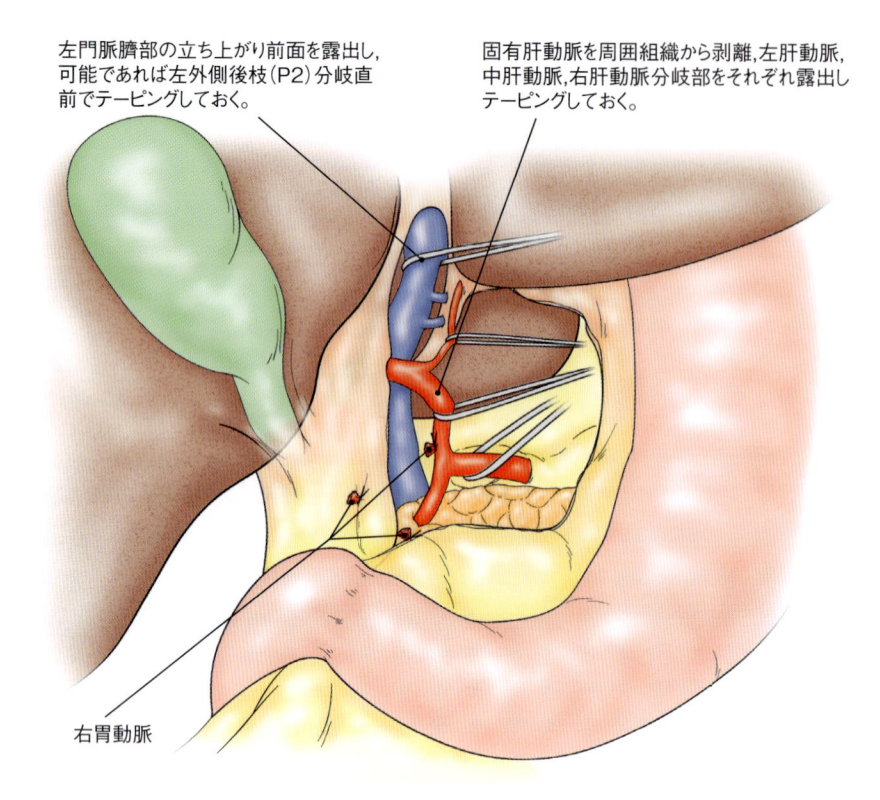

右胃動脈

図3 左肝動脈，門脈左枝テーピング

3 膵頭十二指腸切除，肝門処理

- 本術式での膵頭十二指腸切除は浸潤性膵管癌のときの膵頭十二指腸切除とは異なり，膵周囲の炎症は軽度であることが多い。体型などにもよるが，膵頭十二指腸切除をできるだけ手早く終わらせることが重要である。
- 術式詳細は膵頭十二指腸切除の項(32頁～)参照。膵切離後は主膵管に膵管チューブを挿入し，仮固定を行い，術中の膵液散布をできるだけ防いでおく。
- 肝門郭清は右肝切除の項(146頁)参照。
- 幽門輪を温存可能な場合は温存するが，胆嚢癌で十二指腸浸潤がある場合は亜全胃温存膵頭十二指腸切除を行う。上腸間膜動脈周囲神経叢は温存可能であり，膵頭十二指腸切除の郭清程度はがん研有明病院分類のLevel Ⅰ～Ⅱで十分である。
- 門脈浸潤がある場合は合併切除・再建を行うが，肝切除前でも肝切除終了後でもどちらでもよい。

4 右肝授動～尾状葉授動

右肝切除の項(150頁)参照。

5 肝離断～胆管切離

右肝切除の項(154頁)参照(図4)。

6 再建

- 膵頭十二指腸切除の項(63頁)参照。
- ❶胆管空腸吻合，❷膵空腸吻合，❸胃(または十二指腸)空腸吻合，の順で再建する(図5)。

190

9 肝膵同時切除

図4 肝離断ライン

膵頭部，十二指腸は切除されている。

主膵管に膵管チューブを挿入し，仮固定を行い術中の膵液散布をできるだけ防ぐ。

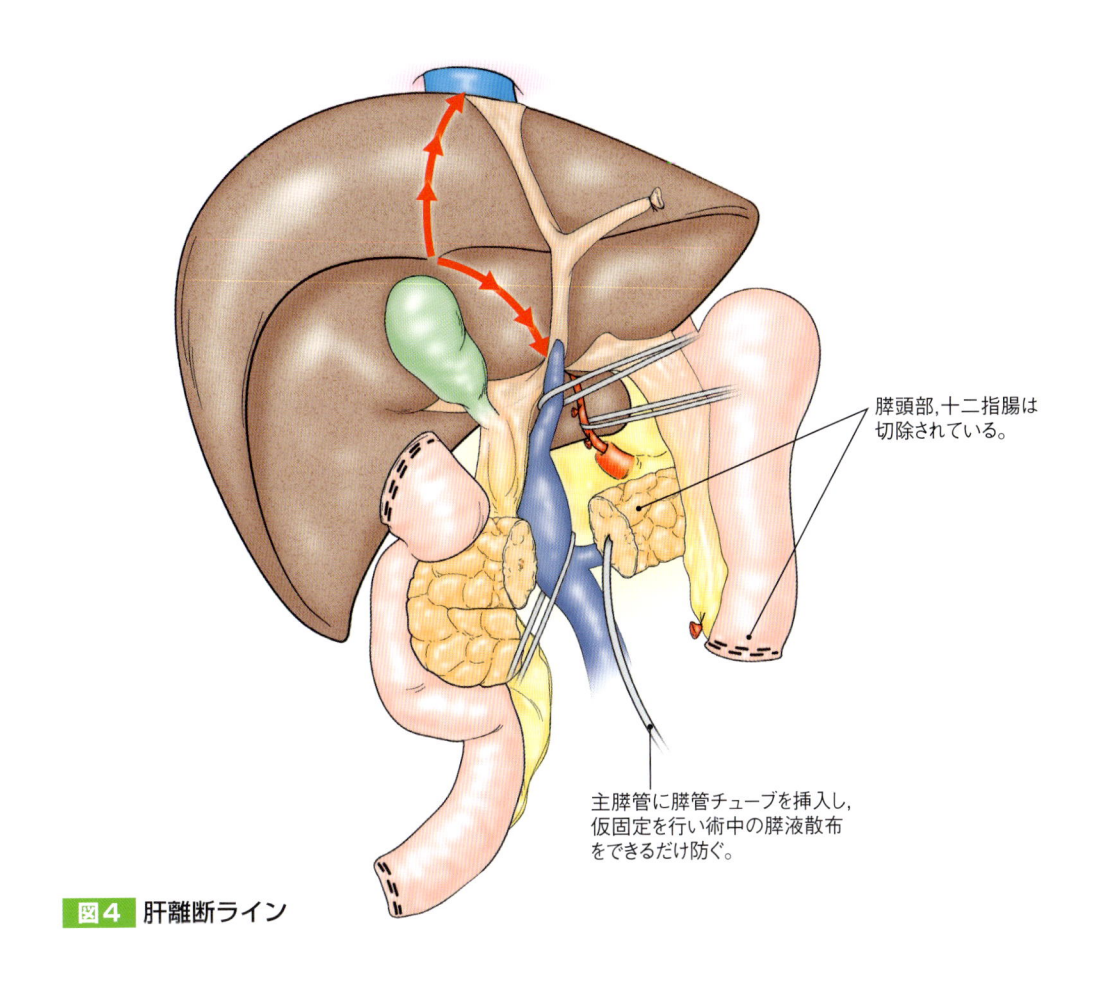

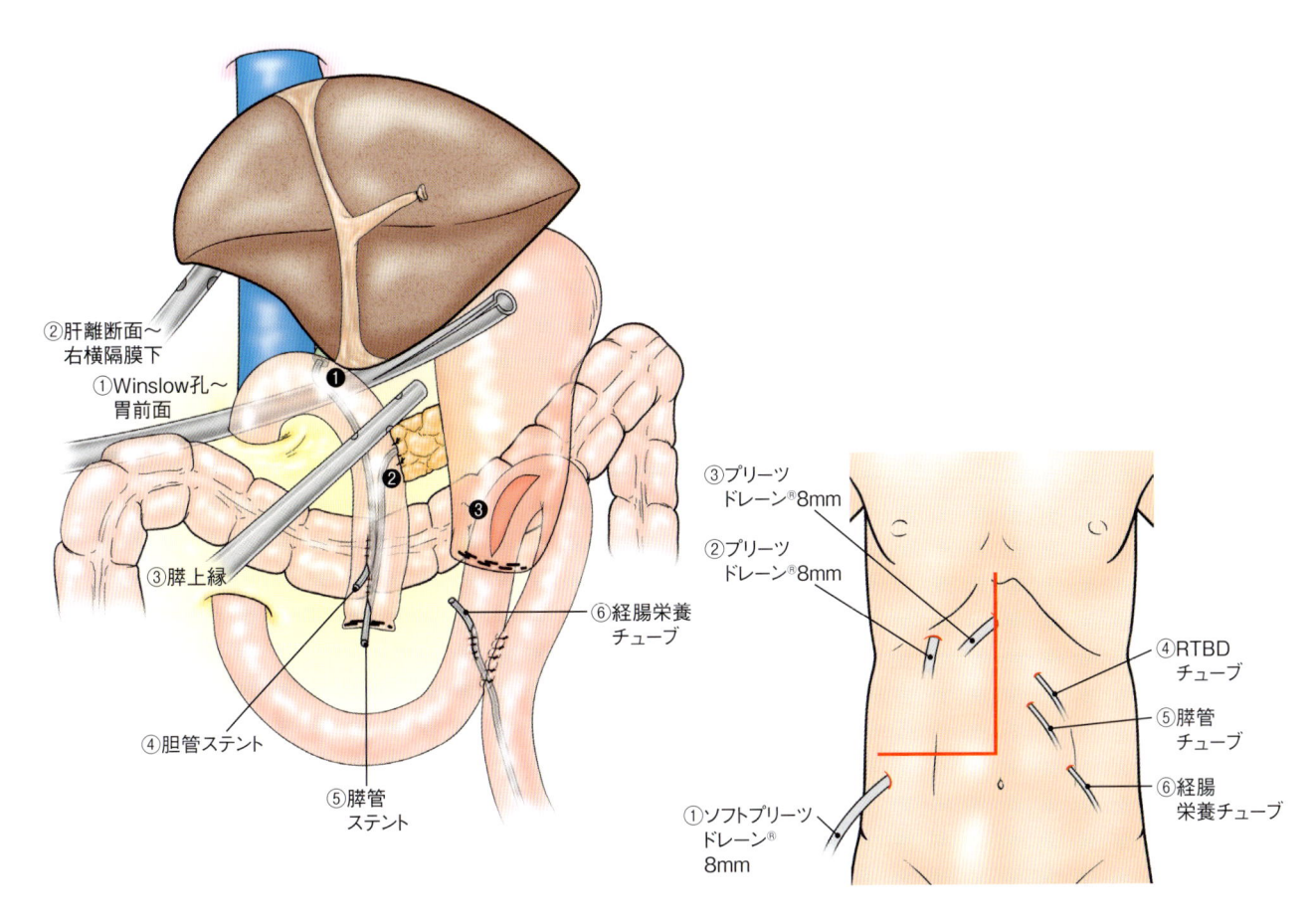

②肝離断面～右横隔膜下
①Winslow孔～胃前面
③膵上縁
④胆管ステント
⑤膵管ステント
⑥経腸栄養チューブ

③プリーツドレーン®8mm
②プリーツドレーン®8mm
④RTBDチューブ
⑤膵管チューブ
⑥経腸栄養チューブ
①ソフトプリーツドレーン®8mm

図5 再建終了，ドレーン挿入

手術手技

7 止血，ドレーン留置，閉創

- 右肝切除の項参照。
- ドレーンは肝離断面から右横隔膜下に8mmプリーツドレーン®を留置する。また8mmソフトプリーツドレーン®をWinslow孔から胃の小網前面に留置する。膵空腸吻合前面に8mmプリーツドレーンを挿入する（**図5**）。
- ドレーンは低圧持続吸引を行えるクリオドレーンバック®に接続する。

術後管理と術後チェック

右肝切除（161頁），膵頭十二指腸切除（77頁）の項参照。

文献

1) Ebata T, et al: Hepatopancreatoduodenectomy for cholangiocarcinoma: a single-center review of 85 consecutive patients. Ann Surg 2012; 256: 297-305.
2) Wakai T, et al: Impact of ductal resection margin status on long-term survival in patients undergoing resection for extrahepatic cholangiocarcinoma. Cancer 2005; 103: 1210-6.
3) Miwa S, et al: Is major hepatectomy with pancreatoduodenectomy justified for advanced biliary malignancy? J Hepatobiliary Pancreat Surg 2007; 14: 136-41.
4) Kaneoka Y, et al: Hepatopancreatoduodenectomy: its suitability for bile duct cancer versus gallbladder cancer. J Hepatobiliary Pancreat Surg 2007; 14: 142-8.
5) Sakamoto Y et al: Is extended hemihepatectomy plus pancreaticoduodenectomy justified for advanced bile duct cancer and gallbladder cancer? Surgery 2013; 153: 794-800.
6) Ebata T, et al: Review of hepatopancreatoduodenectomy for biliary cancer: an extended radical approach of Japanese origin. J Hepatobiliary Pancreat Sci 2014; 21: 550-5.

手術手技

10 肝外胆管切除

がん研有明病院消化器センター肝・胆・膵外科　髙橋　祐

適応

- 胆道癌において肝外胆管切除(+胆摘)のみで根治切除となる症例は，中部胆管から肝門左右肝管合流部直下の上部胆管に生じた限局性の癌の場合のみである。
- 腫瘍の肉眼型が結節型や浸潤型の場合はその背側を右肝動脈が走行することもあり，根治性から尾状葉切除を伴う右肝切除，肝外胆管切除を推奨する[1]。
- 乳頭型の場合は表層拡大進展を伴うこともあるので水平方向の断端確保に注意する。
- 高齢者や肝機能不良例など，大量肝切除では耐術が危ぶまれる症例に対して本術式は相対的適応といえる。病変の進行度と根治性，術後のQOL(チューブフリーになる可能性など)を考慮して適応を決定すべきである。

術前チェック

①術前の解剖，腫瘍進展度の評価

- 本術式は左右の主な肝動脈，門脈をすべて温存しつつ胆管(+胆囊)と周囲組織を en bloc に切除する。
- 右肝切除，左肝切除の術前準備と同様，胆管合流形態，動門脈の分岐形態を把握しておく(右肝切除(142頁)，左肝切除(168頁)の項参照)。

②麻酔・体位

通常の肝切除と同様に全身麻酔下，右手出しの仰臥位で行う。

手術手順

1. 開腹
2. 十二指腸授動～肝外胆管切除
3. 肝十二指腸間膜郭清，肝門処理
4. 胆管切離
5. 胆管空腸吻合
6. 止血，ドレーン留置，閉創

手術手技

1 開腹

通常の肝切除と同様，逆L字切開で行う。

2 十二指腸授動～肝外胆管切除

右肝切除の項(144頁)参照。

3 肝十二指腸間膜郭清，肝門処理

肝十二指腸間膜内リンパ節(No.12)の郭清に移る。

手術手技

前述したように，肝外胆管切除の場合，左右中肝動脈，左右門脈をすべて温存しつつ，肝十二指腸間膜のリンパ節や結合織を胆管に付着させる術式である（図1〜3）。

- 固有肝動脈直上の腹膜を切開し，門脈臍部の立ち上がりまで切り上げる。末梢で切離されている右胃動脈の根部を結紮切離後，肝側へ剝離を進め，左肝動脈，中肝動脈をそれぞれ露出，適宜テーピングし，肝内流入部まで丁寧に剝離する（図1）。
- 右肝動脈分岐部もテーピングをしておく。次いで肝床部から胆摘を行い，Rouviere溝の腹膜を切開し右肝動脈後枝をテーピングする（図2）。
- 郭清した膵周囲リンパ節ごと胆管十二指腸側断端を腹側・頭側にはねあげ（図3），胆管からその背側を走行する右肝動脈を剝離し，テーピングしておいた右肝動脈後枝につなげる。
- 途中胆嚢動脈根部が現れるので根部で結紮切離しておく。
- 右肝動脈前枝，後枝ともに肝内流入部まで周囲から剝離しておく。
- 門脈周囲の剝離を肝門に進める。左側は門脈臍部立ち上がりまで，右側は門脈右前・後枝分岐部まで門脈を露出する。門脈左右分岐部付近の尾状葉枝は処理し門脈左枝，右枝にそれぞれテーピングをしておく（図3）。

4 胆管切離

- 胆管十二指腸側断端を尾側に牽引し，肝と肝十二指腸間膜前面の漿膜移行部を切離し，肝実質と胆管間を頭側へ可及的に剝離しておく（図3）。
- 胆管上流側（肝側）をどこで切離するかによるが，がん研有明病院では左右肝管合流部を切除する程度に留めている（図4①）。

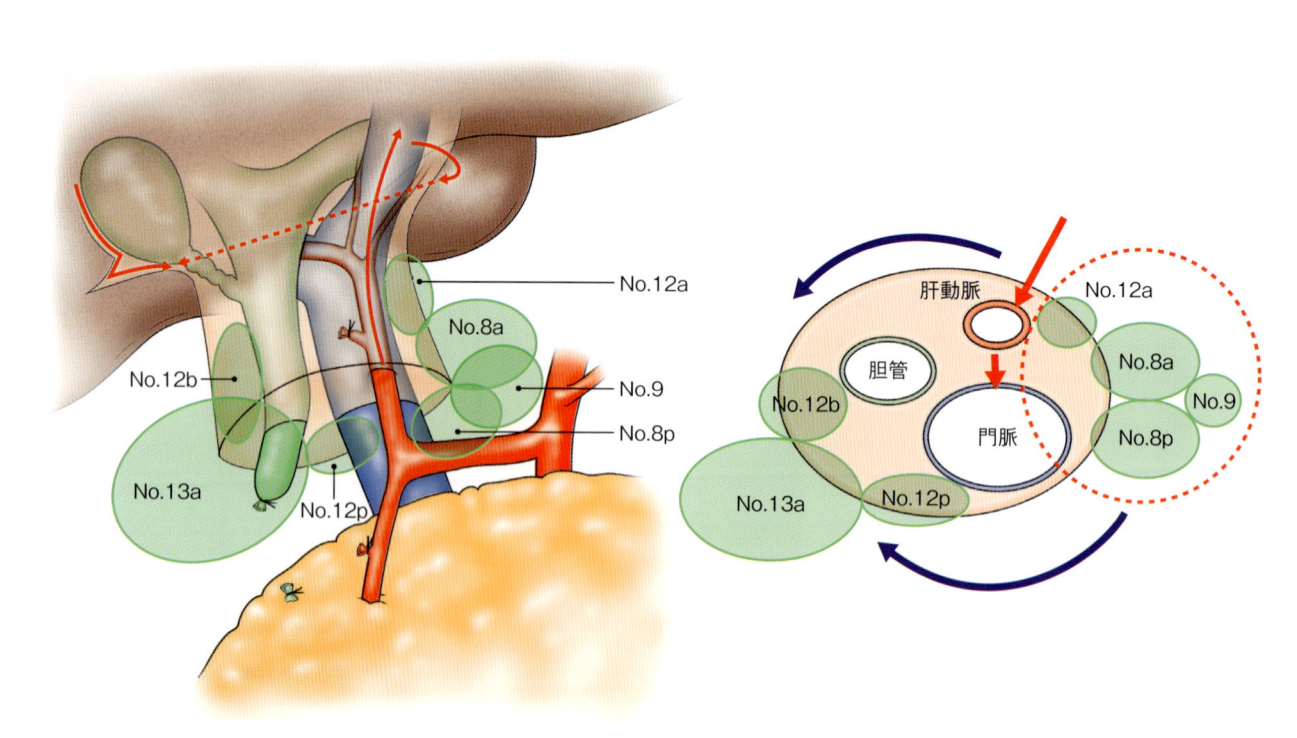

図1 肝十二指腸間膜郭清

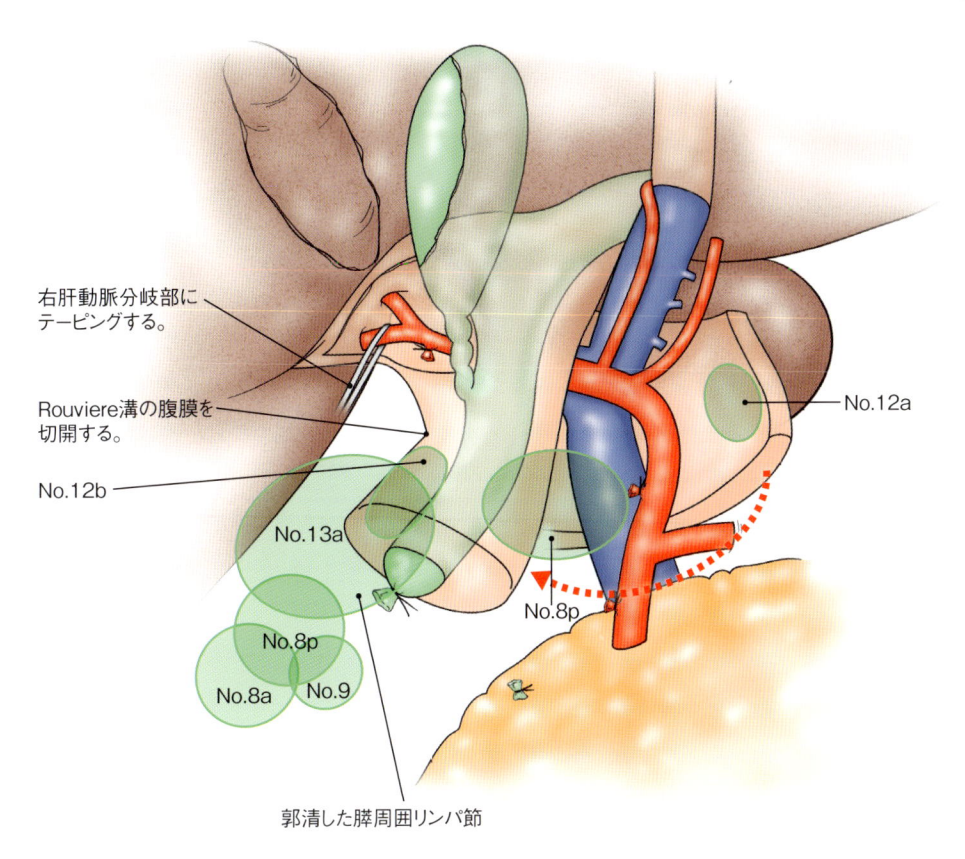

図2 胆摘と右肝動脈後枝のテーピング

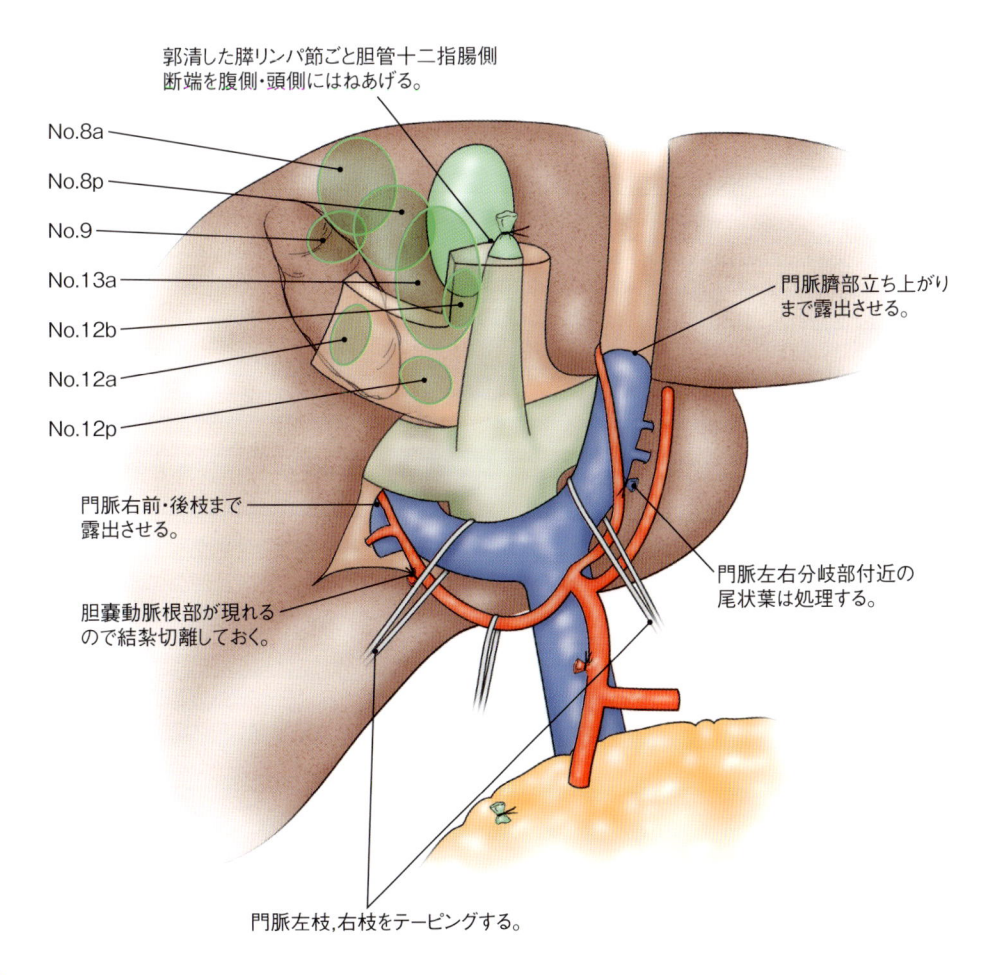

図3 門脈周囲の剥離

手術手技

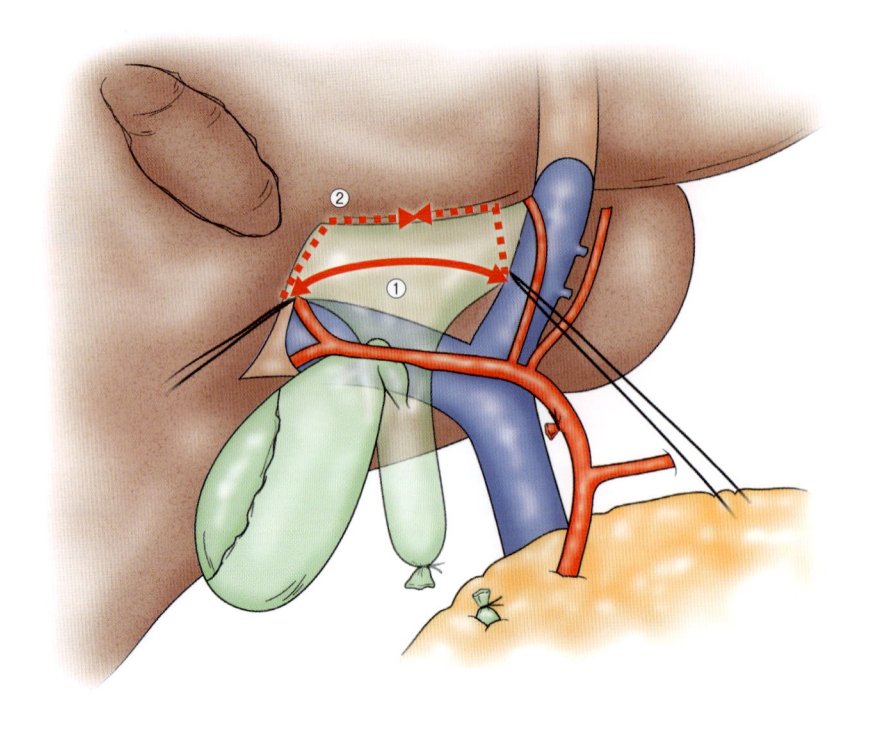

図4 胆管切離ライン

手術の ポイント	肝内側区（の一部）を切除し左右肝管，尾状葉枝とそれぞれに胆管を切離することも可能である（図4②）が，実際はそこまでの追究は胆道再建でのトラブルを考え行っていない。また②で切離しなければならないような症例は根治性からも左右どちらかの肝切除を行ったほうがよいと考える。

- 予定切離線の左右に支持糸をかけ，左右または背側の血管が胆管切離ラインから十分離れていることを確認する。可能であれば切除側に血管鉗子をかけメッツェンバウム剪刀でゆっくり胆管を切離し，標本が摘出される。
- 吻合孔がいくつかを確認する。吻合孔は後壁で胆管壁もしくは周囲結合織でつながっているが，尾状葉枝の有無を十分に検索する（図5）。

5 胆管空腸吻合

右肝切除の項（157頁）参照。

6 止血，ドレーン留置，閉創

- 右肝切除の項（159頁）参照。
- 8mmソフトプリーツドレーン®をWinslow孔から胃の小網前面に留置する。
- ドレーンは低圧持続吸引を行えるクリオドレーンバック®に接続する。

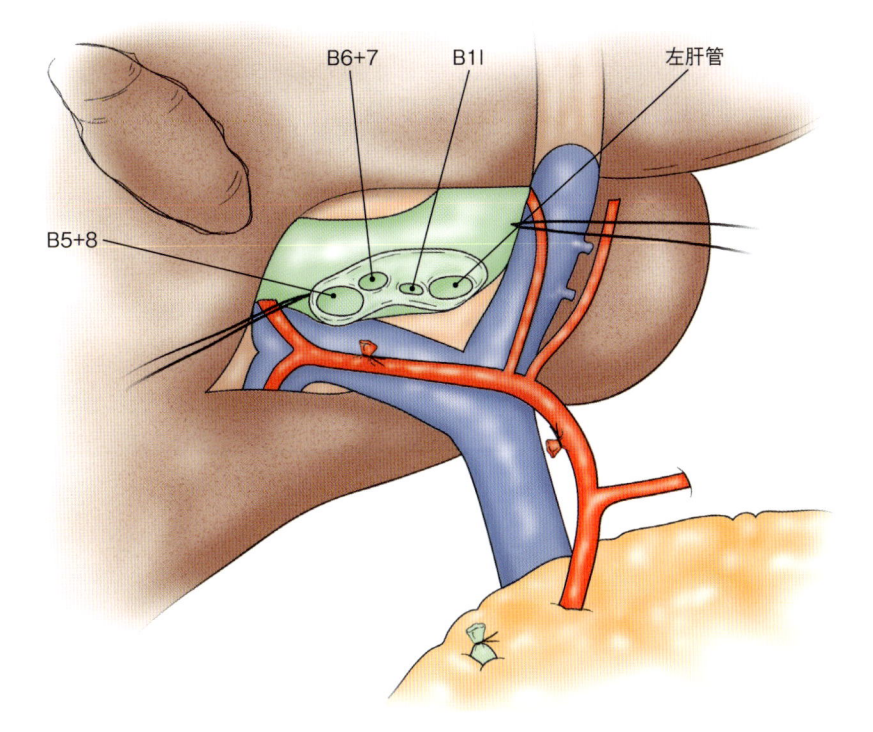

図5 肝外胆管切除後

文献

1) Ikeyama T, et al: Surgical approach to bismuth Type I and II hilar cholangiocarcinomas: audit of 54 consecutive cases. Ann Surg 2007; 246: 1052-7.

手術手技

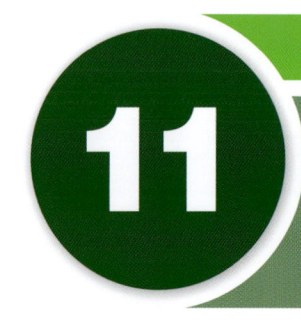

11 胆嚢床切除術と全層胆嚢摘出術

東京大学大学院医学系研究科外科学肝胆膵外科　**有田淳一**
がん研有明病院消化器センター肝・胆・膵外科　**齋浦明夫**

　胆嚢癌に対する根治切除術式は，壁深達度や周囲脈管浸潤の程度により腹腔鏡下胆嚢摘出術から拡大右肝切除兼膵頭十二指腸切除まで幅広い．胆嚢床切除術は日常臨床で頻繁に選択する術式であり肝胆膵外科医としては比較的早くから術者を経験する．しかしながら，腫瘍学的に正しく根治的な胆嚢床切除術を行うのは意外に難しく，特に肝門付近の解剖に関しては十分な理解が必要なので術前の予習をお勧めする．なお，胆嚢床切除術は慣例的に「拡大胆嚢摘出」や「肝床切除」とよばれることも多いが，本項では『胆道癌取扱い規約（第6版）』[1]に記載されている呼称に基づき「胆嚢床切除術」で統一した．

　がん研有明病院ではS4下部とS5領域の肝切除を標準としており，それに沿って記載した．また，胆嚢床切除には肝外胆管切除を伴う場合とそうでない場合があり，要所では各々を分けて記載した．

適 応（図1）

1 胆嚢床切除術

- 深達度別の術式選択は施設ごとに異なるが，がん研有明病院ではSS以上の深達度が疑われ，高度な肝浸潤，肝門浸潤を伴わない場合は肝外胆管切除を伴わない胆嚢床切除（①-**2**）を基本としている．
- 肝外胆管切除の適応も施設ごとに異なるが[2]，がん研有明病院では術前画像あるいは術中迅速診で胆嚢管への水平進展があれば肝外胆管切除を行い（①-**1**），そうでなければ原則的に胆管を温存して肝門郭清を行う．

2 全層胆嚢摘出術

- 胆嚢癌の可能性が十分あるが，深達度はたかだか固有筋層，という患者に対しては全層胆嚢摘出術が適応となる．

術前チェック

①造影CT，MRCP，体外超音波，超音波内視鏡などで悪性の可能性の程度，神経周囲浸潤の程度，胆嚢管・総胆管への進展の可能性，リンパ節転移の有無を評価しておく．
②画像診断の進歩により頻度は少なくなったが，予想していなかった肝門浸潤のため（特に右肝動脈），術中に右肝切除へ術式変更となることもあるため，術前にCT volumetryとICG検査を行う．また，患者本人にも可能性を説明しておく．
③全身麻酔下に硬膜外麻酔を併用し，仰臥位にて手術を行う．

①-1 肝外胆管切除を伴う胆嚢床切除

手術手順

1. 皮膚切開・開腹
2. 膵頭部周囲リンパ節郭清
3. 膵上縁周囲リンパ節郭清
4. 肝十二指腸間膜郭清・総胆管切離
5. 肝授動
6. 肝離断ライン設定
7. 肝実質離断
8. 肝管切離
9. 胆管空腸吻合
10. 閉腹

手術手技

1 皮膚切開・開腹
- 上中腹部正中切開あるいは逆L字切開にて開腹する（図2）。

> **手術のポイント**　播種・肝転移の有無をチェックし，術中超音波検査でチェックする。

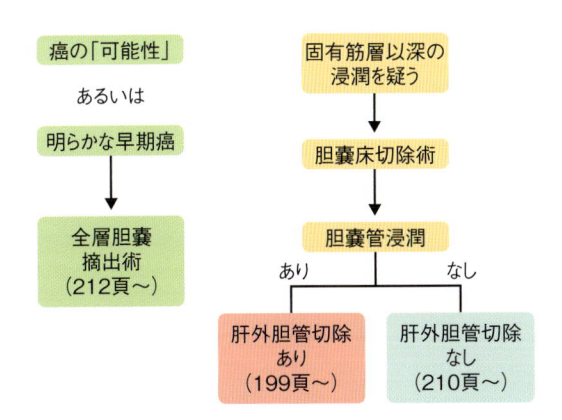

図1 術式の適応

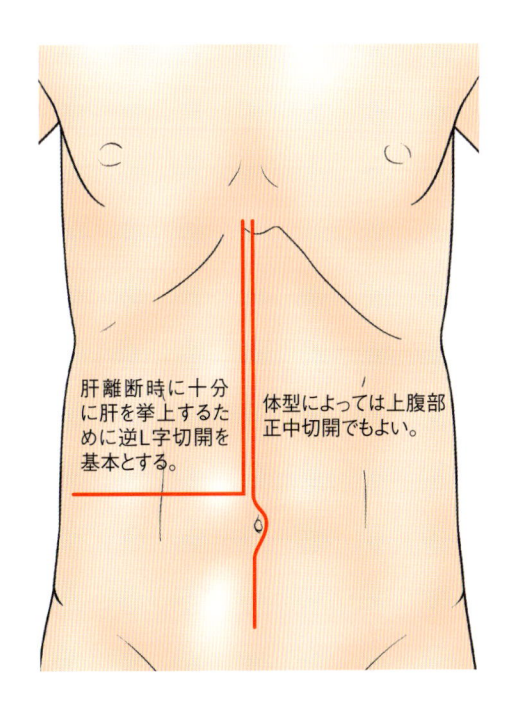

図2 皮膚切開

肝離断時に十分に肝を挙上するために逆L字切開を基本とする。

体型によっては上腹部正中切開でもよい。

手術手技

2 膵頭部周囲リンパ節郭清

- Kocher授動をおき，同視野でNo.8pリンパ節を後腹膜から剥離した後に，傍大動脈リンパ節のサンプリングを行う。さらに同視野で膵頭部背側のNo.13aリンパ節を郭清する（図3）。
- 十二指腸壁に流入する小血管を結紮切離し，膵実質を露出しながら頭側，背側へ進む（図4）。
- 脂肪織内に総胆管が確認されるので，テーピングして周囲の郭清を進める。

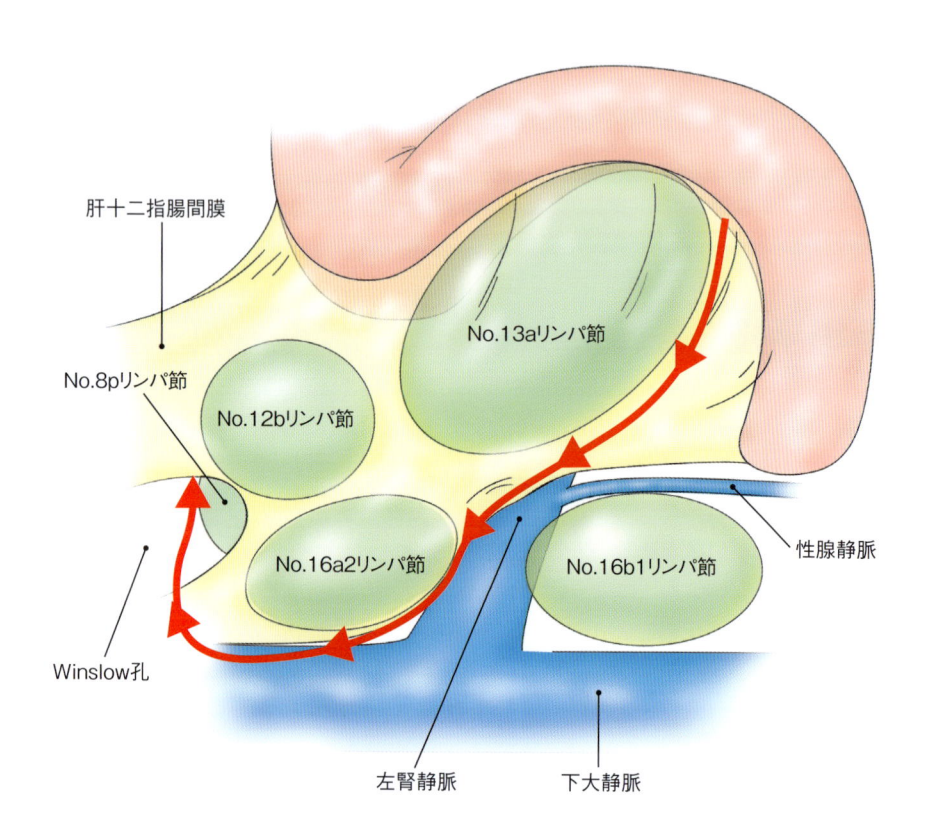

図3 Kocher授動からのリンパ節郭清

先にNo.16b1リンパ節とNo.16a2リンパ節のサンプリングを行い，No.8pリンパ節郭清の頭側限界を腹腔動脈手前まで決めておく。
続いてNo.13a，No.12bリンパ節の郭清を行う。

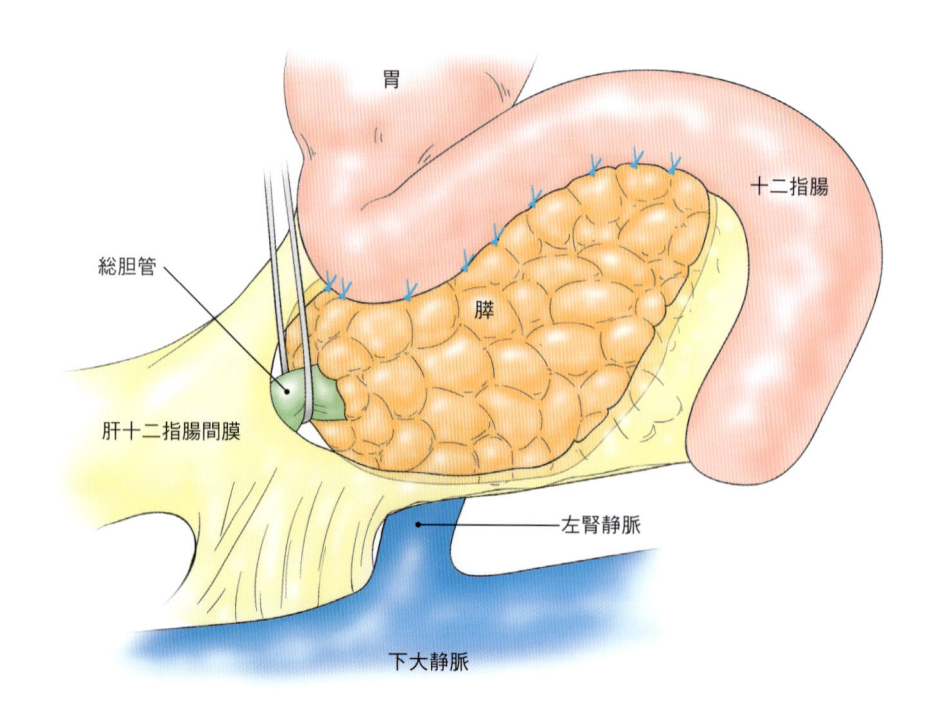

肝十二指腸間膜／No.8pリンパ節／No.12bリンパ節／No.13aリンパ節／No.16a2リンパ節／No.16b1リンパ節／性腺静脈／Winslow孔／左腎静脈／下大静脈

図4 膵頭部郭清

膵頭部頭側半分を郭清するように進む。
十二指腸壁に流入する小血管を結紮切離する。

胃／十二指腸／総胆管／膵／肝十二指腸間膜／左腎静脈／下大静脈

3 膵上縁周囲リンパ節郭清

- 十二指腸後壁の直動静脈を口側へ向かって順次切離しながらNo.13aリンパ節郭清をさらに左側に進めていくと，胃十二指腸動脈と，それから分枝する後上膵十二指腸動脈が確認できる。
- 後上膵十二指腸動脈を根部で結紮切離し，胃十二指腸動脈をテーピングして固有肝動脈，総肝動脈の根部を露出する。

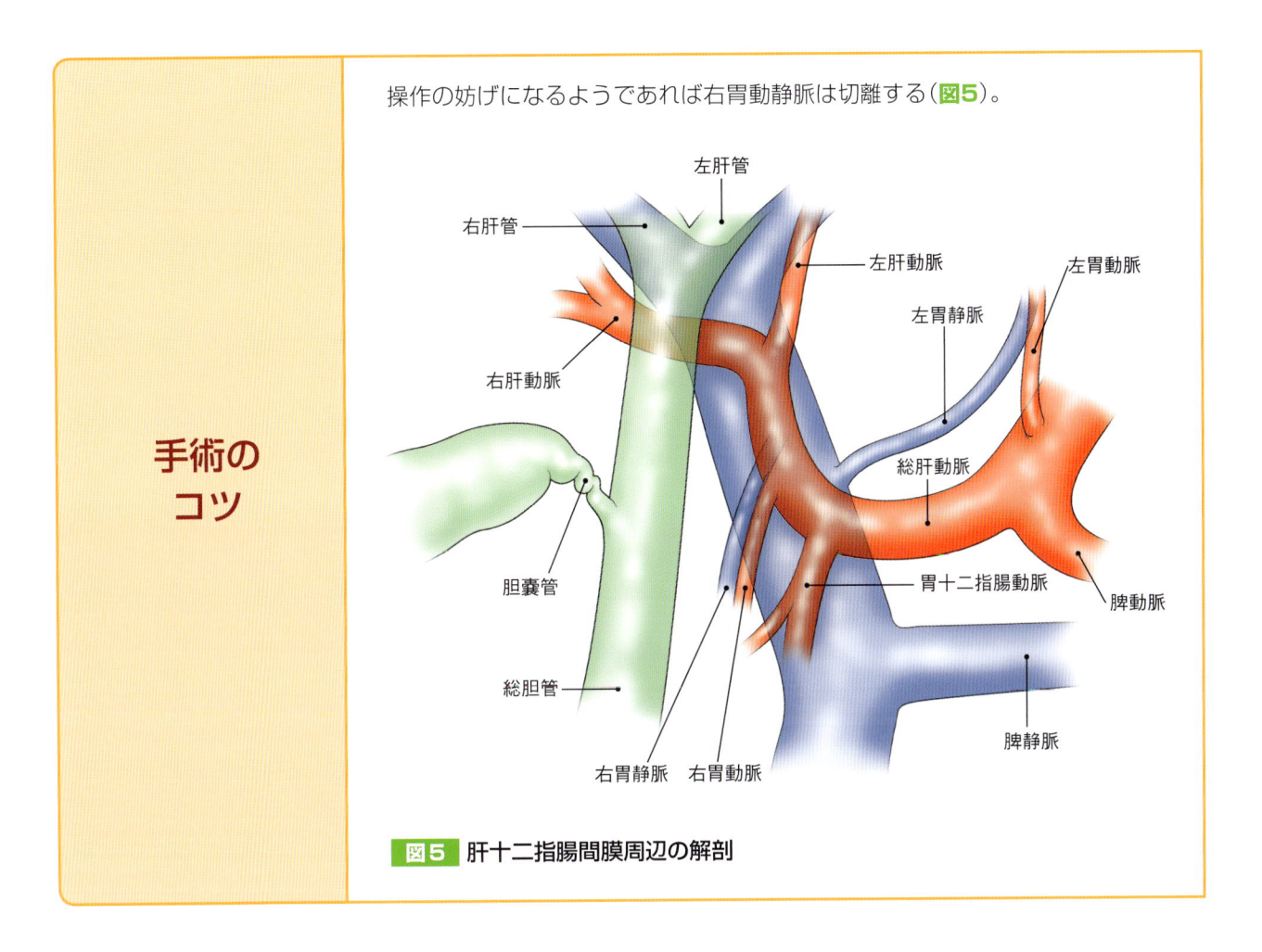

手術のコツ

操作の妨げになるようであれば右胃動静脈は切離する(図5)。

図5 肝十二指腸間膜周辺の解剖

- 総肝動脈をテーピングし，No.8aリンパ節を郭清する。
- 左側へ向かい，腹腔動脈右側壁に沿って背側へ下り，先にKocher授動に続けて浮かせておいたNo.8pリンパ節の郭清を完了させる(図6)。

手術手技

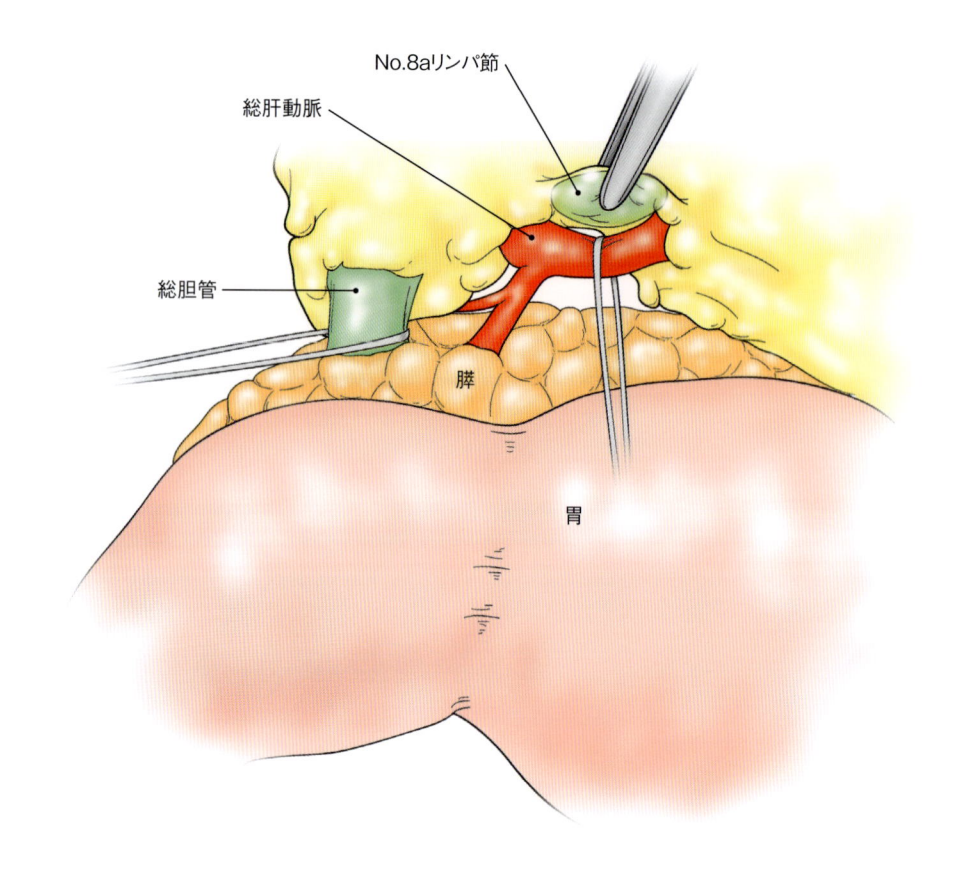

図6 膵上縁リンパ節郭清
膵上縁に沿って漿膜を切開し，No.8aリンパ節を浮かせることで総肝動脈が認識できる。

4 肝十二指腸間膜郭清・総胆管切離

- 総胆管と膵実質の間を慎重に剥離した後に，遺残側を鉗子で挟み，切除側は結紮した後に剪刀で切離する(図7)。断端を術中迅速診に提出する。
- 固有肝動脈をテーピングし，No.12aリンパ節を郭清しながら左肝動脈，右肝動脈を露出していく(図8)。
- 胃十二指腸動脈の背側で門脈を確認，テーピングして周囲を剥離しながら上行する。
- 門脈左側から背側まで剥離できたら，郭清リンパ節を門脈背側を通して右側へ脱転する。
- 右肝動脈を末梢に向かって剥離する。胆嚢動脈(左肝動脈から分岐することもある)を結紮切離し，右前区域枝と右後区域枝まで剥離できたら各々テーピングする。
- 門脈も右枝周囲を剥離してテーピングしておく。

| 手術の
ポイント | 右側の肝離断ラインを想定し，そのラインにつながるように結合織を剥離しておくと後に分かりやすい。 |

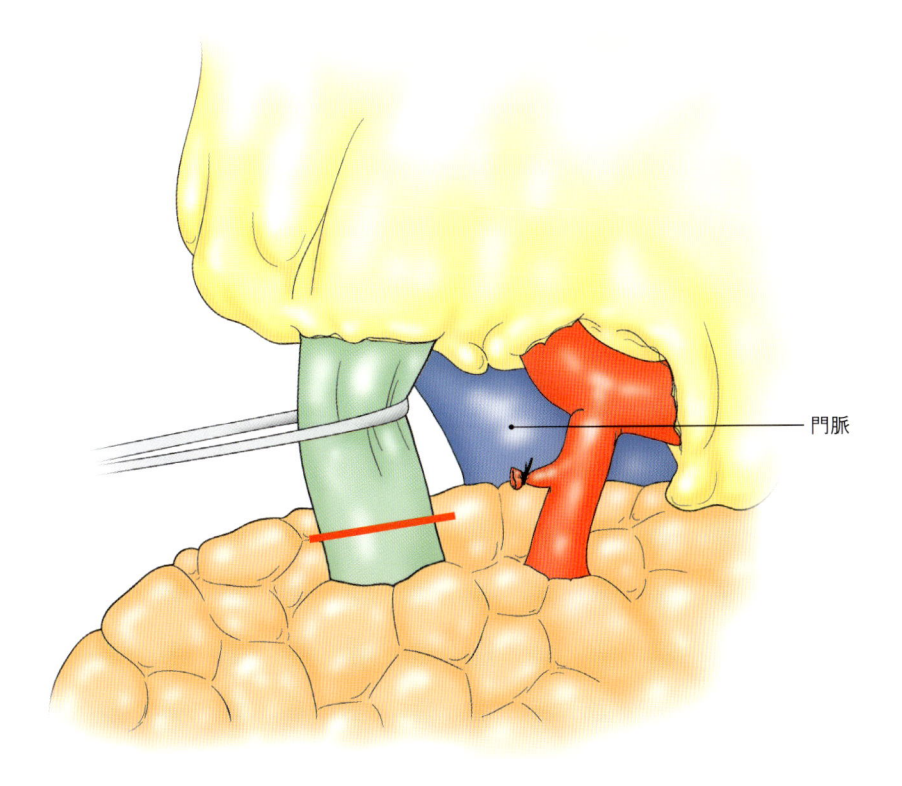

11 胆嚢床切除術と全層胆嚢摘出術

図7 総胆管の露出
膵上縁で総胆管を確保したら周囲膵実質との間の結合織を結紮切離して十分広く露出する。

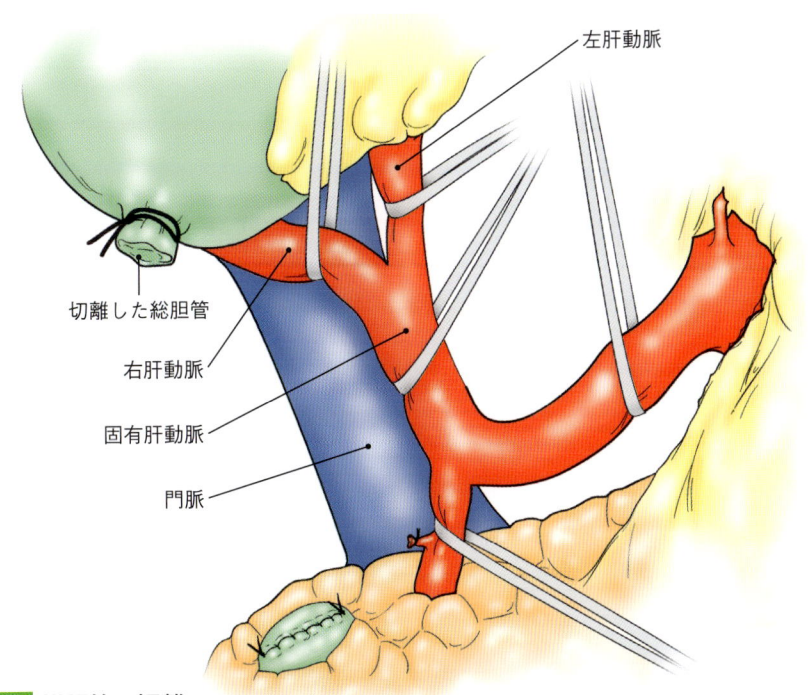

門脈

図8 総胆管の切離
総胆管切離後に固有肝動脈，左肝動脈，右肝動脈の順に剥離する。

左肝動脈
切離した総胆管
右肝動脈
固有肝動脈
門脈

203

手術手技

5 肝授動

- 肝結腸間膜，肝腎間膜，右冠状間膜を切離し，右肝を授動する。右副腎が露出する手前まででよい。

> **手術のコツ**
> 肝授動を行わなくても肝離断は可能であるが，中肝静脈を損傷したときに肝を挙上して出血を抑えられる方が有利である。

6 肝離断ライン設定

- 肝離断は左側より行い，途中にS5グリソンを切離することで出現する阻血域をメルクマールに右側ラインを設定する。
- 術中超音波によりS4下とS4上のグリソンを確認し，横隔膜面に両グリソンの走行の中間をとるようなラインを肝表面にマーキングする（図9）。
- 臓側面左側の肝離断ラインは門脈左枝臍部から1〜2cm離して設定する。

> **手術のポイント**
> この時点で，胆嚢床付近を走行するS5グリソンの本数と，中肝静脈および分枝であるV4とV5の走行も把握しておく（図10）。

臓側面左側の肝離断ラインは門脈左枝臍部から1〜2cm離して設定する。

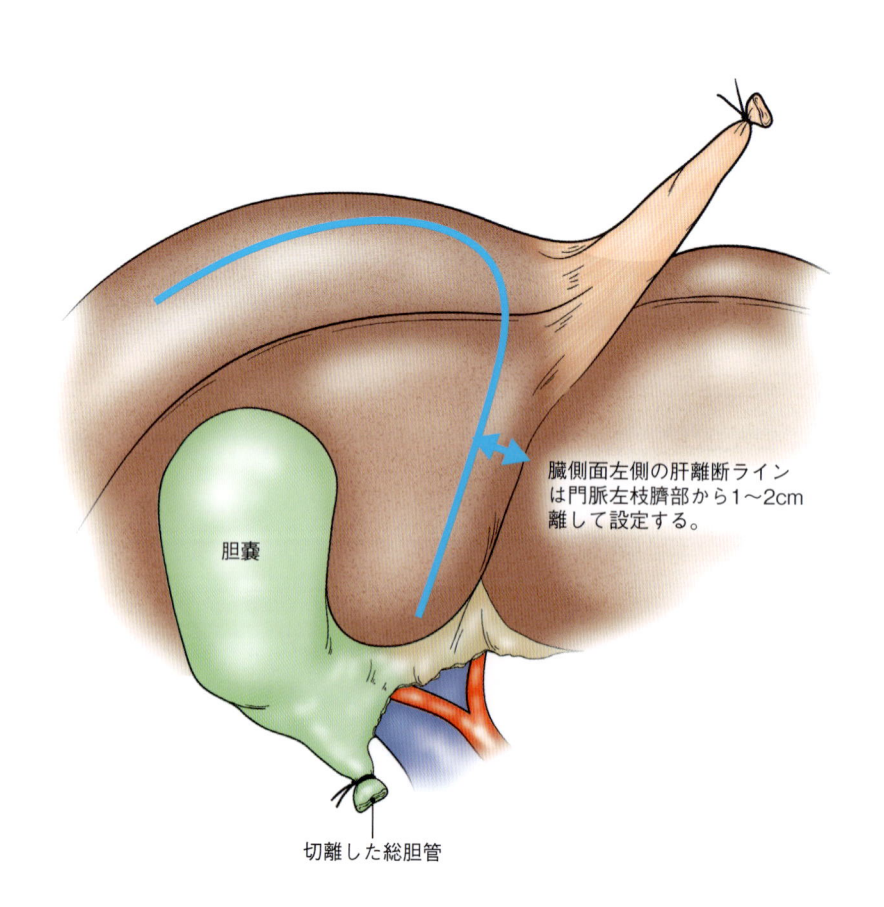

胆嚢

切離した総胆管

図9 左側肝離断ラインのマーキング

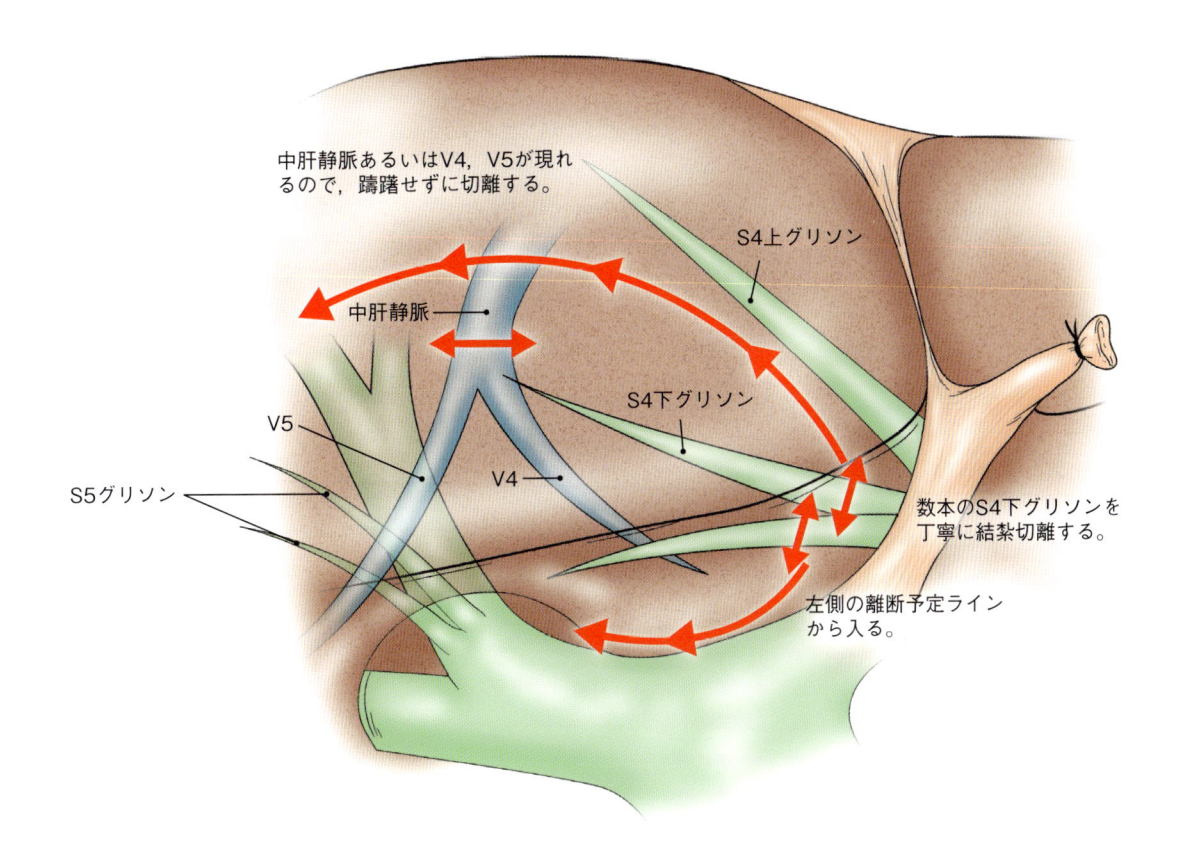

図10 肝離断
S4下グリソン，中肝静脈を順次切離し，肝門板に至ったら右側に向かって露出する。

7 肝実質離断

■S4領域の離断
- 肝門遮断下に肝実質離断を開始する。
- 左側の離断予定ラインから入り，細かいものを含めて数本のS4下グリソンを丁寧に結紮切離する。中肝静脈あるいはV4, V5が現れるので躊躇せずに切離する（図10）。
- 臓側面の肝離断が肝門板まで到達したら右側に向かって肝門板表面を露出する。右前区域グリソンまで続けて露出すると，S5グリソン根部が認識されるのでこれを根部で結紮切離する（図11）。

■S5領域の離断
- 先に術中超音波で確認しておいた本数を参考に順次切離する。
- S5グリソンの切離が終わったら一旦肝離断を中止して肝門遮断を開放する。
- S5領域が阻血域として肝表面に出現するので，それまでの離断ラインからつながるように電気メスで肝表面にマーキングする（図12）。肝門遮断を行い，肝離断を再開する。
- 右前区域グリソンからつなげて後区域グリソン根部も認識できる程度まで剥離する。

手術手技

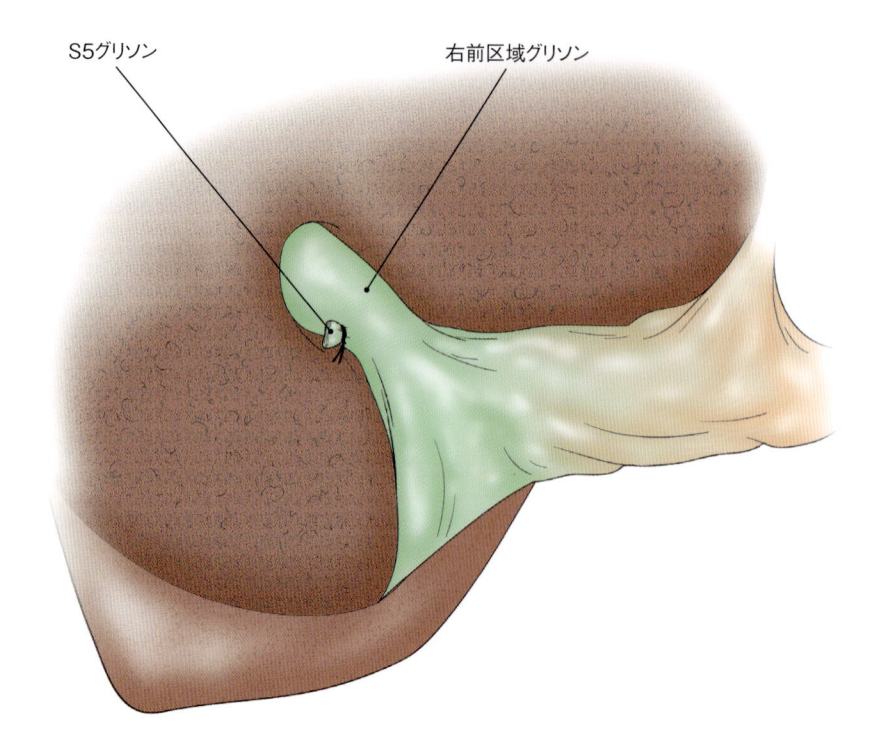

図11 S5グリソンの切離

右前区域グリソンを露出するとS5グリソン根部が現れる。
S5グリソン根部を結紮切離する。
肝門板表面を右前区域グリソンまで続けて露出する。

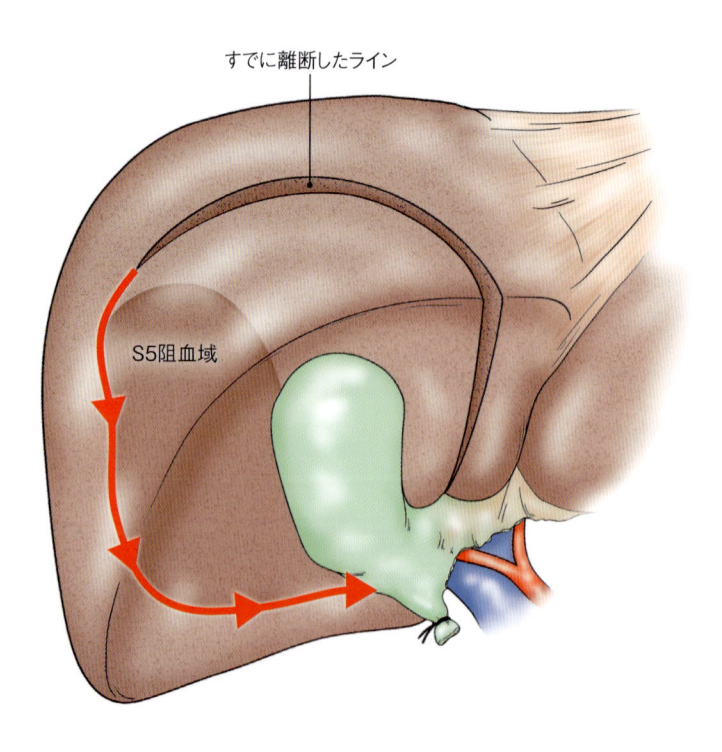

図12 S5阻血域のマーキング

出現したS5阻血域に離断ラインをつなげる。

8 肝管切離

- 肝実質離断が終了すると，標本は総肝管・左右肝管・右前区域グリソン・右後区域グリソンだけでつながった状態になる。
- 切離予定部の総肝管背側と肝動脈枝・門脈とが剥離されていることを十分に確認し，メッツェンバウム剪刀にて肝管を切離する(図13)。

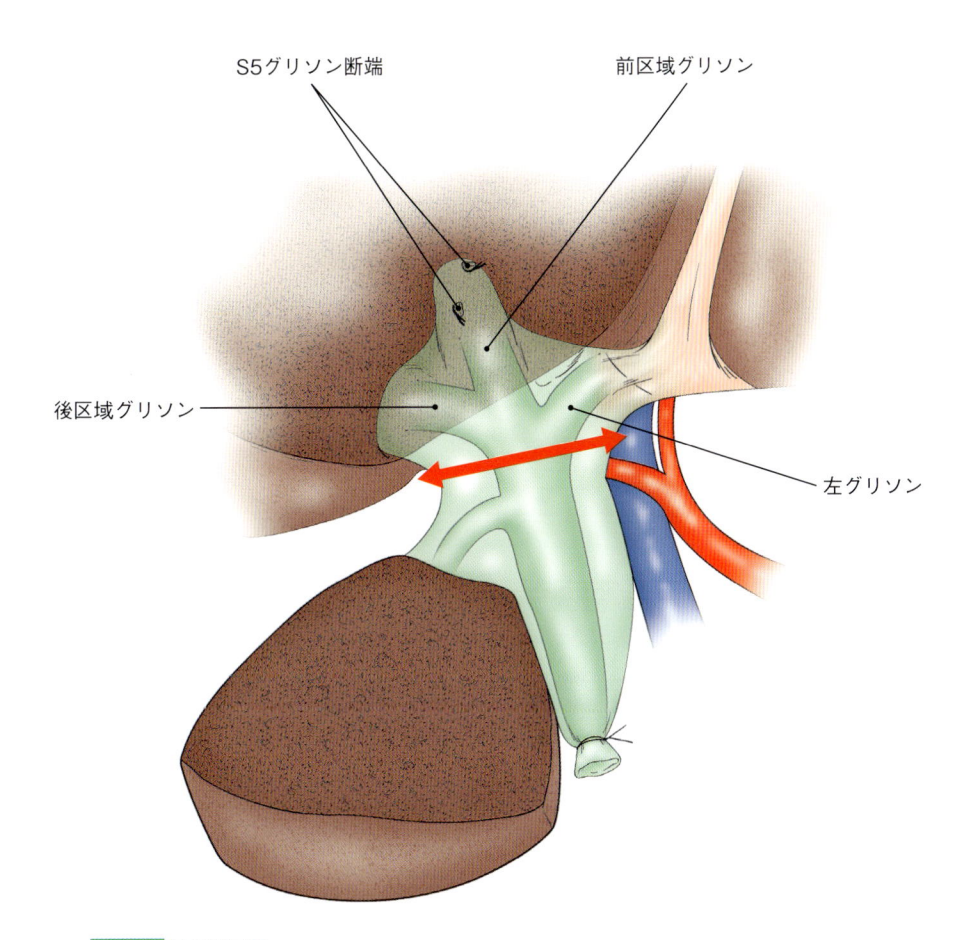

図13 肝管切離
肝門部胆管をある程度露出することになるが，肝管切離ラインは吻合に余裕のある高さでよい。

手術手技

**手術の
ポイント**

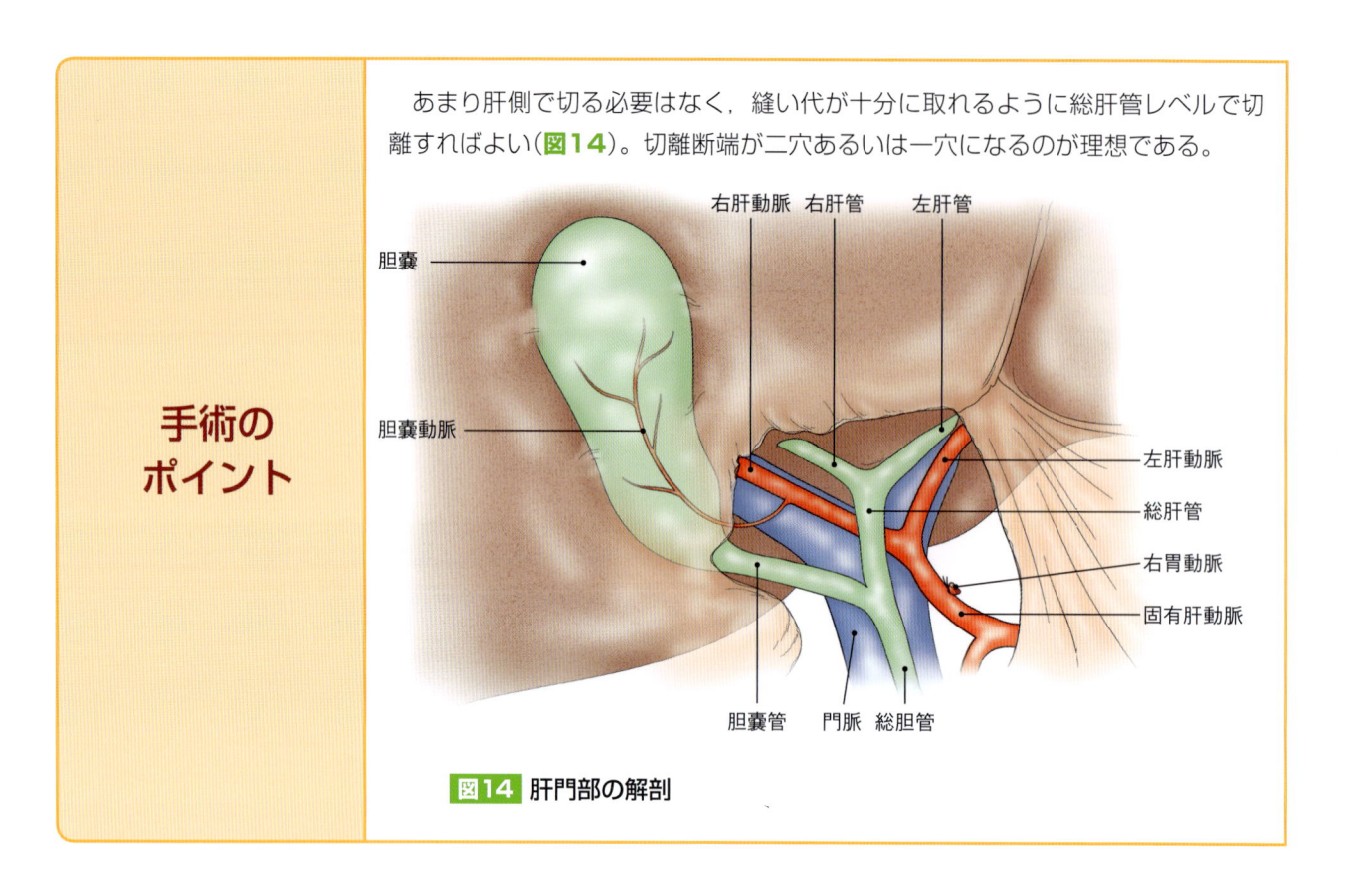

あまり肝側で切る必要はなく，縫い代が十分に取れるように総肝管レベルで切離すればよい（図14）。切離断端が二穴あるいは一穴になるのが理想である。

図14 肝門部の解剖

- 肝管を切離すると標本が摘出される。断端を術中迅速診に提出する。

9 胆管空腸吻合

- Treitz靱帯から約15cmの位置より10cmほどの犠牲腸管を作成したうえで，自動縫合切離器を用いて空腸を切離する。
- 肛側断端を中結腸動静脈よりも右側で後結腸経路にて挙上し，胆管空腸吻合を行う（図15）。
- 詳細は他項に譲るが，胆管チューブステントの挿入や胆管前壁の連続あるいは結節縫合，経腸栄養チューブの留置に関しては，胆管径の大きさや手術侵襲の大きさなどで考慮し，決定する必要がある。

10 閉腹

- 止血・洗浄の後に一層に閉腹する。右側腹壁からドレーンを挿入し，Winslow孔を通るように留置する（図16）。

術後チェック

- 胆嚢床切除＋肝外胆管切除を選択し，リンパ節郭清と胆管空腸吻合を併施しても手術侵襲は少ない。
- 胆管空腸吻合の縫合不全はほとんど経験していない。
- 郭清に伴うリンパ漏と付随する感染，一般的な肝部分切除に伴う胆汁瘻と付随する感染を念頭に置き，ドレーン管理とバイタルサインチェック，血液検査チェックを行う。

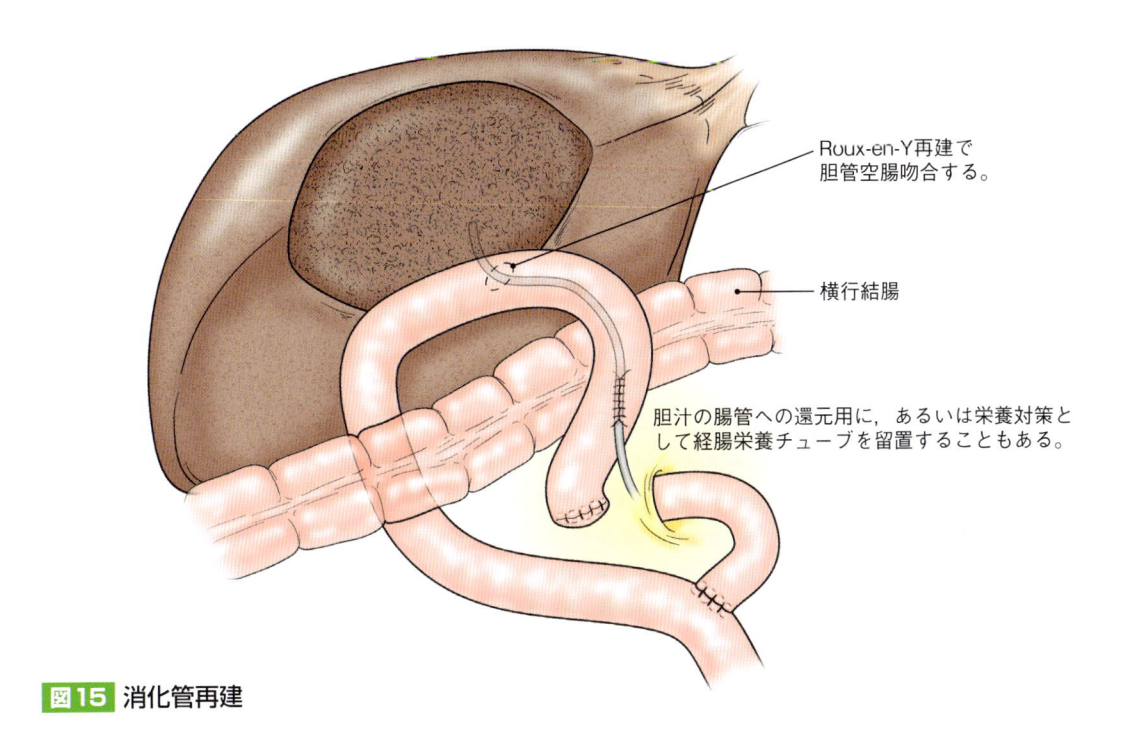

11 胆嚢床切除術と全層胆嚢摘出術

Roux-en-Y再建で
胆管空腸吻合する。

横行結腸

胆汁の腸管への還元用に，あるいは栄養対策と
して経腸栄養チューブを留置することもある。

図15 消化管再建

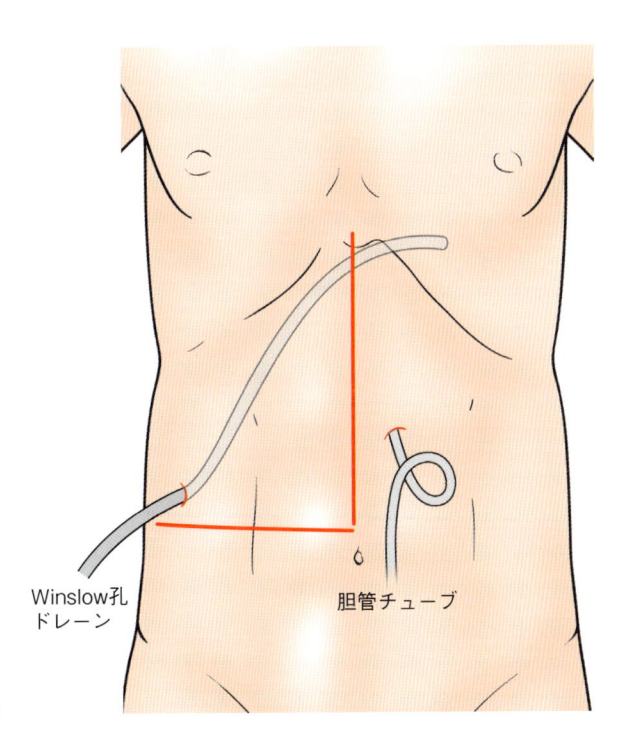

Winslow孔
ドレーン

胆管チューブ

図16 閉腹後
Winslow孔ドレーンを留置する。

209

手術手技

①-2 肝外胆管切除を伴わない胆嚢床切除

肝外胆管切除を伴う場合とそうでない場合とで手術操作に相違は多くない。ここでは前項「肝外胆管切除を伴う胆嚢床切除」と異なるポイントのみを記載した。

手術手順

1. 開腹〜膵頭部周囲リンパ節郭清
2. 肝十二指腸間膜郭清
3. 肝実質離断
4. 閉腹

手術手技

1 開腹〜膵頭部周囲リンパ節郭清

- 膵頭部周囲の郭清を総胆管にテーピングしたまま完遂する以外は胆管切除を伴う場合と同様である。

2 肝十二指腸間膜郭清

- No.13a, No.8a, No.8p, No.12aリンパ節の郭清のおおまかな手順は，前項と同様である。
- 大きく異なるポイントは，総胆管周囲組織を膵上縁から肝側へ向かって郭清することである。このとき胆管周囲血管叢を温存することが重要である。
- 肝動脈や門脈周囲の郭清では，各血管の外膜に接するようにメッツェンバウム剪刀などで周囲結合織を郭清する（図17）。
- 一方，胆管周囲の郭清では，周囲結合織を十分に牽引した状態で，胆管壁から数mm離した位置に電気メスを当てて切離する（図17）。この手順で行うと，実際には胆管壁周囲に1mm前後の結合織が残り，そのなかに血管叢が温存される。
- 途中，細い動静脈が数本程度存在するので，確実に結紮切離する。
- 胆嚢管根部が現れたら周囲を剥離してテーピングし，総胆管を肝側にさらに1cmほど剥離する（図18）。
- 胆嚢管根部に血管鉗子をかけて縫い代を残してメッツェンバウム剪刀で切離し，断端を5-0あるいは6-0の無傷針付きモノフィラメント吸収糸を用いて縫合閉鎖する（図19）。
- 胆嚢管断端は術中迅速組織診に提出し，癌陽性の場合は肝外胆管切除に切り替える。
- 右肝動脈は総胆管との間を十分に剥離し，さらに末梢で右前区域枝と右後区域枝まで剥離，テーピングしておく。

> **手術のポイント**　術後の胆管狭窄を予防するため，慎重に胆管周囲血管叢を温存する。

3 肝実質離断

- 胆管切除を伴う場合と同様に進めるが，S5グリソン鞘から続けて前区域胆管まで露出したら右側からの離断面とつなげて肝実質離断を終了し，標本を摘出する。後区

11 胆嚢床切除術と全層胆嚢摘出術

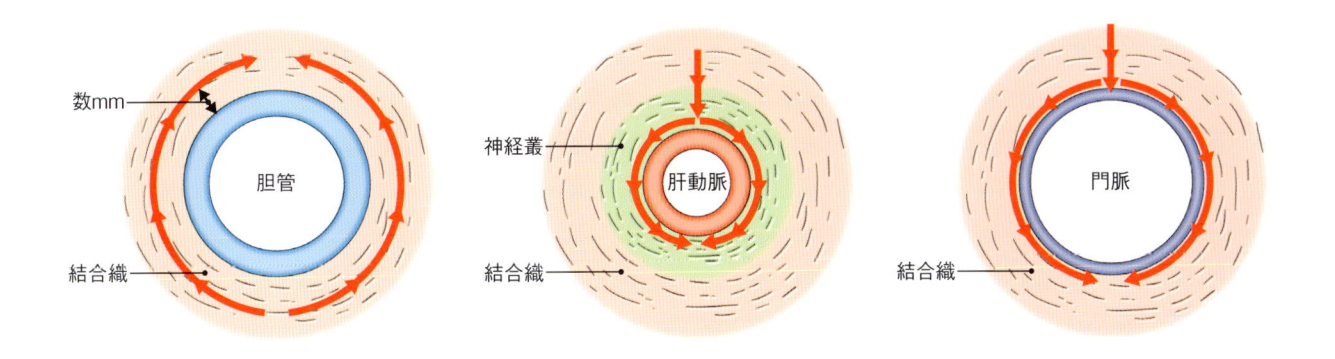

図17 肝動脈，門脈，総胆管周囲の郭清
総胆管は周囲結合織をわずかに遺残させるように郭清する。一方，肝動脈は神経叢と動脈外膜の間を剥離し，門脈は外膜に沿って周囲結合織を剥離する。

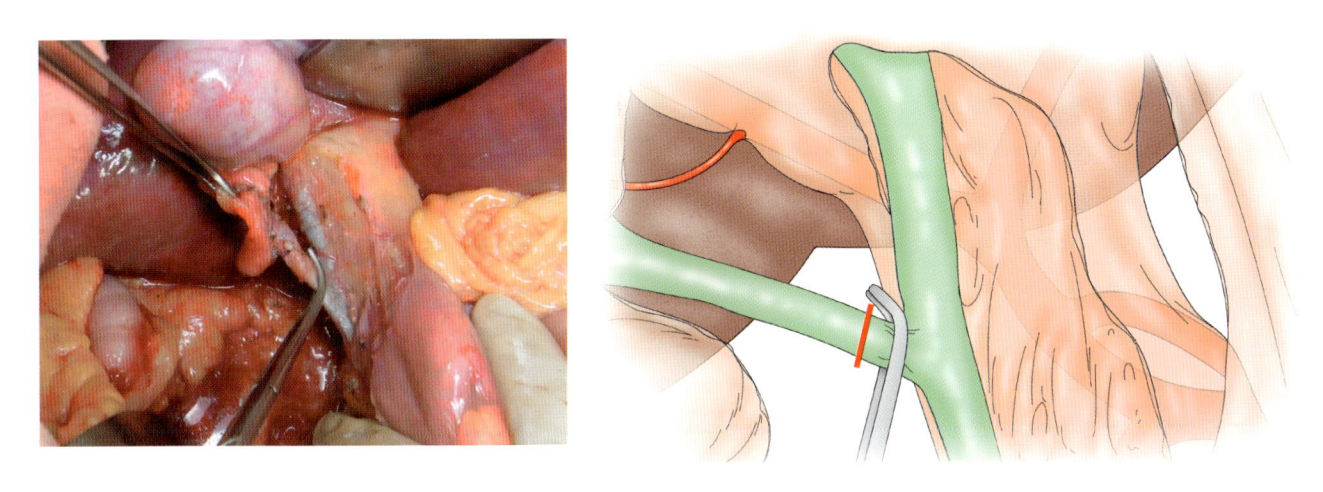

図18 胆嚢管処理の実際
胆嚢管と総胆管の合流部が現れたら，さらに肝側まで剥離した後に胆嚢管に血管鉗子をかけて切離する。

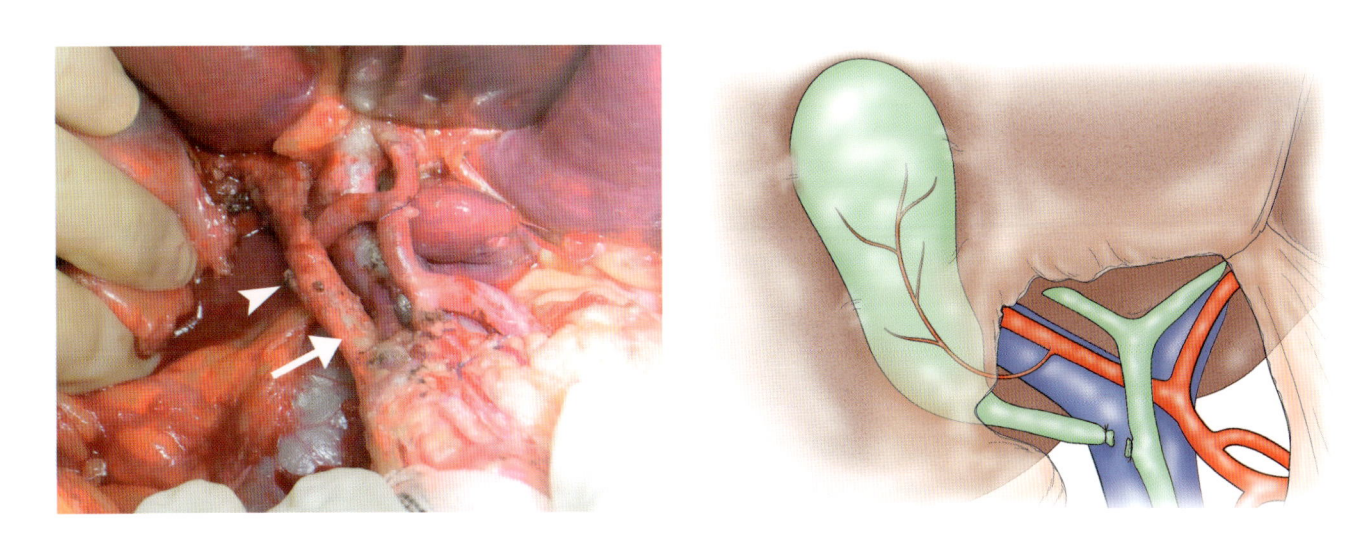

図19 肝十二指腸間膜郭清終了時
総胆管（矢印）周囲にはわずかに結合織を残すように意識する。胆嚢管断端（矢頭）は縫合閉鎖。左肝管の損傷に注意する。

211

手術手技

域グリソン鞘は肝離断面に露出しない(図20)。

4 閉腹
● ドレーンも含めて胆管切除を伴う場合と同様に行う。

術後チェック
● 胆管切除を伴う場合に比較して汚染胆汁が術野に漏出しない分，感染性合併症は少ない。
● 退院後，中長期に胆管狭窄を呈する可能性を念頭において外来フォローを行う。

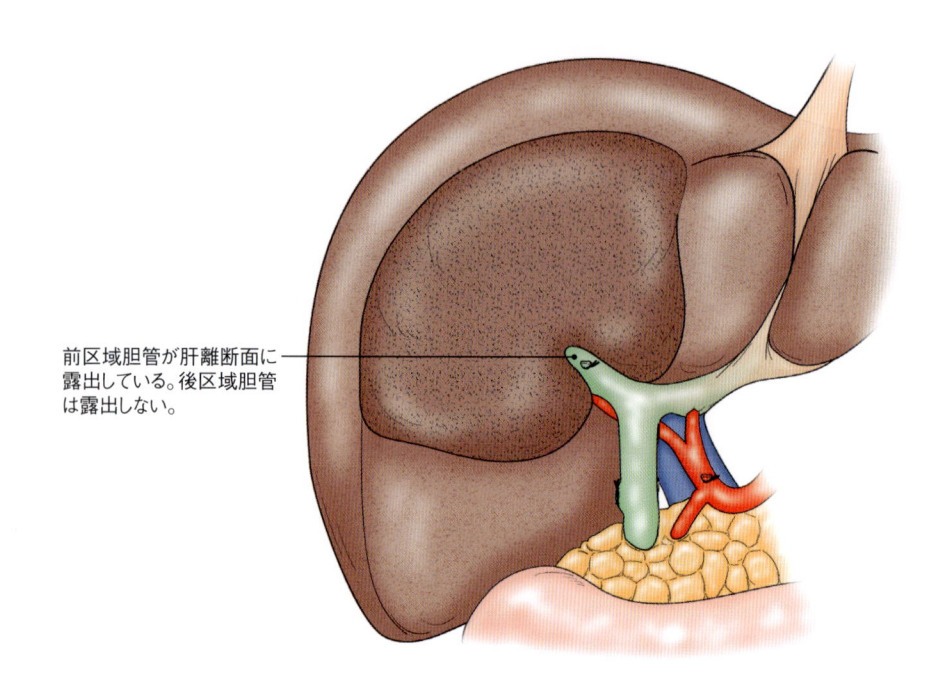

前区域胆管が肝離断面に露出している。後区域胆管は露出しない。

図20 標本摘出後

② 全層胆囊摘出術

手術手順

1. 皮膚切開・開腹
2. Calot's三角処理清
3. 胆囊床剥離
4. 閉腹

手術手技

1 皮膚切開・開腹
● 上腹部正中切開あるいは右肋弓下斜切開にて開腹する。

2 Calot's三角処理
● 通常の胆囊摘出術と同様に胆囊動脈，胆囊管の結紮切離を各々行う(図21)。病変が胆囊管に近接している場合は三管合流部までしっかり剥離して根部で胆囊管を切離する。

11 胆嚢床切除術と全層胆嚢摘出術

- 全症例で胆嚢管断端を術中迅速診に提出している。

3 胆嚢床剥離

- 胆嚢底部から胆嚢床の剥離を行う。通常の胆嚢摘出術で剥離する疎な結合織の層からわずかに肝実質側に入った層で剥離を進める（図22）。
- 層が決まったらペアン破砕法で胆嚢壁に沿って肝実質離断を行う。

手術のコツ　層によっては胆嚢を牽引し，軽く剥離操作を加えるだけで進む。

トラブルシューティング　必ず肝実質から出血するので，電気メスの出力を上げておき，何回かに分けて剥離した面全体を凝固止血する。

- 標本が摘出される。

4 閉腹

- ドレーンは原則として不要である。

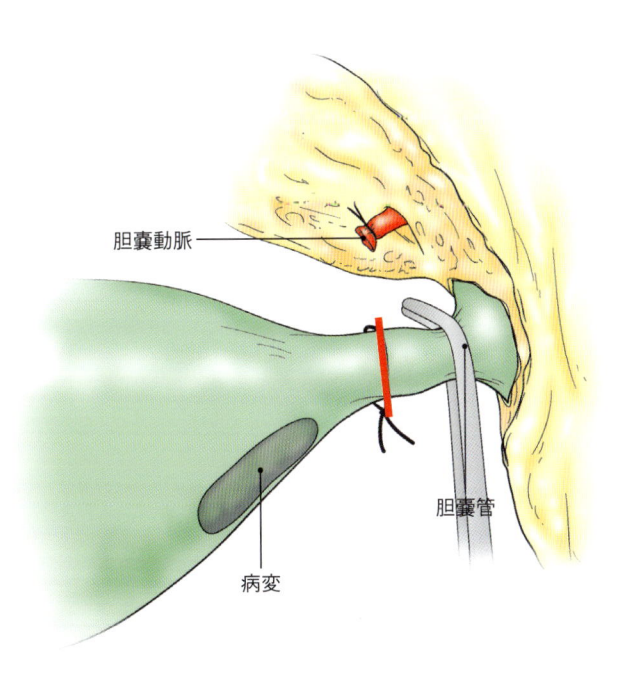

図21 病変が胆嚢頚部に存在するときのCalot's三角処理
総胆管壁がわずかに確認できるところまで胆嚢管周囲を剥離する。

図22 胆嚢床剥離
通常の胆嚢摘出術では可及的に胆嚢壁に近接する（①）ラインを取り，切離面には厚い結合織が残るが，全層胆摘では肝実質が露出する（②）ラインを取る。

文献

1) 日本肝胆膵外科学会：臨床・病理　胆道癌取扱い規約（第6版）．金原出版，2013．
2) Sakamoto Y, et al: Clinical significance of extrahepatic bile duct resection for advanced gallbladder cancer. J Surg Oncol 2006; 94(4): 298-306.

手術手技

12 乳頭部切除術

がん研有明病院消化器センター胆・肝・膵外科　齋浦明夫

適応

①絶対適応
- 乳頭部の前癌病変もしくは腺腫内癌(Ca in adenoma)症例が適応となる[1]。
- 十二指腸乳頭部癌に対する基本術式は膵頭十二指腸切除であり，乳頭部切除の適応となる症例は非常に限定される。
- Oddi括約筋に限局する十二指腸乳頭部癌のリンパ節転移の頻度はきわめて低いが，乳頭部病変の術前診断の正診率は高くないので，それ以外の症例では適応を慎重に行う[2,3]。

②相対適応
- 高齢者などハイリスク症例のT1N0十二指腸乳頭部癌。通常乳頭部癌に対してはリンパ節転移を考慮し膵頭十二指腸切除が適応される。手術リスクが高い乳頭部内に限局する乳頭部癌に対しては，乳頭部切除が相対的適応として考慮可能である。
- 乳頭部切除ではリンパ節郭清を省略することや局所再発が高くなる可能性がある一方，乳頭部切除も繊細な手術であり後述のとおり合併症は皆無ではないので，適応は慎重に行い，注意を要する。

③適応外
- 最近では内視鏡下での乳頭部切除も行われているが，出血・穿孔などの危険を伴うので，がん研有明病院では行っていない。

④注意すべき点
- 本項では最も一般的である経十二指腸的乳頭部切除の手順を示す。今後内視鏡的切除[4]や腹腔鏡下切除の報告が増加すると思われるが，一旦合併症を起こすと致命的になることを肝に銘じておく必要がある。
- 内視鏡的切除では切除範囲が狭く局所再発の高さが問題となり，切除後の膵管胆管十二指腸粘膜閉鎖も行わないので安全性もまだ明らかではない。
- 本術式も含めて，安易な縮小手術はかえって合併症を増加させ腫瘍が遺残する結果となるので，十分に注意して行うべきである。

術前チェック

- 腫瘍条件の精査が最重要である。上部消化管内視鏡，超音波内視鏡を行う。
- 超音波内視鏡では腫瘍範囲がOddi括約筋内に限局しているかどうか観察する。

手術手順

コツは十分な十二指腸の授動と膵臓の露出である。

1. 開腹
2. 十二指腸授動
3. 胆嚢摘出，C-tube留置
4. 十二指腸切開
5. 乳頭部周囲十二指腸全層切開，剥離
6. 膵管胆管十二指腸縫合閉鎖
7. 十二指腸閉鎖
8. 洗浄，ドレーン留置，閉創

手術手技

1 開腹

- 仰臥位で，臍上での上腹部正中切開で開腹する（図1）。

2 十二指腸授動

- Kocher授動を行い，Treitz靱帯の癒合筋膜を剥離する。結腸を十分下方へ移動させる。
- 特に十二指腸と結腸間膜を十分剥離し，できるだけ十二指腸水平脚を引き出しておくことが，良視野での操作および十二指腸縫合閉鎖部の緊張をなくすために重要である。

トラブルシューティング	ほとんど無血管野の疎な組織の剥離であるので，血管や密な組織が出てきた場合は層を誤認しているので注意する。

3 胆嚢摘出，C-tube留置

- 胆嚢摘出は必須ではないが，がん研有明病院ではC-tube留置の目的で行っている。胆嚢管を長く残しながら胆嚢を摘出する（図2）。

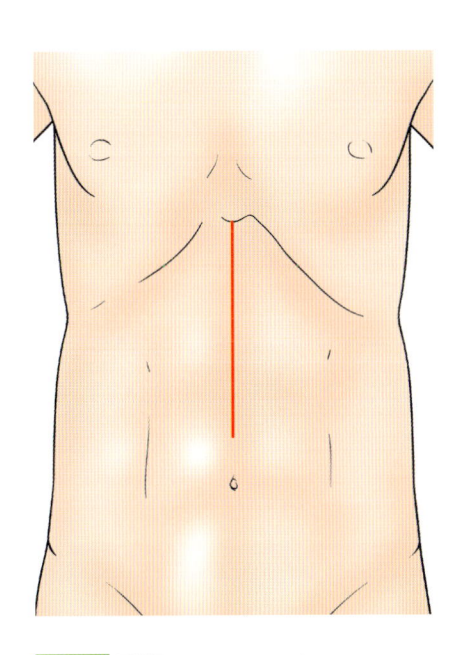

図1 開腹
臍上での上腹部正中切開とする。

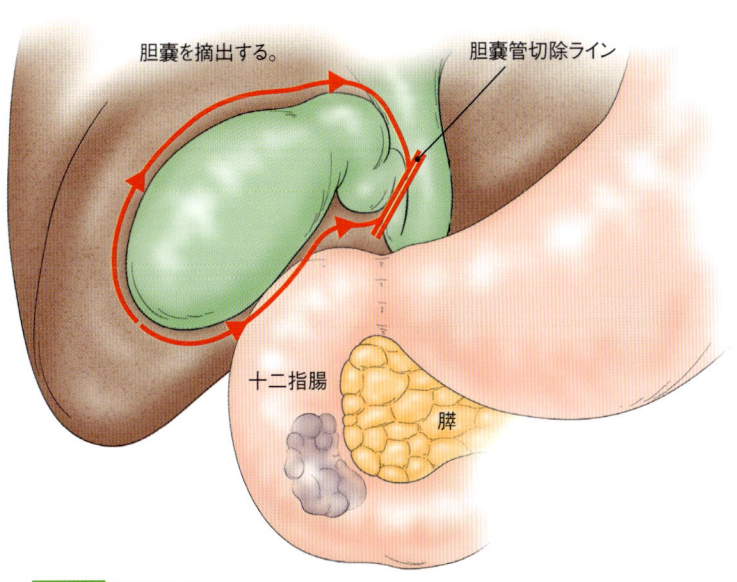

図2 胆嚢摘出

手術手技

- 胆囊管よりC-tube(6Fr アトム栄養カテーテル：アトムメディカル)を留置する。
- チューブの先端が乳頭から少し出る程度で仮固定する。通常7〜10cm程度である。ここで乳頭部が触知できる(図3A)。
- 想定される場所より尾側であることに気付く。

4 十二指腸切開

- 授動した膵頭部の背側に小さなタオルもしくは重ねたガーゼを置く。膵頭部はほとんど体外に近い浅い所まで授動される(図3A)。
- ここで乳頭部の対側で1/2〜1/3周程度短軸方向に十二指腸を開放する。乳頭部腫瘍が直視下に確認される(図3B)。
- 十二指腸開放部周囲にガーゼタオルを敷き，汚染を防ぐ。

5 乳頭部周囲十二指腸全層切開，剥離

- 乳頭部腫瘍からマージンを1cm程度とり電気メスで粘膜にマーキングをする。
- 十二指腸壁に垂直に電気メスで全層切開する。

> **手術のポイント**　膵組織が確認されることが重要であるが，膵組織には切り込まないように注意する。

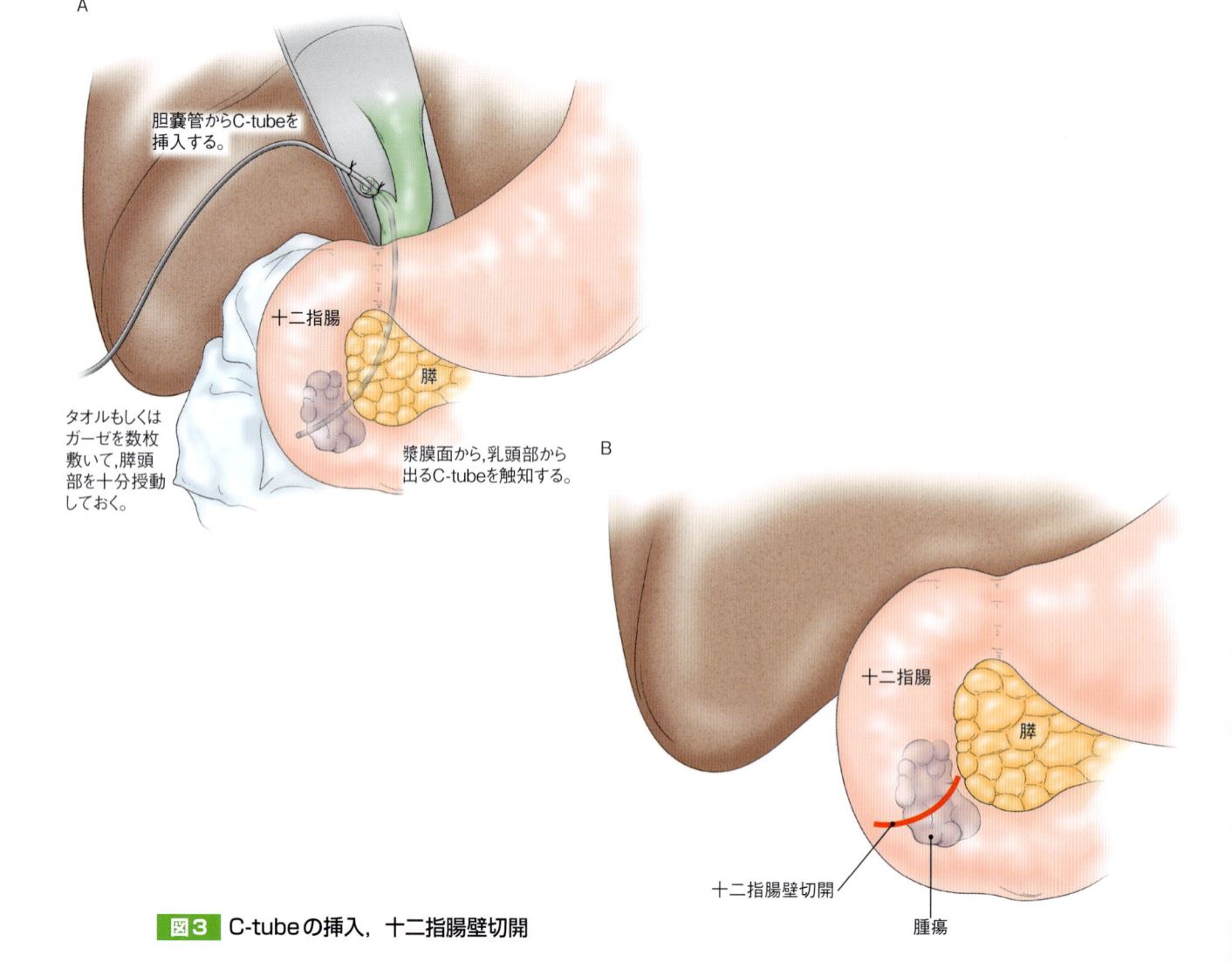

図3 C-tubeの挿入，十二指腸壁切開

12 乳頭部切除術

- 膵組織と十二指腸壁の間は疎な組織であり，剥離が可能である。適宜，針糸で切離周囲十二指腸壁に支持糸で吊り上げながら(図4)，360°十二指腸全層切離し乳頭部と膵臓との間を剥離すると，最後に胆管と膵管が残る(図5)。
- ここを剪刀で鋭的に切離し標本を摘出すると，胆管と膵管が2孔となって確認される(図5)。
- 胆管は太く，またC-tubeを深く入れることで必ず確認できる。
- 膵管は細く，剥離の途中に電気メスで切れてしまっていることもあるので，確認に難渋することがある。注意深く，外科ルーペでよく見れば必ずわかるものである。

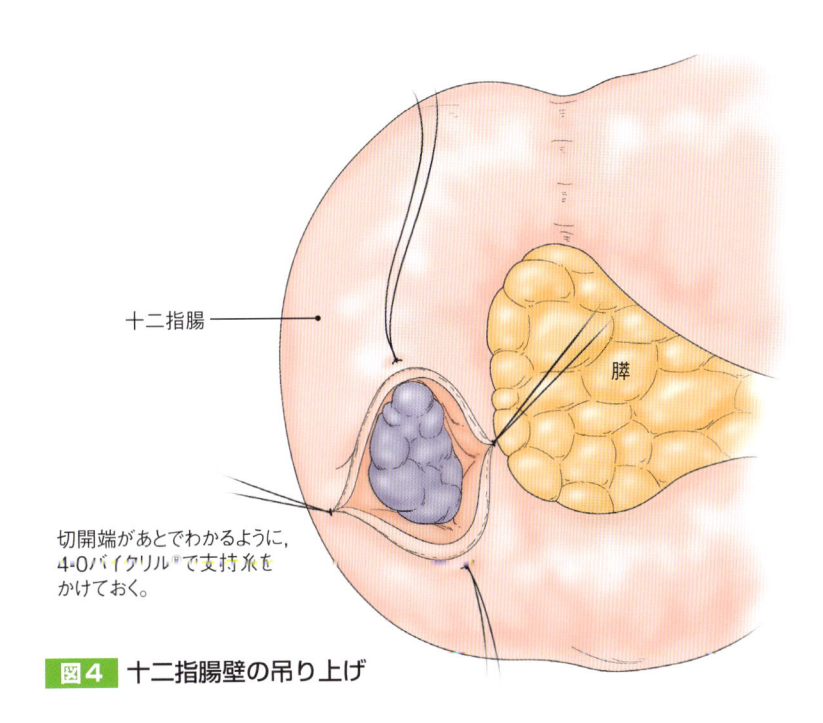

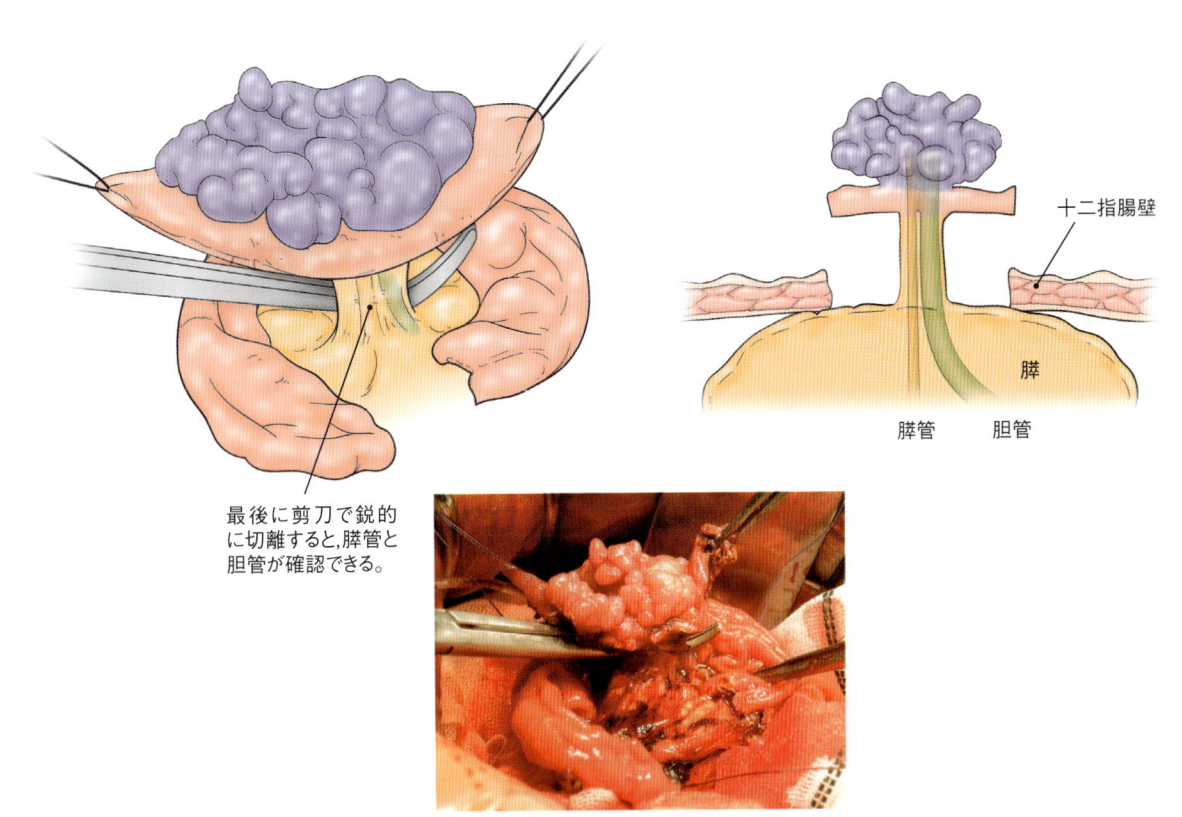

図4 十二指腸壁の吊り上げ

切開端があとでわかるように，4-0バイクリル®で支持糸をかけておく。

図5 乳頭切除の切離ライン

最後に剪刀で鋭的に切離すると，膵管と胆管が確認できる。

手術手技

トラブルシューティング

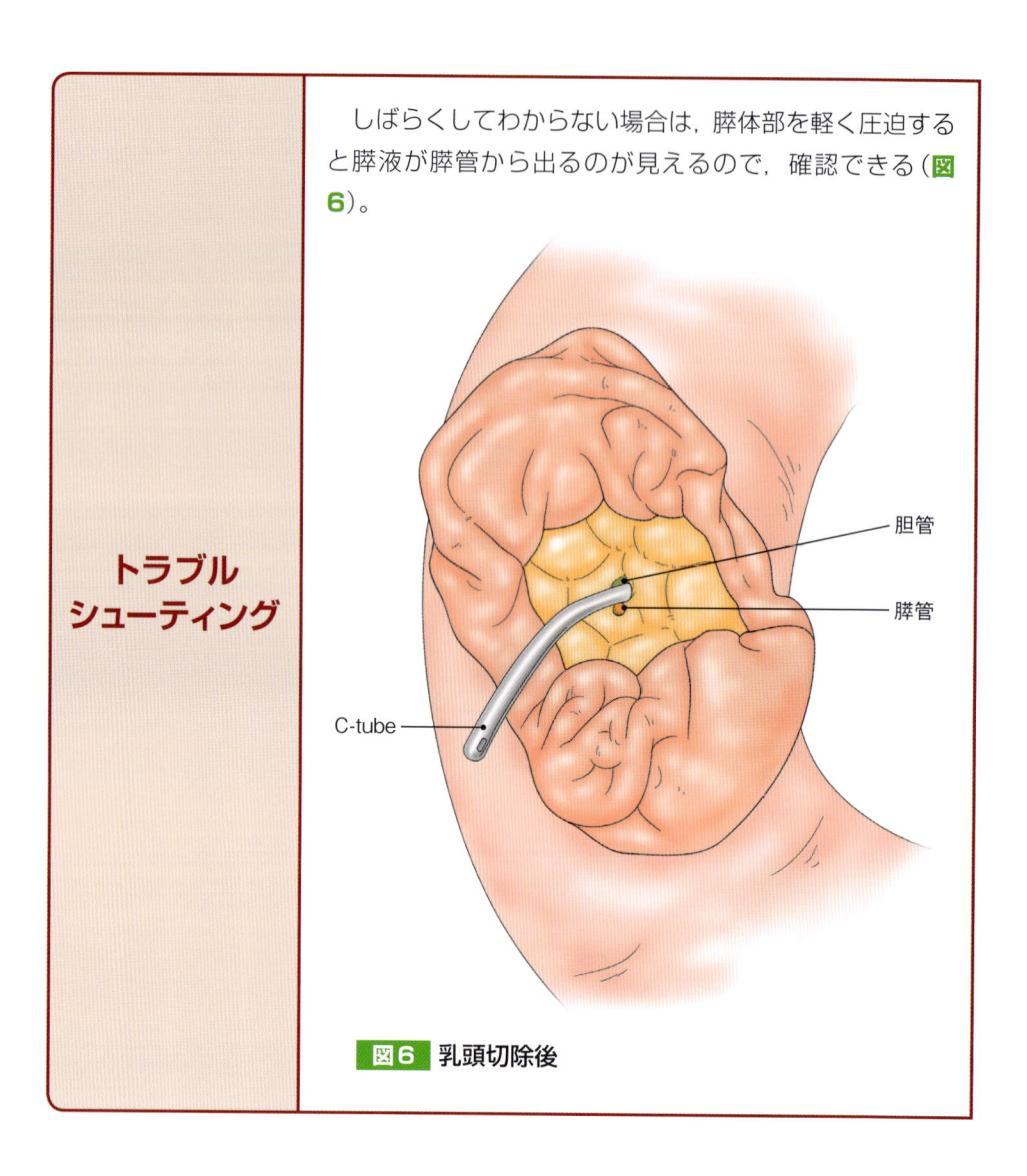

しばらくしてわからない場合は，膵体部を軽く圧迫すると膵液が膵管から出るのが見えるので，確認できる(図6)。

胆管
膵管
C-tube

図6 乳頭切除後

6 胆管膵管十二指腸縫合閉鎖

- 止血を確認する。解放された胆管膵管に周囲十二指腸壁を縫合する。
- 胆管は太いのでまず膵管と十二指腸全層を6-0PDS®を8針程度縫着する(図7)。

手術のコツ

特に膵管と胆管の間に1cmほどの距離がある場合があり，死腔にならないよう運針に気を付ける(図7)。

- 胆管と十二指腸壁は5-0マクソン™で8針ほど縫着する(図8)。胆管にはC-tubeを伸ばし，胆管から1cm程度出して胆嚢管で固定する。
- 膵管には4Fr節つき膵管チューブの先端を切り，十二指腸と膵管を縫着した6-0PDS®で固定する。膵管チューブが迷入しないように，節が十二指腸内になるように固定する(図9)。

12 乳頭部切除術

図7 膵管十二指腸全層縫合

図8 胆管十二指腸全層縫合

胆管と膵管の間も数針かける。

6-0PDS®

5-0マクソン™

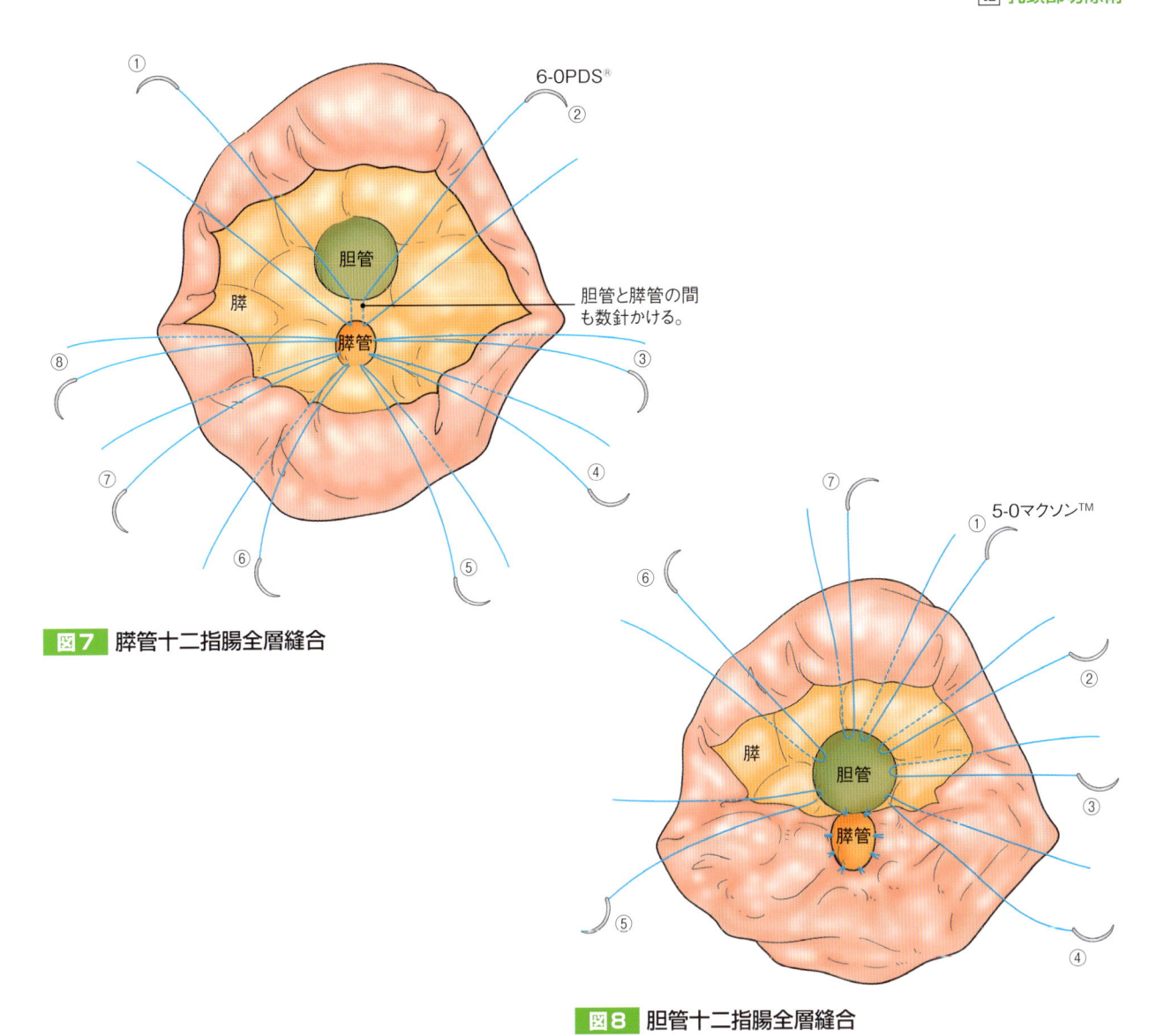

膵管チューブ（4Frの節付きチューブ）迷入しないように，節が十二指腸内になるようにする。

C-tube

胆管

膵管

図9 ステントチューブ固定

219

7 十二指腸閉鎖

- 開放された十二指腸をAlbert Lembert吻合で閉鎖する（図10）。
- 最初はかなり大きく解放されたようにみえるが，両側の数針を粘膜側から4-0バイクリル®で，全層結節縫合で閉鎖すると容易に閉鎖可能な状態となる。
- あとの全層縫合は結節でも連続でもよい。漿膜筋層縫合を結節縫合で加え閉鎖完了となる。

8 洗浄，ドレーン留置，閉創（図11）

- 生理的食塩水3,000mlで腹腔内を洗浄し，8mmソフトプリーツドレーン®をWinslow孔に留置し，閉創する。

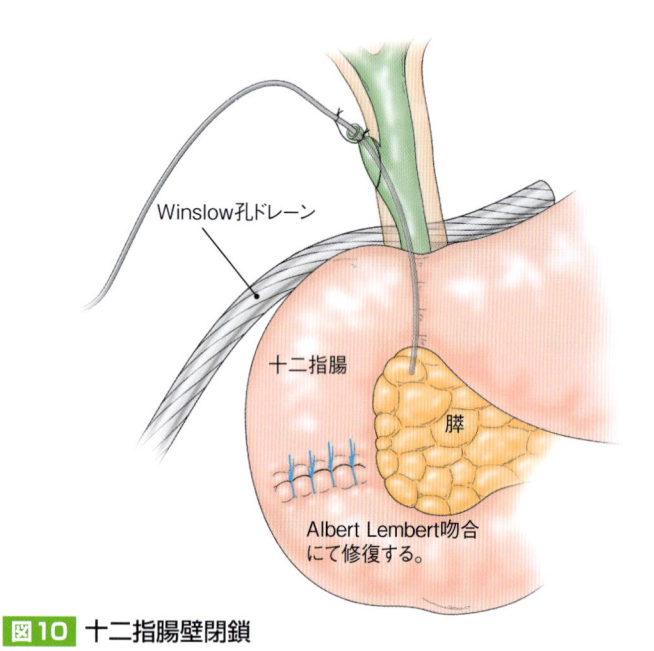

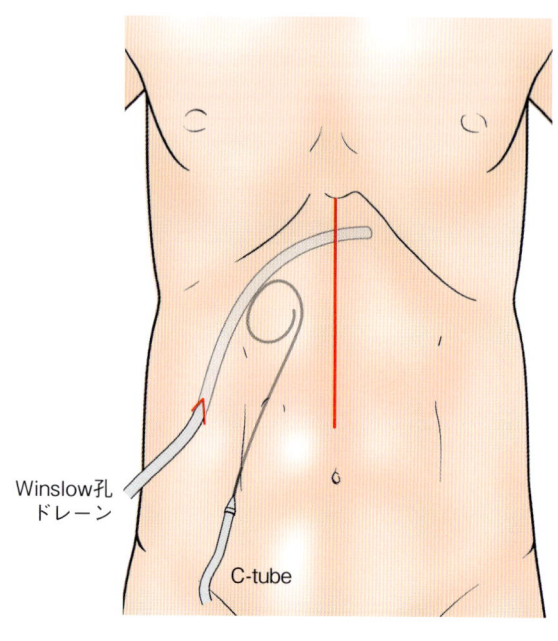

図10 十二指腸壁閉鎖

図11 閉創

術後チェック

- 術後早期にはドレーンを監視し出血の有無やドレーンアミラーゼを採取し膵液瘻，縫合不全がないかをチェックする。
- ルーチンでの胃管留置の必要はないが，嘔吐があり，胃拡張が認められれば胃管を留置する。ドレーンは問題なければ4日目に抜去する。
- 飲水は数日後より開始し，飲水開始数日後に問題なければ食事を開始する。
- 食事開始前には念のため胃透視を行い十二指腸の流れを確認する。停滞するようであれば食事開始を遅らせる。
- 順調にいけば1～2週間で退院となる。
- C-tubeはドレーン抜去後にクランプする。術後1カ月後に外来で抜去する。
- 膵管チューブはロストチューブであり，留置しておいて問題ないが，がん研有明病院では術後1カ月後に内視鏡で確認し，内視鏡下に抜去している。

文献

1) Klein P, et al. Is local excision of pT1-ampullary carcinomas justified? Eur J Surg Oncol 1996; 22: 366-71.
2) 大久保裕直，ほか．十二指腸乳頭部癌の診断—画像診断の対比と評価—．胆と膵 2003; 24: 3-8.
3) 伊藤 啓，ほか．超音波内視鏡による乳頭部癌の進達度診断．胆と膵 2003; 24: 9-13.
4) Bohnacker S, et al. Endoscopic resection of benign tumors of the papilla of vater. Endoscopy 2006; 38: 521-5.

Ⅲ. 術後合併症の処置

1. 膵液瘻に対する管理
2. 胆汁瘻に対する管理
3. 胃内容排泄遅延（DGE）
4. 神経性下痢に対して
5. 術後出血に対する処置
6. 膵内分泌・外分泌機能不全に対する処置（糖尿病，脂肪肝に対して）

術後合併症の処置

1 膵液瘻に対する管理

静岡県立総合病院外科　高橋道郎

　膵切除後における膵液瘻は，仮性動脈瘤形成からの出血，消化管穿孔など，重篤な合併症につながりうる。手術手技，周術期管理の向上，新しいデバイスの開発などにより，膵液瘻の発生頻度は改善しているものの，発生率がゼロになることはない。できうる限りの発生および重症化の予防を講じる必要がある。がん研有明病院におけるInternational Study Group of Postoperative Pancreatic Fistula（ISGPF）[1]による膵液瘻 Grade B，C（表1）の発生率はそれぞれ22.7％，2.0％であった。本項では現在がん研有明病院で行われている，膵液瘻に対する管理を述べる。

表1　ISGPFによる術後膵液瘻の診断と重症度分類（文献1より引用）

診断

術後3日目以降において，ドレーン排液のアミラーゼ濃度が血清アミラーゼ濃度の3倍より高値であること

重症度分類

Grade	症状
A	一時的な膵液瘻。術後経過に影響を及ぼさない。
B	抗菌薬投与やドレーンの位置調整を必要とすることがある。在院日数が延長することが多い。
C	全身状態が不良であり，新たな経皮的ドレナージや再手術を要することがある。

膵切除後のドレーン管理

　ドレナージチューブは，いずれもクリオドレーンバック®（図1）に接続し，低圧持続吸引としている。この際，過度の陰圧が生じないようにバルーン球は半分程度だけ凹ませるようにしている。ドレーンアミラーゼ値は術後5日目まで連日測定している。ドレーン培養は術後1日目に提出している。術後3日目のドレーンアミラーゼ値が上昇なく，ドレーン培養の結果も陰性であれば，術後3日目夕方もしくは術後4日目にドレーンを抜去している。膵液瘻を認めるためドレーンを継続して留置する場合は，術後7日目を目途に，透視下にガイドワイヤーを用いて，ファイコン酸素カテーテル®などの，

図1　クリオドレーンパック®
バック上部の球体を凹ませることで，低圧持続陰圧吸引が可能となる。

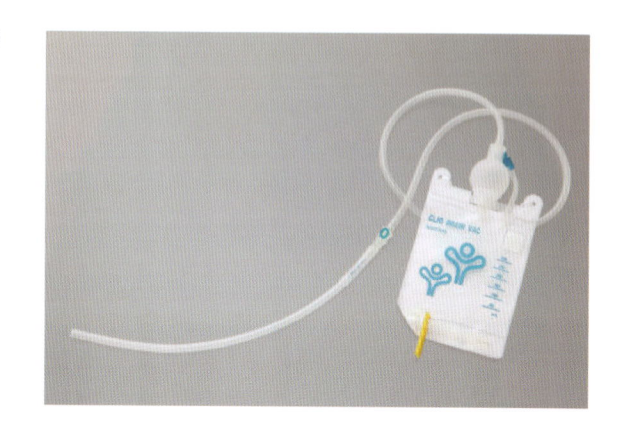

先端が比較的軟らかいドレーンに交換している。

膵液瘻の管理

　膵液瘻と診断されドレーン留置している場合は，排液の性状（血液が混じっている，感染兆候を呈している）および量（急な増減はないか）に注意する。定期的にX線検査を行い，チューブ位置を確認しておく。

　またドレーン抜去後から膵液瘻が顕在化することがある。術後7〜14日目にかけての突然の発熱，炎症反応の上昇は要注意であり，まずはベッドサイドで超音波検査を行う。膵頭十二指腸切除後の場合，外側区の肝下面に液体貯留がみられることが多い（**図2**）。膵尾側切除の場合は，左横隔膜下の液体貯留として確認可能だが，横隔膜を介してみられる左胸水も有用な所見である。これらが認められた場合は，速やかにダイナミックスタディによる造影CTを行う。

膵液瘻の治療

　液体貯留腔を認めた場合は，速やかにドレナージを検討する。体表から近い場合は，正中創からのアプローチによる用指的ドレナージや，経皮的に穿刺ドレナージを行う。深部に位置する場合は，全身麻酔下開腹ドレナージも厭わない。

　ドレナージ後も定期的に造影検査を行い，病変の広がりを把握する。排液量が減少し，瘻孔が安定してきたら，こまめに洗浄を行う。

　排液アミラーゼの濃度が高い場合は，プリーツドレーンにアトム多用途チューブ®などの細いチューブを沿わせて挿入し，そこから生理食塩水を持続注入し，プリーツドレーンからの排液を，メラサキューム®などにより間欠的に持続吸引しながら24時間洗浄していく。

　膵液瘻に伴う皮膚発赤・びらんに対しては，リモイス®バリアをこまめに塗布することで，管理しやすくなった。

　たとえ膵液瘻によるドレナージが良好にコントロールされているとしても，予想外の部位に膿瘍腔が形成されたり，仮性動脈瘤や門脈血栓を認めたりすることもあるため，症状はなくとも，一定の間隔でCTを撮影することで，早期発見に努めている。

図2　膵頭十二指腸切除後の膵液瘻
肝外側区域尾側，正中創直下に液体貯留腔を認める。（左：超音波，右：CT）

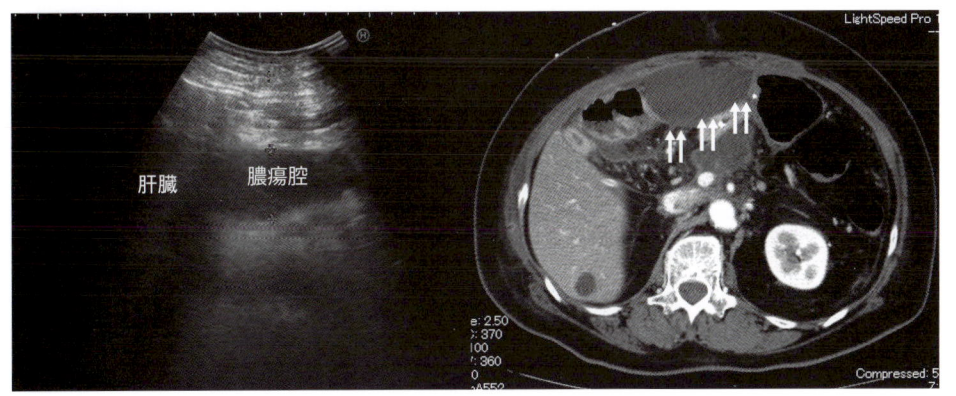

文献

1) Bassi C, et al: Postoperative pancreatic fistula: an international study group(ISGPF)definition. Surgery 2005; 138(1): 8-13.

術後合併症の処置

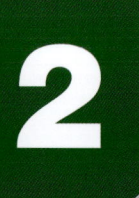

2 胆汁瘻に対する管理

がん研有明病院消化器センター肝・胆・膵外科　田中真之

　胆膵領域手術における術後胆汁瘻は，胆道再建を伴う胆管空腸吻合部からの胆汁瘻，肝離断面からの胆汁瘻があり，難治性および胆道狭窄の原因となりえ，さらには長期予後にも悪影響を及ぼすことが報告されている。特に胆道癌の術後に多く，胆汁は膵液と混和することで組織障害性が増悪するため，ときに致死的合併症を引き起こすことがある。また，術前胆道ドレナージ症例が多く，感染のハイリスクとなるため，対策・管理を熟知しなければならない主要合併症の1つである。

胆汁瘻の定義と分類

　国際肝臓外科グループ（ISGLS；International Study Group of Liver Surgery）の定義では，術後3日目以降にドレーン排液の血清ビリルビン濃度が血清の3倍以上もしくはドレナージを要する胆汁性液体貯留と定義され，胆汁瘻を客観的に評価できる[1]。また，胆汁瘻は3パターン（①肝離断面からの胆汁瘻，②吻合部からの胆汁瘻，③孤立性胆管からの胆汁瘻）に分類できる（図1）。①，②についてはドレーンなど（胆道内瘻ドレナージを含む）で保存的治療にて軽快することが多いが，③については低頻度であるものの難治性である。③は，後区域枝左胆管合流タイプなど胆管走行破格に伴う胆汁瘻も含まれ，術前画像評価で防げるものもあるが，一旦発症すると再開腹を要するなど保存的治療では対応できないことが多い（表1）。

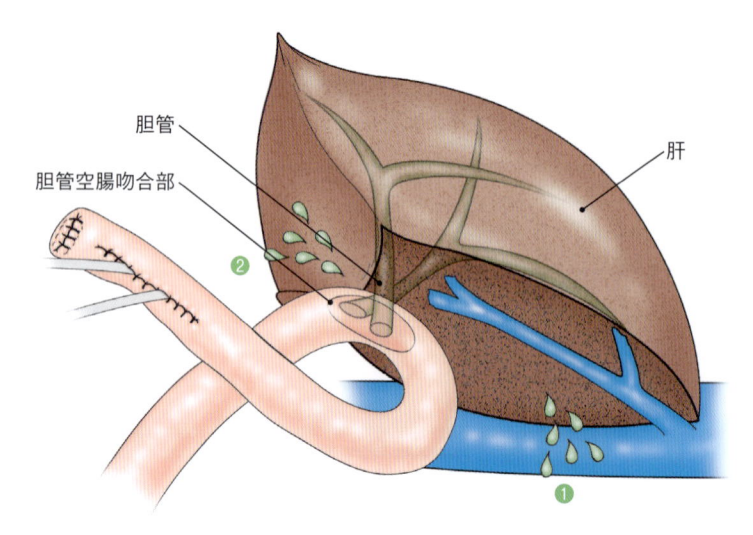

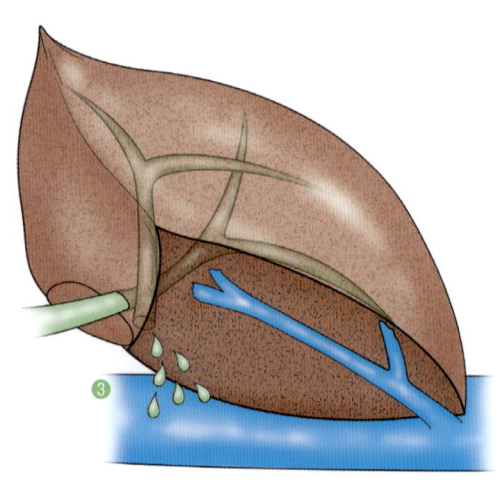

図1　術後胆汁瘻
❶：肝離断面からの胆汁瘻
❷：胆管空腸吻合部からの胆汁瘻
❸：孤立性胆管からの胆汁瘻

2 胆汁瘻に対する管理

表1 胆汁瘻の分類

Grade A	Grade B	Grade C
臨床経過に影響なし。	積極的治療を要するも再開腹の必要なし。	再開腹を要する。

胆汁瘻の管理

　胆道再建を伴う胆膵領域手術においては胆管外瘻チューブとドレーンを術中挿入する。術後連日胆管外瘻チューブの排液量，ドレーン排液量およびドレーン排液の血清ビリルビン値・アミラーゼ値を測定し，モニターしている。特に胆管外瘻チューブの閉塞に留意しながら管理を行う。術後3日目にISGLSの胆汁瘻の定義を満たさなければドレーン抜去の方針としているが，抜去タイミングは症例ごとに検討している。胆汁瘻が疑われる症例では術後7日目に透視下に瘻孔の評価および8Frファイコン®ドレーン（富士システムズ）への交換を行い，ドレーン側溝の位置を含め，ドレナージ良好となるよう調整している。

　胆道癌においては神経叢郭清された動脈の近傍をドレーンが走行するため，ドレーン交換は透視下に慎重に行っている。ドレナージ不良域についてドレーン造影，超音波，CTで適宜評価し，週1～2回を目安にドレーンの位置調整を行い，瘻孔化を図っている。また，胆管外瘻チューブ抜去タイミングについては術後14日目以降とし，かつ胆汁瘻が改善した時点としている。

文献

1) Koch M, et al: Bile leakage after hepatobiliary and pancreatic surgery: A definition and grading of severity by the International Study Group of Liver Surgery. Surgery 2011; 149(5): 680-8.

術後合併症の処置

3 胃内容排泄遅延（DGE）

がん研有明病院消化器センター肝・胆・膵外科　**松木亮太**

　膵切除術後や左肝切除術後に認められる比較的頻度の高い合併症の1つ。致命的な合併症ではないが、経口摂取開始の遅延や中断が余儀なくされ、症状改善までに長い時間を要することが多い。

DGEの分類

　胃内容排泄遅延（DGE；delayed gastric emptying）はISGPS（International Study Group of Pancreatic Surgery）で定義されており、術後の経鼻胃管（NGT；nasogastric tube）の挿入期間、NGTの再挿入の必要性、固形物摂取不能期間でGrade A, B, Cに分類される[1]（**表1**）。

DGEの原因

　以下に記すものが原因として考えられているが、いまだわかっていないことが多い。膵液瘻や腹腔内感染がある場合、DGEの頻度は高い[2,3]。
①十二指腸切除に伴う消化管ホルモン（モチリン）の欠損
②血管処理による幽門輪付近の虚血
③迷走神経切離
④術後の幽門輪の攣縮
⑤術後の胃の変形
⑥膵液瘻、腹腔内膿瘍等の術後合併症による腸管麻痺

DGEの予防

　がん研有明病院では、膵頭十二指腸切除術の場合は前結腸経路で胃空腸吻合、十二指腸空腸吻合を施行している[4]。
　また、術後の胃の変形・屈曲がDGEの原因の1つであり、前結腸経路で吻合した胃空腸吻合、十二指腸空腸吻合が屈曲せず、垂直に足側に落ちるように配置することに留意している。
　がん研有明病院では膵頭十二指腸切除術において、ルーチンで小腸瘻を挿入しているが、挿入部位と固定の場所を工夫することで、術後の胃の変形を予防している。

表1　DGEの分類（ISGPS）（文献1より引用）

Grade	NGT挿入期間 再挿入	固形物摂取不能期間	嘔吐, 腹部膨満	蠕動促進薬の使用
A	4〜7日間 術後3日目以降	術後7日間 （14日を超えない）	±	±
B	8〜14日間 術後7日目以降	術後14日間 （21日を超えない）	+	+
C	14日を超える 術後21日目以降	21日を超える	+	+

NGT：nasogastric tube

膵体尾部切除術の場合は，胃が背側に落ち込むことで変形し，DGEを引き起こすことがある。がん研有明病院では，左結腸を授動し，胃の背側に結腸を配置することで，胃の背側への落ち込みを予防している。

左肝切除術後は肝切除部に胃が落ち込むことでDGEが発生する。閉腹時に，胃大弯の大網を数カ所腹壁に固定することで落ち込みを予防している。

DGEの治療

①消化管の安静
②消化管の減圧による症状緩和
③蠕動促進薬の投与（モサプリドクエン酸塩（ガスモチン®），エリスロマイシン，など[5]）

腹腔内感染に伴う二次的なDGEに対しては，炎症改善のため抗菌薬投与やドレナージ等が優先される。

おわりに

DGEは一度起こると，症状改善までにしばしば長い時間を要し，また経口摂取再開後に症状の再燃を認めることもある。DGEの起きやすい膵切除術後や左肝切除術後は患者に無理して食べないように指導することも重要である。

文献

1) Wente MN, et al: Delayed gastric emptying (DGE) after pancreatic surgery : A suggested definition by the International Study Group of Pancreatic Surgery (ISGPS). Surgery 2007; 142: 761-8.
2) Horstmann O, et al: Pylorus preservation has no impact on delayed gastric emptying after pancreatic head resection. Pancreas 2004; 28: 69-74.
3) Riediger H, et al: Delayed gastric emptying after pylorus-preserving pancreatoduodenectomy. J Gastrointest Surg 2003; 7: 758-65.
4) Tani M, et al: Improvement of delayed gastric emptying in pylorus-preserving pancretioduodenectomy: results of a prospective, randomized, controlled trial. Ann Surg 2006; 243: 316-20.
5) Yeo CJ, et al: Erythromycin accelerates gastric emptying following after pancreaticoduodenectomy. A prospective, randomized, placebo-controlled trial. Ann Surg 1993; 218: 229-37.

術後合併症の処置

4 神経性下痢に対して

がん研有明病院消化器センター肝・胆・膵外科　市田洋文

神経性下痢の臨床像

　膵癌の手術で，上腸間膜動脈周囲神経叢半周郭清（図1）を行った場合，神経性下痢をきたすことがある。原因としては小腸と近位大腸の脱神経や，リンパ節郭清に伴うリンパ管のうっ滞により消化吸収障害を起こすことが挙げられる。臨床像としては，経口摂取が開始されてから顕在化し，食べるとすぐに軟便～水様便の排泄がみられることが多い。下痢を放置すると各種栄養素，電解質，水分の喪失を伴い本来の病態を悪化させる可能性があるだけでなく，肛門周囲のびらん，褥瘡の発生など，患者のQOLを大きく損なう原因となる。

対　策

　下痢の兆候がみられたら，十分な補液を行い脱水に陥らないようにするとともに，止痢剤を投与する。まず天然ケイ酸アルミニウムとタンニン酸アルブミンをそれぞれ1日3g（分3，毎食後）から開始し1日9gまで増量する。通常の止痢剤で不十分な場合は，アヘンチンキ（100mg/ml）を1日0.9ml（分3，毎食後）から開始し適宜増量する。アヘンチンキ開始時には天然ケイ酸アルミニウム，タンニン酸アルブミンは中止する。患者には使用する前に医療用麻薬である点を十分説明し，便秘となる場合は1回量を減らし，場合によっては中止する。

他の要因による下痢との鑑別（表1）

1 経腸栄養による下痢

　がん研有明病院では膵頭十二指腸切除後には，留置した腸瘻より術後2日目から成分栄養剤による経腸栄養を開始（300ml/日から開始し経口摂取量によって増減する）している。通常300mlを8時間で投与するが，下痢があった場合，その投与速度を落とす（300mlを10～12時間で投与），もしくは投与を中止することによっても改善がみられることがある。

2 抗菌薬関連腸炎による下痢

　膵癌の術後では膵液瘻関連の感染症が頻発し，抗菌薬関連腸炎（クロストリジウム・ディフィシル＜CD；*clostridium difficile*＞関連腸炎，急性出血性腸炎，MRSA腸炎）による下痢との鑑別が必要となることもある。広域抗菌薬を長期にわたって使用している場合には便培養，便中CDトキシンの測定を行い，上記抗菌薬関連腸炎を除外することが必要である。

4 神経性下痢に対して

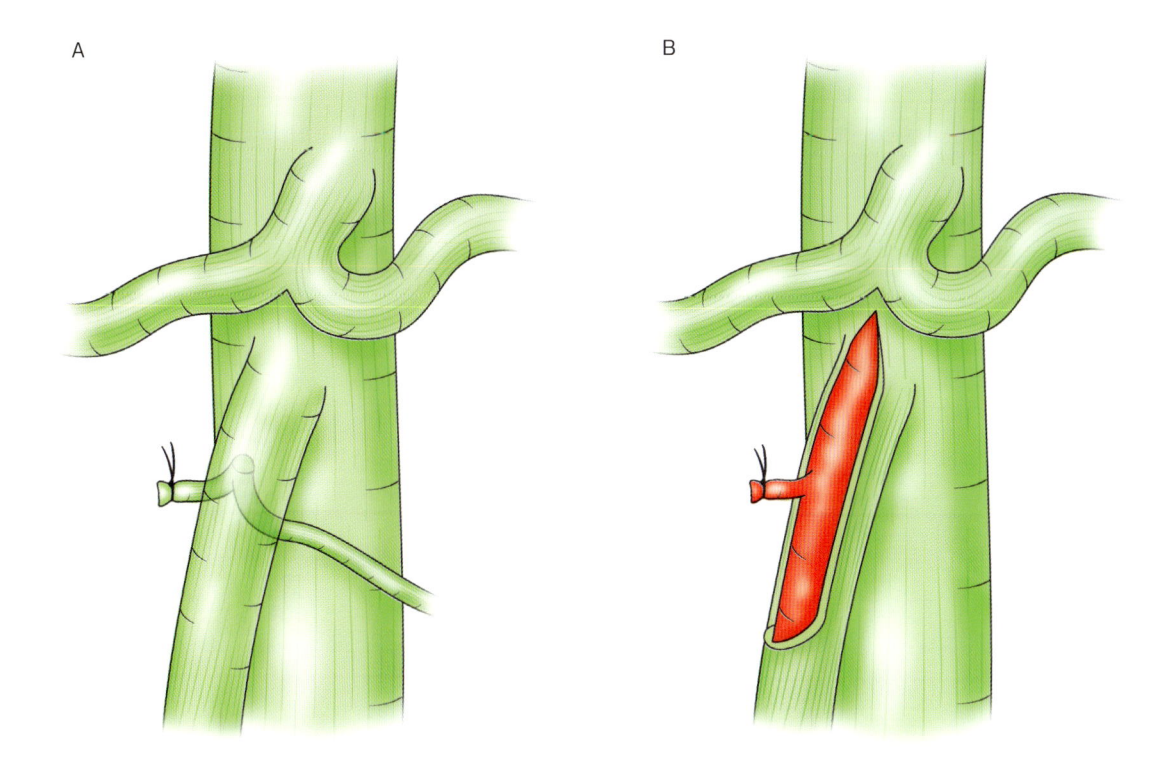

図1 上腸間膜動脈右縁までの郭清(A)と上腸間膜動脈周囲神経叢半周郭清(B)
Bの場合に神経性下痢をきたすことが多い。

表1 術後下痢の鑑別

術後下痢の種類	特徴的所見	対策
神経性下痢	食事を摂取するとすぐにみられる軟便～水様便	止痢剤の投与
経腸栄養による下痢	経腸栄養開始後にみられる軟便～水様便	経腸栄養の速度を落とす
抗菌薬関連腸炎による下痢	抗菌薬投与中にみられる軟便～水様便,血便腹痛,発熱を伴うことがある	投与中抗菌薬の中止 絶食 適正抗菌薬内服開始

229

術後合併症の処置

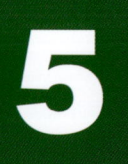

5 術後出血に対する処置

がん研有明病院消化器センター肝・胆・膵外科　松村　優

　胆膵外科にとって術後出血，特に腹腔内の動脈出血は最も重大な合併症である。術後24時間以内の早期出血と24時間以降の後期出血に分かれるが，本項ではより特徴的な後期出血について述べる[1]。後期出血は主に膵液瘻に関連し，血管壁が脆弱となることに起因する仮性動脈瘤の形成が原因である[2]。仮性動脈瘤の破裂は大量出血を招き，出血性ショックから死亡する危険性が高く，出血性ショックを乗り切ったとしても肝不全や再出血で致命的な経過をたどる可能性がある[3]。術後出血による死亡を避けるには手術手技と術後管理双方に細心の注意を払う必要がある。

原　因

- 膵液瘻：膵切除はもちろんであるが，膵周囲リンパ節郭清も原因となりうる。膵切除を施行していなくてもドレーンのアミラーゼは必ず確認する。
- 胆汁瘻：胆管再建をした場合は特に注意が必要である。膵液瘻と同時に起こると膵液の活性化により出血の危険性が上がる。
- 感染：膵液を活性化させる最大の要因である。
- 動脈周囲神経叢郭清：胆膵の手術はしばしば動脈周囲の神経叢の郭清を伴う。この場合血管は特に破綻しやすくなる。必要のない神経叢郭清は控える。

対　策

- 適切なドレナージ：膵臓，特に正常膵の手術では膵液瘻は避けられない合併症であり，発症後はいかに限局化させて収束させるかが鍵となる。ドレーンは吻合部周囲や膵周囲のドレナージが最も有効となるよう細心の注意を払って留置する。
- 動脈被覆：動脈周囲を肝円索で被覆するなどの工夫も有効な可能性がある。また，小網周囲のアーケードを温存することや肝授動を最小限にすることも，動脈塞栓を行った際には肝血流の保険となる。
- 早期発見：ドレーン排液の変化には細心の注意を払う。漿液性の排液が淡血性に移行した場合，出血の予兆である可能性がある。出血を疑った場合は迷わずダイナミックCTの撮影を施行すべきである。

治　療

- 血管造影，塞栓：CTにて動脈瘤を認めた場合や出血源不明の腹腔内血腫を認めた場合，第1選択は血管造影である[2]。すでに出血してしまっている場合でも，循環動態を保ちつつ人員を集め，緊急血管造影の手配等を迅速に進める。また，ドレーン刺入部を強く圧迫し腹腔内圧を高めることも出血のコントロールをするうえで重要である。血管造影にて確認された動脈瘤や活動性の出血に対しては，塞栓術が可能であれば施行している（図1）。手技中に大量出血する可能性があるため，2本以上の静脈ラインの確保，輸血やポンピングの準備を行っておく。
- 開腹止血ドレナージ：血管造影および塞栓術にて止血が得られない場合や出血源が不明な場合は再手術へ踏み切る。塞栓術で止血が得られた場合でも膵液瘻のドレ

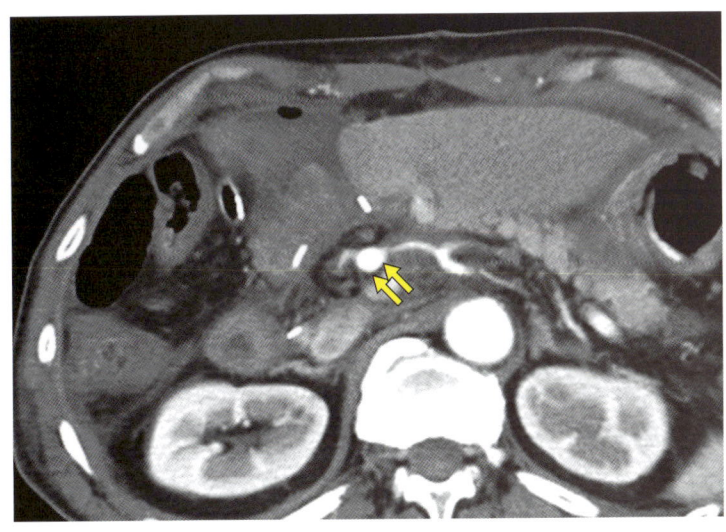

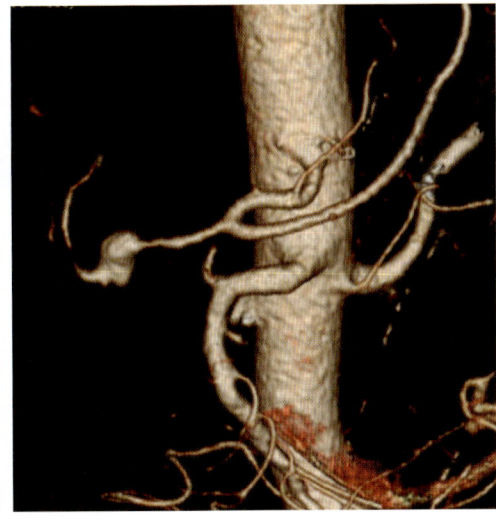

図1 胆管癌に対する右肝切除合併膵頭十二指腸切除（術後7日目）

ドレーン排液が淡血性となった症例。右肝動脈断端に仮性動脈瘤を認める（矢印）。
同日コイル塞栓を施行した。

ナージが不良な場合や大量の血腫を認める症例では再手術を行い，腹腔内のドレナージとドレーンの再留置を行っている。膵液瘻が原因であった場合は持続洗浄が可能なようにドレーンを留置している。

● 止血後の注意点：止血後も肝不全への移行や再出血の可能性があり警戒が必要である。また，動脈塞栓により肝動脈血流の低下を招いた症例では，肝膿瘍の形成や胆管狭窄および縫合不全を起こしうるので注意する[4]。

胆膵外科において術後出血は一定の頻度で起きうる合併症である。24時間出血に対する対応が可能な環境でなければ手術の施行自体を避けた方が賢明であろう。胆膵の手術において信頼のおけるradiologistは不可欠であり，外科医に手控えない手術を可能とさせる重要な存在である。

文献

1) Wente MN, et al: Postpancreatectomy hemorrhage (PPH): an International Study Group of Pancreatic Surgery (ISGPS) definition. Surgery 2007; 142: 20-5.
2) Schäfer M, et al: Management of delayed major visceral arterial bleeding after pancreatic surgery. HPB 2011; 13: 132-8.
3) Sanjay P, et al: Late post pancreatectomy haemorrhage. Risk factors and modern management. JOP 2010; 11: 220-5.
4) Cho SK, et al: Ischemic liver injuries after hepatic artery embolization in patients with delayed postoperative hemorrhage following hepatobiliary pancreatic surgery. Acta radiologica 2011; 52: 393-400.

術後合併症の処置

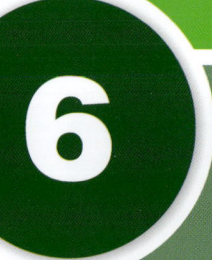

6 膵内分泌・外分泌機能不全に対する処置（糖尿病，脂肪肝に対して）

JR東京総合病院消化器外科　竹村信行

　膵臓は内分泌・外分泌機能を担う臓器であり，膵癌・胆道癌に対する膵切除を伴う手術において，内分泌・外分泌機能の低下をきたすことがある。内分泌機能の低下は糖尿病を，外分泌機能の低下は脂肪吸収障害や脂溶性ビタミンの吸収障害による低栄養性脂肪肝をきたす。また，全膵機能が喪失する膵全摘後には特殊な管理が必要である。本項では，がん研有明病院での膵切除後の糖尿病，低栄養性脂肪肝に対する処置について述べる。

内分泌機能低下（糖尿病）に対する処置

1 術前糖尿病のある症例に対して

- 高度の糖尿病症例は早めに入院しインスリンの投与を開始する。コントロールの目標は1日尿糖5g以下，空腹時血糖値150mg/d*l*以下，HbA1c 7.0％以下，尿ケトン陰性である。
- 術前よりすでにインスリンを用いた血糖コントロールが導入されており，コントロールが良好な場合はそのまま術前も継続，未治療ないし糖尿病のコントロール不良の場合は，術前1週間ほど前に入院し，糖尿病食としてカロリーを制限したうえで，速やかにインスリンの導入を行う。
- 閉塞性膵炎に伴う高度の糖尿病や，インスリン導入後も短期間でコントロール困難な糖尿病の場合，膵癌・胆道癌の悪性度を鑑みると悠長な血糖管理を行って手術を先延ばしすることはむしろ患者への不利益となるので，輸液のカロリー量を一定にしたうえで速効型インスリン（ヒューマリン®R）を混注し，血糖値を150mg/d*l*前後に保つために必要なインスリン量を計算し，その投与を手術まで維持している。
- 長期の糖尿病罹患例やHbA1c 8.0％以上のコントロール不良症例は虚血性心疾患の高リスクであるので，術前に循環器内科を受診しリスク評価を行っておく（トレッドミル心電図や負荷心筋シンチグラムを行うことが多い）。

2 術後糖尿病に対する処置

- 膵切除後には内因性インスリン分泌量の低下と術後の高カテコラミン血症によるインスリン感受性の低下により，高血糖状態をきたすことがしばしばある。
- いまだ少ないながらも膵切除症例の長期予後が得られるようになった近年の報告では，おおよそ20％の症例が新たに糖尿病となるといわれている[1]。
- 高血糖状態は易感染状態や創傷治癒の遷延をきたすため，積極的にインスリン製剤を使用し，高血糖状態からの早期離脱を図っている。

■ 軽症例の場合
- ブドウ糖5〜10gに対して1単位の速効型インスリンの持続輸液本体への混注と高血糖時の超速効型インスリンの血糖値スケール打ちを行う。
- 症例ごとに必要インスリン量は異なり，もともと糖尿病のある患者は高血糖に対す

6 膵内分泌・外分泌機能不全に対する処置(糖尿病, 脂肪肝に対して)

- るスケール投与量に加えて, 輸液や経管栄養, 経口摂取による摂取カロリーに対するインスリン基本必要量の上乗せが必要である。
- 図1に非糖尿病患者(表1A), 糖尿病患者(表1B)のスケール打ちの例を示す。術後患者を含む重症患者において過度の強化インスリン療法は合併症率を減らす[2]とされている一方で, 重度の低血糖症状をきたす率が高いことも知られており[3], 血糖値の目標を理想的には150mg/dl以内としているが, 低血糖を避けるため200mg/dl以内は許容範囲としている。
- 食事摂取開始後も摂取量が安定しない場合は, 超速効型インスリンの食事摂取量に応じた食後打ちを選択することもある。

■ 重症例の場合

- インスリンの輸液への混注とスケール打ちでもコントロールが不良な場合は, 速効型インスリンの持続静脈投与を行う。投与速度の調整の例を表2に示す。

A:非糖尿病患者のインスリンスライディングスケール例

血糖値 (mg/dl)
<80   50%ブドウ糖40ml静注し30分後血糖値再検, 再度80以下ならDr Call
80〜149   インスリンは使用しない
150〜199 ヒューマリン® 2単位皮下注
200〜249 ヒューマリン® 4単位皮下注
250〜299 ヒューマリン® 6単位皮下注
300〜349 ヒューマリン® 8単位皮下注
≧350   Dr Call
眠前のみ血糖値80〜199はインスリン使用せず, 血糖値200以上は上記スケールより2単位減らして皮下注

B:糖尿病患者のインスリンスライディングスケール例

血糖値 (mg/dl)
<80   50%ブドウ糖40ml静注し30分後血糖値再検, 再度80以下ならDr Call
80〜149   食前ヒューマリン® 2単位皮下注
150〜199 ヒューマリン® 4単位皮下注
200〜249 ヒューマリン® 6単位皮下注
250〜299 ヒューマリン® 8単位皮下注
300〜349 ヒューマリン® 10単位皮下注
≧350   Dr Call
眠前のみ血糖値80〜199はインスリン使用せず, 血糖値200以上は上記スケールより2単位減らして皮下注

表1 非糖尿病患者(A)と糖尿病患者(B)のインスリンスケール例

ヒューマリン® 50単位(0.5ml)+生食49.5ml 持続投与1.0〜2.0ml/hrで開始
血糖値(mg/dl)
<80   ヒューマリン®持続投与を2時間中断, 2時間後1.0ml/hr減らして再開。低血糖症状がある場合は50%ブドウ糖40ml静注
80〜119   ヒューマリン®持続投与0.5ml/hr減らす
120〜199 ヒューマリン®持続投与量そのまま継続
200〜249 ヒューマリン®4ml(4単位)早送り
250〜299 ヒューマリン®6ml(6単位)早送りし, ヒューマリン®持続投与0.5ml/hr増やす
300〜349 ヒューマリン®8ml(8単位)早送りし, ヒューマリン®持続投与1.0ml/hr増やす
≧350   Dr Call

表2 インスリン持続投与の投与速度調節例

- 血糖測定は通常1日4回の測定としているが，導入後インスリンの投与速度が安定するまでは適時血糖値の測定を追加して，ひとまず血糖値200mg/dl前後を目安に投与速度を調整する。
- 高血糖から正常値に急速に戻りつつある場合は，その後は血糖値が低下することを予測し200mg/dl前後になれば投与速度を減らし，その後はゆっくりと150mg/dl以内となるようにコントロールする。
- 持続投与を行っている間は，低血糖発作に注意が必要である。必要インスリン量が判明すれば，輸液に対して混注したうえ，食事再開後は食前のスケール打ちを併用する。このような症例の場合は持効型インスリン（ランタス®など）眠前投与が必要になることが多い。

■ 経管栄養製剤の変更

- 術後の糖尿病患者に対しては，通常用いている経管栄養剤（ラコール®，エレンタール®）から，投与後の血糖値上昇がゆるやかな低GI経管栄養剤（グルセルナ®）に変更し，さらに急激な血糖上昇を防ぐためにゆっくりと時間をかけて投与する。
- インスリン持続投与中の場合は経管栄養併用中のみ投与速度を増して対応している。

■ 退院に向けての管理

- 術後しばらくして食事摂取量が安定した後，スケール打ちを行い，必要なインスリン量が少ない場合は，①食事療法のみ，②食事療法＋経口糖尿病薬に切り替えて退院する。
- 即効型インスリン食前3回＋眠前の持効型インスリン投与で安定している場合は，退院後も同量のインスリンの投与を継続する。
- インスリンや経口糖尿病薬を使用する場合は，退院前にあらかじめ糖尿病内科医師にコンサルトし，インスリンや内服薬の調整と退院後の糖尿病管理を依頼している。
- 膵頭十二指腸切除後には，退院後しばらくしてようやく食事摂取量が徐々に増加する症例もあり，食事摂取量の増加とともに糖尿病が悪化する症例もあるので，糖尿病をきたしていなかった患者や食事療法のみであった患者に対しても，外来フォローの際には定期的に血糖値，HbA1cのチェックを行っている。

3 膵全摘後の管理

- 膵全摘後にはインスリンの分泌が基礎分泌，追加分泌ともに完全に消失するが，非膵切除1型糖尿病患者の管理と最も異なるのは，拮抗作用をもつグルカゴンの分泌もなく，グリコーゲン分解や糖新生も抑制され少量のインスリンでも重篤な低血糖発作をきたすことがあるため[4]，血糖値はやや高めに管理した方が安全である。
- 膵全摘直後に十分なインスリンとともに必要カロリーを投与するため，高カロリー輸液は必須である。
- 生体の代謝を維持するうえで生理的に1日最低16～20単位のインスリンが不可欠であり[5]，この量のインスリン投与で低血糖をきたす場合は，投与カロリー不足による飢餓状態と考え，インスリン投与量を減らすのではなく，投与カロリーを増やす。
- また，血糖値自体は低くないが，倦怠感が続くなど低血糖症状様の症状を呈することがある。インスリン欠乏によりグルコーストランスポーターのひとつであるGLUT4の働きが低下，ブドウ糖の細胞内へ取り込みが不足したことによる細胞内飢餓状態であると考え，インスリンを加えた輸液（できればカロリーの高いもの）を補充する。
- 膵全摘患者の長期的な血糖管理は，インスリン分泌が基礎分泌，追加分泌とも完全に消失しているため，理想的には持効型インスリン1回投与＋速効型ないし超速効型インスリンの食前3回投与であるが，グルカゴンの分泌がないことも考慮し，特に比

較的高齢の患者などでは，持効型インスリン（ランタス®など）の1回投与や混合型インスリン（ノボリン®30Rなど）2回投与のみで管理することが多い。

外分泌機能低下（低栄養性脂肪肝）に対する処置

1 脂肪肝のメカニズム

- 膵切除後，特に膵頭十二指腸切除後に脂肪肝をきたす症例があることが知られている。尾側膵切除の場合はきたすことはまれである。
- 膵外分泌機能の低下に伴う脂肪吸収障害，脂溶性ビタミンの吸収障害や十二指腸吸収性の亜鉛などの微量元素の欠乏，上腸間膜動脈周囲の神経叢郭清に伴う神経性下痢に起因する吸収障害などが原因と考えられている。
- 膵頭十二指腸切除後の下痢の管理については別項（228頁～）を参照いただきたい。

2 画像検査と診断

- 低栄養性の脂肪肝の有無を診断するために，再発のスクリーニングで行う造影CTの際に必ず単純撮影も行っておく。
- がん研有明病院における脂肪肝の診断は，単純CTにおいて肝の4区域のCT値を測定し，その平均値40HU（Hounsfield units）以下を脂肪肝と診断している[6]（図1）。

3 低栄養性脂肪肝発症後の処置と高リスク患者への予防投与

- 市販の消化酵素製剤の通常量投与では力価が足りない。
- がん研有明病院での膵頭十二指腸切除後に脂肪肝が判明した症例のレトロスペクティブなデータにて，4～7倍量の消化酵素製剤投与が有意に脂肪肝を改善していたため，術後に脂肪肝が指摘された症例や神経性の下痢を呈するような高リスク症例には4～7倍の消化酵素製剤高容量投与を行っている（図2）。
- 消化酵素製剤は豚膵臓由来の製剤（パンクレアチン®）が他の製剤に比べ有用であったとの報告もあるが[7]，著者も試してみたところ非常に飲みにくく，パンクレアチン®を多量に内服するのは困難と考え，エクセラーゼ®の顆粒製剤の1回1.6～2.8gの内

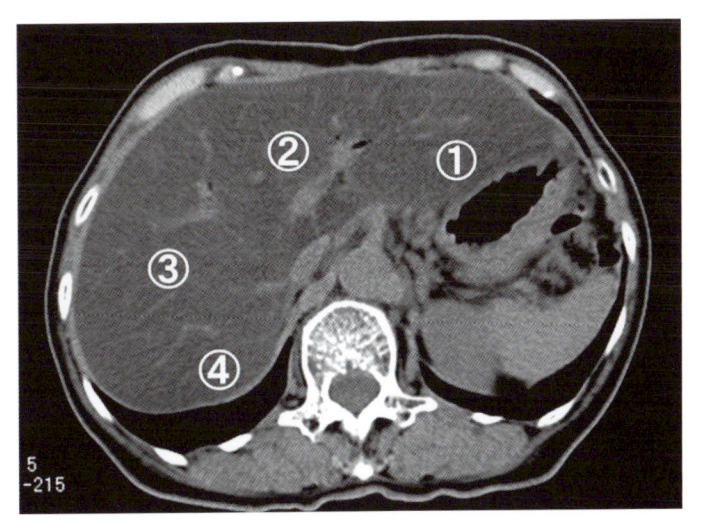

同一スライス上の各肝区域
①，②，③，④の平均CT値 ≦ 40HU（Honsfield units）

図1 単純CTによる脂肪肝の診断

術後合併症の処置

服とした（カプセル製剤を4～7錠毎食内服するのも大変である）。
- 新しい高力価膵酵素補充薬であるパンクレリパーゼ（リパクレオン®）の有効性が欧米で示され[8]，わが国でも2011年に保険承認された。
- 膵切除後の脂肪肝の治療や予防には，高容量投与ないしは高力価製剤が必要であり，今後標準治療となる可能性がある。
- また，ルーチンには投与をしていないが，難治性の場合や特に味覚障害を伴う場合には，亜鉛の投与も有効である[7]。がん研有明病院では，亜鉛含有の胃粘膜保護剤であるポラプレジンク（プロマック®）を追加投与している。

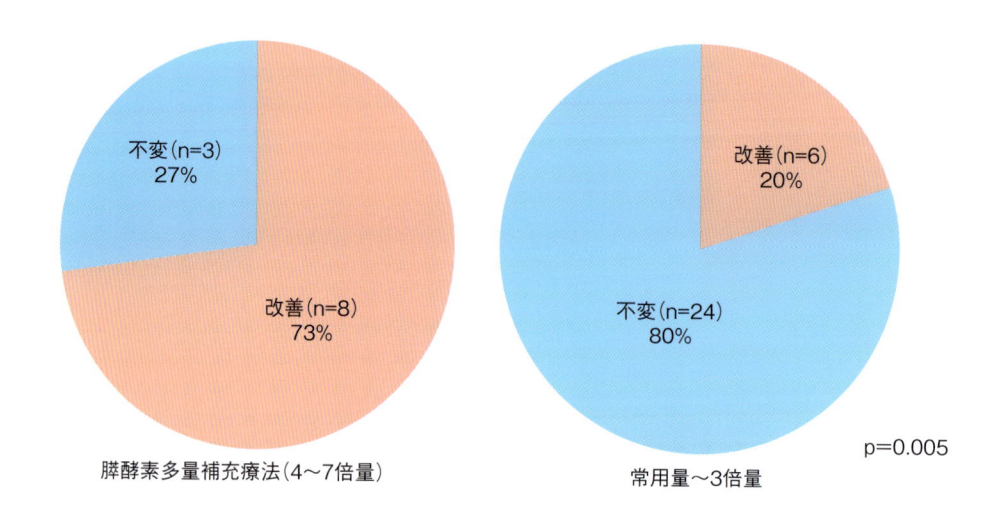

図2 消化酵素製剤高容量投与による脂肪肝改善データ（文献9より引用）

膵酵素多量補充療法（4～7倍量）：改善(n=8) 73%，不変(n=3) 27%
常用量～3倍量：改善(n=6) 20%，不変(n=24) 80%
p=0.005

文献

1) Bock EA, et al: Late complications after pancreaticoduodenectomy with pancreaticogastrostomy. J Gastrointest Surg 2012; 16: 914-9.
2) van den Berghe G, et al: Intensive insulin therapy in critically ill patients. N Engl J Med 2001; 345: 1359-67.
3) Finter S, et al: Intensive versus conventional glucose control in critically ill patients. N Engl J Med 2009; 360: 1283-97.
4) Jethwa P, et al: Diabetic control after total pancreatectomy. Dig Liver Dis 2006; 38: 415-9.
5) Levine R, et al: Mechanisms of insulin secretion. N Engl J Med 1970; 283: 522-6.
6) Park SH, et al: Macrovesicular hepatic steatosis in living liver donors: use of CT for quantitative and qualitative assessment. Radiology 2006; 239: 105-12.
7) 伊佐治秀司ほか：術後遠隔期の栄養障害と対策-膵切除後．栄養評価と治療 2006; 23: 338-42.
8) Whitcomb DC, et al: Pancrelipase delayed-release capsules (CREON) for exocrine pancreatic insufficiency due to chronic pancreatitis or pancreatic surgery: A double-blind randomized trial. Am J Gastroenterol 2010; 105: 2276-86.
9) Takemura N, et al: Hepatic steatosis following pancreaticoduodenectomy or total pancreatectomy. Hepatol Int 2012; 6: 284 (abstract).

Ⅳ. ワンポイント

1. 血管再建の適応と方法：門脈
2. 血管再建の適応と方法：動脈
3. 膵体尾部切除術における膵断端処理法
4. ICG蛍光法
5. 左側門脈圧亢進症－脾静脈再建は必要か？
6. 腹腔鏡下膵頭十二指腸切除術（Lap-PD）

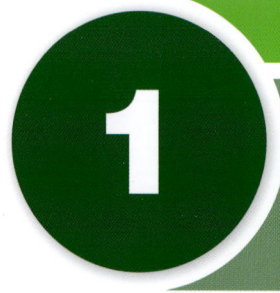

1 血管再建の適応と方法：門脈

社会医療法人同心会古賀総合病院消化器外科　**古賀倫太郎**

適応

膵癌，胆道癌は解剖学的な位置関係から門脈へ浸潤することも多い。慣れれば安全に施行可能であり，適応は拡大している[1]。

腫瘍の門脈浸潤が疑われ，合併切除再建することで切除断端，剥離断端の癌陰性化が期待できる場合に適応となる。

術前チェック

造影CTなどの画像診断を用いて，腫瘍と門脈の位置関係，浸潤範囲を予測し，再建に自家グラフトを要するかどうか，カテーテルによる門脈バイパスを行うかどうかを検討しておく。

手術のポイント

- 通常，切除範囲が5cmまでであれば，直接端々吻合が可能な場合が多いが，脾静脈—門脈合流部（SPJ；spleno-portal junction）を残した場合は，可動性が乏しく，届かないこともあるため，外腸骨静脈，大伏在静脈，左腎静脈などを自家グラフトとして採取しておく[2]。
- 直接端々吻合できる場合，門脈切除から再建までに30分も要さないため，バイパスをする必要はないが，再建までに時間を要する場合，また浸潤により門脈が閉塞している場合は，側副血行路からの出血が懸念されるため，ヘパリン化人工血管を用いて一時的バイパスを置いた方が，腸管のうっ血を予防し，出血量を抑えられる。

手技

1 血管の確保，切除・再建デザイン（図1）

合併切除する浸潤部の上下で門脈をテーピングする。切離線を設定し，再建後に上下の血管が捻じれないよう色素でマーキングする。

2 合併切除（図2）

血管鉗子で血行を遮断し，無血視野が得られる状態となったら，血管を合併切除する。上腸間膜動脈の遮断はしない。腫瘍からのマージンを取り，上下の口径差がある場合は補正する。楔状に合併切除するときは，再建後に変形しないよう切除する。

1 血管再建の適応と方法：門脈

門脈
テーピング
脾静脈
腫瘍
膵
上腸間膜静脈

色素でマーキングする。
切離線を設定する。
腫瘍

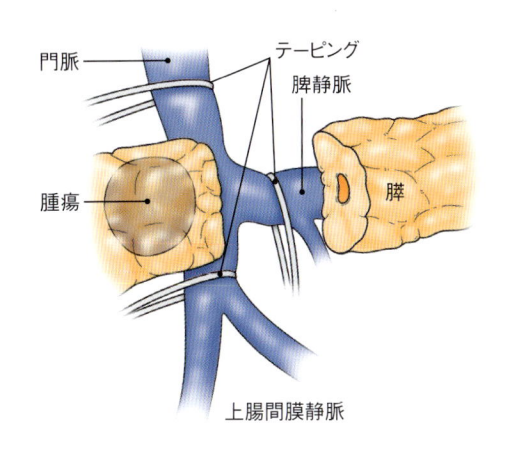

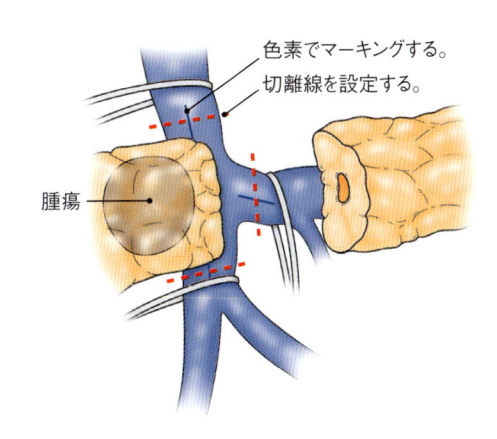

図1 血管の確保と切離線マーキング

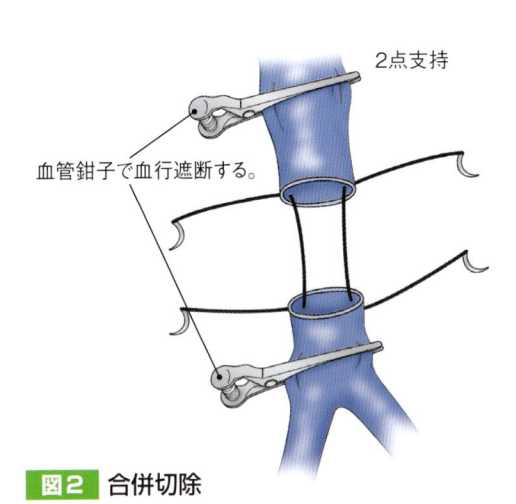

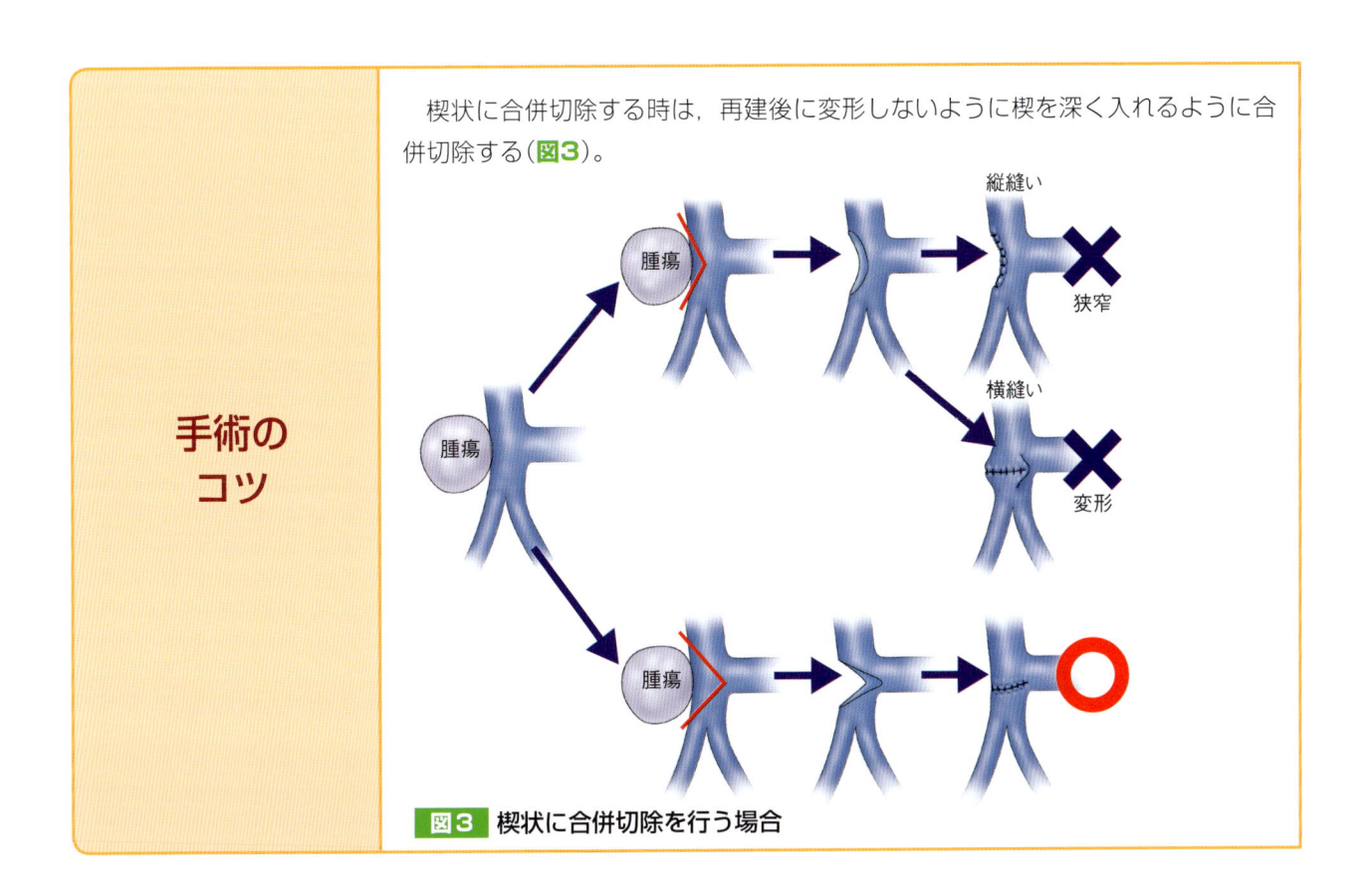

2点支持
血管鉗子で血行遮断する。

図2 合併切除

手術のコツ

楔状に合併切除する時は，再建後に変形しないように楔を深く入れるように合併切除する(図3)。

腫瘍
縦縫い
狭窄
横縫い
変形

図3 楔状に合併切除を行う場合

239

ワンポイント

3 2点支持による連続縫合（図4）

　吻合は5-0ないしは6-0非吸収性モノフィラメント糸の両端針を用いて連続縫合する。
　血管の両端に支持糸を置き，左側端を結紮した後，後壁をintraluminalに縫合する。右側端まで縫合したら，そのまま前壁側に2, 3針運針したところで一旦終了する。もう片方の針で，再び左側端から前壁をover and overで縫合する。最後の1, 2針を縫う前に一旦遮断を解除し，血管内のエアーおよび血栓を流し出した後，最後の1針をもう片方の針をクロスオーバーするように運針し，結紮する。結紮はgrowth factorを置く[3]。

後壁をintraluminalに縫合する。

前壁をover and overで縫合する。

後壁からの糸と前壁からの糸をクロスオーバー

growth factorを作って結紮

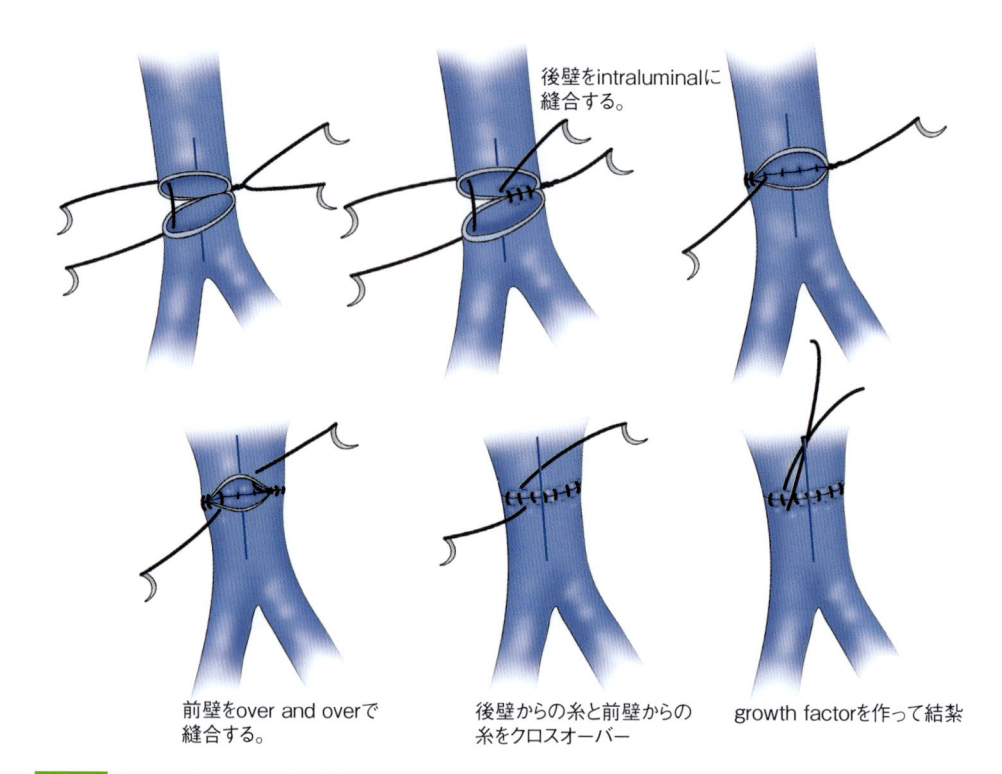

図4 2点支持による連続縫合

4 遮断の解除・止血

　結紮後，遮断を解除し止血を確認する。針孔からにじむ程度であれば，酸化セルロース製貼付剤を巻き，圧迫止血をする。明らかにリークを認める場合は，結節縫合で追加針をかける。

1 血管再建の適応と方法：門脈

**手術の
ポイント**

　門脈合併切除において，脾静脈再建の必要性が問題となる。脾静脈を再建しなかった場合，左側門脈圧亢進症になることがある。特に結腸の辺縁静脈を切離した場合は可能な限り再建するのが望ましい[4]。再建には再建した門脈に縫合する方法，左腎静脈や性腺静脈に吻合する方法などがある（**図5**）。

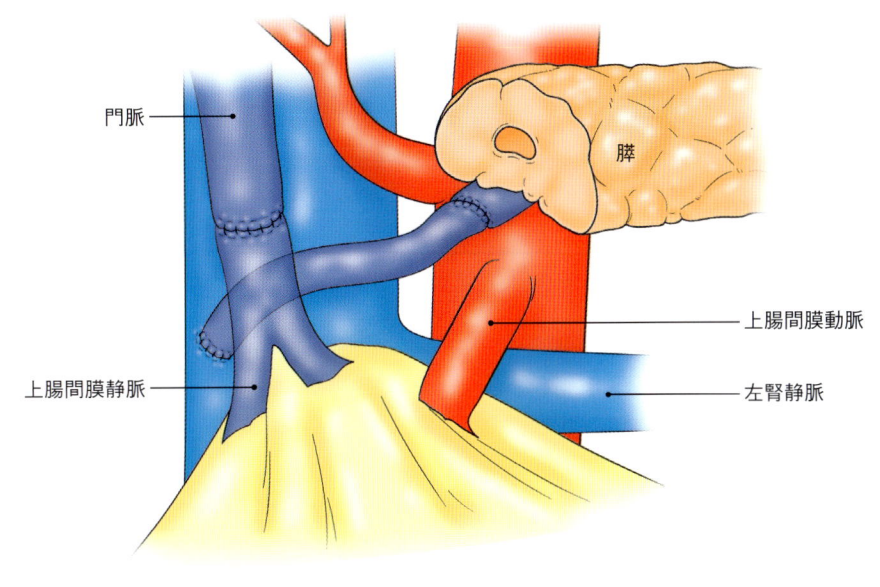

図5 脾静脈の再建：右性腺静脈への吻合

文献

1) Miyazaki M: Combined vascular resection and reconstruction during hepatobilliary and pancreatic cancer surgery. Br J Surg 2015; 102(1): 1-3.
2) Sakamoto Y, et al: Reconstruction of hepatic or portal veins by use of newly customized great saphenous vein grafts. Langenbecks Arch Surg 2004; 389(2): 110-3.
3) Starzl TE, et al: A growth factor in fine vascular anastomoses. Surg Gynecol Obstet 1984; 159(2): 164-5.
4) Ono Y, et al: Sinistral portal hypertension after pancreaticoduodenectomy with splenic vein ligation. Br J Surg 2015; 102(3): 219-28.

ワンポイント 2 血管再建の適応と方法：動脈

がん研有明病院消化器センター肝・胆・膵外科　井上陽介

　肝胆膵領域癌は，その解剖学的位置関係，および浸潤傾向の強い生物学的特性から，近隣の血管，特に門脈，動脈に浸潤しやすい．昨今門脈に関しては，合併切除再建が多くの施設で行われるようになり，ルーペ下はもちろん直視下で吻合手技を行うことも可能である．しかし，例えば肝門部胆管癌の肝動脈再建などは，吻合径が2〜4 mmと細径であり，確実な開存を得るためには，形成外科および血管外科領域の特殊な技術が必要であるといえる．実際，消化器外科医が動脈再建を行う施設は限られており，多くの施設では形成外科医または心臓血管外科医に依頼して顕微鏡下，および高倍率ルーペ下に動脈再建が行われているのが実情である．動脈再建を要するような高難度肝胆膵外科手術がhigh volumeセンターで行われる1つの所以であるともいえる．
　本稿では，がん研有明病院で行われている動脈切除・再建の適応，手技につき解説する．

動脈再建の適応

■胆道癌

　肝門部胆管癌が圧倒的に多い．解剖学的な関係上，胆管の背側を走行する右肝動脈（RHA；right hepatic artery）が癌の浸潤を受けることが多いため，例えば左3区域切除の際に，RHAの血行再建が行われる．中下部胆管癌では，replaced RHAが存在して浸潤を受けている場合に考慮されるが，肝門板を通じての代償血流が存在することも多く，必須ではない．胆嚢癌は右側肝の切除となるうえ，左肝動脈まで浸潤が及ぶようなケースは，大体その他の因子で切除適応外となるため，現実的にはほとんど存在しない．

■膵癌

　膵頭部癌における動脈再建は実臨床では少ない．がん研有明病院では，膵頭部領域の癌で再建が必須となる総肝動脈に腫瘍が浸潤するようなケースは切除適応外としている（膵体尾部癌ではDP-CARを行うことで，動脈再建は不要である）．過去の報告でも動脈再建を要するような膵癌の予後は不良であり，術後合併切除のリスクも考えると安易な合併切除は推奨されない．現在は，DP-CARにおける胃に対するsuper charge，replaced RHAの合併切除後にback flowが乏しい場合など，補助的な血行再建が主である．しかし，今後化学療法の奏功率が上昇するなかで，遠隔転移がなく，動脈合併切除が必須かつ技術的に再建可能な症例が選択される可能性が高くなっていると考えられ，いずれは動脈再建まで行って局所を切除する意義が証明されるかもしれない．

再建動脈の選択，処理

　肝門部胆管癌で，術中に動脈合併切除の可否を判断する大きな因子は，肝離断前の肝門剥離段階で病変末梢側の動脈枝が確保できるかどうかである．肝門剥離の段階で

癌浸潤が深くまで達し末梢側動脈に到達できない場合は切除適応なしと判定している。逆に中枢側の動脈は，①腫瘍前後での端々吻合，②右胃大網動脈，左肝動脈，胃十二指腸動脈の遊離・翻転を行っての吻合，などいくつかの選択肢があり，切除の可否には影響しない。また，大伏在静脈，橈骨動脈などのグラフトを採取すればさらに選択肢は広がるが，現在のところがん研有明病院では行っていない。

実際に切除，吻合した際のテンション，経路に無理がなく，かつ吻合径差が小さい（2倍以内に収まる）枝を中枢端として選定しておく。

動脈の剥離，露出は外膜の層で行い，動脈に対する電気メスによる通電や，攝子での直接把持はしないよう細心の注意を払う。細いメッツェンバウム剪刀の先で外膜と周囲神経との間を剥離し，浮いたものをそのままメッツェンバウム剪刀か，電気メスで切離することで動脈を外膜の層で露出することが可能である。吻合想定部から十分な距離を置いて，TKLクリップで動脈をクランプのうえ，メッツェンバウム剪刀で鋭的に動脈を切離しておく。

吻合準備・手技

動脈吻合の準備として，強拡大ルーペ，または手術用顕微鏡を用いる。4mm程度の血管（固有肝動脈，胃十二指腸動脈，右肝動脈など）であれば強拡大ルーペでも視認可能であるが，2mm前後（肝動脈区域枝，右胃大網動脈など）になるとやはり顕微鏡が有利である。

糸は血管径に応じて，8-0または9-0のナイロン糸を用いる。両端針糸（4cm）であれば，双方の動脈端に対して内→外で運針が可能であり，内膜保護に有利であるが，好みで使い分ければよい。

マイクロ用持針器，5番攝子，マイクロ用剪刀は長めのもの（18cm程度）を用いると，肝門部などの深い視野でもある程度やりやすくなる。逆に通常のマイクロ用の器械は長さが不十分であり，手先をすぼめるようにして伸ばさないと吻合部に届かないため不自由することが多い。ヘパリン化生食，塩酸パパベリンも十分量準備しておく。

吻合する枝を，その径，状態，長さを勘案しながら慎重に選定し，決定したら，その背側に追った複数枚のガーゼを敷いて，吻合部がなるべく浅く，かつ安定する場を作る。双方の動脈端をよく観察し，内腔もヘパリン加生食でよくフラッシュし，細かい血栓はすべて除去しておく。内皮の状態も確認し，内皮が裂けていたり，剥離を起こしている場合は動脈端をトリミングしておく必要がある。結紮技術以前に非常に重要なポイントである。また，断端に被るような外膜は切り落とし，結紮時にかさばらないようにしておく。

吻合手技

吻合手技には大きく分けて2つある。

前後壁反転法（図1）

ダブルクリップで両動脈端を固定し，両端に支持糸をかけておいてから，前壁を結節で縫合し，次いでクリップごと反転させて後壁を前壁にして結節で縫合する。最後の2針はuntieにしておき，まとめて結紮するとより確実である。外内で運針する場合は，攝子の先端を内腔に挿入しその股の間に針を出すようにすると内膜剥離が起こりにくく，後壁をひっかけることも回避できる。

backwall法（図2）

ダブルクリップは用いない。後壁中央部を決めて1針または2針を外翻させて運針して結紮し，それぞれ前壁，後壁と順次内外で運針する方法で，両端針の使用が望ましい。常にかけにくいほうを選んで運針することが重要である。かけにくい部位は，後になればなるほどさらに困難になるからである。反転法に比べるとやや高度であるが，

ワンポイント

顕微鏡下のよく見える環境で，両端糸を用いれば問題なく可能である．片方の動脈の首が短い場合など，反転法が用いにくい場合に有用である[1, 2]．

手術の 注意点	動脈吻合の際は，ある程度大きくバイトを取り，外方に牽引しながら結紮し結紮点が外翻するように心がける．また，麻酔科，器械出し看護師にも声をかけ，運針の際の呼吸停止指示，小さな針の受け渡し等を滞りなく行えるように配慮することも重要である．

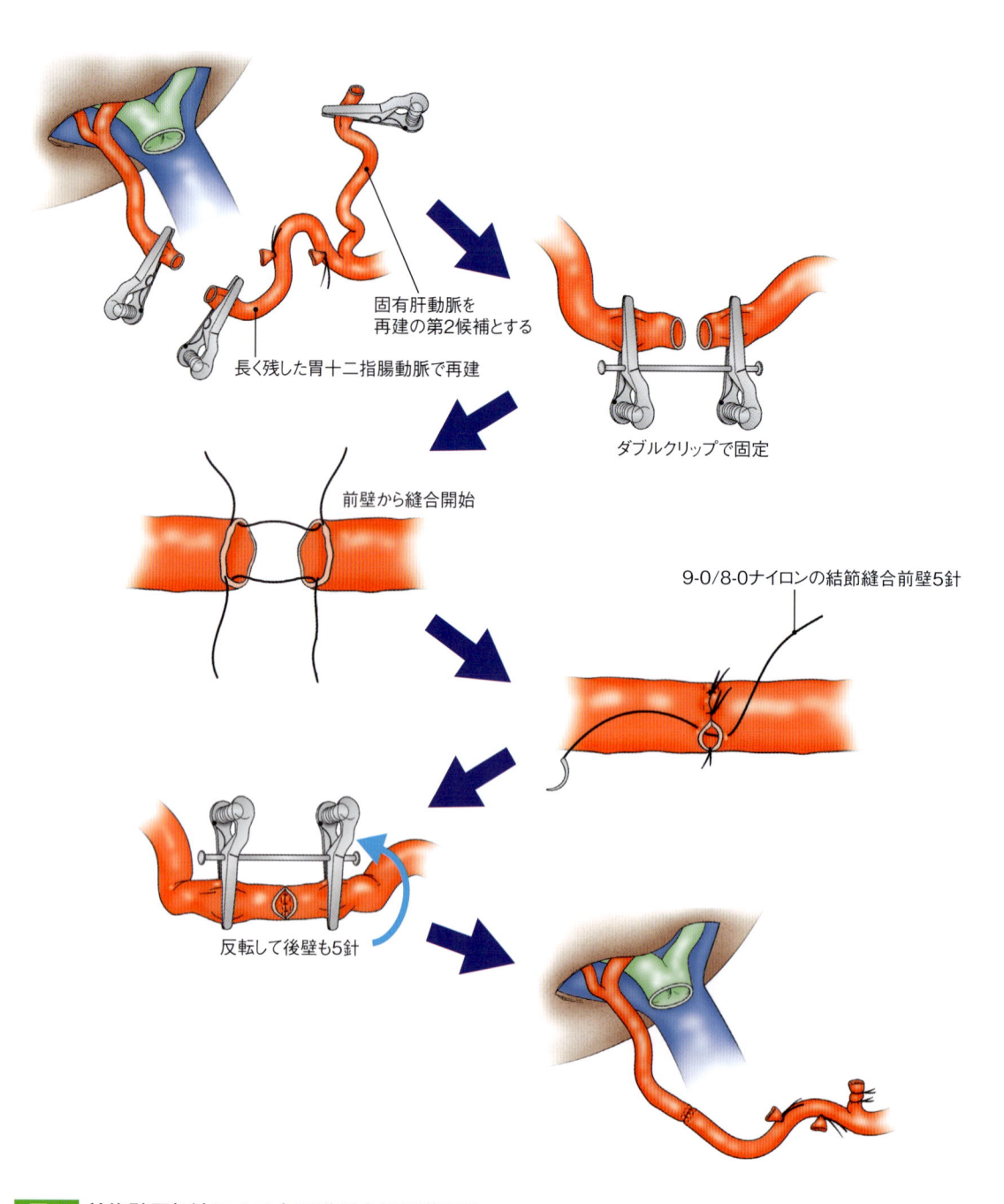

図1 前後壁反転法による右肝動脈合併切除再建

（図中ラベル：長く残した胃十二指腸動脈で再建／固有肝動脈を再建の第2候補とする／ダブルクリップで固定／前壁から縫合開始／9-0/8-0ナイロンの結節縫合前壁5針／反転して後壁も5針）

2 血管再建の適応と方法：動脈

両端針の9-0/8-0ナイロン

後壁中央に内外で運針

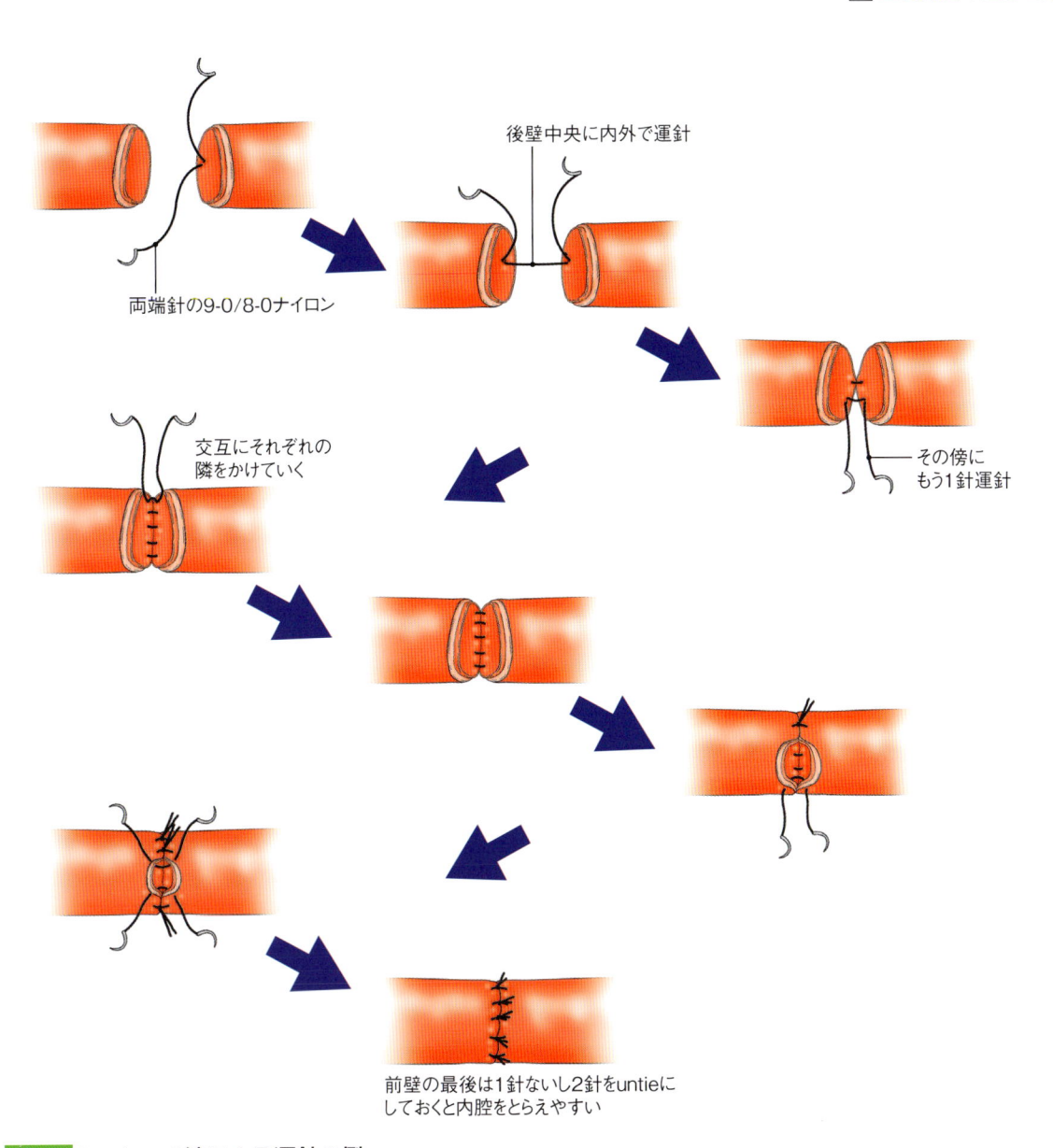

その傍にもう1針運針

交互にそれぞれの隣をかけていく

前壁の最後は1針ないし2針をuntieにしておくと内腔をとらえやすい

図2 backwall法による運針の例

吻合後

吻合が終了したら，クランプを解除し，触診および超音波で動脈血流を再開する。通常，術後抗凝固療法は行っていない。

文献

1) Harris GD, et al: Posterior-wall-first microvascular anastomotic technique. Br J Plast Surg 1981 ; 34(1): 47-9.
2) Yamamoto Y, et al: Microsurgical reconstruction of the hepatic and superior mesenteric arteries using a back wall technique. J Reconstr Microsurg 1999; 15(5): 321-5.

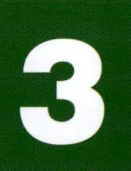

3 ワンポイント
膵体尾部切除術における膵断端処理法

青梅市立総合病院外科　吉岡龍二

膵断端処理法：手縫い縫合 vs. 自動縫合器

　膵体尾部切除術(DP；distal pancreatectomy)は膵頭十二指腸切除術と異なり，消化管再建，胆道再建がないため，膵液瘻の有無が術後経過を決めるといっても過言ではない。DP術後の臨床経過に影響のある膵液瘻(国際基準＜ISGPF；International Group of Pancreatic Fistula＞におけるgrade BおよびC)の発生率は20％前後と報告されている[1,2]。診断基準が統一されていなかった1990年代からほぼ同等の発生率で報告されており，DPにおける膵断端処理法自体，さまざまな方法が試されているが，術後膵液瘻を予防する決定打はいまだないのが現状である。

　最近多くの施設で自動縫合器を膵断端処理に使用するようになった。特に腹腔鏡下膵切除では必須である。ドイツを中心に欧州の多施設共同で行われた自動縫合器を用いた閉鎖と手縫い閉鎖との無作為比較試験(DISPACT試験[3])では膵液瘻の発生頻度に有意差を認めなかった。この試験の結果，自動縫合器の優越性は示せなかったものの手縫い閉鎖と同様に安全に選択しうることが示された。現時点において，DPの際の膵切離方法は手縫い閉鎖でも自動縫合器を用いた閉鎖でも同様に選択可能であり，個々の症例に応じて使い分ければよいといえよう。ただし，膵断端の幅が非常に厚い場合や，切離縁の確保が難しい場合は手縫い縫合しかできないこともあるので，手縫い縫合の手技には習熟しておく必要があろう。

　がん研有明病院からの報告[1]では，膵腫瘍に対するDP術後の臨床的膵液瘻発生率は23％(23例/100例)であり，若年(＜65歳)，主膵管非結紮，拡大リンパ節郭清が多変量解析で独立した危険因子であった。以下に示す自動縫合器を用いた膵断端処理においても主膵管の同定および処理が重要であることが分かる。また上述したようにいまだ膵液瘻を防ぐgold standardはないため，これらの危険因子を伴う症例に対しては適切なドレナージを心がけることが重要である。

がん研有明病院における膵断端の処理法(Crushing法)[4]

　soft pancreasに対する膵離断法として，がん研有明病院ではCrushing法を用いている。処理するべき分枝膵管や血管が非常に細いため，破砕はペアン鉗子ではなく，小児用ケリー鉗子を用いている。術中超音波で離断ラインを確認して，電気メスでマーキングする。この際に主膵管の大まかな位置を把握しておくことが重要である。小児用ケリー鉗子を用いた破砕は，細い脈管の損傷を防ぐために鉗子の開き2〜3mm，深さ5〜10mm程度ずつ丁寧に行う。脈管は4-0バイクリル®で結紮もしくはHarmonic focus®を用いてシーリングする。

　膵切離ラインで膵臓をテーピングした後にPROXIMATE® TL Linear stapler 60mmを用いて膵を圧挫・ステープリングする。ステープルの高さは半分を目安に，膵被膜を損傷しないようにゆっくりと締めこむ(図1)。その後ステープルラインの膵尾側でCrushing法を用いて膵を離断する(図2)。可能な限り主膵管を同定し，4-0吸収糸

3 膵体尾部切除術における膵断端処理法

で二重結紮した後に切離する(図3)。

　膵が厚く，被膜損傷なくステープリングができないと判断した場合はCrushing法を用いて膵を離断し，断端を4-0か5-0の非吸収糸で魚口状に縫合閉鎖する。

膵

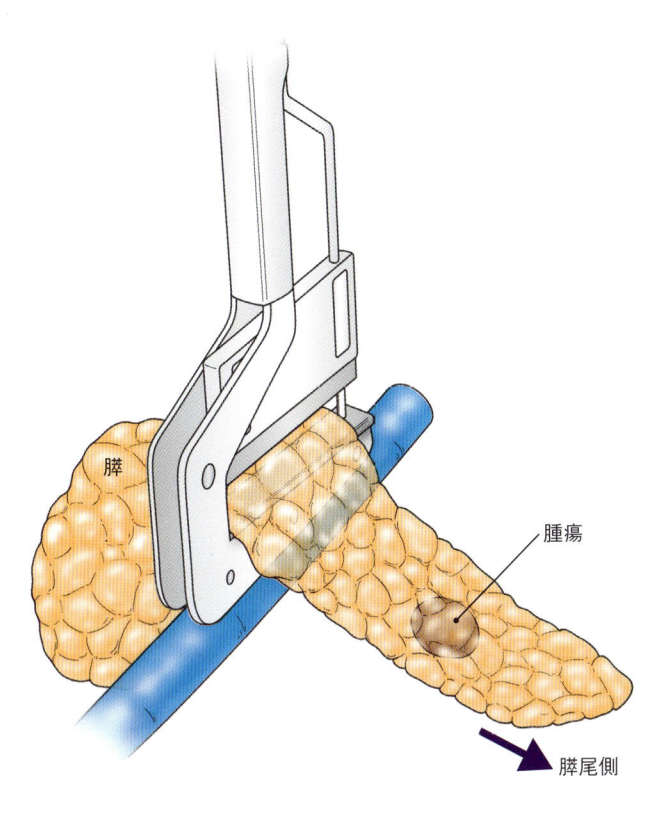

腫瘍

膵尾側

図1　膵の圧挫・ステープリング

ステープルライン

腫瘍

ステープルラインの尾側を
Crushing法で丁寧に離断する。

小児用ケリー鉗子

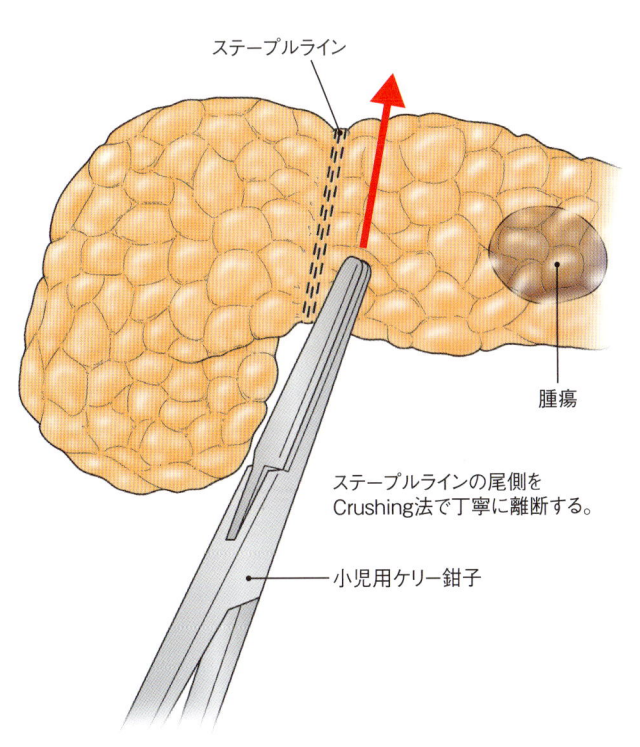

図2　膵離断

247

ワンポイント

主膵管を同定し，
結紮切離する。

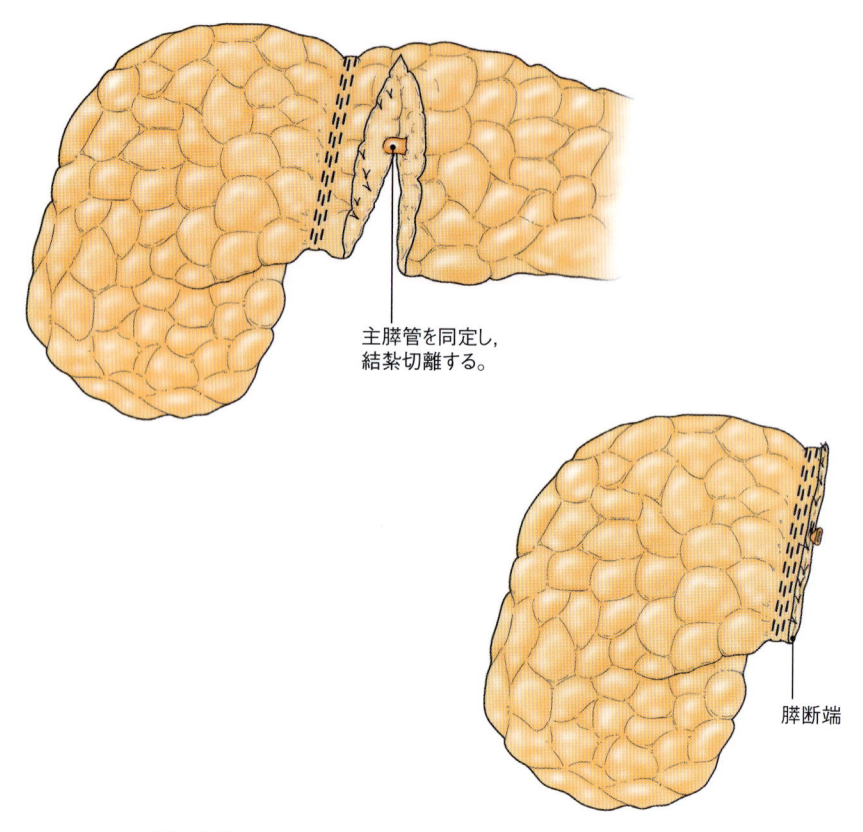

膵断端

図3 膵の結紮・切離

文献

1) Yoshioka R, et al: Risk factors for clinical pancreatic fistula after distal pancreatectomy: analysis of consecutive 100 patients. World J Surg 2010; 34(1): 121-5.
2) Ban D, et al: Stapler and nonstapler closure of the pancreatic remnant after distal pancreatectomy: multicenter retrospective analysis of 388 patients. World J Surg 2012; 36(8): 1866-73.
3) Diener MK, et al: Efficacy of stapler versus hand-sewn closure after distal pancreatectomy (DISPACT): a randomised, controlled multicentre trial. Lancet 2011; 377(9776): 1514-22.
4) Koga R, et al: Clamp-crushing pancreas transection in pancreatoduodenectomy. Hepatogastroenterology 2009; 56(89): 89-93.

ワンポイント 4

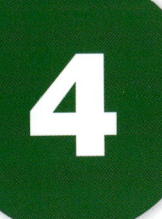

ICG蛍光法

がん研有明病院消化器センター肝・胆・膵外科　石沢武彰

ICG蛍光法とは

- インドシアニン・グリーン（ICG；indocyanine green）に波長750〜810nmの励起光を照射すると840nmをピークとする蛍光を発する。この波長帯はヘモグロビンや水の影響を受けにくいため、5mm前後の深さであれば、ICGを用いて組織の奥にある構造物を描出できる（ICG蛍光法）。
- 近年、開腹および腹腔鏡手術中にICGの蛍光を描出するための赤外観察装置が市販され、本法は消化器外科手術中のナビゲーション技術として応用されつつある[1]。

膵・胆道手術におけるICG蛍光法の応用

1 蛍光胆道造影，胆汁瘻の検索

- 胆管内注入法[2]では、肝機能検査容量の100倍程度に希釈したICG溶液（0.025mg/ml）を胆道造影用カテーテルから注入し、蛍光観察装置で撮影する。希釈用の溶液にX線造影剤を用いることで、Cアームを用いた従来の胆道造影と蛍光法を併用することも可能である。
- 静注法[3]では、ICG 1ml（2.5mg）を静注し、胆管内に排泄されたICGの蛍光を描出する（図1）。良好なコントラストを得るために、静注から観察まで15分以上の間隔をおくことが望ましい。
- これらの蛍光胆道造影法に引き続いて肝離断面や胆管空腸吻合部を観察することにより、肉眼よりも高感度に胆汁瘻を検索できる可能性がある[4]。

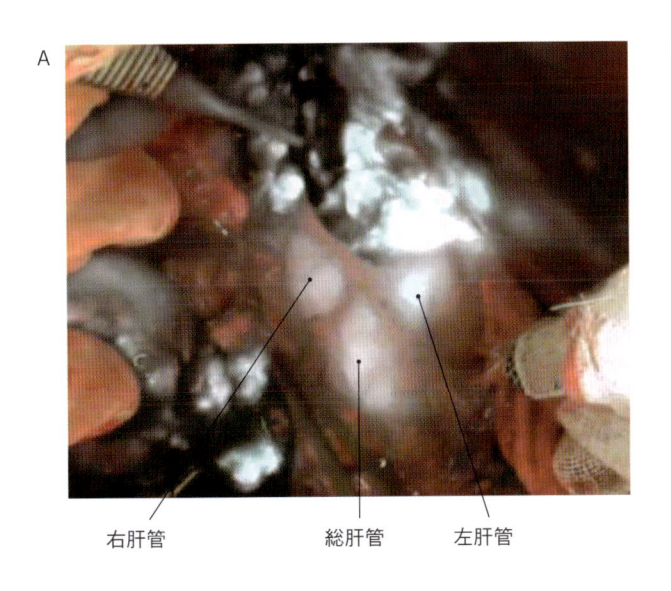

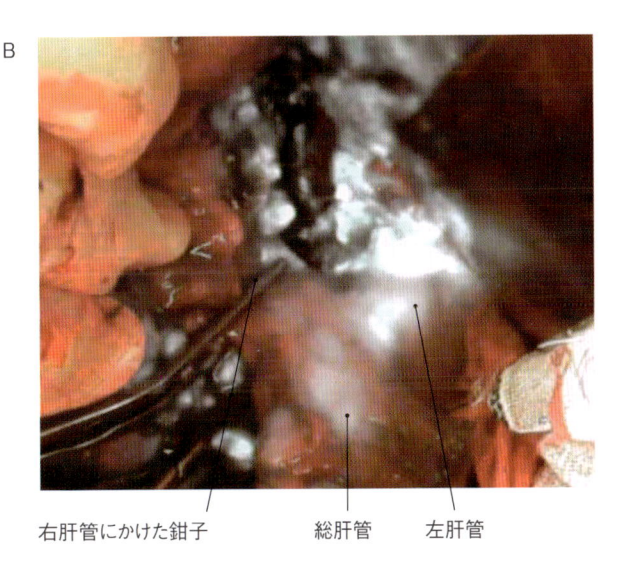

A：右肝管　総肝管　左肝管

B：右肝管にかけた鉗子　総肝管　左肝管

図1　右肝切除における蛍光胆道造影（静注法）
A：ICG 2.5mgを肝離断前に静注し、右肝管切離の時点でHyperEye Medical System（ミズホ）を用いて蛍光イメージングを行った。左右肝管の合流部が描出されている。
B：本装置ではカラー像の上に蛍光像をリアルタイムに重畳表示できるので、対象物と周囲臓器との位置関係を把握しやすい。ここでは右肝管の切離部位の決定に用いている。

> ワンポイント

2 蛍光血管造影

- 手術中にICG 1〜2mlを急速静注し赤外観察装置で撮影する。特に腹腔鏡手術において，肝動脈・胆嚢動脈や脾動静脈の走行を確認するために有効である。

3 肝転移の検索

- 肝転移周囲の非癌部肝実質には胆汁排泄障害があるため，術前にICGを静注し，手術中に肝転移周囲に滞留しているICGを描出することにより，肝表にある小さな転移巣を同定できる[5]。
- Yokoyamaら[6]は，ICG蛍光法が膵癌手術に際して微小肝転移を同定し，術後再発を予測するために有効であると報告している。

4 肝区域の同定

- 肝機能検査として術前にICG試験を行った胆管癌症例では，肝切除の際に癌の浸潤に伴う胆汁うっ滞領域が蛍光法により肝表面に描出され，肝切離線の設定に役立つ場合がある（上皮内進展など，胆汁うっ滞をきたさない癌浸潤は反映されない点に注意を要する）。
- 胆嚢癌の手術において，胆嚢動脈からICGを注入すると，胆嚢静脈からの還流を受ける肝区域（おそらく門脈区域に一致すると思われる）が蛍光を呈すため，肝切除範囲の決定に応用できると報告されている[7]。

5 リンパ流路の検索

- Hironoら[8]は，膵頭部の膵実質にICGを注入することにより，膵周囲から肝十二指腸間膜，上腸間膜動脈周囲，および傍大動脈リンパ節に至るリンパ流路が描出できることを示した。
- 本法は，胆膵癌における至適な郭清範囲について検討するうえで有用な情報を提供すると思われる。

文献

1) Kokudo N, et al (eds): Fluorescent imaging: treatment of hepatobiliary and pancreatic diseases. Basel, Karger, 2013.
2) Ishizawa T, et al: Intraoperative fluorescent cholangiography using indocyanine green: a biliary road map for safe surgery. J Am Coll Surg 2009; 208: e1-4.
3) Ishizawa T, et al: Fluorescent cholangiography illuminating the biliary tree during laparoscopic cholecystectomy. Br J Surg 2010; 97: 1369-77.
4) Kaibori M, et al: Intraoperative indocyanine green fluorescent imaging for prevention of bile leakage after hepatic resection. Surgery 2011; 150: 91-8.
5) Ishizawa T, et al: Real-time identification of liver cancers by using indocyanine green fluorescent imaging. Cancer 2009; 115: 2491-504.
6) Yokoyama N, et al: Real-time detection of hepatic micrometastases from pancreatic cancer by intraoperative fluorescence imaging: preliminary results of a prospective study. Cancer 2012; 118: 2813-9.
7) Kai K, et al: Evaluation of cholecystic venous flow using indocyanine green fluorescence angiography. J Hepatobiliary Pancreat Sci 2010; 17: 147-51.
8) Hirono S, et al: Identification of the lymphatic drainage pathways from the pancreatic head guided by indocyanine green fluorescence imaging during pancreaticoduodenectomy. Dig Surg 2012; 29: 132-9.

ワンポイント 5

左側門脈圧亢進症―脾静脈再建は必要か？

慶應義塾大学医学部一般・消化器外科　小野嘉大

　左側門脈圧亢進症とは，肝機能正常かつ脾静脈が閉塞し脾臓から血液が還れなくなることにより，胃静脈瘤や脾腫，ときに消化管出血などを引き起こす病態のことをいう．膵頭十二指腸切除と同時に門脈脾静脈合流部を合併切除することがあるが，膵癌術後の予後延長により，長期生存例において左側門脈圧亢進症が起こることが報告されている．その病態・機序については議論がなされているが，がん研有明病院での症例解析をもとに左側門脈圧亢進症の病態を解説する．

脾静脈・門脈合併切除後の血行動態

　がん研有明病院では，以前より腫瘍が脾静脈・門脈合流部に近い場合に積極的に脾静脈・門脈合併切除を伴う膵頭十二指腸切除術を脾静脈の再建なしで行ってきた．2005～2012年の脾静脈・門脈合併切除を伴う膵頭十二指腸切除術43例中3例の左側門脈圧亢進症を認め，うち2例は消化管出血のため脾臓摘出術を，1例は食道静脈瘤に対し内視鏡的静脈瘤結紮術を行った．脾臓からの還流路をCTから検討した結果，非静脈瘤ルートと静脈瘤ルートの2つに大別できることが分かった．非静脈瘤ルートには，脾結腸側副血行路（87.5％）（図1A）と生理的な脾腎シャント（12.5％）の2つがあり，静脈瘤ルートには結腸静脈瘤（100％），膵空腸吻合部静脈瘤（56％），食道静脈瘤（52％），胃空

A：脾結腸副側血行路
脾臓からの血流は矢印の方向に進み，最終的に上腸間膜静脈，門脈に流入する．

B：静脈瘤ルート
a：結腸静脈瘤，b：膵空腸吻合部静脈瘤，c：食道静脈瘤，d：胃空腸吻合部静脈瘤

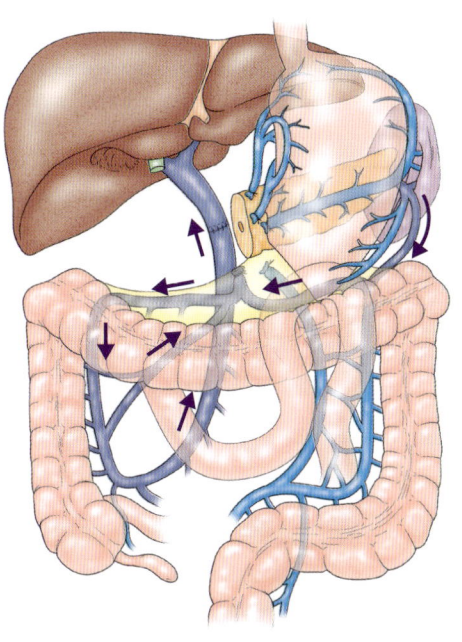

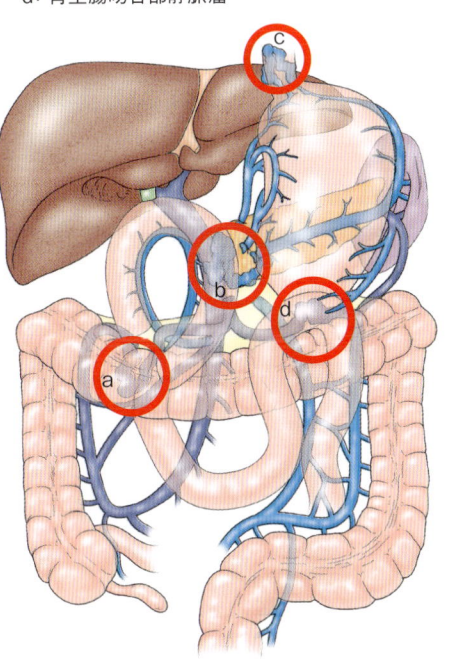

図1　脾臓からの還流路（文献1より改変引用）

> ワンポイント

腸吻合部静脈瘤(30%)の4つ(図1B)が認められた[1]。

静脈瘤ルートのすべての症例で結腸静脈瘤(図2)を認めていたが,それは肝彎部結腸間膜の結腸辺縁静脈の走行に関係がある。ここでは動脈を伴わないsuperior right colic vein(SRCV;いわゆる副右結腸静脈)がHenle結腸静脈幹に合流するが,中結腸辺縁静脈とSRCVの合流部は結腸から離れており,腫瘍が膵鉤部・結腸間膜に浸潤していた場合にこの合流部を切離することがある(図3)。この合流部は脾結腸側副血行路の発達のために非常に重要であり,これを残せない場合に結腸静脈瘤(静脈瘤ルート)を作る可能性が高くなる。

過去の論文で術後脾臓からの還流路を検討し,左胃静脈,中結腸静脈[2]や下腸間膜静脈の存在が左側門脈圧亢進症の予防に重要な役割をするというもの[3-5]もあるが,脾静脈・門脈合併切除をする症例において,基本的には左胃静脈,中結腸静脈,Henle胃結腸静脈幹は切離しており(図4A),下腸間膜静脈を脾静脈門脈合流部より脾臓側で温存した場合(図4B)も脾臓からの還流路には通常ならない。すなわち,生理的シャント(脾腎シャント)がない場合,脾結腸副側血行路の発達が左側門脈圧亢進症を予防するうえで最も重要である。

おわりに

脾静脈・門脈合併切除を伴う膵癌の予後が悪いこと,術後左側門脈圧亢進症の症状発現までに通常1年以上かかることを考慮すると,脾静脈再建は必須ではないかもしれないが,SRCVと辺縁静脈の合流部を温存できず,かつ脾静脈再建しない場合は左側門脈圧亢進症に注意する必要がある。

A:下部消化管内視鏡　　C:血管造影

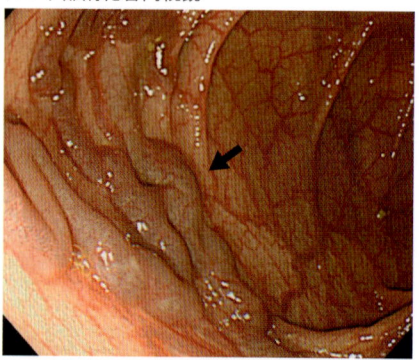

B:CT

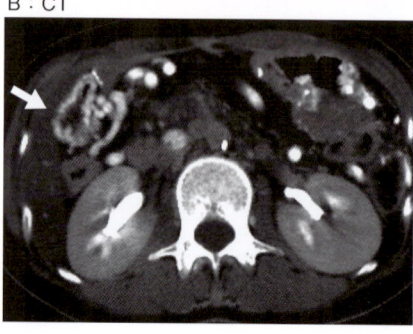

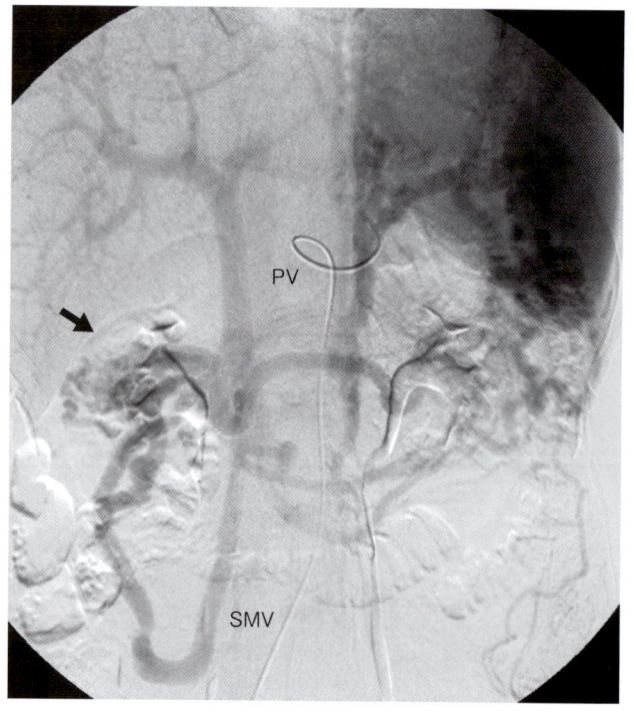

図2　結腸静脈瘤(文献1より改変引用)

5 左側門脈圧亢進症—脾静脈再建は必要か？

A：術中写真

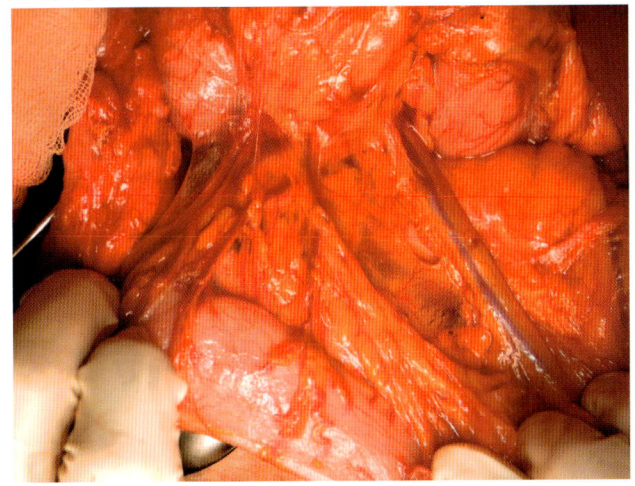

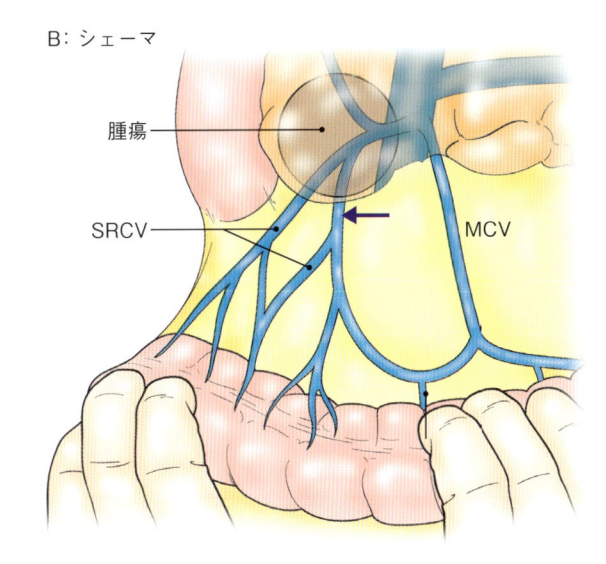

B：シェーマ

図3 右結腸静脈の解剖（文献1より改変引用）

SRCV：superior right colic vein,
MCV：中結腸静脈
矢印：中結腸辺縁静脈とSRCVの合流部

A：左胃静脈（LGV）および中結腸静脈（MCV）温存時：LGVは門脈（PV）に，MCVは上腸間膜静脈（SMV）に流入。

B：下腸間膜静脈（IMV）温存時：IMVからの血流は結腸辺縁静脈よりSMV，PVに流入。

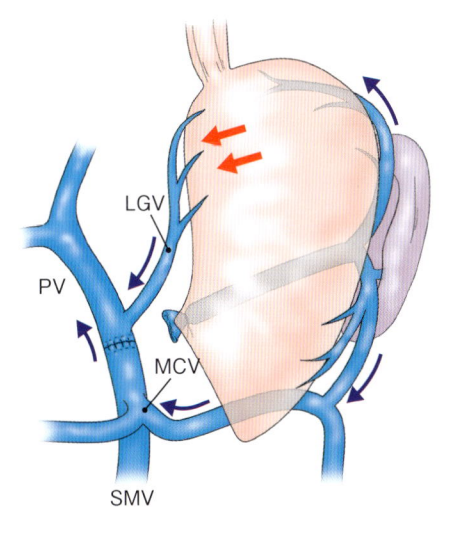

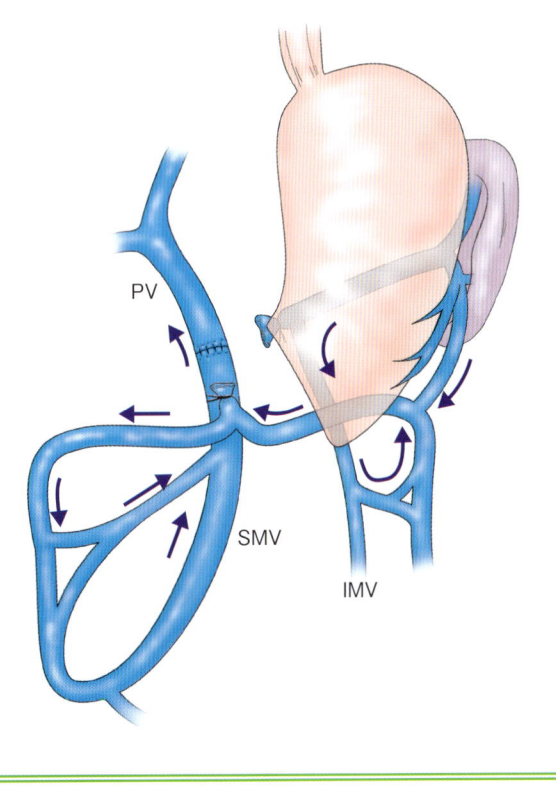

図4 静脈温存時の血行動態
（文献1より改変引用）

文献

1) Ono Y, et al: Sinistral portal hypertention after pancreaticoduodenectomy with splenic vein ligation. Br J Surg 2015; 102: 219-28.
2) Strasberg SM, et al: Pattern of venous collateral development after splenic vein occlusion in an extended Whipple procedure : comparison with collateral vein pattern in cases of sinistral portal hypertension. J Gastrointest Surg 2011; 15: 2070-9.
3) Tamura K, et al: A splenic-inferior mesenteric venous anastomosis prevents gastric congestion following pylorus preserving pancreatoduodenectomy with extensive portal vein resection for cancer of the head of the pancreas. Int Surg 1997; 82: 155-9.
4) Misuta K, et al: The role of splenomesenteric vein anastomosis after division of the splenic vein in pancreatoduodenectomy. J Gastrointest Surg 2005; 9: 245-53.
5) Ferreira N, et al: Splenic vein-inferior mesenteric vein anastomosis to lessen left-sided portal hypertension after pancreaticoduodenectomy with concomitant vascular resection. Arch Surg 2011; 146: 1375-81.

ワンポイント 6

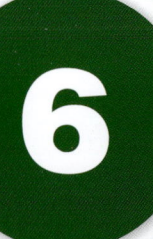

腹腔鏡下膵頭十二指腸切除術（Lap-PD）

がん研有明病院消化器センター肝・胆・膵外科　**井上陽介**

　腹腔鏡下膵頭十二指腸切除術（Lap-PD；laparoscopic pancreatoduodenectomy）の歴史は浅く，Gagnerらが1994年に第一報を報告して以降[1]，2000年代前半までは散発的な症例報告，少数例の経験報告レベルの論文発表がみられていた。この時代は，PDという術式は腹腔鏡で行うにはあまりにも手技が煩雑かつ難度が高く，一般的な普及は難しいという認識であり，Gagnerらの報告以降10年以上にわたり，Lap-PDは"myth（神話）"といわれていた。しかし2007年のPalaniveluらによるLap-PD 42例の報告がbreakthroughとなり[2]，その後high-volume centerを中心に，まとまった症例数の報告が相次いでいる。技術的にも，当初はhand assist laparoscopic surgeryによる報告も散見されたが，やがて切除までをpure laparoで行い，再建一部は小開腹で行うhybrid surgeryに移行し，昨今では切除から膵空腸吻合を含めた再建行程まですべてを腹腔鏡下で行う，total laparoscopic PDの報告が主流となっている[3-6]。なかには浸潤性膵管癌に対する血管合併切除を伴うPDを完全鏡視下で行うという報告もみられる[7]。

　しかし，Lap-PDが安全かつ有用な術式として確立されたかというと，まだその域には達していない。論文報告にはpublication biasが存在し，ポジティブな結果が発表，出版されやすい。PDのような高難度手術の場合はその傾向が顕著になるように思われる。Lap-PDの適応に慎重であるべきという報告もみられるが[8]，大方は「high-volume centerで，症例を適切に選択し，高度な技術を有するチームが手術を行えば，Lap-PDは安全かつ有用である」という趣旨の報告がほとんどである。しかし歴史の長い開腹PDでさえ，わが国のDPC調査に基づく調査では，実臨床での手術成績は，論文や学会報告で報告される結果より悪くなることがわかっている[9]。Lap-PDも当然その傾向があることに留意しなければならない。

どのレベルまで鏡視下で行えるか

　一口にPDといっても，対象疾患や腫瘍の局在によって，その難易度や危険度は一律でない。Lap-PDを行ううえで，自身のチームが開腹PDでいうどのレベルの腫瘍条件，郭清レベルまでを鏡視下に行えるかの判断は非常に重要かつ難しいといえる。腹腔鏡で安全に行うことは前提条件であるが，それに固執して悪性腫瘍の根治性が損なわれては本末転倒である。まずは開腹SMD-PDでいうLevel 1の適応疾患からLap-PDの導入をはじめ，手技と成績が安定した段階でLevel 2のPDを導入するべきであろう。昨今一般的に報告されている技術レベルでは，Level 3に相当するPDを，開腹と同様の安全性，クオリティで鏡視下に行うことはまだ不可能であろう。

がん研におけるLap-PD

　がん研有明病院でも，上記のような背景に基づき，2013年9月より，外科phase I試験として，Lap-PDの導入を行った（UMIN000015328）。目標症例数を5例とし，手術チームは肝胆膵外科，胃外科，大腸外科の混成チームとし，執刀メンバー3人以外に，

手術監督(各セクションの達成度や技術的エラーの判定,記録係),スーパーバイザー(肝胆膵外科以外の消化器外科・内視鏡外科指導医)が手術に参加した。また当科の過去の開腹PDの短期成績を元にして,手術時間および出血量にそれぞれ制限(切除まで450分／切除までの出血量560ml)を設け,これをオーバーする場合は開腹移行する,というルールの下に取り組んだ。

対象疾患は,4例が膵管内乳頭状粘液性腫瘍,1例が早期のVater乳頭部癌で,いずれも空腸間膜を切除しないLevel 1のPDを鏡視下に行った。がん研有明病院のLap-PDでは,切除までをpure-laparoで行い,再建は正中7cm長の切開創から行った。また切除行程を10段階に分割し(**表1**),各パートの所要時間,達成度を判定し,それらを統合してLap-PD達成度を判定する評価法を考案し(**図1**),前向き臨床試験として行った。保険収載されていない術式であるため,各患者の手術,入院費用はすべて病院負担とした。5例中4例で予定通りに行程が進行し,トラブルなく切除を完了(successfulと判定)し,1例では上腸間膜動脈周囲の出血に対する圧迫止血のため,予定を変更して行程を進めたが,最終的に中止基準に抵触せず鏡視下切除を完了した(feasibleと判定)。制御不能な出血や,中止基準への抵触,副損傷等による開腹移行を要した症例は認めなかった。

表1 Lap-PDの切除行程(10項目)

①	ポート設置
②	大網・胃結腸間膜切離
③	十二指腸授動
④	Treitz周囲剥離・空腸処理
⑤a	膵頭部前面処理
⑤b	膵上縁処理
⑥	膵離断・胃離断
⑦	膵頭部と上腸間膜静脈／上腸間膜動脈の剥離
⑧	胆摘・肝十二指腸間膜処理
⑨	標本摘出

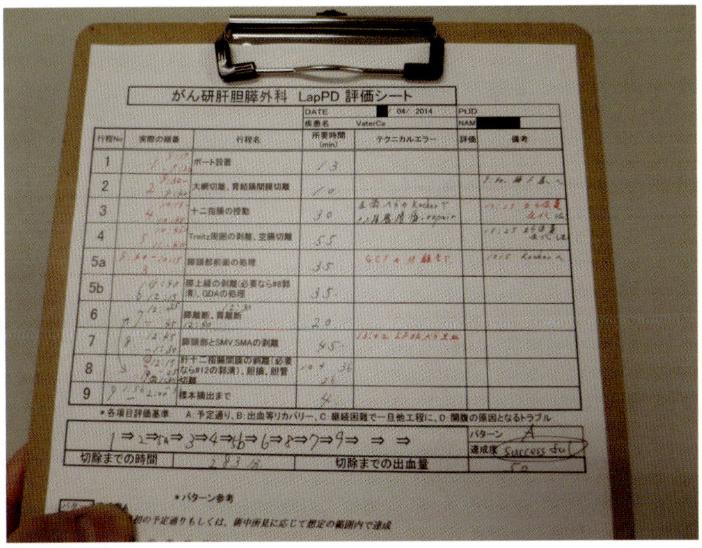

図1 Lap-PD評価シート

ワンポイント

　技術的には，当院胃外科グループに参加いただき，大網切離時や膵頭部前面剥離時の展開や剥離（マタドール展開，図2），オーガンレトラクタによる外側区の展開（図3），膵上縁，総肝動脈から胃十二指腸動脈の剥離と処理の視野展開（トの字展開，図4）等，腹腔鏡下胃切除術でのノウハウを駆使し，膵のトンネリングや肝十二指腸間膜の処理が特に困難なく行えた[10]。しかし上腸間膜動脈と膵頭部の間の剥離は，膵臓外科独特の視野と操作である。第1例目は開腹と同様前方アプローチでの剥離を試みたが，上腸間膜動脈と膵頭部のカウンタートラクションと，適切なエネルギーデバイスの挿入角の形成が難しく，この工程にかなりの所要時間を要し，同行程中に出血イベントも2回発生し，圧迫止血による行程順序変更を要した。そのため，2例目以降は，腹腔鏡で視野の得やすい左後方アプローチでTreitz靱帯側からの剥離を先行し，空腸を早めに切離して上腸間膜動脈の右側に脱転することで展開が良好となった。

　5例を経験し，Level 1の郭清深度であれば，鏡視下の環境でも十分に対応可能であると考えられた。術後の合併症率は，膵瘻2例，胃内用排泄遅延2例，イレウスによる再手術1例と，開腹のPDに比べて決して優れているとはいいがたい印象であった。

　今後は，切除術式を定型化し，再建も腹腔鏡で安定して行えるよう，さらに症例を蓄積する必要がある。同時に，保険収載に向けてのステップとして，客観的な手技・達成度評価，適正な中止・開腹移行基準を伴った臨床試験，または先進医療としての実践を多施設共同で行うことが，安全かつよく管理されたLap-PDの達成へのmile stoneとなるだろう。

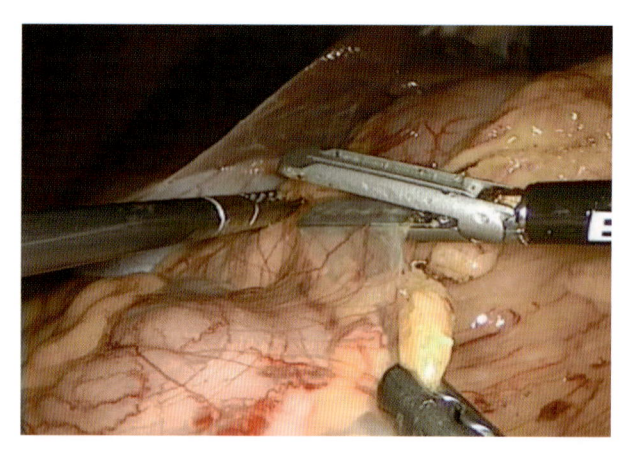

図2　マタドール展開

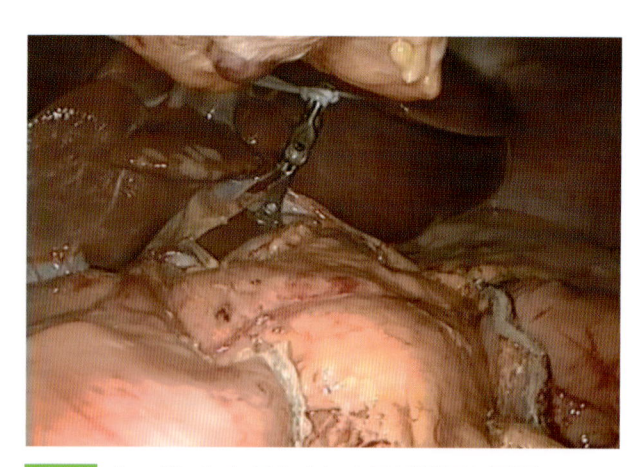

図3　オーガンレトラクタによる外側区の展開

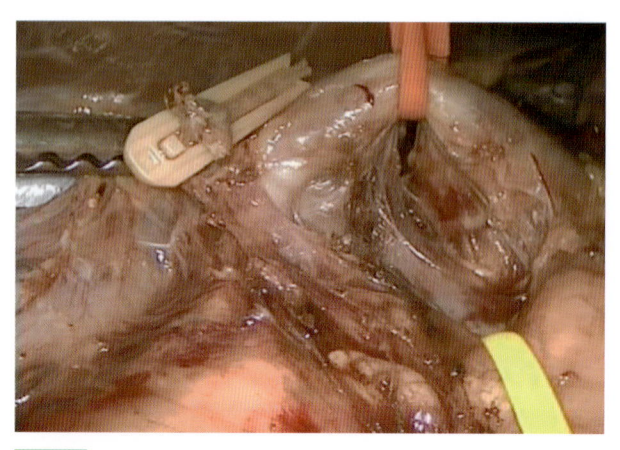

図4　トの字展開

文献

1) Gagner M, et al: Laparoscopic pylorus-preserving pancreatoduodenectomy. Surg Endosc 1994; 8(5): 408-10.
2) Palanivelu C, et al: Laparoscopic pancreaticoduodenectomy: technique and outcomes. J Am Coll Surg 2007; 205(2): 222-30.
3) Kendrick ML, et al: Total laparoscopic pancreaticoduodenectomy: feasibility and outcome in an early experience. Arch Surg 2010; 145(1): 19-23.
4) Zureikat AH, et al: Can laparoscopic pancreaticoduodenectomy be safely implemented? J Gastrointest Surg 2011; 15(7): 1151-7.
5) Asbun HJ, et al: Laparoscopic vs open pancreaticoduodenectomy: overall outcomes and severity of complications using the Accordion Severity Grading System. J Am Coll Surg 2012; 215(6): 810-9.
6) Kim SC, et al: Short-term clinical outcomes for 100 consecutive cases of laparoscopic pylorus-preserving pancreatoduodenectomy: improvement with surgical experience. Surg Endosc 2013; 27(1): 95-103.
7) Croome KP, et al: Pancreaticoduodenectomy with major vascular resection: a comparison of laparoscopic versus open approaches. J Gastrointest Surg 2015;19(1):189-94; discussion 94.
8) Dokmak S, et al: Laparoscopic pancreaticoduodenectomy should not be routine for resection of periampullary tumors. J Am Coll Surg. 2015;220(5):831-8.
9) Yoshioka R, et al: Impact of hospital volume on hospital mortality, length of stay and total costs after pancreaticoduodenectomy. Br J Surg 2014; 101(5): 523-9.
10) 比企直樹：早期胃癌に対する腹腔鏡下幽門側胃切除術．がん研スタイル癌の標準手術　胃癌．メジカルビュー社，2014; p24-35．

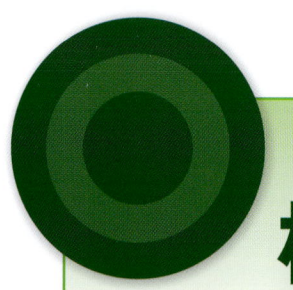

梶谷 鐶先生と胆膵外科

がん研有明病院消化器センター肝・胆・膵外科　寺澤無我

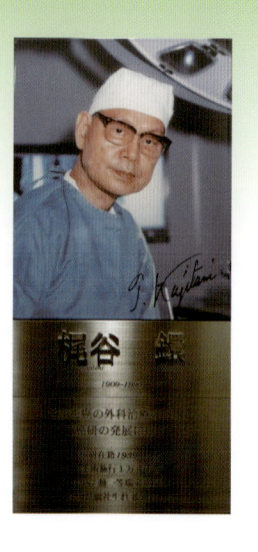

　がん研有明病院3階に患者専用の手術室の入口がある。ここで家族と別れいよいよ手術を受けに扉に入っていく。その患者を家族が心配そうに後ろから見届けている。そんな家族や患者を見守るように扉の傍らには術衣をまとった梶谷　鐶先生の写真がある。扉の上には「梶谷鐶記念手術室」と立派な表札がある。患者および家族に梶谷先生のことを知っている人は少ないだろう。かく言う自分もこのような機会がなければ梶谷先生の偉大さを知らないまま働くこととなっただろう。

　癌研病院は1934年にわが国初の民間癌専門の研究所と病院が現在の東京大塚の地に開設された。1945年4月の東京大空襲ですべて焼失するも、翌年には病院を再興した。

　そんな激動の時代の最中、梶谷先生は1932年東京帝国大学医学部を卒業し、1939年30歳で癌研病院に着

本邦初の成功例である膵頭十二指腸切除術　　　　肝門部胆管癌に対し世界初の門脈切除を伴う右肝切除

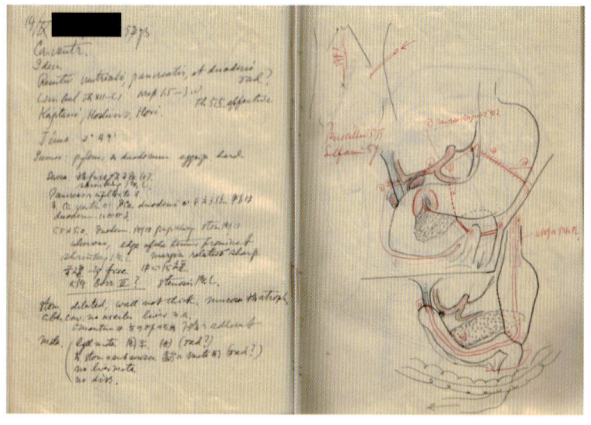

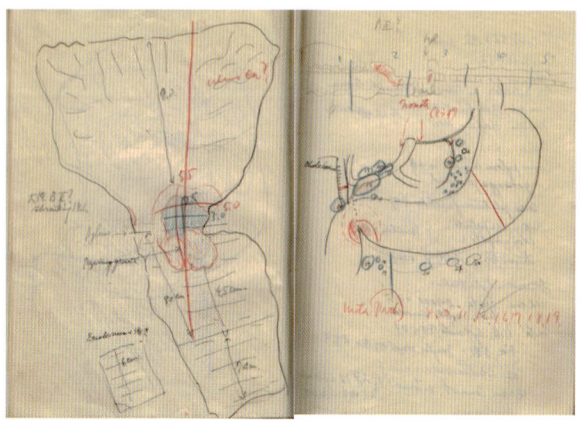

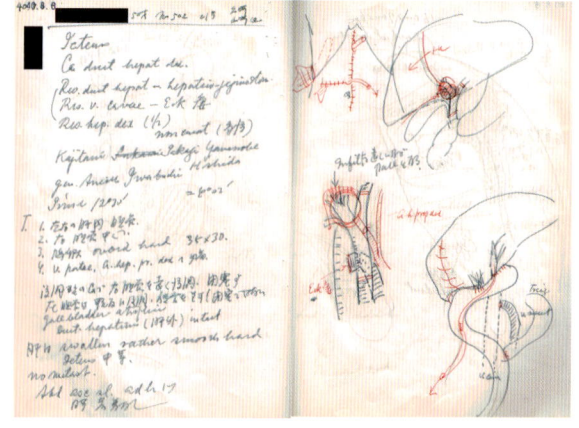

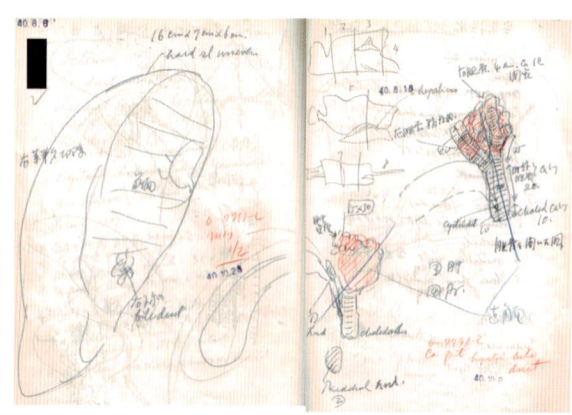

図1 2つの大きな功績（直筆の手術記事）

258

任となり，32歳の若さで外科部長となった．以来1991年までの半世紀の間，梶谷先生は，静かに情熱を燃やし，黙々と手術に取り組んだ．

陣内傳之助先生，久留 勝先生，中山恒明先生らと胃癌研究会を発足させ，リンパ節を番号表示し，胃癌の所属リンパ節郭清の確立へ貢献した．胃外科においての梶谷先生の業績は広く知られている．一方，胆膵外科の分野での足跡はあまり知られていないが，大きな功績を2つ残している（図1）．

まず1つは，わが国で初めて膵頭十二指腸切除を，1949年に梶谷先生が40歳のときに成功させたことである．わが国3例目であり1例目は癌研病院久留 勝先生が行っている．胃癌の膵臓浸潤であった．今でも当時の手術記事が残っており，拝見することができた．さぞかし興奮した記載があるのかと思いきや他の手術と同様，そこには淡々と書かれた手術記事があった．はじめは少し拍子抜けしたが，逆にこれが梶谷先生らしさなのかもしれないと思うようになってきた．梶谷先生のことを直接知る人は共通して"寡黙で武骨な職人気質の外科医"という印象を受けていた．この手術記事からも職人のごとく1つ1つの行程を淡々とこなし，あっという間に手術を終えたのであろうことがわかる．手術時間は2時間49分と驚異的な速さであった．実際，昭和30〜40年代に撮影されたと思われる白黒ビデオでは，手袋は軍手で皮切後の止血はガーゼ圧迫と，豪快ななかにも繊細に郭清を行っており，当時の手術の様子を垣間見ることができる．手術直後なのか額には血痕が付き，マスクをしたままでインタビューに答えている梶谷先生の姿まで録画されていた．1つ1つ丁寧に敬語で答えている様は予想通りの方であった．

2つ目は1965年，56歳で肝門部胆管癌に対し門脈切除を伴う右肝切除を世界で初めて成功させたことである．詳細な内容は雑誌"手術"に記載されている[1]．50歳男性で，腫瘍は右肝管から左肝管に及ぶ鶏卵大の浸潤型の癌で，門脈および右肝動脈に浸潤を認め両者の合併切除を行った．左右胆管は可及的肝内上流側で切除し，門脈の肝側断端と下大静脈を端側吻合してEck瘻とした．ここで肝右葉が変色したため変色域に沿って右肝切除が行われた．手術時間は4時間2分，出血量は4,300 mlであった．術後経過は一過性の黄疸をみとめ，右横隔膜下に留置したドレーンからの胆汁瘻が遷延したが，脳症の発生はなく術後145日で退院した．患者は3年11カ月生存し癌死している．

朝から晩まで手術室に立ち尽くし，確たる手術手技が確立されていない癌手術に，パイオニアの宿命である試行錯誤，リスクと隣り合わせの冒険を交えて取り組む生活は，心身の消耗が甚だしいものがあったに違いない．ゆえに手術はすべからくリズミカルにそしてミスのないよう手術を進めていきたいと思っていたという．それだけに手が思うように動かなかったり，余計な手出しをしたり，果ては声高々に喋ったりして術者の集中力に余計な水を差すような部下の未熟さや無作法を疎んじられた．そんな外科医としての守るべき規範について述べた訓戒が今でも「梶谷語録：べからず集」として各手術室に貼ってある[2]．

1984年，75歳で名誉院長になってもなお電気メスを持ち続けた．82歳にて死去する2カ月前まで週3日は朝から晩まで数例の手術をこなしていたという．59年間の外科医生活で約1万例の癌を黙々と職人のように手術をこなした梶谷先生の口癖はいつも，「過ちの少ない手術」であった[3]．

文献

1) 梶谷 鐶, ほか：肝門部胆管癌の手術治療. 手術 1966; 20: 997-1002.
2) 大鐘稔彦：外科医べからず集—梶谷語録に学べ. 金原出版, 2005.
3) 大鐘稔彦：私が出会った外科医たち. 金原出版, 2002.

がん研スタイル　癌の標準手術　膵癌・胆道癌

索引

欧文

Arantius管	148, 164, 166, 172
artery-first	28
backwall法	243
buesectomy	36
Crushing法	246
DGE(delayed gastric emptying)	92, 226
DP-CAR(distal pancreatectomy with *en bloc* celiac axis resection)	24, 93
EBD(endoscopic biliary drainage)	15
EBS(endoscopic biliary stent)	15
ENBD(endoscopic nasobiliary drainage)	15, 31
ERCP(endoscopic retrograde cholangiopancreatography)	11, 15
Gerota筋膜	109, 123
ICG(indocyanine green)	249
——蛍光法	249
ISGPS(International Study Group of Pancreatic Surgery)	226
Kocher授動	94, 118, 129, 137, 144, 200, 215
Lap-DP(laparoscopic-distal pancreatectomy)	105
Lap-PD(laparoscopic pancreatoduodenectomy)	254
Level 1 SMD	47
Level 2 SMD	46
Level 3 mesopancreas郭清	40
mesenteric approach	32
mesopancreas	28, 36
modified DP-CAR	24, 93
PD(pancreatoduodenectomy)	28
PTBD(percutaneous transhepatic biliary drainage)	15
RAMPS(radical antegrade modular pancreatosplenectomy)	80
SMD(systematic mesopancreas dissection)	29
Spiegel葉	172
Toldt fusion fascia	123, 138
Treitz靱帯	51, 89, 215

ア

胃空腸吻合	76
胃切離	54
胃内容排泄遅延	92, 226
インドシアニン・グリーン	249
右3区域切除	162
右肝管切離	176
右肝授動	150
右肝静脈	185
右肝切除	142
液体貯溜腔	223
遠隔転移	189

カ

開腹止血	230
柿田変法	65, 67
拡大左肝切除	180
拡大胆囊摘出	198
仮性動脈瘤	222, 230
画像診断	10
合併切除再建	238
肝外胆管切除	142, 145, 162, 168, 193, 198, 199
肝管切離	207
肝機能	142, 162
肝区域	250
肝左3区域切除	182
肝実質離断	205
肝十二指腸間膜郭清	121, 146, 163, 169, 182, 202, 210
肝授動	204
肝床切除	198
肝膵同時切除	187
肝切除	198
肝転移	250
肝門処理	148, 163, 169, 182, 190
肝門部胆管癌	22, 242
肝離断	154, 166, 176, 184
蛍光胆道造影	249
経十二指腸的乳頭部切除	214

経腸栄養 ・・・・・・・・・・・・・・・・・・・・・・・・228
経鼻胃管 ・・・・・・・・・・・・・・・・・・・・・・・・226
経皮経肝胆道ドレナージ ・・・・・・・・・・・15
血管再建 ・・・・・・・・・・・・・・・・・・・238,242
血管シーリングシステム ・・・・・・・・・・109
血管造影 ・・・・・・・・・・・・・・・・・・・・・・・・230
血糖管理 ・・・・・・・・・・・・・・・・・・・・・・・・・13
血糖コントロール ・・・・・・・・・・・134,232
減黄 ・・・・・・・・・・・・・・・・・・・・・・・・・・11,31
コイル塞栓 ・・・・・・・・・・・・・・・・・・・・・・231
抗菌薬関連腸炎 ・・・・・・・・・・・・・・・・・・228
後腹膜一括切除 ・・・・・・・・・・・・・・89,102

サ

左3区域切除 ・・・・・・・・・・・・・・・・・・・・・168
左胃動脈温存 ・・・・・・・・・・・・・・・・・・・・・93
左肝切除 ・・・・・・・・・・・・・・・・・・・・・・・・168
　──術後 ・・・・・・・・・・・・・・・・・・・・・・226
左腎静脈 ・・・・・・・・・・・・・・・・・・・・・・・・・91
左腎脱転 ・・・・・・・・・・・・・・・・・87,101,132
左側門脈圧亢進症 ・・・・・・・・・・・・・・・・251
残肝容量 ・・・・・・・・・・・・・・・・・・・142,162
残膵全摘 ・・・・・・・・・・・・・・・・・・・・・・・・117
自家グラフト ・・・・・・・・・・・・・・・・・・・・238
自動縫合器 ・・・・・・・・・・・・・・・・・・・・・・246
脂肪肝 ・・・・・・・・・・・・・・・・・・・・・・・・・・235
十二指腸授動 ・・・・・・・・・・・・・・・144,215
主膵管結紮 ・・・・・・・・・・・・・・・・・・・・・・・99
術後出血 ・・・・・・・・・・・・・・・・・・・・・・・・230
術後糖尿病 ・・・・・・・・・・・・・・・・・・・・・・232
術前管理 ・・・・・・・・・・・・・・・・・・・・・・・・・10
術前シミュレーション ・・・・・・・・・・・・22
術前スケッチ ・・・・・・・・・・・・・・・・・・・・・22
術前組織診断 ・・・・・・・・・・・・・・・・・・・・・11
術中超音波検査 ・・・・・・・・・・・・・・・・・・199
上右結腸静脈 ・・・・・・・・・・・・・・・・・・・・・36
消化管裂孔 ・・・・・・・・・・・・・・・・・・・・・・222
消化酵素製剤 ・・・・・・・・・・・・・・・・・・・・235
上腸間膜静脈 ・・・・・・・・・・・・・36,42,119
　──合併切除 ・・・・・・・・・・・・・・・・・・・62
　──周囲神経叢 ・・・・・・・・・・・28,40,87
神経性下痢 ・・・・・・・・・・・・・・・・・228,235
シンバイオティクス ・・・・・・・・・・・・・・12

膵亜全摘 ・・・・・・・・・・・・・・・・・・・・・・・・117
膵胃吻合 ・・・・・・・・・・・・・・・・・・・・・・・・132
膵液ドレナージ不良 ・・・・・・・・・・92,103
膵液瘻 ・・・・・・・・・・・・・・・127,134,222,226,230
膵外分泌機能 ・・・・・・・・・・・・・・・・・・・・235
膵核出術 ・・・・・・・・・・・・・・・・・・・・・・・・135
膵癌 ・・・・・・・・・・・・・・・・・・・・・・・・・・11,24
膵管空腸粘膜結節吻合 ・・・・・・・・・・・・・65
膵管空腸粘膜吻合 ・・・・・・・・・・・・・・・・・68
膵空腸吻合 ・・・・・・・・・・・・・・・・・・65,134
膵頸部 ・・・・・・・・・・・・・・・・・・・・・・・・・・128
膵後筋膜 ・・・・・・・・・・・・・・・・・・・・・・・・107
膵腫瘍核出術 ・・・・・・・・・・・・・・・・・・・・135
膵切除術後 ・・・・・・・・・・・・・・・・・・・・・・226
膵切離 ・・・・・・・・・・・・・・・・・・・・・・・・59,84
膵前筋膜 ・・・・・・・・・・・・・・・・・・・・・・・・137
膵全摘 ・・・・・・・・・・・・・・・・・・・・・117,234
膵体尾部切除 ・・・・・・・・・・・・・・・・93,246
膵体部授動 ・・・・・・・・・・・・・・・・・・・・・・131
膵断端処理法 ・・・・・・・・・・・・・・・・・・・・246
膵中央切除 ・・・・・・・・・・・・・・・・・・・・・・128
膵頭十二指腸切除 ・・・・・・・・・28,190,234
膵頭神経叢 ・・・・・・・・・・・・・・・・28,38,87
膵頭部 ・・・・・・・・・・・・・・・・・・・・・・・・・・・42
　──癌 ・・・・・・・・・・・・・・・・・・・・・・・・242
　──浸潤癌 ・・・・・・・・・・・・・・・・・・・・・52
膵尾部脾授動 ・・・・・・・・・・・・・・・・・・・・123
膵びまん性腫瘍 ・・・・・・・・・・・・・・・・・・117
膵部分切除術 ・・・・・・・・・・・・・・・・・・・・135
膵分節切除 ・・・・・・・・・・・・・・・・・・・・・・128
膵瘻 ・・・・・・・・・・・・・・・・・・・・・・・・・・・・134
ステープラー ・・・・・・・・・・・・・・・・・・・・113
前後壁反転法 ・・・・・・・・・・・・・・・・・・・・243
全層胆嚢摘出術 ・・・・・・・・・・・・・198,212
蠕動促進薬 ・・・・・・・・・・・・・・・・・・・・・・227
造影術中超音波 ・・・・・・・・・・・・・・・・・・・32
総肝動脈結紮切離 ・・・・・・・・・・・・・・・・・97
総胆管周囲組織 ・・・・・・・・・・・・・・・・・・210
総胆管切離 ・・・・・・・・・・・・・・・・・・56,202
塞栓 ・・・・・・・・・・・・・・・・・・・・・・・・・・・・230

タ

耐糖能異常 ・・・・・・・・・・・・・・・・・・・・・・・13

大動脈周囲リンパ節サンプリング　144
胆管外瘻チューブ　225
胆管癌　11, 22
胆管空腸吻合　70, 157, 176, 208
胆管周囲血管叢　210
胆管膵管十二指腸縫合閉鎖　218
胆管切離　194
胆汁還元　12
胆汁瘻　224, 249
端々吻合　238
胆道ドレナージ　15
胆道内瘻ドレナージ　224
胆囊癌　198
胆囊床　198
　——切除　198, 210
胆囊摘出　81
超音波凝固切開装置　109
超音波内視鏡　11
腸瘻チューブ　76
低栄養性脂肪肝　235
低血糖　127
手縫い縫合　246
糖尿病　232
動脈　242
動脈再建　242
動脈周囲郭清　54
ドレーン　230
　——管理　222
　——閉塞　103
ドレナージ　230

ナ

内視鏡的逆行性胆道膵管撮影　15
内視鏡的経鼻胆管ドレナージ　15, 31
内視鏡的胆管ステント留置術　15
内視鏡的胆道ドレナージ　15
乳頭部周囲十二指腸全層切開，剥離　216
乳頭部切除術　214

ハ

肺炎球菌ワクチン　14
背側膵動脈　81

バイポーラー鉗子　109
脾温存手術　107
脾合併切除　105, 113
脾静脈　109
　——再建　240, 251
　——切離　86
尾状葉　172
　——授動　151
　——切除　142, 162, 168
脾動脈　109
皮膚発赤・びらん　223
標本摘出　62
副右結腸静脈　36
腹腔鏡下手術　105, 254
腹腔鏡下膵体尾部腫瘍切除術　105
腹腔鏡下膵頭十二指腸切除術　254
腹腔動脈合併膵体尾部切除術　93
腹腔内感染　227
副腎　89
プロトンポンプ阻害薬　12
閉塞性黄疸　11, 15
壁深達度　198
傍大動脈リンパ節サンプリング　81, 94, 129

マ

脈管損傷　139
網囊開放　107
網囊切除　84
門脈　57, 238
　——合併切除　125, 189
　——再建　62
　——臍部　164
　——塞栓術　13, 20, 149, 182

ヤ・ラ

予想残肝容積　20
予防的腹腔ドレーン　116
リンパ節郭清　200
リンパ流路　250
連続縫合　240

がん研スタイル 癌の標準手術
膵癌・胆道癌

2015年8月1日　第1版第1刷発行
2021年2月20日　　　　第3刷発行

■監　修	山口俊晴	やまぐち としはる
■編　集	齋浦明夫	さいうら あきお
■発行者	三澤　岳	
■発行所	株式会社メジカルビュー社	

〒162-0845 東京都新宿区市谷本村町2-30
電話　03(5228)2050(代表)
ホームページ http://www.medicalview.co.jp/

営業部　FAX 03(5228)2059
　　　　E-mail　eigyo@medicalview.co.jp

編集部　FAX 03(5228)2062
　　　　E-mail　ed@medicalview.co.jp

■印刷所　　シナノ印刷株式会社

■デザイン　トキア企画株式会社

ISBN 978-4-7583-1509-8　C3347

©MEDICAL VIEW, 2015.　Printed in Japan

・本書に掲載された著作物の複写・複製・転載・翻訳・データベースへの取り込みおよび送信（送信可能化権を含む）・上映・譲渡に関する許諾権は，(株)メジカルビュー社が保有しています．

・JCOPY〈出版者著作権管理機構 委託出版物〉
本書の無断複製は著作権法上での例外を除き禁じられています．複製される場合は，そのつど，事前に，出版者著作権管理機構(電話 03-5244-5088, FAX 03-5244-5089, e-mail：info@jcopy.or.jp)の許諾を得てください．

・本書をコピー，スキャン，デジタルデータ化するなどの複製を無許諾で行う行為は，著作権法上での限られた例外（「私的使用のための複製」など）を除き禁じられています．大学，病院，企業などにおいて，研究活動，診察を含み業務上使用する目的で上記の行為を行うことは私的使用には該当せず違法です．また私的使用のためであっても，代行業者等の第三者に依頼して上記の行為を行うことは違法となります．

がん研スタイル
癌の標準手術 全巻の構成

監修　**山口俊晴**　がん研有明病院名誉院長

食道癌
216頁　定価14,300円（本体13,000円+税10%）

編集　**渡邊雅之**　がん研有明病院消化器センター食道外科部長

胃癌
192頁　定価13,200円（本体12,000円+税10%）

編集　**佐野　武**　がん研有明病院消化器センター消化器外科部長

肝癌
208頁　定価13,200円（本体12,000円+税10%）

編集　**齋浦明夫**　がん研有明病院消化器センター外科肝胆膵担当部長

膵癌・胆道癌
264頁　定価14,300円（本体13,000円+税10%）

編集　**齋浦明夫**　がん研有明病院消化器センター肝・胆・膵外科部長

結腸癌・直腸癌
172頁　定価14,300円（本体13,000円+税10%）

編集　**上野雅資**　がん研有明病院消化器センター大腸外科部長

肺癌
272頁　定価16,500円（本体15,000円+税10%）

編集　**奥村　栄**　がん研有明病院院長補佐・中央手術部長・前呼吸器外科部長
編集協力　**文　敏景**　がん研有明病院呼吸器外科部長